Microbiologia Veterinária
ESSENCIAL

M626 Microbiologia veterinária essencial / P. J. Quinn... [et al.] ; tradução: Letícia Trevisan Gressler ; revisão técnica: Marisa Ribeiro de Itapema Cardoso. – 2. ed. – Porto Alegre : Artmed, 2019.
ix, 197 p. : il. ; 28 cm.

ISBN 978-85-8271-499-7

1. Ciência veterinária. 2. Microbiologia veterinária. I. Quinn, P. J.

CDU 579.62

Catalogação na publicação: Karin Lorien Menoncin – CRB 10/2147

P.J. Quinn MVB, PhD, MRCVS
Professor Emeritus
Former Professor of Veterinary Microbiology
and Parasitology
School of Veterinary Medicine
University College Dublin

B.K. Markey MVB, PhD, MRCVS, Dip Stat
Senior Lecturer in Veterinary Microbiology
School of Veterinary Medicine
University College Dublin

F.C. Leonard MVB, PhD, MRCVS
Senior Lecturer in Veterinary Microbiology
School of Veterinary Medicine
University College Dublin

E.S. Fitzpatrick FIBMS, FRMS
Former Chief Technical Officer
School of Veterinary Medicine
University College Dublin

S. Fanning BSc, PhD
Professor of Food Safety and Zoonoses
Director of UCD Centre for Food Safety
School of Public Health,
Physiotherapy and Sports Science
University College Dublin

2ª EDIÇÃO

Microbiologia Veterinária ESSENCIAL

Tradução:
Letícia Trevisan Gressler

Revisão técnica:
Marisa Ribeiro de Itapema Cardoso
Professora titular do Departamento de Medicina Veterinária Preventiva da Faculdade de Veterinária da Universidade Federal do Rio Grande do Sul (UFRGS). Professora orientadora de mestrado e doutorado do Programa de Ciências Veterinárias da UFRGS. Doutora em Medicina Veterinária pela Justus Liebig Universitaet Giessen, Alemanha.

artmed

2019

Obra originalmente publicada sob o título *Concise review of veterinary microbiology*, 2nd Edition
ISBN 9781118802700 / 1118802705

Gerente editorial: *Letícia Bispo de Lima*

Colaboraram nesta edição:

Editora: *Mirian Raquel Fachinetto*

Capa: *Márcio Monticelli*

Preparação de originais: *Daniela de Freitas Louzada*

Leitura final: *Maria Rita Motta Guedes Quintella*

Editoração: *Techbooks*

Reservados todos os direitos de publicação, em língua portuguesa, à
ARTMED EDITORA LTDA., uma empresa do GRUPO A EDUCAÇÃO S.A.
Av. Jerônimo de Ornelas, 670 – Santana
90040-340 Porto Alegre RS
Fone: (51) 3027-7000 Fax: (51) 3027-7070

Unidade São Paulo
Rua Doutor Cesário Mota Jr., 63 – Vila Buarque
01221-020 São Paulo SP
Fone: (11) 3221-9033

SAC 0800 703-3444 – www.grupoa.com.br

IMPRESSO NO BRASIL
PRINTED IN BRAZIL

Prefácio

A 1ª edição deste livro* propiciou aos estudantes de graduação em medicina veterinária uma breve introdução à microbiologia veterinária e às doenças causadas por microrganismos patogênicos. Desde a sua publicação, em 2003, foram reportadas inúmeras atualizações em microbiologia veterinária, algumas relacionadas à classificação de microrganismos patogênicos, outras associadas às novas descobertas relativas à patogênese das doenças infecciosas. O desenvolvimento da biologia molecular tem proporcionado grandes avanços em relação ao diagnóstico microbiológico, da mesma forma que aprimorou o conhecimento das características epidemiológicas de muitas doenças infecciosas. Novas descobertas relacionadas à emergência de resistência antibacteriana são de significativa importância na terapêutica veterinária e em saúde pública.

Esta 2ª edição inclui novos capítulos sobre genética bacteriana, resistência antibacteriana, imunologia, quimioterapia antifúngica, biosseguridade e vacinação. Tópicos de particular importância em medicina veterinária foram ampliados. Alterações relevantes, as quais ocorreram em medicina veterinária nos últimos anos, foram abordadas em capítulos de destaque.

Este livro é composto por cinco partes, e o Apêndice inclui uma lista de websites relevantes, facilitando aos leitores o acesso a informações adicionais sobre tópicos abordados ao longo do livro. Diferentes cores foram utilizadas a fim de aprimorar a qualidade das ilustrações e de facilitar a interpretação de diagramas mais complexos.

Agradecemos o auxílio fornecido por colegas que revisaram os capítulos, contribuindo com conselhos científicos, técnicos, editoriais, entre outros: James Buckley, Rory Breathnach, Louise Britton, Jill Bryan, Marguerite Clyne, Hubert Fuller, James Gibbons, Stephen Gordon, Laura Luque-Sastre, Aidan Kelly, Pamela Kelly, Dores Maguire, Marta Martins, Kerri Malone, Jarlath Nally, David Quinn, Michael Quinn, Eoin Ryan, John Ryan, Patrick Raleigh, Shabarinath Srikumar, Graham Tynan, Patrick Wall e Anneta Zintl. Somos gratos, ainda, pelo apoio fornecido pela bibliotecária Carmel Norris e equipe, da Biblioteca de Veterinária, e a Justinia Wood, Catriona Cooper e seus colegas, da Editora Wiley, pelo auxílio e aconselhamentos durante a elaboração deste livro.

Os autores

*A Artmed Editora não publicou a 1ª edição desta obra, mas a versão completa de Microbiologia veterinária e doenças infecciosas, do mesmo autor.

Abreviaturas

°C	Graus celsius
μm	Micrômetro ou mícron, 10^{-6} metros
AF	Anticorpos fluorescentes
ATP	Trifosfato de adenosina
BCG	Bacilo Calmette-Guérin
cAMP	Monofosfato de adenosina cíclico
CBM	Concentração bactericida mínima
Células NK	Células exterminadoras naturais
CIM	Concentração inibitória mínima
DNA	Ácido desoxirribonucleico
ELISA	Ensaio imunoenzimático ligado à enzima (do inglês *enzyme linked immuno sorbent assay*)
EU	União Europeia
EUA	Estados Unidos da América
Fator V	Nicotinamida adenina dinucleotídeo
Fator X	Hemina
Fc	Fragmento cristalizável, porção de uma imunoglobulina sem um sítio de ligação de antígeno
IDGA	Imunodifusão em gel de ágar
IFI	Imunofluorescência indireta
IFN	Interferon
Ig	Imunoglobulina
KOH	Hidróxido de potássio
LPS	Lipopolissacarídeo
Luz UV	Luz ultravioleta
MHC	Complexo de histocompatibilidade principal
MLST	Tipificação de sequência multilócus
MRSA	Staphylococcus aureus resistente à meticilina
nm	Nanômetro, 10^{-9} metros
OIE	Wold Organization for Animal and Health
ORF	Fase de leitura aberta (do inglês *open reading frame*)
PAS	Ácido periódico-Schiff
pb	Pares de base
PCR	Reação em cadeia da polimerase
PFGE	Eletroforese em gel de campo pulsado (do inglês *pulsed-field gel electrophoresis*)
RFLP	Polimorfismo de fragmentos de restrição (do inglês *restriction fragment lenght polymorphism*)
RNA	Ácido ribonucleico
rRNA	Ácido ribonucleico ribossomal
RT-PCR	Reação em cadeia da polimerase por transcriptase reversa
RTX	Repetições em toxinas (do inglês *repeat-in-toxin*)
SMEDI	Natimorto, feto mumificado, morte embrionária e infertilidade (do inglês *stillbirth, mummified fetuses, embrionic death e infertility*)
TFC	Teste de fixação do complemento
UK	Reino Unido
ZNM	(coloração de) Ziehl-Neelsen modificada

Sumário

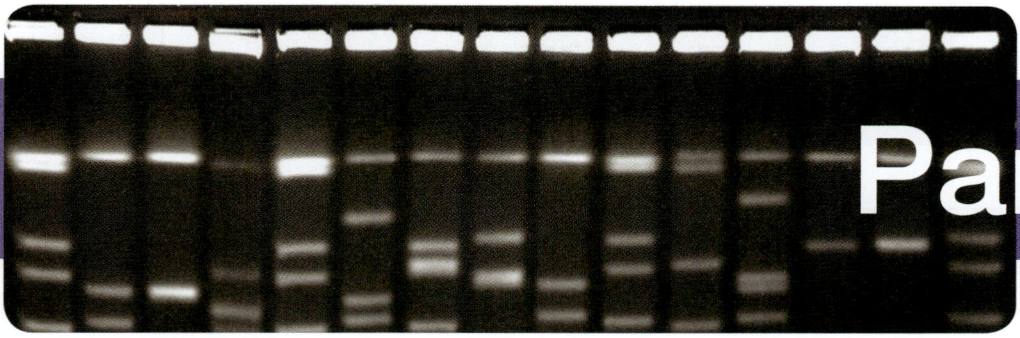

Parte I

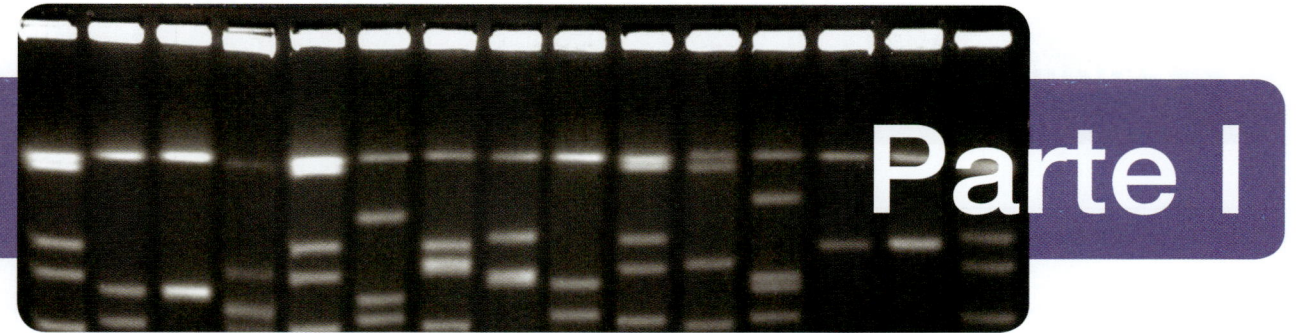

Introdução à bacteriologia

1 Estrutura das células bacterianas

Estrutura de uma bactéria típica

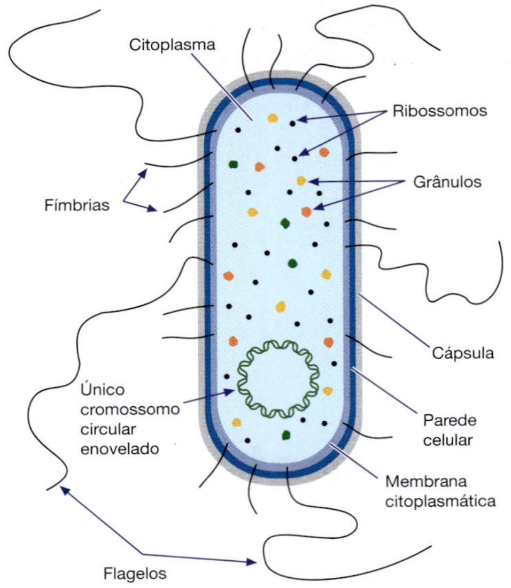
Citoplasma
Ribossomos
Grânulos
Fímbrias
Cápsula
Único cromossomo circular enovelado
Parede celular
Membrana citoplasmática
Flagelos

Formas morfológicas comuns de bactérias

Utilizando-se um microscópio óptico de campo claro, é necessária uma magnificação de 1.000 x para observar a maioria das células bacterianas;

Bactéria		Comentários
Coco	1 μm	Células esféricas; comumente encontradas em cadeias ou em agrupamento em formato de "cachos de uva"; de forma geral, coram-se pelo método de Gram
Bacilo	5 μm	Células em forma de bastonete; geralmente coram-se pelo método de Gram
Espiroqueta	10 μm	Bactérias finas e helicoidais. Para observação dessas bactérias incomuns, são necessários métodos como a microscopia de campo escuro (sem coloração) ou de colorações especiais

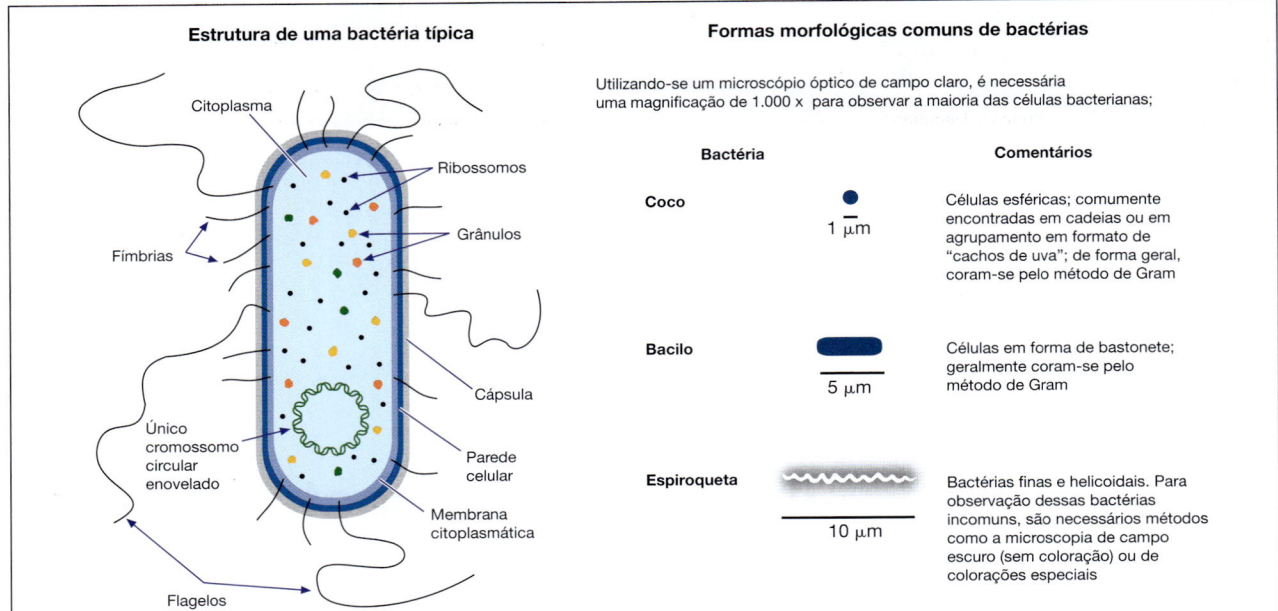

Bactérias são organismos unicelulares que comumente apresentam-se como células individuais em forma esférica, em bastonete, em espiral e, ocasionalmente, na forma de filamentos ramificados. Tipicamente, essas células possuem uma parede celular rígida, formada por uma camada de peptideoglicano, e reproduzem-se por fissão binária. As bactérias são menores e menos complexas do que as células eucarióticas e não contêm organelas circundadas por membranas. O genoma principal das bactérias contém informação genética necessária para a sobrevivência desses microrganismos, composto, de forma geral, por um único cromossomo circular. A membrana nuclear e o nucléolo estão ausentes. Algumas bactérias possuem mais de um cromossomo, podendo esse ser linear. O genoma acessório codifica funções celulares não essenciais, e pode estar contido em plasmídeos e bacteriófagos (ver Capítulo 3). Apesar da grande diversidade morfológica, a maioria das bactérias possui 0,5 a 5 μm de comprimento. Bactérias móveis possuem flagelos que permitem sua motilidade em meio líquido, tanto *in vivo* quanto *in vitro*.

A maioria das bactérias encontradas na natureza não é prejudicial aos humanos, animais ou plantas. Algumas bactérias contribuem significativamente para a utilização de nutrientes no solo, na água e no trato digestivo de animais. Bactérias que causam doenças em animais ou humanos são chamadas de bactérias patogênicas.

Uma típica célula bacteriana é composta por uma cápsula, parede celular, membrana celular, citoplasma (contendo material nuclear) e apêndices como flagelos e *pili*. Algumas espécies de bactérias podem

Paredes celulares e estruturas associadas de bactérias gram-positivas e gram-negativas

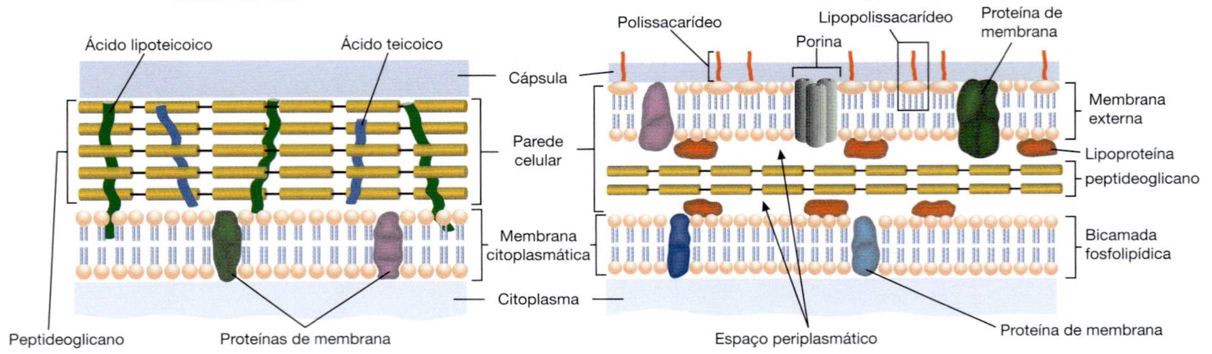
Bactéria gram-positiva
Bactéria gram-negativa
Ácido lipoteicoico
Ácido teicoico
Cápsula
Parede celular
Membrana citoplasmática
Citoplasma
Peptideoglicano
Proteínas de membrana
Polissacarídeo
Lipopolissacarídeo
Porina
Proteína de membrana
Membrana externa
Lipoproteína
peptideoglicano
Bicamada fosfolipídica
Espaço periplasmático
Proteína de membrana

TABELA 1.1 Componentes estruturais das células bacterianas

Estrutura	Composição química	Comentários
Cápsula	Geralmente polissacarídeo; polipeptídeo em *Bacillus anthracis*	Comumente associada à virulência; interfere com a fagocitose; pode prolongar a sobrevivência no ambiente
Parede celular	Peptideoglicano e ácido teicoico em bactérias gram-positivas. Lipopolissacarídeo (LPS), proteína, fosfolipídeo e peptideoglicano em bactérias gram-negativas	Peptideoglicano é responsável pelo formato da célula. LPS é responsável pelos efeitos endotóxicos. Porinas (estrutura proteica) regulam a passagem de pequenas moléculas através da camada fosfolipídica
Membrana celular	Bicamada fosfolipídica	Membrana permeável seletiva envolvida em transporte ativo de nutrientes, respiração, excreção e quimiorrecepção
Flagelo	Proteína denominada flagelina	Estrutura filamentosa que confere motilidade
Pilus (plural, *pili*)	Proteína denominada pilina	Também conhecido como fímbria (plural, fímbrias). Estrutura fina e reta, similar a um fio de cabelo, presente em diversas bactérias gram-negativas. Atua na adesão bacteriana à célula do hospedeiro. Pili especializados estão envolvidos na conjugação
Cromossomo	DNA	Estrutura circular única sem membrana nuclear adjacente
Ribossomo	RNA e proteína	Envolvido na síntese proteica
Grânulos ou inclusões de reserva	Composição química variável	Presentes em algumas bactérias; podem ser compostos de polifosfato (grânulos metacromáticos e de volutina), poli-ß--hidroxibutirato (fonte de reserva energética), glicogênio

formar estruturas em estado de dormência, denominadas esporos ou endósporos, as quais são resistentes em condições ambientais adversas. Os principais componentes estruturais das células bacterianas estão apresentados na Tabela 1.1. Algumas bactérias podem sintetizar material polimérico extracelular, denominado cápsula, formando uma estrutura bem definida, intimamente aderida à parede celular. No hospedeiro, a cápsula de bactérias patogênicas pode interferir com o processo de fagocitose. Já a resistente e rígida parede celular das bactérias protegem-nas contra lesões mecânicas e lise osmótica. Diferenças na estrutura e na composição química das paredes celulares de distintas espécies bacterianas contribuem para variações na patogenicidade e outras características, incluindo as propriedades associadas à coloração. *Mycoplasmas*, importante grupo de bactérias, não possuem parede celular rígida; entretanto, possuem uma membrana externa flexível composta por três camadas.

Com base na coloração pelo método de Gram, as bactérias podem ser divididas em dois grupos principais, gram-positivas e gram-negativas, essa coloração é determinada pela composição da parede celular. Bactérias gram-positivas coram-se em azul, pois possuem uma parede celular relativamente espessa e uniforme, composta basicamente por peptideoglicano e ácido teicoico. Por outro lado, bactérias gram-negativas coram-se em vermelho, pois possuem uma parede celular mais complexa, composta por uma membrana externa e um espaço periplasmático contendo pequena quantidade de peptideoglicanos, quando comparadas às bactérias gram-positivas.

As membranas celulares das bactérias são estruturas flexíveis, compostas por proteínas e fosfolipídeos. O transporte ativo de nutrientes para dentro da célula e a eliminação de metabólitos são funções da membrana celular, que é também o local de transporte de elétrons necessários para a respiração bacteriana. O citoplasma, compartimento envolto pela membrana celular, é formado essencialmente por um fluido aquoso que contém o material nuclear, ribossomos, nutrientes, enzimas e outras moléculas envolvidas na síntese, manutenção e metabolismo celular.

Na maioria das bactérias, o genoma é composto por um único cromossomo haploide, circular, composto de uma dupla-fita de DNA, diferindo em tamanho conforme a espécie bacteriana. Plasmídeos, pequenas moléculas de DNA circular independentes do cromossomo, são capazes de replicar-se de forma autônoma. O DNA plasmideal pode codificar características relevantes, como a resistência aos antimicrobianos e a produção de exotoxinas. Toda a síntese proteica é realizada nos ribossomos, estruturas compostas por proteínas e ácidos ribonucleicos.

Bactérias móveis possuem flagelos, ancoradas na parede celular. Os flagelos são normalmente muito mais longos do que a célula bacteriana e são compostos por uma proteína denominada flagelina. As fímbrias ou *pili* são estruturas longas e finas, similares a fios de cabelo, compostas pela proteína pilina, as quais estão ligadas à parede celular de diversas espécies bacterianas. Em muitas bactérias gram-negativas, adesinas presentes nas extremidades dos *pili* funcionam como estruturas de adesão em células de mamíferos.

Os endósporos, estruturas dormentes altamente resistentes, são formados por algumas bactérias a fim de assegurar a sua sobrevivência em condições ambientais adversas. Os únicos gêneros de bactérias patogênicas com espécies capazes de formar endósporos são: *Bacillus* e *Clostridium*. A resistência dos endósporos é atribuída à sua estrutura composta de camadas em estado desidratado, à atividade metabólica mínima e elevada quantidade de ácido dipicolínico. Uma vez que endósporos são estruturas termoestáveis, são necessários no mínimo 15 minutos de calor úmido a 121°C para sua inativação.

Características estruturais de um endósporo bacteriano maduro

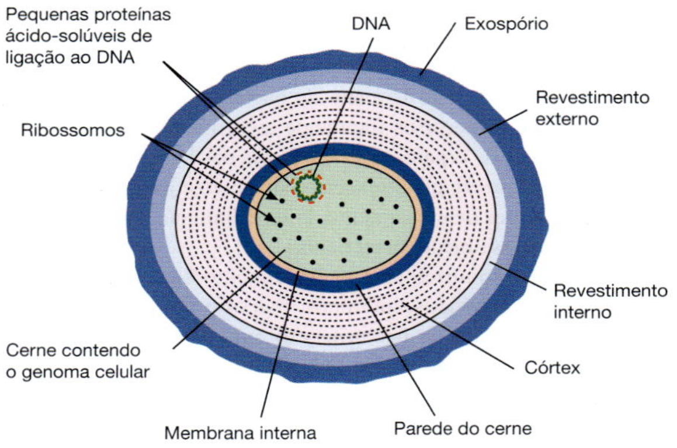
Pequenas proteínas ácido-solúveis de ligação ao DNA
DNA
Exospório
Revestimento externo
Ribossomos
Revestimento interno
Cerne contendo o genoma celular
Córtex
Membrana interna
Parede do cerne

2 Cultivo, preservação e inativação de bactérias

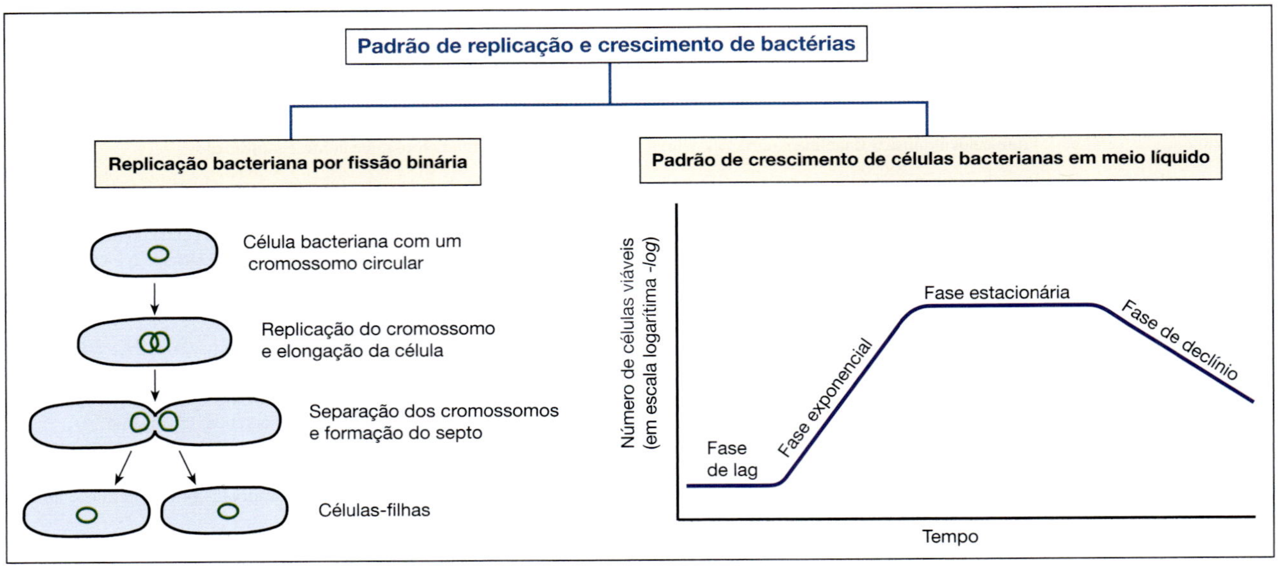
Padrão de replicação e crescimento de bactérias
Replicação bacteriana por fissão binária
Padrão de crescimento de células bacterianas em meio líquido
Célula bacteriana com um cromossomo circular
Replicação do cromossomo e elongação da célula
Separação dos cromossomos e formação do septo
Células-filhas
Número de células viáveis (em escala logarítima -log)
Fase de lag
Fase exponencial
Fase estacionária
Fase de declínio
Tempo

Condições apropriadas relacionadas à umidade, pH, temperatura, pressão osmótica, atmosfera e nutrientes são necessárias para o crescimento bacteriano. As bactérias multiplicam-se por fissão binária. O tempo de geração, que é a duração de tempo necessário para uma única célula bacteriana produzir duas células-filhas, varia de 30 minutos a 20 horas. A preservação de microrganismos por períodos prolongados, geralmente envolve procedimentos de congelamento. Tratamentos térmicos ou químicos podem ser utilizados para a inativação de bactérias.

A partir da inoculação de células bacterianas em um meio de cultivo líquido fresco, a curva de crescimento inicia na fase *lag*, seguida das fases exponencial e estacionária por fim, da fase de declínio. Durante a fase *lag*, as células bacterianas estão metabolicamente ativas, porém não em divisão. A fissão binária das células resulta em um aumento numérico exponencial. Entre os procedimentos que podem ser utilizados para quantificar o total de bactérias estão a microscopia direta, métodos eletrônicos e métodos baseados na reação em cadeia da polimerase em tempo real quantitativa (qRT-PCR). O número de bactérias viáveis pode ser determinado pela contagem de colônias e por filtração em membrana. Uma contagem acurada de células viáveis é requerida em processo como o preparo de vacinas e para testes bacteriológicos de água.

As bactérias adquirem nutrientes do meio em que se encontram. Meios de cultivo para o isolamento de bactérias patogênicas são formulados a fim de fornecer os fatores de crescimento necessários para grupos particulares de organismos. A maioria das bactérias necessita de carbono e nitrogênio em quantidades relativamente grandes. Elementos traço e certos fatores de crescimento, como vitaminas, também são necessários para o crescimento bacteriano.

Além de fatores nutricionais, o crescimento bacteriano é influenciado por fatores genéticos, químicos, físicos e outros de ordem ambiental. O crescimento de bactérias em cultivo é influenciado pela temperatura, concentração do íon hidrogênio, nível de umidade, composição atmosférica e pressão osmótica. O crescimento da maioria das bactérias patogênicas se dá em pH neutro, em aerobiose, e em meio de cultivo sólido a 37°C, similar à temperatura corporal humana e da maioria das espécies domésticas. Bactérias com crescimento ótimo a 37°C são classificadas como mesófilas; a maiorias das espécies patogênicas pertence a essa categoria. Com base na preferência por níveis particulares de oxigênio, bactérias podem ser classificadas em aeróbias, anaeróbias, anaeróbias facultativas e microaerófilas. Um quinto grupo, das capnófilas, é composto por bactérias aeróbias que requerem a presença de dióxido de carbono. Bactérias anaeróbias são incapazes de crescer em atmosfera contendo oxigênio e as anaeróbias estritas são cultivadas em jarras completamente seladas com atmosfera em que o oxigênio livre foi removido.

O subcultivo pode ser utilizado para preservar bactérias por períodos reduzidos. Entre as limitações desse procedimento inclui-se a morte de algumas bactérias, o risco de contaminação do cultivo e mutações. Para períodos prolongados de preservação utiliza-se o processo de liofilização, congelamento a −70°C e ultracongelamento em nitrogênio líquido a −196°C. O congelamento de microrganismos em frascos contendo 20 a 30 pérolas porosas de polipropileno, as quais podem ser removidas individualmente do cultivo, é um método interessante de evitar sucessivo congelamento e descongelamento do cultivo. Se utilizados de forma adequada, esses métodos de preservação podem manter os microrganismos em estado de hipobiose por mais de 30 anos, assegurando, assim, que esses permanecem inalterados e sem contaminação.

A esterilização é o método utilizado para destruição de microrganismos em utensílios de procedimentos cirúrgicos e microbiológicos. Métodos físicos e químicos podem ser utilizados para inativar microrganismos. Compostos químicos que inativam bactérias incluem desinfetantes e outros compostos com atividade bactericida. Métodos para prevenir a deterioração ou limitar o crescimento de microrganismos em alimentos estão apresentados na Tabela 2.1. Métodos físicos para esterilizar equipamentos ou fluidos estão apresentados na Tabela 2.2. Procedimentos de esterilização são efetivos para a destruição de bactérias, fungos e agentes virais. Porém, diante de endósporos bacterianos, como aqueles provenientes de espécies de *Clostridium*, são necessários no mínimo 15 minutos de calor úmido a 121°C.

TABELA 2.1 Métodos para prevenir a deterioração e limitar o crescimento bacteriano em alimentos

Método	Aplicação	Comentários
Refrigeração a 4°C	Prevenção do crescimento de microrganismos deteriorantes e a bactérias patogênicas	Patógenos como *Listeria monocytogenes*, espécies de *Yersinia* e diversas espécies de fungos podem crescer a 4°C
Congelamento a –20°C	Estocagem de alimentos por períodos prolongados. Previne a multiplicação microbiana	Microrganismos viáveis podem multiplicar-se rapidamente quando alimentos descongelados são mantidos em temperatura ambiente
Fervura a 100°C	Inativação de células bacterianas vegetativas e fungos em alimentos	Muitos endósporos podem sobreviver à fervura prolongada
Pasteurização a 72°C por 15 segundos	Inativação da maioria das células bacterianas vegetativas	O tratamento térmico deve ser seguido de resfriamento rápido. Bactérias presentes em grande quantidade ou localizadas no interior de células podem sobreviver a esse método
Acidificação	Inibição do crescimento bacteriano por meio de pH reduzido	Aplicável para poucos tipos de alimentos, como vegetais
Elevação da pressão osmótica	Inibição da multiplicação microbiana; utilizado para preservar alimentos	A adição de sal ou açúcar pode elevar a pressão osmótica; aplicável para poucos tipos de alimentos
Empacotamento a vácuo	Embalagem de carnes e outros alimentos perecíveis	A remoção do oxigênio previne o crescimento de bactérias aeróbias
Irradiação	Inativação de organismos deteriorantes e bactérias patogênicas	Não permitido em alguns países

Jarra, com sachês porosos contendo ácido ascórbico, para cultivo de bactérias anaeróbias

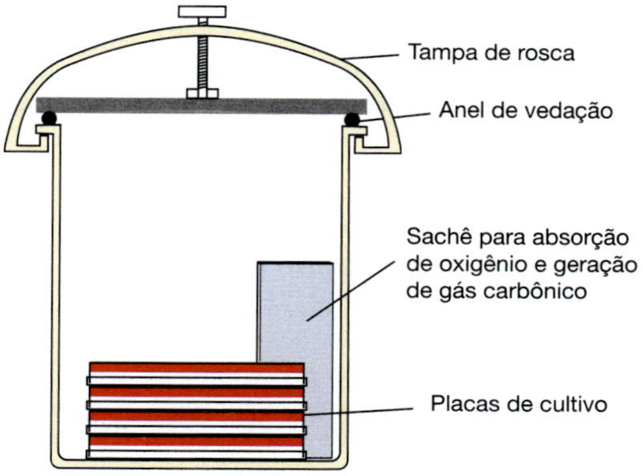
Tampa de rosca
Anel de vedação
Sachê para absorção de oxigênio e geração de gás carbônico
Placas de cultivo

TABELA 2.2 Métodos físicos para esterilizar equipamentos ou fluidos; alguns podem ser utilizados para descarte de materiais contaminados

Método	Comentários
Calor úmido (autoclavagem) – sistema que emprega vapor sob pressão para gerar 121°C por 15 minutos ou 115°C por 45 minutos	Utilizado para esterilizar meios de cultivo, itens de laboratório e equipamentos cirúrgicos. Inapropriado para plásticos ou fluidos sensíveis ao calor. *Prions* não são inativados por esse método
Calor seco em um forno a 160°C por 1-2 horas	Utilizado para esterilizar metais, vidros e outros materiais sólidos. Contraindicado para materiais como borrachas e plásticos
Incineração a 1.000°C	Utilizado para destruição de carcaças infectadas e outros materiais contaminados. Uma possível consequência do uso desse método é a poluição ambiental
Flambagem	Utilizado para esterilizar alças de inoculação na chama de um bico de *Bunsen*
Irradiação gama	Raios ionizantes utilizados para esterilizar plásticos descartáveis de laboratório e equipamentos cirúrgicos. Contraindicado para vidros e equipamentos metálicos
Luz ultravioleta (UV)	Raios não ionizantes com pouca capacidade de penetração. Utilizado em cabines de biossegurança
Filtração por membrana	Utilizado para remover bactérias de fluidos sensíveis ao calor, como soro e meios de cultivo de tecidos. O tamanho dos poros deve ser 0,22 μm ou menor

3 Genética bacteriana e variação genética

Sequência de eventos no interior da célula bacteriana: da transcrição à formação de proteínas

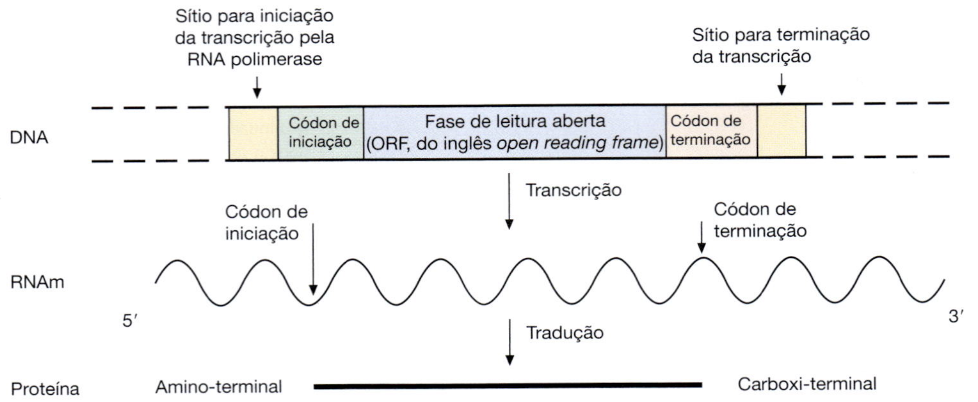
Sítio para iniciação da transcrição pela RNA polimerase
Sítio para terminação da transcrição
DNA
Códon de iniciação
Fase de leitura aberta (ORF, do inglês *open reading frame*)
Códon de terminação
Transcrição
Códon de iniciação
Códon de terminação
RNAm
5′
3′
Tradução
Proteína
Amino-terminal
Carboxi-terminal

Nas bactérias, grande parte da informação genética está contida em um único cromossomo localizado no citoplasma da célula. Os genomas bacterianos diferem em tamanho e expressam atributos característicos ou fenótipos.

Algumas propriedades da célula bacteriana, incluindo aquelas de interesse em veterinária, como resistência aos antimicrobianos e virulência, são determinadas pelo genoma microbiano. A estrutura genômica consiste em três tipos de organização de informação genética, o cromossomo, os plasmídeos e os bacteriófagos. Uma típica bactéria possui um genoma *core* (*core genome*), composto principalmente de genes localizados no cromossomo, estrutura fromada por DNA dupla-hélice, e um genoma acessório, que compreende o DNA plasmidial e o DNA proveniente de bacteriófagos. Em *Escherichia coli* K-12, o cromossomo consite em uma molécula circular de DNA dupla-hélice de aproximadamente 4,6 x 10^6 pares de base (pb), contendo 157 genes que codificam RNA, incluindo RNA ribossomal e de transferência, juntamente com fases de leitura aberta (ORF, do inglês *open reading frames*) que codificam 4.126 proteínas bacterianas. Normalmente, os cromossomos bacterianos contêm DNA suficiente para codificar entre 1.000 e 4.000 genes diferentes. Genes individuais consistem de um sítio de iniciação, referido como códon de iniciação e composto pelos nucleotídeos ATG, uma ORF e um códon de terminação (TTA, TAG OU TGA).

Embora o genoma bacteriano esteja livre no citoplasma, ele encontra-se compactado por meio do superenovelamento e torções da sua estrutura. O dogma central da genética consiste na expressão de um gene, localizado em um determinado lócus cromossômico ou em um plasmídeo, por meio do processo de transcrição (síntese de RNA mensageiro ou RNAm) e, finalmente, o processo de tradução, no qual o RNAm é decodificado em um polipeptídeo. A localização do DNA no citoplasma facilita o processo simultâneo de transcrição e tradução dos genes bacterianos. A sequência dos genes e sua subsequente expressão por meio de diversas vias bioquímicas contribuem para as variações fenotípicas observadas entre as bactérias. Nos últimos anos, esses tópicos deram origem a áreas específicas de pesquisa, denominadas genômica, genômica funcional ou transcriptômica e proteômica.

As bactérias replicam-se por fissão binária e suas células-filhas são geralmente indistinguíveis geneticamente. A replicação do cromossomo bacteriano inicia em um sítio específico denominado "origem da replicação" (ou "origem"), em um lócus chamado de *ori*. As duas fitas parentais de DNA helicoidal são desenoveladas sob a ação da enzima DNA helicase, e duas moléculas idênticas de DNA são formadas pela ação da DNA polimerase (enzima de replicação). As extremidades das fitas recém-sintetizadas são unidas pela enzima DNA ligase, originando cromossomos circulares.

Transcrição e tradução, a expressão da informação genética

A transcrição é um processo mediado por enzimas, que envolve a cópia do DNA a partir da fita positiva, formando uma molécula de RNAm. Esse processo é mediado pela enzima RNA polimerase dependente de DNA, que se liga à região promotora do gene, a qual é composta de dois sítios conservados de ligação ao DNA, denominados sequências promotoras -35 e -10. As duas cadeias de DNA são parcialmente desenoveladas, e localmente separadas, para que ocorra a síntese de RNAm. A informação codificada pelo RNAm é traduzida em proteínas em um ribossomo por meio da participação de RNA transportadores (tRNA), os quais entregam aminoácidos específicos ao RNAm localizado no ribossomo. Os aminoácidos serão unidos por ligações peptídicas, formadas pela ação de de enzimas e resultando na extensão da cadeia polipeptídica.

Variações genéticas podem ocorrer a partir de mutações, podendo resultar em mudança na sequência nucleotídica de um gene, ou pelo processo de recombinação, em que novos grupos de genes são introduzidos dentro do genoma. Mutação é definida como uma alteração herdável estável no genoma. A bactéria que carrega uma mutação é denominada mutante. Quando comparadas a bactéria original e a mutante, seus genótipos diferem e seus fenótipos podem também diferir, dependendo do tipo de mutação. Mutações espontâneas resultam de erros raros na replicação do DNA e ocorrem em uma fequência de aproximadamente 1 a cada 10^6 divisões celulares. Uma vez que um gene contendo alterações

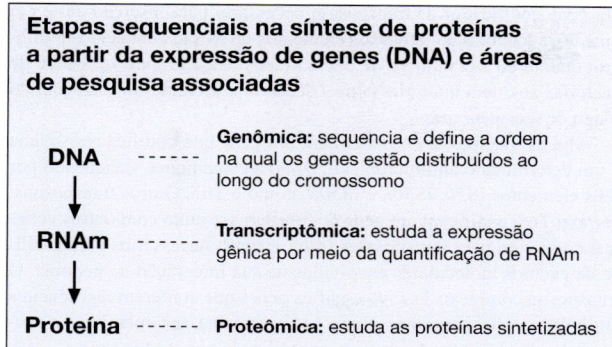

Etapas sequenciais na síntese de proteínas a partir da expressão de genes (DNA) e áreas de pesquisa associadas

DNA ------ **Genômica:** sequencia e define a ordem na qual os genes estão distribuídos ao longo do cromossomo

↓

RNAm ------ **Transcriptômica:** estuda a expressão gênica por meio da quantificação de RNAm

↓

Proteína ------ **Proteômica:** estuda as proteínas sintetizadas

em seus pares de base pode codificar de forma incorreta um aminoácido de uma determinada proteína, a mutação introduzida pode resultar em alterações fenotípicas, que podem ser benéficas ou deletérias à bactéria. Em condições ambientais definidas, determinada mutação pode resultar em vantagem de crescimento para a mutante em relação à célula parental ou selvagem. Mutações podem também ser experimentalmente induzidas por mutagênicos físicos, químicos e biológicos.

Diversos vírus que infectam animais possuem genoma RNA, o qual pode sofrer mutações espontâneas em uma frequência aproximadamente mil vezes maior que a taxa de mutações no cromossomo do hospedeiro.

O DNA pode ser danificado após o contato com mutagênicos químicos, exposição à radiação UV e por outros meios. Diante disso, a célula bacteriana conta com mecanismos para corrigir esses eventuais danos no DNA, sendo a escolha do mecanismo mais apropriado dependente do tipo de correção necessária.

O fenômeno de recombinação ocorre quando sequências de DNA de origens diferentes integram-se. Em bactérias, a recombinação induz mudanças inesperadas, que são herdáveis, pela introdução de um novo material genético, proveniente de uma célula diferente. Esse novo material genético pode ser introduzido por diferentes vias, como a conjugação, a transdução e a transformação.

A transferência de material genético na forma de plasmídeos de diferentes tamanhos, durante a conjugação, é um processo complexo que tem sido estudado extensivamente na bactéria entérica *Escherichia coli*. Durante a conjugação, a bactéria F^+ (doadora) sintetiza um *pilus* modificado (pilus F ou pilus sexual). Esse pilus permite o contato direto da bactéria dadora (F+) com uma receptora (F-), bactéria F^-, formando, assim, uma via de transferência do plasmídeo ou fator-F entre as células. Nesse processo, uma fita de DNA plasmidial é desenovelada e transferida à célula F^- que posteriormente sintetizará uma fita complementar. Uma vez que o novo plasmídeo está formado, a célula receptora é convertida em uma F^+. Uma única célula bacteriana pode conter diversos tipos de plasmídeos compativeis.

A transferência de plasmídeos por conjugação possui um importante significado ecológico, particularmente quando genes de resistência aos antimicrobianos estão envolvidos. Em condições apropriadas, a transferência de um plasmídeo bacteriano que contém um gene de resistência a um antimicrobiano pode converter uma população bacteriana suscetível em uma população resistente, similiar às bactérias que continham inicialmente esse plasmídeo.

Na transdução, o DNA de uma bactéria, tanto genômico quanto plasmidial, pode ser incorporado aos ácidos nucleicos de fagos e transferido pelas partículas da progênie desse fago a outras bactérias receptoras suscetíveis.

Já a transformação é um processo que envolve a transferência de DNA livre ou "desnudo" contendo genes em um seguimento de DNA cromossomal ou plasmidial de um doador bacteriano previamente lisado para um receptor competente. O processo natural de transformação é incomum e ocorre somente em alguns poucos gêneros bacterianos.

Exemplos de elementos genéticos móveis

Plasmídeos

Embora a maioria das bactérias carregue em seus cromossomos todos os genes necessários para a sua sobrevivência, muitas contêm pequenos elementos genéticos adicionais, denominados plasmídeos, os quais também estão localizados no citoplasma, podendo replicar-se independentemente do cromossomo bacteriano. Diversos plasmídeos diferentes são conhecidos em bactérias gram-positivas e em gram-negativas. A maioria desses plasmídeos são formados por moléculas de DNA dupla-hélice circulares e fechadas; alguns plasmídeos lineares também têm sido identificados em bactérias. Dependendo do seu conteúdo genético, o tamanho de um plasmídeo pode variar de 1 kpb a mais de 1 Mpb. Plasmídeos podem carrear genes que conferem uma grande variedade de propriedades em uma célula bacteriana. A maioria são genes não essenciais para a sobrevivência da bactéria, mas podem oferecer vantagens seletivas sob certas condições, como a habilidade de conjugar e transferir informação genética, codificar genes de resistência aos antimicrobianos, produzir bacteriocinas e sintetizar proteínas inibitórias a outras bactérias (Tabela 3.1). Todos os plasmídeos carreiam os genes necessários para sua própria replicação. Em algumas bactérias patogênicas, plasmídeos codificam fatores de virulência e resistência aos antimicrobianos.

Plasmídeos que coexistem em uma mesma célula bacteriana hospedeira são chamados de compatíveis, enquanto que aqueles que não podem coexistir são denominados incompatíveis. A tipificação de plasmídeos incompatíveis tem identificado diversos grupos de incompatibilidade (Inc) em *Enterobacteriaceae*.

O número de cópias de um plasmídeo pode variar, alguns estão presentes em altos números. A distribuição de plasmídeos entre células-filhas ocorre de forma aleatória. Plasmídeos no citoplasma bacteriano podem ser transferidos não somente durante o processo de replicação, mas também pela conjugação e pela transformação (descritas anteriormente). A ampla gama de hospedeiros dos plasmídeos, juntamente com a habilidade de serem transferidos entre células, colaboram para sua grande disseminação, contribuindo significativamente para a dispersão de genes de resistência aos antimicrobianos entre cepas bacterianas. A emergência

TABELA 3.1 Fatores de virulência de bactérias patogênicas codificados por elementos genéticos conhecidos

Patógeno	Fatores de virulência/ Elementos genéticos
Bacillus anthracis	Toxínas, cápsula / plasmídeos
Clostridium botulinum, tipos C, D e E	Neurotoxinas / bacteriófagos
Escherichia coli	Toxina do tipo Shiga / bacteriófago Fatores de adesão, enterotoxinas / plasmídeos Toxina termo-estável, produção de sideróforos / transpsons
Salmonella Dublin	Fator de resistência ao soro / plasmídeo
Staphylococcus aureus	Enterotoxinas (A, D, E), fator-1 da síndrome do choque tóxico / bacteriófagos Coagulase, toxinas esfoliativas, enterotoxinas / plasmídeos
Yersinia pestis	Fibrinolisina, coagulase / plasmídeo

de bactérias resistentes a um ou mais antimicrobianos é de particular significância em medicina veterinária. Isso está relacionado, também, à utilização de antimicrobianos como promotores de crescimento, em alguns casos, e ao tratamento de doenças infecciosas em animais. É importante salientar que, em determinadas circunstâncias, essas práticas podem ter um impacto na saúde humana, como por exemplo, na transmissão zoonótica de cepas resistentes de *Salmonella* e *Campylobacter* por meio do consumo de alimentos contaminados.

Bacteriófagos

Vírus que infectam bactérias são denominados bacteriófagos ou fagos. Dependendo do mecanismo de replicação, os fagos podem ser classificados em virulentos ou temperados. Muitos fagos infectam apenas algumas cepas de bactérias relacionadas, tendo, assim, uma faixa restrita de hospedeiros específicos. Fagos virulentos passam por um ciclo lítico em bactérias, resultando na produção de uma progênie que será liberada após a lise da célula bacteriana. Fagos temperados, ou pró-fagos, estão, em geral, dormentes e integrados no genoma bacteriano, ou, ainda, presentes como DNA circular no citplasma, da mesma forma que os plasmídeos. Pró-fagos podem também expressar parte de seus genes, conferindo propriedades adicionais à célula bacteriana hospedeira. A produção de neurotoxinas por certas cepas de *Clostridium botulinum* está associada com a conversão lisogênica de células hospedeiras (Tabela 3.1).

Inserção de sequências e transposons

Transposons são elementos genéticos que podem mover-se como uma única unidade de um *replicon* (cromossomo, plasmídeo ou bacteriófago) para outro. Esse processo é denominado transposição. Transposons não possuem uma origem de replicação e, consequentemente, replicam-se juntamente com a célula bacteriana hospedeira. Transposons codificam as características necessárias para promover a automobilização. Um exemplo de um simples transposon é um elemento de sequência de inserção, denominado IS (do inglês *insertion sequence*), que contém somente um gene codificador de transposase necessário para inserção deste em uma nova localização. Diversos elementos de IS são conhecidos e diferem quanto ao seu número de nucleotídeos. Uma grande variedade de bactérias possuem múltiplas cópias de ISs em diferentes localizações ao longo de seus genomas.

Alguns transposon consistem em um gene que codifica resistência a um determinado antimicrobiano, como a canamicina, flanqueado por dois elementos IS*50*, IS*50L* e IS*50R*, como o Tn*5*. Outros transposons, como o Tn*3*, codificam um gene de ß-lactamase junto com outros genes que codificam para transposases (*tnpA* e *tnpR*) necessários para catálise de eventos moleculares envolvidos na sua integração ao genoma. O transposon complexo Tn*1546* codifica genes que conferem resistência a antibióticos glicopeptídeos, como a vancomicina, teicoplanina e a avoparcina, um promotor de crescimento utilizado por muitos anos.

Integrons são derivados do transposon Tn*21* e podem capturar genes de resistência aos antimicrobianos por meio de uma integrase codificada por um integron (um membro da superfamília das integrases bacterianas) que catalisa uma recombinação sítio-específica. Esses integrons possuem uma estrutura conservada (CS, do inglês *conserved structure*) na extremidade proximal (conhecida como 5'-CS) que contém um gene integrase (*int1*), um sítio de recombinação (*att1*) e um promotor (P_{ant}), junto com uma região distal conservada (3' –CS) contendo um gene *qacEΔ1* [conferindo resistência a compostos quaternários de amônio, os quais são utilizados como desinfetantes] e um gene *sul1* que confere resistência às sulfonaminas. As regiões CS flaqueiam um *lócus* central variável, dentro do qual cassetes de genes estão recombinados. Cassetes de genes são compostos de uma ou mais ORFs codificadoras de genes de resistência a antimicrobianos (AR, do inglês *antimcrobial resistance*) e uma sequência de reconhecimento de 59 pares de base localizada na sua extremidades 3'.

Integrons capturam uma variedade de genes codificadores de resistência aos antimicrobianos, como os aminoglicosídeos e ß-lactâmicos, entre outros, que contribuem para mobilização desses integrons em resposta à pressão seletiva ambiental. Alguns integrons possuem múltiplos cassetes de genes organizados em uma orientação "cabeça-cauda" (do inglês "*head-to-tail*") clássica.

Estrutura de um típico integron de classe 1

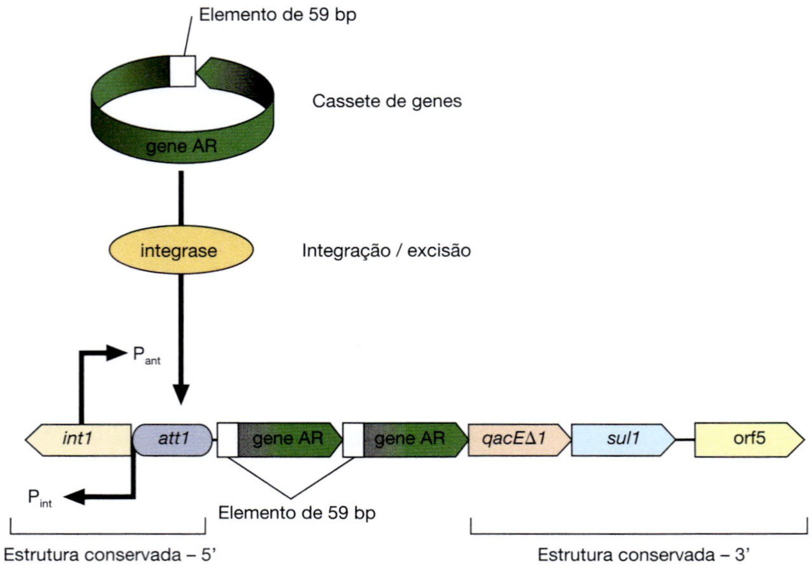
Elemento de 59 bp
Cassete de genes
gene AR
integrase
Integração / excisão
P ant
int1
att1
gene AR
gene AR
qacEΔ1
sul1
orf5
P int
Elemento de 59 bp
Estrutura conservada – 5'
Estrutura conservada – 3'

Engenharia genética de bactérias realizada em laboratório

Características genéticas importantes, codificadas por genes no DNA de um organismo naturalmente existente, podem ser clonadas em uma bactéria hospedeira em laboratório, em um processo referido como engenharia genética. Esses genes podem ser inseridos em um vetor de clonagem, formando plasmídeos recombinantes. Esses podem então ser introduzidos em uma célula bacteriana (geralmente por meio do processo de transformação) e assim propagados. Fragmentos de DNA carreando genes previamente selecionados são produzidos tanto por clivagem do DNA original, por meio de endonucleases de restrição apropriadas, ou por meio da amplificação direta pela reação em cadeia da polimerase (PCR) (ver Capítulo 4). A engenharia genética é utilizada atualmente para produção de vacinas, hormônios e outros produtos farmacêuticos (ver Capítulo 78). Vacinas produzidas dessa maneira são potencialmente mais seguras que as convencionais. Os genes que codificam antígenos vacinais podem ser clonados individuamente a partir do genoma do organismo de origem. Dessa forma, vacinas desenvolvidas a partir de técnicas de engenharia genética são capazes de induzir a formação de resposta imune efetiva, sem os riscos da introdução de patógeno que pode vir a replicar nos animais imunizados.

Bases de dados genéticos e bioinformática

Em 1977, a sequência completa do fago ΦX174 foi publicada pela primeira vez. Desde então, observou-se um aumento exponencial de sequências de DNA submetidas a bancos de dados em todo o mundo.Desde o sequenciamento de *Haemophilus influenzae* (1.8 Mbp) – o primeiro patógeno bacteriano cujo genoma completo foi sequenciado em 1995 –, um grande volume de dados, incluindo aqueles provenientes de sequenciamento de alto rendimento, tem sido depositado. Esse tipo de análise, portanto, tornou-se impraticável de ser realizada manualmente. Com isso, estimulou-se o desenvolvimento de ferramentas computacionais específicas para análise de informações geradas a partir do sequenciamento de DNA, capazes de identificar genes e sequências de proteínas correspondentes, junto com características regulatórias, em um nível molecular.

A bioinformática é uma nova disciplina que remete ao desenvolvimento de algoritmos computacionais e técnicas estatísticas para análise e gerenciamento da informação genética. Essas ferramentas facilitam a anotação rápida de sequências genômicas, incluindo a identificação da posição de ORFs dentro do genoma, possibilitando a identificação de genes codificadores de fatores de virulência associados à ocorrência de doenças. Empresas envolvidas na fabricação de reagentes farmacêuticos e de diagnóstico, muitas vezes, utilizam a bioinformática para prospectar ("*data mine*") genomas, em uma tentativa de identificar novos agentes terapêuticos ou marcadores úteis para o diagnóstico.

4 Métodos de diagnóstico molecular

Resumo dos métodos moleculares para detecção de biomarcadores diagnósticos

DNA	RNA	Proteína
Hibridização molecular – *Southern blotting** Sequenciamento de DNA PCR *Fingerprinting* de DNA Microarranjos Sequenciamento de genoma completo	Hibridização molecular – *Northern blotting*** – Análise *in situ* (FISH, do inglês *fluorescent in situ hybridization*) RT-PCR Microarranjos	Hibridização molecular – *Western blotting**** Sequenciamento de proteína Análise de espectrometria de massa Microarranjos de proteínas

A maioria das características das bactérias existentes depende de genes presentes em seus cromossomos. A estrutura de um cromossomo consiste em um DNA dupla-hélice que possui todas as propriedades necessárias para controlar a replicação bacteriana, estocar a informação genética e expressar algumas das características exclusivas desses organismos. Todas essas propriedades são controladas por enzimas específicas, sendo o conteúdo genético, em certas circunstâncias, posteriormente decodificado em um processo, envolvendo outras enzimas, que resultará na síntese de uma determinada proteína bacteriana (ver Capítulo 3).

As propriedades do DNA utilizadas com propósito analítico provêm da sua estrutura química. Essas têm contribuído para o desenvolvimento de protocolos modernos para detecção de patógenos bacterianos a partir de amostras clínicas. Uma mólecula de DNA possui três características analíticas importantes que facilitam a sua utilização como um alvo para o diagnóstico:

- Propriedades de reconhecimento: regras de pareamento de bases em DNA sustentam a abordagem analítica das técnicas moleculares, incluindo a hibridização por meio de sondas de DNA, sequenciamento de DNA, reação em cadeia da polimerase (PCR) e, mais recentemente, microarranjos (*microarrays*).
- Estabilidade e flexibilidade robusta: a molécula de DNA é originalmente muito estável, o que facilita sua recuperação a partir de material degradado.
- Características da sequência de DNA: analisando cuidadosamente uma sequência de DNA, pode-se determinar a presença de fases de leitura aberta (ORFs) que codificam genes e outras características.

Hibridização molecular

Qualquer sonda de DNA marcada, sob condições experimentais adequadas, será capaz de ligar-se ou hibridizar a sua fita complementar em uma determinada solução (com base nas regras de pareamento de DNA). Sendo este evento, de ligação específica, posteriormente detectado. Exemplos de técnicas de hibridização molecular incluem *Southern* e *Northern blotting*.

O sequenciamento do DNA é a abordagem diagnóstica/analítica mais poderosa que existe dentro do arsenal molecular. A compreensão de qualquer informação referente à molécula de DNA provém da sequência de seus nucleotídeos. A sequência de nucleotídeos pode ser utilizada para deduzir a estrutura primária de uma proteína, correspondente a uma determinada bactéria, que posteriormente pode ser comparada a sequências similares de outros organismos. Sítios de ligação ao DNA e outras características regulatórias de genes também podem ser determinados.

A sequência de DNA de um gene, ou a ORF, pode ser determinada utilizando-se tanto uma abordagem química quanto enzimática. Os princípios técnicos da abordagem enzimática, na qual protocolos modernos de sequenciamento de DNA pelo método dideoxi são baseados, envolvem a replicação parcial de uma pequena sequência de DNA por meio de quatro desoxirribonucleotídeos trifosfatos (dNTPs) e um dideoxirribonucleotídeo (ddNTP) quimicamente modificado, sem um grupo hidroxil (3'-OH) no carbono-2' do anel da ribose. Da mesma forma que a hibridização, esse método é baseado no reconhecimento da sequência de acordo com as regras do pareamento de bases e a correta síntese enzimática, conforme ocorre em um evento de replicação natural. Para sequenciar uma molécula de DNA, os seguintes passos são necessários: hibridização dos oligonucleotídeos iniciadores (*primers*), sequenciamento, detecção e análise dos dados.

Em recentes avanços no sequenciamento de DNA, processos automatizados baseados em fluorescência foram padronizados a fim de reduzir a manipulação envolvida, ao mesmo tempo em que o número de amostras analisadas aumentou significativamente. Outros avanços na tecnologia de sequenciamento de DNA têm produzido a instrumentação necessária para sequenciar um genoma bacteriano em poucas horas (ver Capítulo 6).

Já o ensaio de PCR foi desenvolvido para fins diferentes do sequenciamento de DNA. Geralmente, um protocolo de PCR consiste em três passos repetidos resultando na amplificação de um segmento distinto de DNA (ou RNA, quando adicionado um passo de transcrição reversa, descrito a seguir). No primeiro caso, o DNA-molde, o qual pode ser extraído do genoma de um microrganismo patogênico de interesse em medicina veterinária ou diretamente do sangue, ou outra amostra de tecido, é inicialmente desnaturado, separando-se a dupla-fita de DNA. A seguir, realiza-se a etapa de anelamento, na qual a temperatura da reação diminui, permitindo que um par de oligonucleotídeos se ligue (hibridizem) ao DNA-molde. Cada oligonucleotídeo do par liga-se em lados oposto das fitas de DNA. Por fim, a temperatura eleva-se novamente (normalmente entre 72 e 74°C) e uma enzima DNA polimerase termoestável inicia a

*N.T. Técnica molecular que detecta sequências de DNA por meio do processo de hibridização.

**N.T. Técnica molecular que detecta sequências de RNA por meio do processo de hibridização.

***N.T. Técnica molecular que detecta proteínas por meio de um anticorpo primário (específico para a proteína-alvo) e um anticorpo secundário (que se liga ao anticorpo primário) conjugado a uma enzima reveladora, como por exemplo a peroxidase.

síntese de novas fitas complementares. Esses passos constituem um ciclo de uma PCR convencional, que é constituída de aproximadamente 30 ciclos. Essa ciclagem repetitiva entre diferentes temperaturas permite a amplificação de um DNA-alvo específico por até um milhão de vezes.

Um termociclador programável controla a faixa de mudança de temperatura, duração da incubação em cada temperatura e o número de vezes que cada ciclo é repetido. Múltiplos ciclos produzem um produto de PCR amplificado, ou *amplicon*, que pode ser detectado por uma eletroforese em gel de agarose convencional, corado com brometo de etídeo, e vizualizado com luz UV.

Ensaios baseados em PCR convencional têm sido desenvolvidos para detectar uma ampla variedade de genes-alvo de bactérias patogênicas associadas com animais, incluindo patógenos zoonóticos transmitidos por alimentos. *Kits* comerciais de diagnóstico estão disponíveis para esses e outros organismos patogênicos.

Uma limitação potencial dos métodos diagnóstico baseados em PCR é que eles detectam DNA tanto de células bacterianas viáveis quanto não viáveis. Essa limitação pode ser superada utilizando-se um passo de enriquecimento antes da extração de ácidos nucleicos ou realizando-se um método de detecção baseado em RNA, por meio de uma PCR mediada pela enzima transcriptase reversa (RT, do inglês *reverse transcriptase*), conhecido como RT-PCR. Esses ensaios podem também ser utilizados para detectar RNA de vírus, tais como os rotavírus, coronavírus e norovírus.

A detecção e quantificação simultânea de amplicons em tempo real é uma tecnologia importante no diagnóstico molecular. Esse método facilita a determinação do número absoluto de um DNA-alvo específico, como um gene de virulência de importância veterinária e um gene que codifica proteínas essenciais, como o 16S rRNA, em uma célula viva. A PCR quantitativa em tempo real (qPCR) pode ser utilizada para quantificar bactérias, outros microrganismos e genes individuais. A qPCR utiliza fluorescência para detectar a presença ou ausência de um DNA ou RNA-alvo específico. Esse processo de detecção é o que diferencia a qPCR da PCR convencional.

A expressão de qualquer gene em um microrganismo ou outra célula pode ser determinada pela mensuração da transcrição do RNAm, por meio de RT-PCR. Essa técnica é referida como uma RT-PCR quantitativa (qRT-PCR). Com base nesse protocolo, *kits* estão disponíveis comercialmemte para detecção e quantificação de uma extensa faixa de organismos patogênicos relevantes em medicina veterinária.

O desenvolvimento de microarranjos de DNA baseia-se no uso de um suporte sólido no qual uma série de genes ou segmentos quimicamente sintetizados de alguns genes são ligados. Microarranjos de DNA podem ser utilizados de diversas formas. Os arranjos podem prover informações úteis na identificação de genes que controlam o crescimento de um organismo sob condições de cultivo definidas, incluindo condições ambientais aeróbias *versus* anaeróbias, por exemplo. Em microbiologia ambiental, microarranjos de DNA contendo sequências 16S rDNA são utilizados na identificação de bactérias e outros organismos presentes em um determinado ambiente. Esse microarranjo de DNA é denominado *filochip* (*phylochip*). A análise comparativa de genomas faz uso de microarranjos de DNA para comparar o índice de genes de diferentes sorovares de *Salmonella*. *Chips* de DNA têm sido desenvolvidos para auxiliar na identificação simultânea de um número importante de patógenos, incluindo bactérias e vírus que podem compartilhar nichos ambientais.

Passos sequenciais de uma reação em cadeia da polimerase (PCR) convencional

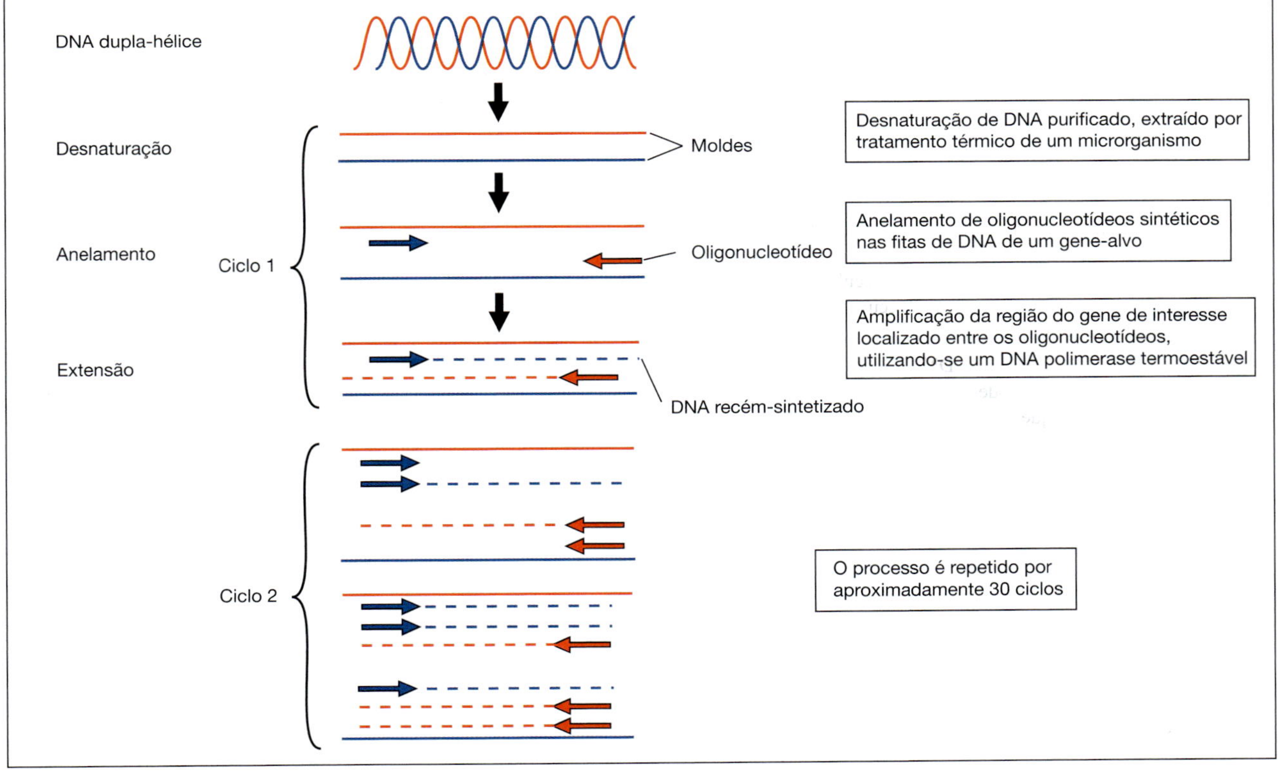
DNA dupla-hélice
Desnaturação
Anelamento
Extensão
Ciclo 1
Ciclo 2
Moldes
Oligonucleotídeo
DNA recém-sintetizado
Desnaturação de DNA purificado, extraído por tratamento térmico de um microrganismo
Anelamento de oligonucleotídeos sintéticos nas fitas de DNA de um gene-alvo
Amplificação da região do gene de interesse localizado entre os oligonucleotídeos, utilizando-se um DNA polimerase termoestável
O processo é repetido por aproximadamente 30 ciclos

5 Diagnóstico laboratorial de doenças bacterianas

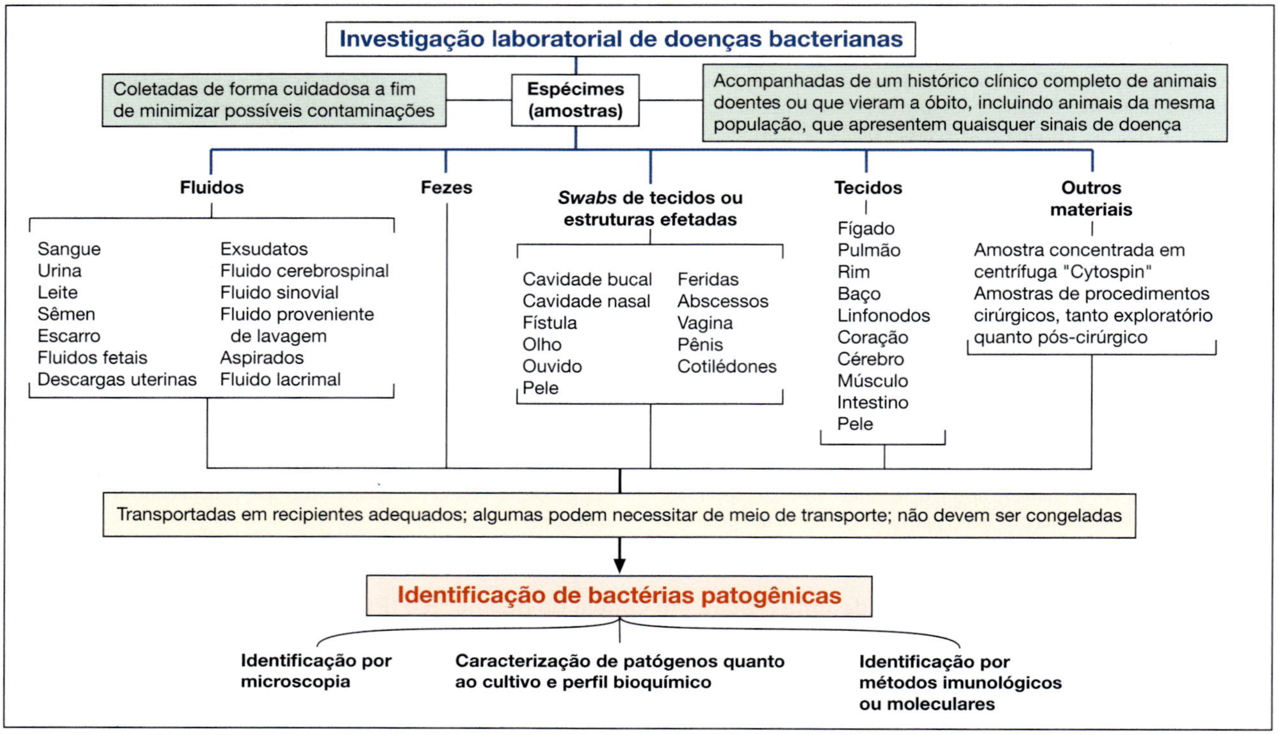
Investigação laboratorial de doenças bacterianas
Coletadas de forma cuidadosa a fim de minimizar possíveis contaminações
Espécimes (amostras)
Acompanhadas de um histórico clínico completo de animais doentes ou que vieram a óbito, incluindo animais da mesma população, que apresentem quaisquer sinais de doença
Fluidos
Sangue
Urina
Leite
Sêmen
Escarro
Fluidos fetais
Descargas uterinas
Exsudatos
Fluido cerebrospinal
Fluido sinovial
Fluido proveniente de lavagem
Aspirados
Fluido lacrimal
Fezes
Swabs de tecidos ou estruturas efetadas
Cavidade bucal
Cavidade nasal
Fístula
Olho
Ouvido
Pele
Feridas
Abscessos
Vagina
Pênis
Cotilédones
Tecidos
Fígado
Pulmão
Rim
Baço
Linfonodos
Coração
Cérebro
Músculo
Intestino
Pele
Outros materiais
Amostra concentrada em centrífuga "Cytospin"
Amostras de procedimentos cirúrgicos, tanto exploratório quanto pós-cirúrgico
Transportadas em recipientes adequados; algumas podem necessitar de meio de transporte; não devem ser congeladas
Identificação de bactérias patogênicas
Identificação por microscopia
Caracterização de patógenos quanto ao cultivo e perfil bioquímico
Identificação por métodos imunológicos ou moleculares

A investigação laboratorial de doenças bacterianas é necessária para identificação de agentes etiológicos e, algumas vezes, para deteminar a suscetibilidade destes aos antimicrobianos. Uma anamnese completa, incluindo informações como idade e sexo das espécies afetadas, juntamente com o número de animais envolvidos e qualquer tratamento previamente administrado, deve acompanhar as amostras enviadas para diagnóstico. Uma suspeita diagnóstica deve ser incluída.

Muita atenção deve ser dispensada na seleção, coleta e envio de amostras para diagnóstico laboratorial. De forma ideal, as amostras devem ser obtidas a partir de animais vivos antes da administração de terapia antimicrobiana. Amostras de animais que vieram a óbito devem ser coletadas, se possível, antes de alterações *post mortem*, como aquelas relacionadas ao processo natural de putrefação. Procedimentos que minimizem a contaminação devem ser utilizados durante a coleta das amostras. Essas devem ser enviadas individualmente, em recipientes estéreis, de forma que não haja extravazamento de conteúdo. Se houver envio pelos Correios ou transportadora, incluir de duas a três embalagens adicionais externas à embalagem que contém o material. Cada recipiente deve ser identificado com informações sobre a identidade do animal, o tipo de amostra e a data de coleta.

O exame de esfregaços corados a partir da impressão direta de amostras pode indicar a presença de patógenos, especialmente quando esses estão em grande número na amostra analisada; características culturais e bioquímicas, juntamente com métodos imunológicos e moleculares, são utilizadas para a identificação específica de patógenos. Métodos de coloração rotineiramente utilizados em diagnóstico bacteriológico estão demonstrados na Tabela 5.1. O método de coloração de Gram é aplicado na identificação da maioria dos patógenos, já a coloração de Ziehl-Nelsen (ZN) é utilizada na detecção de bactérias álcool-ácido resistentes. *Coxiella burnetii*, espécies de *Brucella*, espécies de *Nocardia* e bactérias do filo *Chlamydiae* podem ser observadas por meio do método de coloração modificada. O método de coloração por meio de anticorpos fluorescentes fornece uma identificação rápida e específica de patógenos bacterianos em esfregaços e secções criostáticas de tecido.

O meio de cultivo, as condições de atmosfera e outros requisitos essenciais para o isolamento bacteriano são determinados pelas características do agente etiológico associado à suspeita clínica. O isolamento de rotina da maioria dos patógenos envolve a inoculação desses em placas contendo o meio ágar-sangue e ágar *MacConkey*, seguida de incubação por 24 a 48 horas. Os principais meios de cultivo utilizados no diagnóstico bacteriológico estão descritos na Tabela 5.2.

As placas devem ser inoculadas conforme a técnica de semeadura que permita o crescimento de colônias isoladas. Esse é um procedimento essencial para a correta identificação de patógenos em amostra clínicas, as quais podem conter microrganismos contaminantes. Além disso, amostras clínicas de locais normalmente colonizados por microrganismos comensais, como o sistema respiratório superior e o trato gastrintestinal, podem resultar em um cultivo de microbiota mista, dificultando a identificação de um microrganismo predominante, por exemplo. A identificação de patógenos suspeitos pode envolver técnica de quantificação para determinação do microrganismo predominante na amostra e/ou avaliar atributos de virulência, para demonstrar sua patogenicidade. A identificação definitiva de um potencial patógeno necessita do subcultivo de colônias isoladas, a fim de obter-se uma cultura pura que possa ser

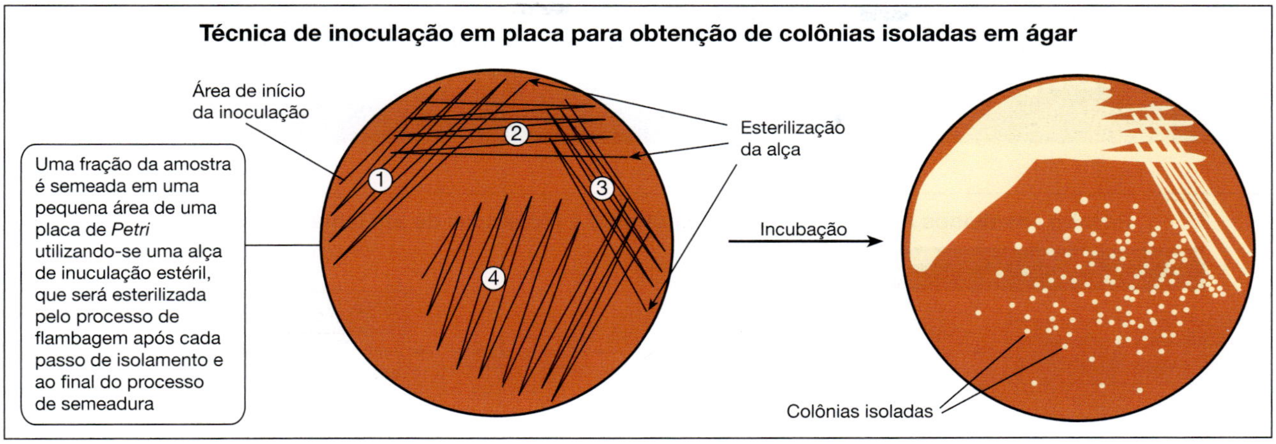
Técnica de inoculação em placa para obtenção de colônias isoladas em ágar
Área de início da inoculação
Uma fração da amostra é semeada em uma pequena área de uma placa de Petri utilizando-se uma alça de inuculação estéril, que será esterilizada pelo processo de flambagem após cada passo de isolamento e ao final do processo de semeadura
1
2
3
4
Esterilização da alça
Incubação
Colônias isoladas

submetida a testes bioquímicos, entre outros. Características morfológicas e testes bioquímicos permitem a identificação presuntiva de um determinado patógeno bacteriano. Testes bioquímicos estão relacionados ao perfil de catabolismo bacteriano, no qual um sistema indicador é empregado a fim de demonstrar a utilização de um substrato em particular.

Técnicas imunológicas, como a coloração por meio de anticorpo fluorescente, também podem ser utilizadas para identificar patógenos bacterianos. Já a técnica de sorotipificação baseia-se na identificação imunológica de antígenos de superfícies de patógenos, como as bactérias *Escherichia coli* e *Pasteurella multocida*.

O fato de um determinado bacteriófago (fago) ser específico para um número limitado de cepas bacterianas suscetíveis, permite a diferenciação dessas por meio da fagotipificação. Esse método é comumente utilizado para diferenciar isolados de *Staphylococcus aureus* e sorovares de *Salmonella* Typhimurium.

Técnicas moleculares específicas utilizadas para detecção e identificação de bactérias patogênicas estão descritas nos Capítulos 4 e 6.

TABELA 5.1 Métodos de coloração de rotina para bactérias

Método	Comentários
Coloração de Gram	Amplamente utilizado na rotina de coloração de bactérias em esfregaços. Bactérias gram-positivas são coradas em azul pelo cristal violeta, o qual é retido na parede celular apesar da etapa de descoloração. Em contraste, bactérias gram-negativas, as quais não retêm o corante cristal violeta, são coradas em vemelho.
Giemsa	Útil na demonstração de *Dermatophilus congolensis*, bactérias do gênero *Rickettsia* e espécies de *Borrelia*, os quais coram-se em azul
Solução de carbol-fucsina diluída	Utilizado especialmente para observação de espécies de *Campylobacter*, de *Brachyspira* e *Fusobacterium*, as quais coram-se em vermelho
Coloração de azul de metileno	Utilizado para a identificação de *Bacillus anthracis* em esfregaços sanguíneos. Os microrganismos coram-se em azul com a cápsula em rosa
Coloração de Ziehl-Neelsen	Solução de carbol-fucsina concentrada, aquecida, que penetra na parede celular de micobactérias e pemanece em seu interior após a descoloração com solução de álcool-ácido. As bactérias coradas em vermelho são descritas como álcool-ácido resistentes ou positivas para Ziehl-Neelsen
Coloração de Ziehl-Neelsen modificada	Ao contrário da coloração de Ziehl-Neelsen, este método utiliza carbol-fucsina diluída e posterior descoloração com ácido acético

TABELA 5.2 Meios laboratoriais comumente utilizados para isolamento e identificação presuntiva de patógenos bacterianos

Método	Comentários
Ágar Nutriente	Meio básico no qual bactérias não fastidiosas podem crescer. Útil para demonstração da morfologia de colônias e produção de pigmentos; também utilizado em métodos de contagem de organismos viáveis
Ágar Sangue	Meio enriquecido que suporta o crescimento da maioria das bactérias patogênicas e também é utilizado para isolamento primário de microrganismos. Permite a visualização da produção de hemólise pelas bactérias
Ágar *MacConkey*	Meio seletivo contendo bile, a qual é especialmente útil para o isolamento de enterobactérias e algumas outras bactérias gram-negativas. Permite a diferenciação entre bactérias fermentadoras ou não de lactose. Colônias de bactérias fermentadoras de lactose são rosa, juntamente com o meio que as rodeia
Caldo Selenito e Caldo Rappaport-Vassiliadis	Meios seletivos de enriquecimento utilizados para o isolamento de bactérias do gênero *Salmonella,* a partir de amostras contendo outros microrganismos de origem entérica
Meio Edwards	Meio seletivo à base de ágar-sangue, utilizado para o isolamento e identificação de *Streptococcus* spp.
Ágar Chocolate	Meio ágar-sangue tratado termicamente a fim de suprir os requerimentos de crescimento (fatores X e V) para o isolamento de espécies de *Haemophilus* e para o cultivo de *Taylorella equigenitalis*
Ágar Verde Brilhante	Meio indicador para a identificação presuntiva de espécies de *Salmonella*. Colônias de *Salmonella* e o meio circundante possuem uma coloração rosa

6 Subtipificação molecular de bactérias

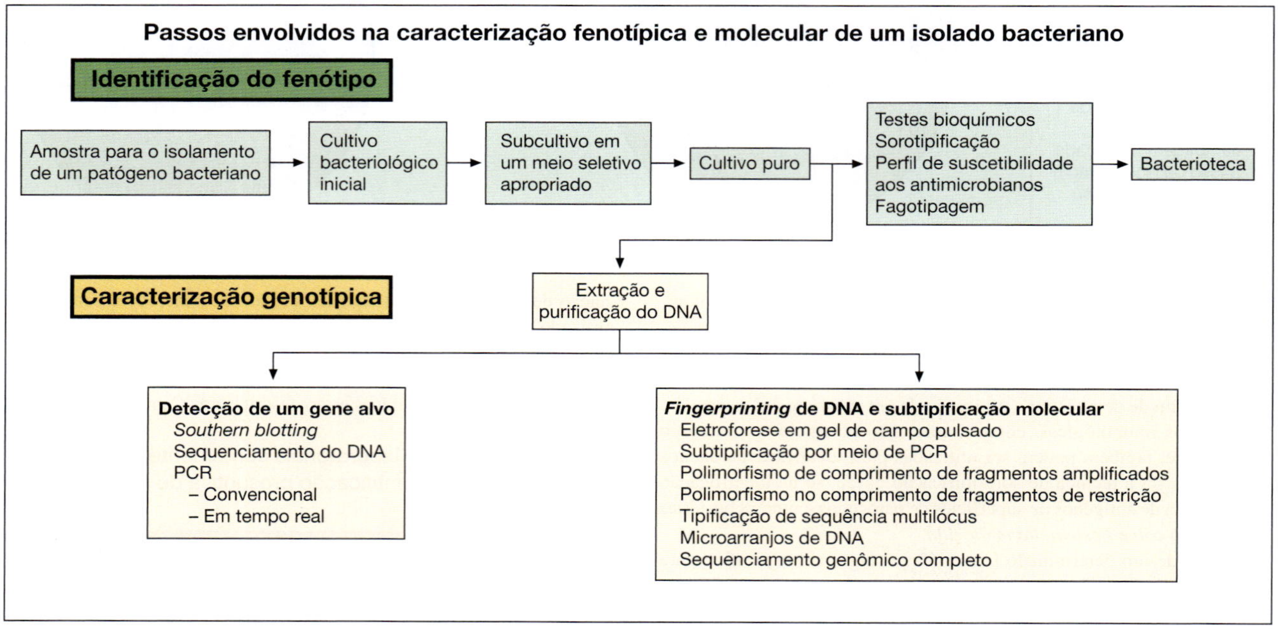
Passos envolvidos na caracterização fenotípica e molecular de um isolado bacteriano
Identificação do fenótipo
Amostra para o isolamento de um patógeno bacteriano
Cultivo bacteriológico inicial
Subcultivo em um meio seletivo apropriado
Cultivo puro
Testes bioquímicos
Sorotipificação
Perfil de suscetibilidade aos antimicrobianos
Fagotipagem
Bacterioteca
Caracterização genotípica
Extração e purificação do DNA
Detecção de um gene alvo
Southern blotting
Sequenciamento do DNA
PCR
– Convencional
– Em tempo real
Fingerprinting de DNA e subtipificação molecular
Eletroforese em gel de campo pulsado
Subtipificação por meio de PCR
Polimorfismo de comprimento de fragmentos amplificados
Polimorfismo no comprimento de fragmentos de restrição
Tipificação de sequência multilócus
Microarranjos de DNA
Sequenciamento genômico completo

O monitoramento de doenças infecciosas causadas por patógenos de importância em medicina veterinária baseia-se em duas estratégias para detecção de casos e surtos, sendo elas o monitoramento por meio do diagnóstico laboratorial e da observação clínica da doença. Dessas, o diagnóstico laboratorial é o mais indicado, uma vez que fornece o diagnóstico definitivo. Uma gama de métodos está disponível para o diagnóstico laboratorial em veterinária, incluindo métodos microbiológicos convencionais, por meio de técnicas de cultivo, imunoensaios para detecção de antígenos associados a um patógeno de interesse, além de técnicas modernas de análise de ácidos nucleicos. O surgimento de novas bactérias desafia as estratégias de monitoramento e, consequentemente, os métodos de diagnóstico devem estar em constante evolução a fim de assegurar a capacidade de identificação de patógenos. Mais de 60% de todos os patógenos emergentes são zoonóticos.

A caracterização de um patógeno veterinário é essencial para dar suporte às investigações epidemiológicas de um surto de determinada doença. Os métodos laboratoriais utilizados devem ser capazes de identificar aqueles organismos relacionados ao surto, ao mesmo tempo em que excluem aqueles que não estão relacionados. As abordagens laboratoriais convencionais estão resumidas na figura.

Embora alguns métodos baseados em características fenotípicas têm sido utilizados com sucesso, muitos não são aplicáveis universalmente; e mutações ou alterações em determinados genes podem resultar em modificações fenotípicas, resultando em identificação bacteriana incorreta. Desta forma, os métodos convencionais limitam a reprodutibilidade da identificação baseada em características fenotípicas, especialmente para fins de monitoramento de doenças.

O rápido desenvolvimento de abordagens com base molecular tem resultado na padronização de novos protocolos de diagnóstico, os quais superam as limitações inerentes aos métodos convencionais. Métodos moleculares de subtipificação buscam variações dentro do genoma de bactérias e também diminuem as limitações encontradas em abordagens fenotípicas.

Métodos de subtipificação bacteriana permitem a caracterização de uma bactéria além do nível de identificação da espécie e, além disso, permitem a rastreabilidade de organismos, demonstrando sua epidemiologia molecular e definindo rotas de transmissão. Essa abordagem analítica moderna permite uma identificação mais refinada, com base no padrão de *fingerprinting* de DNA em vez de métodos relacionados apenas ao fenótipo. Comparado com os métodos tradicionais de diagnóstico, esse facilita o reconhecimento de diferentes isolados de *Escherichia coli* O157:H7 e subtipos de *Salmonella* Typhimurium, entre outros. Rotas de transmissão de *Staphylococcus aures* resistente à meticilina (MRSA, do inglês *methicillin-resistant Staphylococcus aures*) entre humanos e animais têm sido também identificadas por meio da subtipificação de isolados e comparação de seus padrões de *fingerprinting* de DNA. Em geral, as técnicas de subtificação molecular incluem a utilização de análises de polimorfismo no comprimento de fragmentos de restrição (RFLP, do inglês *restriction fragment lenght polymorphism*), a amplificação de sequências repetitivas conservadas presente em genomas bacterianos pela técnica de PCR em genomas bacterianos e o sequenciamento genômico total de bactérias (Tabela 6.1).

A determinação de perfil de plasmídeos, a qual pode ser também utilizada para tipificar microrganismos, envolve a purificação desses a

TABELA 6.1 Métodos de subtipificação molecular de bactérias utilizados para rastrear patógenos associados a surtos de doenças em animais e humanos

Desenvolvimento cronológico de métodos analíticos	Base molcular dos métodos de subtipificação
Métodos de primeira geração	Determinação do perfil de DNA plasmidial Restrição enzimática de plasmídeos purificados
Métodos de segunda geração	Digestão de DNA total (cromossômico e plasmidial) por endonucleases de restrição Ribotipagem
Métodos de terceira geração	PFGE Amplificação baseada em PCR RAPD PCR-RFLP de genes conservados (*flaA*, *recN* e outros) Ribotipagem por PCR REP-PCR ERIC-PCR BOX-PCR AFLP
Métodos de quarta geração	Análise em multilócus de repetições em *tandem* de número variável (MLVA, do inglês *multi-locus variable-number tandem repeat analysis*) MLST Sequenciamento de DNA do genoma completo

partir de uma bactéria de importância veterinária, seguida de sua separação em gel de agarose. Apesar de algumas limitações, a caracterização de plasmídeos é importante, especialmente na investigação de genes associados à resistência aos antimicrobianos, os quais são comumente carreados por plasmídeos.

Hibridização genômica comparativa

Microarranjos de DNA (ver Capítulo 4) podem também ser utilizados para fins de subtipificação. Sondas aderidas a uma superfície sólida podem detectar sequências complementares em isolados bacterianos de interesse. O DNA é purificado a partir de uma bactéria e marcado tanto quimicamente quanto enzimaticamente, antes de ser hibridizado com o arranjo. O DNA não ligado é removido por meio de lavagens e os sinais das sondas hibridizadas são posteriormente detectados automaticamente por um *scanner*. Esses dados são então analisados utilizando-se um *software* compatível. Juntamente com outros métodos moleculares, microarranjos de DNA são procedimentos apropriados para subtipificação de bactérias.

Microarranjos de DNA disponíveis comercialmente podem sem utilizados para o diagnóstico e a investigação de doenças. De forma similar, sorovares de espécies de *E. coli* e *Salmonella* podem agora ser identificados por meio dessa técnica.

Análise de polimorfismo no comprimento de fragmentos de restrição

A análise de RFLP (do inglês *restriction fragment length polymorphism*) requer a purificação do cromossomo bacteriano e plasmídeo (os) associados previamente à digestão enzimática com uma endonuclease de restrição. Após a eletroforese, observa-se um padrão de multibandas ou RFLP em um gel de agarose. O padrão de RFLP produzido é, muitas vezes, complexo para servir de fingerprint a ser analisado, limitando a aplicação desse método de subtipificação. Além disso, plasmídeos presentes em uma cepa podem ser perdidos, alterando os perfil de bandas e dificultando comparações isoladas.

Uma estratégia de alta resolução baseada em RFLP, conhecida como mapeamento óptico (*optical mapping*) tem sido descrita. A partir de uma cuidadosa lise bacteriana, é possível criar um mapa genômico ordenado de alta resolução. O DNA é linearizado em uma câmara microfluídica e digerido com uma endonuclease de restrição. Os fragmentos de DNA resultantes permanecem aderidos na câmara na mesma ordem em que estão distribuídos no genoma. Após a utilização de um corante intercalante de DNA, que permite sua visualização por meio de microscopia de fluorescência, o tamanho dos fragmentos de DNA é mensurado pela intensidade de flurescência. Utilizando-se um *software* apropriado, o mapa óptico é posteriormente determinado.

Genes que codificam para ribossomos são comumente amplificados em bactérias e têm sido utilizados com sucesso como alvos para identificação dessas. Grandes porções desses genes (os genes *rrs* codificam para o 16S rRNA e os genes *rrl* codificam para o 23S rRNA) têm permanecido conservados ao longo da evolução. Nesse procedimento, o DNA cromossomal é purificado e digerido com enzimas de restrição apropriadas e submetidos à análise de *Southern blotting por meio* da hibridização com probes de rRNA espécie-específicas.

Uma importante limitação dos métodos baseados em enzimas de restrição é a complexidade dos padrões de fragmentos gerados, os quais podem dificultar a análise e interpretação dos resultados. A técnica de eletroforese em gel de campo pulsado (PFGE, do inglês *pulsed-field gel electrophoresis*) pode superar essa limitação por utilizar endonucleases de restrição especiais de clivagem rara do cromossomo bacteriano e quaisquer plasmídeos associados, resultando em uma análise conhecida como "macrorestrição". Essas enzimas clivam o DNA em um menor número de fragmentos, maiores que os fragmentos gerados em outras técnicas, os quais são separados por meio de um equipamento de eletroforese especializado. Com isso, a PFGE é conhecida como uma técnica "padrão-ouro" na subtipificação molecular.

A PFGE é altamente discriminatória e utilizada para determinar relações genéticas entre isolados ligados ou não ao evento reportado. Como esse método é relativamente simples, a padronização da técnica facilita a comparação dos perfis gerados pela PFGE entre laboratórios em rede. A PulseNet (www.cdc.gov/pulsenet) é um exemplo de uma rede de subtipificação baseada em PFGE, globalmente operada e padronizada, é utilizada para rastrear patógenos associados a doenças transmitidas por alimentos em diferentes países e continentes.

Métodos de subtipificação baseados em PCR

Diversos métodos de subtipificação baseados em PCR têm sido desenvolvidos. Em geral, esses métodos são simples de serem realizados e podem ser aplicados a qualquer genoma bacteriano. Algumas dessas abordagens estão demonstradas na Tabela 6.1. A seguir, encontra-se um breve resumo de três destes métodos.

A amplificação aleatória de DNA polimórfico (RAPD, do inglês *random amplification of polymorphic* DNA), também conhecida como PCR de oligonucleotídeos arbitrários (AP-PCR, do inglês *arbitrarily primed*-PCR), foi um dos primeiros exemplos descritos de subtipificação baseada em PCR. Esse método, o qual não requer conhecimento prévio da sequência de DNA dos organismos estudados, utiliza oligonucleotídeos selecionados randomicamente, juntamente com uma temperatura de anelamento mais baixa do que a convencional, produzindo, assim, um padrão de *fingerprinting* de DNA de uma bactéria de particular interesse.

A técnica de PCR-RFLP pode ser aplicada no estudo de um gene-alvo que possui alto grau de poliomorfismo, viabilizando a diferenciação de isolados bacterianos. Um exemplo disso é a análise do gene *flaA* utilizado para subtipificação de isolados de *Campylobacter jejuni*. Neste exemplo, o gene de interesse, que codifica uma subunidade da flagelina A, é inicialmente amplificado por PCR. O produto amplificado é então submetido à digestão por uma endonuclease de restrição (*Himf*1), produzindo um perfil de RFLP. Esse perfil de RFLP é então utilizado para comparar diferentes isolados de uma mesma espécie bacteriana. Outro alvos incluem 16S, 23S, rRNA e a região intergênica 16-23S rRNA, *fliC* para *E. coli* O157 e o gene *coa* que codifica para coagulase em *Staphylococcus aureus*.

Ao longo dos genomas bacterianos, encontram-se diversos exemplos de sequências repetitivas. Exemplos de repetições comuns incluem a sequência palindrômica extragênica repetitiva de 38-pb (REP, do inglês *repetitive extragenic palindromic*) e as sequências repetidas BOX, de 158-pb (Tabela 6.1). A REP-PCR utiliza as sequências nucleotídicas conservadas dentro de elementos repetitivos para facilitar o desenho de oligonucleotídeos inciadores direcionados às extremidades dessas repetições, os quais amplificarão as regiões de DNA localizadas entre as repetições.

A técnica de polimorfismo de comprimento de fragmentos amplificados (AFLP, do inglês *amplified fragment lenght polymorphism*) não necessita qualquer conhecimento a respeito do genoma bacteriano alvo. O DNA genômico é inicialmente digerido com uma ou mais endonucleases de restrição e oligonucleotídeos pequenos e sintéticos (adaptadores) para sequências conhecidas são acoplados nas extremidas coesivas resultantes da clivagem pelas enzimas de restrição. A partir disso, sítios são formados aos quais oligonucleotídeos específicos para esses adaptadores são anelados e utilizados para amplificar o fragmento de DNA-alvo ligado aos adaptadores. A partir dessa PCR, são gerados padrões complexos de fragmentos de 50 a 100 pb com aproximadamente 40 a 200 bandas, as quais são separadas por meio de eletroforese convencional em gel de agarose. Os perfis de fragmentos de DNA podem ser organizados conforme descrito anteriormente e comparados com os perfis de outros isolados bacterianos.

Métodos de subtipificação baseados em sequências de DNA

A subtipificação baseada em sequências de DNA surgiu como uma nova abordagem na diferenciação de isolados de uma mesma espécie bacteriana. Métodos moleculares de subtipificação direcionados a um número seletivo de genes, ou ao genoma completo de uma bactéria, têm sido desenvolvidos. A partir de DNA genômico purificado, esses métodos são utilizados para identificação de bactérias patogênicas de animais e humanos (Tabela 6.1). Dois destes métodos serão descritos resumidamente a seguir.

Tipificação de sequência multilócus (MLST, do inglês *multi-locus sequence typing*) é um exemplo de abordagem na qual o DNA cromossomal é purificado e pequenos segmentos de até sete genes constitutivos são amplificados anteriormente ao processo de sequenciamento. Os genes analisados pelo método de MLST são todos codificadores de proteínas essenciais para viabilidade bacteriana sendo assim genes suscetíveis à pressão seletiva. Essas sequências de DNA são então comparadas. Com base nos polimorfismos detectados, cada sequência individual é denominada alelo e é identificada por um número de tipo de sequência (ST, do inglês *sequence type*) único. Números de ST associados com esses lócus são então utilizados para comparar isolados e inferir parentesco genético. Isolados bacterianos podem ser identificados por uma série de números de ST; quando dois isolados bacterianos distintos são observados com a mesma série de números de ST, esses são confirmados como indistinguíveis por este método.

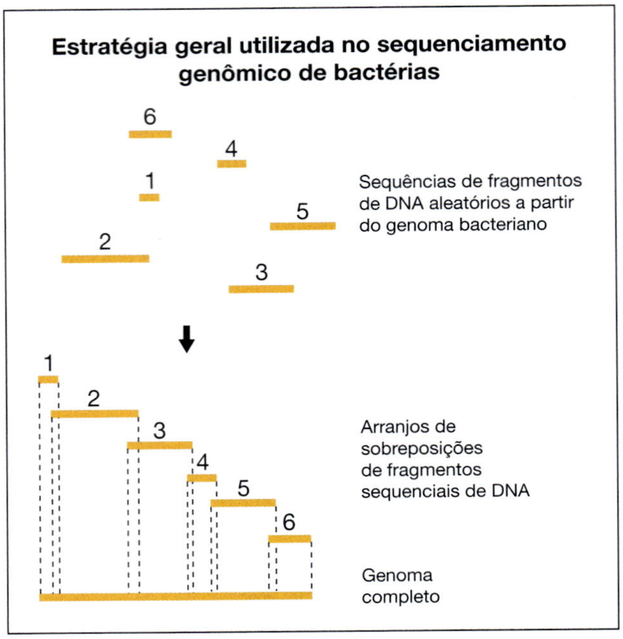
Estratégia geral utilizada no sequenciamento genômico de bactérias
6
4
1
5
2
3
Sequências de fragmentos de DNA aleatórios a partir do genoma bacteriano
1
2
3
4
5
6
Arranjos de sobreposições de fragmentos sequenciais de DNA
Genoma completo

Protocolos de MLST têm sido descritos para uma variedade significativa de patógenos de interesse em medicina veterinária. Esse método é facilmente padronizado e protocolos detalhados estão disponíveis *on-line* (www.mlst.net).

Recentemente, tem-se buscado desenvolver esquemas de MLST para genes de virulência. Alguns esquemas de tipificação de sequências multilócus associadas à virulência estão disponíveis e podem ser utilizados para determinados patógenos de interesse veterinário.

Sequenciamento completo do genoma bacteriano

Informações obtidas por meio de projetos de sequenciamento genômico podem auxiliar no entendimento a cerca das doenças infecciosas e evolução microbiana. A primera abordagem técnica para determinar a sequência de DNA de uma bactéria contou com a construção de uma extensa biblioteca de fragmentos de DNA gerados de forma aleatória. Esses pequenos fragmentos de DNA foram então submetidos a um banco de dados de sequenciamento de alto rendimento. Potentes ferramentas computacionais de bioinformática foram utilizadas para pesquisar essa coleção a fim de identificar possíveis sobreposições de sequências. Essas foram, então, unidas de forma ordenada, até obter-se o genoma completo de uma bactéria.

Com o passar dos anos, avanços nas tecnologias de sequenciamento e análise computacional têm permitido o desenvolvimento de rápidas abordagens analíticas, denominadas tecnologias de sequenciamento de nova geração (*next-generation*). Esses novos métodos aumentaram de forma significativa o volume de dados de sequências que podem ser analisados concomitantemente. Além disso, o perfil de metilação do genoma bacteriano pode ser determinado por meio do sequenciamento de molécula individual em tempo real.

Atualmente, estratégias de monitoramento/vigilância epidemiológica utilizam dados de metagenômica a fim de superar a necessidade do cultivo bacteriológico para identificação de bactérias específicas entre populações microbianas, independentemente da fonte do isolado. Essa estratégia busca determinar as sequências de todos os ácidos nucleicos recuperados a partir de uma determinada amostra de interesse veterinário, representando uma revolução na dectecção de patógenos conhecidos e outros microrganismos que compartilham o mesmo nicho ecológico. A metagenômica permite prospectar fenótipos de resistência aos antimicrobianos juntamente com a identificação de genes de virulência e outros, sem necessariamente cultivar as bactérias previamente.

7 Agentes antibacterianos

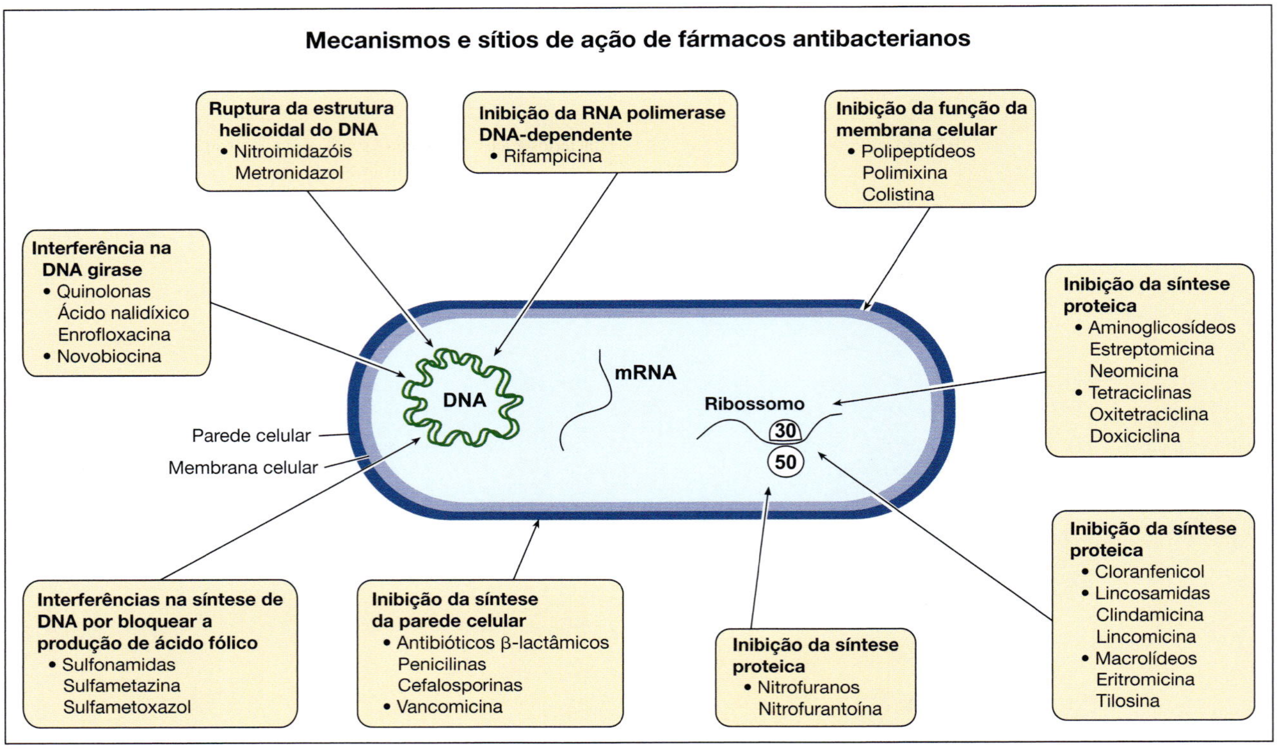
Mecanismos e sítios de ação de fármacos antibacterianos
Ruptura da estrutura helicoidal do DNA
• Nitroimidazóis
Metronidazol
Inibição da RNA polimerase DNA-dependente
• Rifampicina
Inibição da função da membrana celular
• Polipeptídeos
Polimixina
Colistina
Interferência na DNA girase
• Quinolonas
Ácido nalidíxico
Enrofloxacina
• Novobiocina
Inibição da síntese proteica
• Aminoglicosídeos
Estreptomicina
Neomicina
• Tetraciclinas
Oxitetraciclina
Doxiciclina
DNA
mRNA
Ribossomo
30
50
Parede celular
Membrana celular
Inibição da síntese proteica
• Cloranfenicol
• Lincosamidas
Clindamicina
Lincomicina
• Macrolídeos
Eritromicina
Tilosina
Interferências na síntese de DNA por bloquear a produção de ácido fólico
• Sulfonamidas
Sulfametazina
Sulfametoxazol
Inibição da síntese da parede celular
• Antibióticos β-lactâmicos
Penicilinas
Cefalosporinas
• Vancomicina
Inibição da síntese proteica
• Nitrofuranos
Nitrofurantoína

Antibióticos são metabólitos microbianos de baixo peso molecular, os quais podem matar ou inibir o crescimento de bactérias suscetíveis. O termo "agente antimicrobiano" é, algumas vezes, utilizado de forma a incluir tanto antibióticos quanto compostos sintéticos com atividade antimicrobiana. O uso terapêutico dos antibióticos depende da sua toxicidade seletiva, capacidade de inibirem ou matarem os patógenos bacterianos sem apresentar ação tóxica direta para o hospedeiro. Um determinado agente antimicrobiano não possui atividade contra todas as bactérias patogênicas. Alguns são ativos contra um limitado número de espécies bacterianas, enquanto antibióticos de amplo espectro, como as tetraciclinas e o cloranfenicol, são ativos contra diversas espécies.

O mecanismo e o sítio de ação dos fármacos antibacterianos incluem desde a interferência na síntese de DNA à inibição da síntese da parede celular. As principais classes de fármacos antimicrobianos e seus mecanismos de ação estão listados na Tabela 7.1. Uma vez que o peptideoglicano é um componente específico da parede celular de bactérias, agentes antibacterianos que previnem a formação das ligações cruzadas das cadeias de peptideoglicano inibem a síntese da parede celular e são seletivamente tóxicos para bactérias. As penicilinas e as cefalosporinas compreendem a maior e mais importante classe de fármacos antimicrobianos cujo mecanismo de ação é a inibição da síntese da parede celular. Algumas classes de agentes antimicrobianos inibem a síntese de proteínas. Os aminoglicosídeos ligam-se à subunidade ribossomal 30S, inibindo a síntese proteica em diferentes etapas. Os antibióticos macrolídeos inibem a síntese proteica bloqueando a atividade da subunidade ribossomal 50S. Muitos agentes antibacterianos, incluindo as quinolonas, novobiocina, rifampicina, nitroimidazóis e sulfonamidas, inibem a síntese de ácidos nucleicos. A atividade dos fármacos antibacterianos é influenciada, *in vivo,* pelo sítio e a taxa de absorção, sítio de excreção, distribuição tecidual e o seu metabolismo. Além disso, a atividade antibacteriana pode ser afetada pelas interações entre patógeno e fármaco e entre hospedeiro e patógeno.

Quando diferentes agentes antibacterianos são combinados para o tratamento de doenças, o resultado é influenciado pelos tipos de combinações utilizadas. Se um fármaco bacteriostático é combinado a outro bactericida, pode-se observar um processo de antagonismo entre eles. Fármacos bactericidas, em particular os antibióticos ß-lactâmicos, são eficazes contra células que se encontram em divisão. Se esses são combinados com um fármaco bacteriostático, o qual inibe o crescimento bacteriano (divisão celular), a atividade bactericida pode ser neutralizada. Entre os antibacterianos que atuam de forma sinérgica estão as sulfonamidas e a trimetoprima, os quais atuam em dois sítios alvo no metabolismo do ácido fólico, e a combinação de ácido clavulânico e penicilina, onde a inibição das ß-lactamases pelo ácido clavulânico previne que estas inativem a penicilina.

Fármacos antimicrobianos podem modular a resposta imune do hospedeiro e provocar alterações na microbiota normal, particularmente da pele e do trato intestinal. Alterações da microbiota intestinal após terapia antimicrobiana contra patógenos entéricos, como espécies de *Salmonella*, podem induzir um estado de portador persistente, bem como terapias prolongadas podem predispor o paciente a infecções fúngicas.

TABELA 7.1 Principais classes de fármacos antibacterianos e seus mecanismos de ação

Fármaco antibacteriano	Mecanismo de ação	Efeito	Comentários
Antibióticos β-lactâmicos Penicilinas Cefalosporinas	Inibição da síntese da parede celular	Bactericida	Baixa toxicidade. Muitos são inativados pelas β-lactamases
Glicopeptídeos Vancomicina	Inibição da síntese da parede celular	Bactericida	Utilizados contra *Staphylococcus aures* resistentes à meticilina (MRSA)
Polipeptídeos Polimixina Colistina (polimixa E)	Inibição da função da membrana celular	Bactericida	Lento surgimento de resistência. Potencialmente nefrotóxicos e neurotóxicos
Nitrofuranos Nitrofurantoína	Inibição da síntese proteica	Bacteriostático	Agentes sintéticos com atividade de amplo espectro. Relativamente tóxicos
Aminoglicosídeos Estreptomicina Neomicina	Inibição da síntese proteica Bloqueiam a subunidade ribossomal 30S	Bactericida	Atividade direcionada principalmente contra bactérias gram-negativas. Ototóxico e nefrotóxico
Tetraciclinas Oxitetraciclina Doxiciclina	Inibição da síntese proteica Bloqueiam a subunidade ribossomal 30S	Bacteriostático	Antigamente utilizado como medicamento profilático em rações. Desenvolvimento de resistência comumente reportado
Cloranfenicol **Florfenicol**	Inibição da síntese proteica Bloqueiam a subunidade ribossomal 50S	Bacteriostático	Utilização proibida em animais de produção em alguns países. Potencialmente tóxico
Lincosamidas Clindamicina Lincomicina	Inibição da síntese proteica Bloqueiam a subunidade ribossomal 50S	Bactericida ou Bacteriostático	Pode ser tóxico para algumas espécies. Contraindicado para equinos e animais neonatos. Administração oral é arriscada em ruminantes
Macrolídeos* Eritromicina Tilosina	Inibição da síntese proteica Bloqueiam a subunidade ribossomal 50S	Bacteriostático	Atividade direcionada principalmente contra bactérias gram-positivas. Alguns são ativos contra micoplasmas
Quinolonas Ácido nalidíxico Enrofloxacina	Inibição da síntese de ácidos nucleicos pelo bloqueio da enzima DNA girase	Bactericida	Agentes sintéticos utilizados para tratar infecções entérias e patógenos intracelulares
Novobiocina	Inibição da síntese de ácidos nucleicos pelo bloqueio da enzima DNA girase	Bactericida ou Bacteriostático	Comumente utilizado no tratamento de mastite em associação com outros fármacos compatíveis
Rifampicina	Inibição da síntese de ácidos nucleicos pelo bloqueio da RNA polimerase DNA-dependente	Bacteriostático	Atividade antimicrobacteriana; utilizado para tratamento de infecções por *Rhodococcus equi* associado à eritromicina
Sulfonamidas Sulfametazina Sulfametoxazol	Inibição da síntese de ácidos nucleicos por bloqueio competitivo da incorporação do ácido para-aminobenzoico (PABA) ao ácido fólico	Bacteriostático	Estrutura sintética análoga ao PABA; apresenta atividade contra bactérias de crescimento rápido
Trimetoprima	Inibição da síntese de ácidos nucleicos por combinar-se à enzima di-hidrofolato redutase	Bacteriostático	Comumentte adminsitrado em associação ao sulfametoxazol. Essa combinação, referida como uma sulfonamida potencializada, possui efeito bactericida
Nitroimidazóis Metronidazol	Ruptura da estrutura helicoidal do DNA e inibição do reparo do DNA	Bactericida	Particularmente ativo contra bactérias anaeróbias; possui atividade contra alguns protozoários

*N.T. Nesta classe de fármaco também estão incluídas a azitromicina e claritromicina.

8 Testes de suscetibilidade aos antimicrobianos

Antibiograma de patógeno bacteriano isolado a partir de um caso clínico

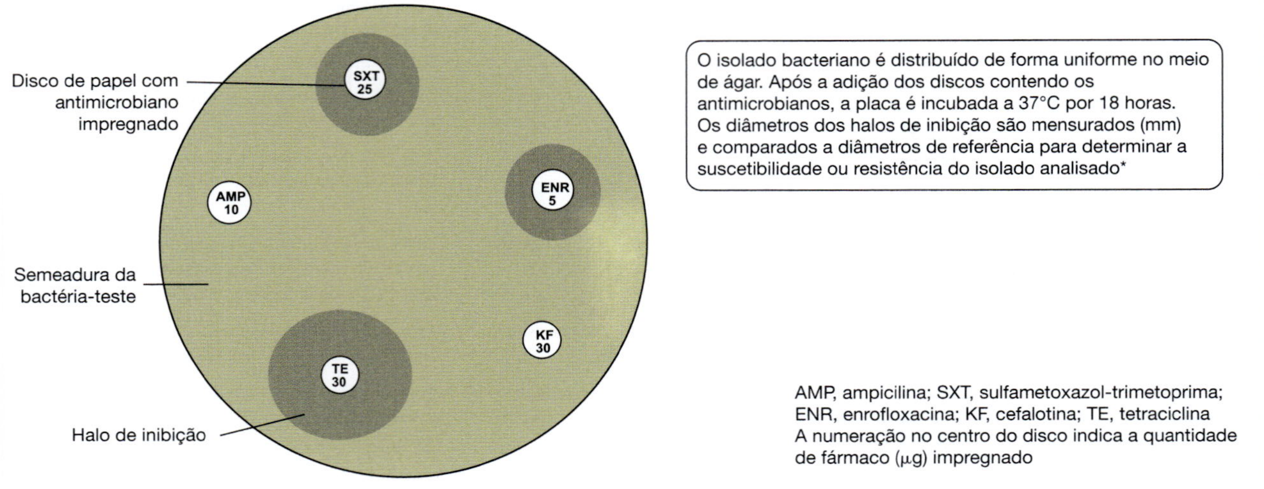
Disco de papel com antimicrobiano impregnado
SXT 25
AMP 10
ENR 5
Semeadura da bactéria-teste
KF 30
TE 30
Halo de inibição
O isolado bacteriano é distribuído de forma uniforme no meio de ágar. Após a adição dos discos contendo os antimicrobianos, a placa é incubada a 37°C por 18 horas. Os diâmetros dos halos de inibição são mensurados (mm) e comparados a diâmetros de referência para determinar a suscetibilidade ou resistência do isolado analisado*
AMP, ampicilina; SXT, sulfametoxazol-trimetoprima; ENR, enrofloxacina; KF, cefalotina; TE, tetraciclina
A numeração no centro do disco indica a quantidade de fármaco (μg) impregnado

*Além da classificação em sensível ou resistente, um determinado isolado pode ser classificado como moderadamente resistente (intermediário).

Testes para determinar os antimicrobianos mais adequados para o efetivo tratamento de uma determinada infecção bacteriana podem ser conduzidos em isolados bacterianos cultivados a partir de casos clínicos. Esses testes, os quais são realizados *in vitro*, auxiliam o médico-veterinário na seleção de um agente terapêutico que será efetivo *in vivo*. No entanto, os testes desenvolvidos não são capazes de prever ou simular os diversos fatores envolvidos na atividade antibacteriana após a administração de um antimicrobiano a um animal infectado, sendo que, muitas vezes, os resultados obtidos após aplicação nem sempre refletem o perfil de suscetibilidade encontrado em testes laboratoriais. Os testes de suscetibilidade antibacteriana disponíveis incluem a diluição em caldo, os testes de discodifusão, difusão de gradiente antimicrobiano em ágar e alguns métodos automatizados. O método de discodifusão de *Kirby-Bauer* é uma técnica versátil e de relativo baixo custo, comumente utilizada em laboratórios de diagnóstico. Procedimentos padronizados para correta realização das técnicas citadas e padrões de interpretação para leitura dos resultados têm sido desenvolvidos por organizações como o *Clinical and Laboratory Standards Institute* (CLSI) e o *European Commitee on*

Método de diluição para determinação da concentração inibitória mínima (CIM) e da concentração bactericida mínima (CBM) de um antimicrobiano frente a uma determinada bactéria

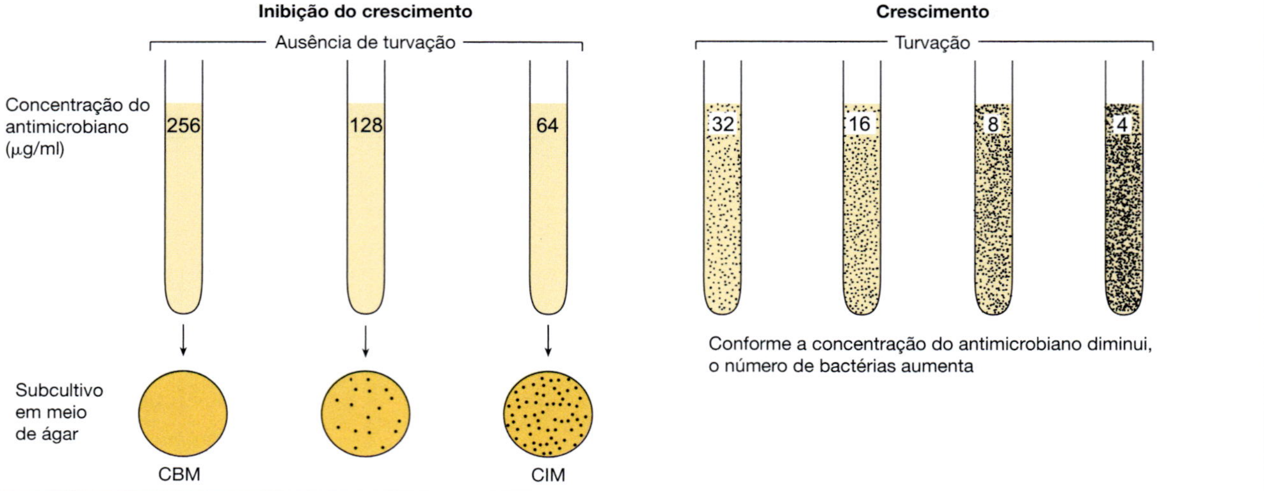
Inibição do crescimento
Ausência de turvação
Crescimento
Turvação
Concentração do antimicrobiano (μg/ml)
256
128
64
32
16
8
4
Conforme a concentração do antimicrobiano diminui, o número de bactérias aumenta
Subcultivo em meio de ágar
CBM
CIM

Antimicrobial Susceptibility Testing (EUCAST). Utilizando o método de discodifusão, a suscetibilidade frente a um fármaco antibacteriano indica que a infecção causada pela bactéria em questão pode responder positivamente ao tratamento, uma vez que o fármaco alcance níveis tarapêuticos nos tecidos afetados. De forma crescente, os laboratórios vêm utilizando métodos que permitem a determinação da concentração inibitória mínima (CIM) (originalmente do inglês *minimal inhibitory concentration* [MIC]), de um antibiótico contra uma cepa bacteriana. Métodos como a técnica de microdiluição em caldo fornecem esses dados e estão disponíveis comercialmente na forma de placas de 96-poços e em formatos compatíveis com métodos automatizados. Disponível comercialmente, o Etest® consiste em uma tira plástica cuja interpretação fornece dados de CIM, e, devido a sua praticidade, são adequados para aplicação em pequenos laboratórios. Os dados de CIM, combinados ao conhecimento acerca da farmacodinâmica e farmacocinética de um agente antimicrobiano particular, podem ser utilizados para uma seleção mais acurada de um agente antimicrobiano e sua dosagem. Além disso, para o monitoramento de tendências de resistência aos antimicrobianos, os dados de CIM são mais adequados que os resultados qualitativos, obtidos em testes de discodifusão, por exemplo.

Embora os métodos fenotípicos sejam comumente utilizados em laboratórios de diagnóstico para detecção de resistência aos antimicrobianos, procedimentos de identificação de genes de resistência têm sido desenvolvidos. Normalmente, esses métodos são baseados em PCR convencional ou em tempo real, e podem ser utilizados para detectar a presença de genes de resisência em um organismo isolado a partir de uma amostra clínica ou diretamente da própria amostra coletada. A principal vantagem dos métodos moleculares é a velocidade na qual os resultados são obtidos, especialmente para organismos que são de difícil cultivo (fastidiosos). Além disso, métodos moleculares permitem uma rápida seleção de antibióticos com perfil compatível ao tratamento de determinada infecção. A desvantagem desses métodos é que a presença de um determinado gene não implica, necessariamente, na sua expressão fenotípica, resultando em uma interpretação clínica incorreta. Ainda, se a detecção molecular de resistência for determinada diretamente da amostra clínica, isolados dos patógenos bacterianos investigados não estarão disponíveis para uma futura avaliação da CIM.

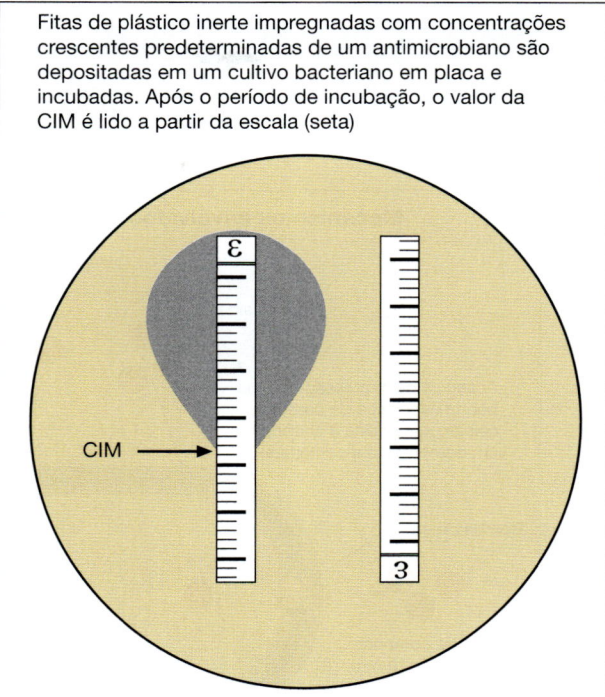

Fitas de plástico inerte impregnadas com concentrações crescentes predeterminadas de um antimicrobiano são depositadas em um cultivo bacteriano em placa e incubadas. Após o período de incubação, o valor da CIM é lido a partir da escala (seta)

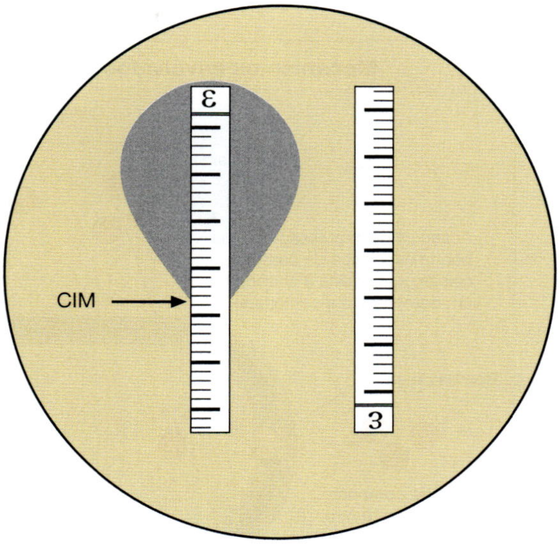
CIM
3

9 Resistência bacteriana aos fármacos

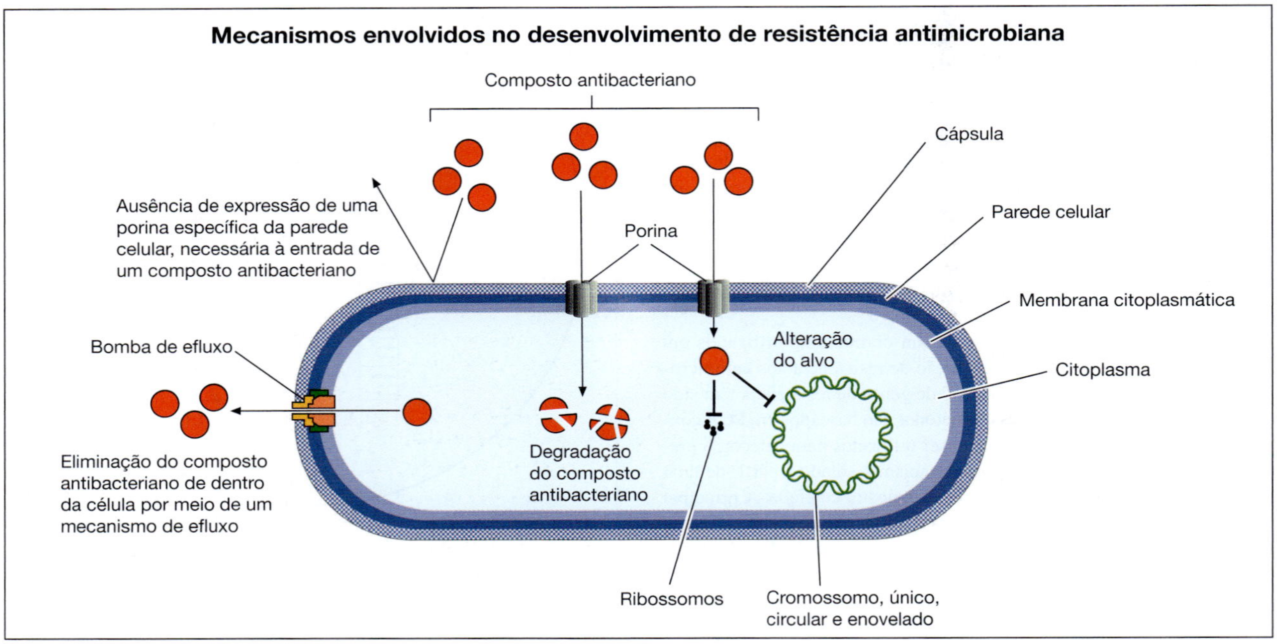
Mecanismos envolvidos no desenvolvimento de resistência antimicrobiana
Composto antibacteriano
Cápsula
Parede celular
Membrana citoplasmática
Citoplasma
Ausência de expressão de uma porina específica da parede celular, necessária à entrada de um composto antibacteriano
Porina
Alteração do alvo
Bomba de efluxo
Eliminação do composto antibacteriano de dentro da célula por meio de um mecanismo de efluxo
Degradação do composto antibacteriano
Ribossomos
Cromossomo, único, circular e enovelado

A resistência aos fármacos antimicrobianos é um problema importante tanto para animais quanto para humanos. A utilização global, e muitas vezes indiscriminada, desses fármacos resulta na seleção de bactérias com resistência. Além das bactérias resistentes tornarem-se as espécies predominantes em uma população, elas podem transferir material genético para outras espécies bacterianas, tornando-as resistentes. Em termos gerais, a resistência de um microrganismo pode ser definida como de origem inata (intrínseca) ou adquirida (extrínseca). A resistência intrínseca é codificada em cromossomos e relacionada à fisiologia geral do organismo, surgindo a partir de propriedades estruturais da célula, como a complexidade da parede celular, mecanismos de efluxo ou inativação enzimática de um antimicrobiano. Em contraste, a resistência adquirida pode surgir a partir de uma mutação genética ou por meio da transferência, via plasmídeo ou bacteriófagos, de material genético que codifique genes de resistência, ou, ainda, por meio de transposons contendo sequências de integrons (Tabela 9.1 e Capítulo 3). A resistência a um determinado agente antimicrobiano resulta, muitas vezes, em resistência cruzada a outros agentes da mesma classe. A existência de plasmídeos e elementos transponíveis (transposons) carreando diversos genes associados à resistência pode permitr que bactérias tornem-se resistentes a diversos fármacos de classes diferentes. Esse tipo de resistência pode ser transferida rapidamente entre bactérias de diferentes gêneros e espécies, criando, assim, isolados multirresistentes, como a cepa DT104 de *Salmonella* Typhimurium. Essa cepa é caracterizada por um fenótipo pentarresistente, ACSSuT (conferindo resistência à ampicilina, cloranfenicol, estreptomicina, sulfonamida e tetraciclina).

Os genes de resistência correspondentes ao fenótipo ACSSuT são codificados na Ilha Genômica 1 de Salmonella, a qual possui localização cromossômica, porém pode ser transferida entre *Salmonellas*. Uma variante monofásica de *Salmonella* Typhimurium, salmonela 4,[5],12:i-, vem aumentando em termos de prevalência mundial e possui um fenótipo de resistência ASSuT; os genes que codificam resistência nesses isolados também estão localizados em uma ilha genômica cromossomal. O fenômeno de resistência a múltiplos fármacos é, particularmente, preocupante em patógenos zoonóticos e nosocomiais. Estes últimos causam doenças em humanos e animais hospitalizados, um ambiente no qual a pressão de seleção é elevada. Os patógenos nosocomiais são, muitas vezes, denominados "superbactérias" (*superbugs*) e, geralmente, enquadram-se em uma de duas categorias: patógenos amplamente reconhecidos, como *Staphylococcus aureus* resistentes à meticilina, os quais adquiriram resistências a múltiplos fármacos, e os organismos essencialmente ambientais, como *Pseudomonas aeruginosa*, os quais são intrisecamente resistentes a diversos agentes antimicrobianos e causam infecções oportunistas.

Em termos gerais, a resistências aos antimicrobianos ocorre como um resultado da inativação destes, modificações no sítio alvo do fármaco e a diminuição do seu acúmulo intracelular, associada à redução da permeabilidade da membrana ou ao aumento do efluxo do fármaco. Os mecanismos de resistência aos antibacterianos incluem a produção de enzimas pelas bactérias, as quais destroem ou inativam esses fármacos. A produção de ß-lactamases resulta em resistência aos ß-lactâmicos. O modo de ação desses antibióticos envolve a interação destes com proteínas de ligação à penicilina, as quais interferem na transpeptidação.* As enzimas ß-lactamases clivam o anel ß-lactâmico, inativando, assim, os antimicrobianos dessa classe. Essas enzimas podem ser mediadas por plasmídeos, como ocorre em *Staphylococcus*, ou podem ser codificadas no cromossomo, como em bactérias gram-negativas. As sulfonamidas interferem na formação de ácido fólico, um precursor essencial na sín-

*N.T. Etapa fundamental ao processo de peptideoglicano e formação da parede celular.

TABELA 9.1 Resistência a fármacos antibacterianos

Fármaco	Alvo	Exemplos de bactérias resistentes / Base genética	Comentários
Fluorquinolonas	DNA-girase (topoisomerase)	Gram-positivas e gram-negativas / Cromossomal	Alteração estrutural da enzima devido à mutação
	Membrana celular	*Enterobacteriaceae* / Cromossomal	Diminução da permeabilidade
Rifampicina	RNA polimerase DNA-dependente	*Enterobacteriaceae* / Cromossomal	Alteração estrutural da enzima devido à mutação
Eritromicina	Proteína ribossomal	*Staphylococcus aureus* / Cromossomal	Devido à alteração estrutural, os ribossomos não são afetados pela ação do fármaco
Estreptomicina	Proteína ribossomal	*Enterobacteriaceae* / Cromossomal	Alteração ribossomal devido à mutação
Tetraciclina	Proteína ribossomal	*Enterobacteriaceae* / Plasmidial	Produção de proteína de proteção ao ribossomo
	Mecanismos de transporte	*Enterobacteriaceae* / Plasmidial	Diminuição da absorção ou desenvolvimento de mecanismo de efluxo dependente de energia
Cloranfenicol	Peptidiltransferase	Espécies de *Staphylococcus*, *Streptococcus* / Cromossomal ou plasmidial	Inativação do fármaco por uma acetiltransferase específica
Sulfonamidas	Di-hidropteroato sintase	*Enterobacteriaceae* / Cromossomal ou plasmidial	Nova via de síntese de ácido fólico empregando enzima resistente à sulfonamida
Antibióticos β-lactâmicos	Proteínas de ligação à penicilina (PBP)	*Staphylococcus aureus* / Cromossomal	Reduzida afinidade das PBPs pelo fármaco
	Proteínas de ligação à penicilina	*Enterobacteriaceae* / Cromossomal	Membrana externa de diversas gram-negativas intrinsecamente impermeáveis ao fármaco
	Proteínas de ligação à penicilina	*Staphylococcus aureus* / *Enterobacteriaceae*/ Cromossomal ou plasmidial	Degradação enzimática do fármaco pela ação de ß-lactamases

tese de ácidos nucleicos. O mecanismo de ação das sulfonamidas está relacionado à sua similaridade estrutural ao ácido paraminobenzoico. Quando presentes em uma concentração satisfatória, as sulfonamidas são utilizadas pela enzima di-hidropteroato sintetase em vez do ácido paraminobenzoico, resultando em análogos afuncionais do ácido fólico.

Bactérias podem também desenvolver vias metabólicas alternativas a aquelas inibidas pelos fármacos. Um antibiótico pode ser eliminado da célula por meio da ação de diversos tipos de bombas de efluxo ligadas à membrana, ou o sítio alvo do fármaco pode ser estruturalmente modificado (Tabela 9.1).

A resistência aos antibacterianos está disseminada mundialmente, e mesmo que severas medidas de controle sejam tomadas em um determinado país, podem não ser efetivas caso bactérias carreadas em alimentos ou na microbiota de animais e humanos sejam introduzidas a partir de países com medidas de controle menos exigentes. Sistemas eficientes de monitoramento para coleta de dados sobre organimos resistentes devem ser implementados em âmbito local, nacional e internacional. O fornecimento e o uso dos fármacos antibacterianos devem ser estreitamente monitorados, a fim de facilitar a avaliação dos riscos e benefícios da terapia, além de garantir que a dose terapêutica recomendada e o tempo de prescrição sejam estritamente seguidos. O respeito quanto aos períodos de carrência de medicamentos utilizados em animais de produção também deve ser estritamente monitorado. Agentes antimicrobianos não devem ser utilizados como promotores de crescimento, e deve-se priorizar a aplicação de medidas de higiene, desinfecção e vacinação para prevenção e controle de doenças infeciosas em animais.

Bombas de efluxo na parede celular bacteriana

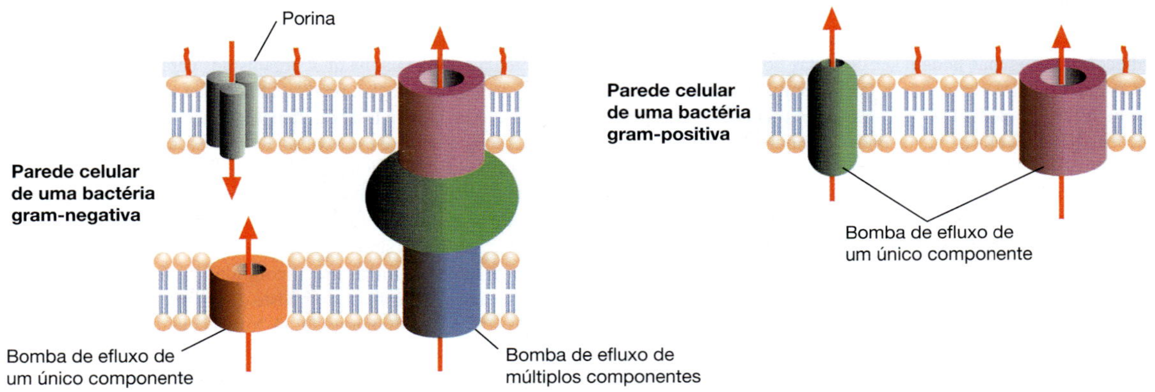
Porina
Parede celular de uma bactéria gram-negativa
Bomba de efluxo de um único componente
Bomba de efluxo de múltiplos componentes
Parede celular de uma bactéria gram-positiva
Bomba de efluxo de um único componente

10 Infecções bacterianas

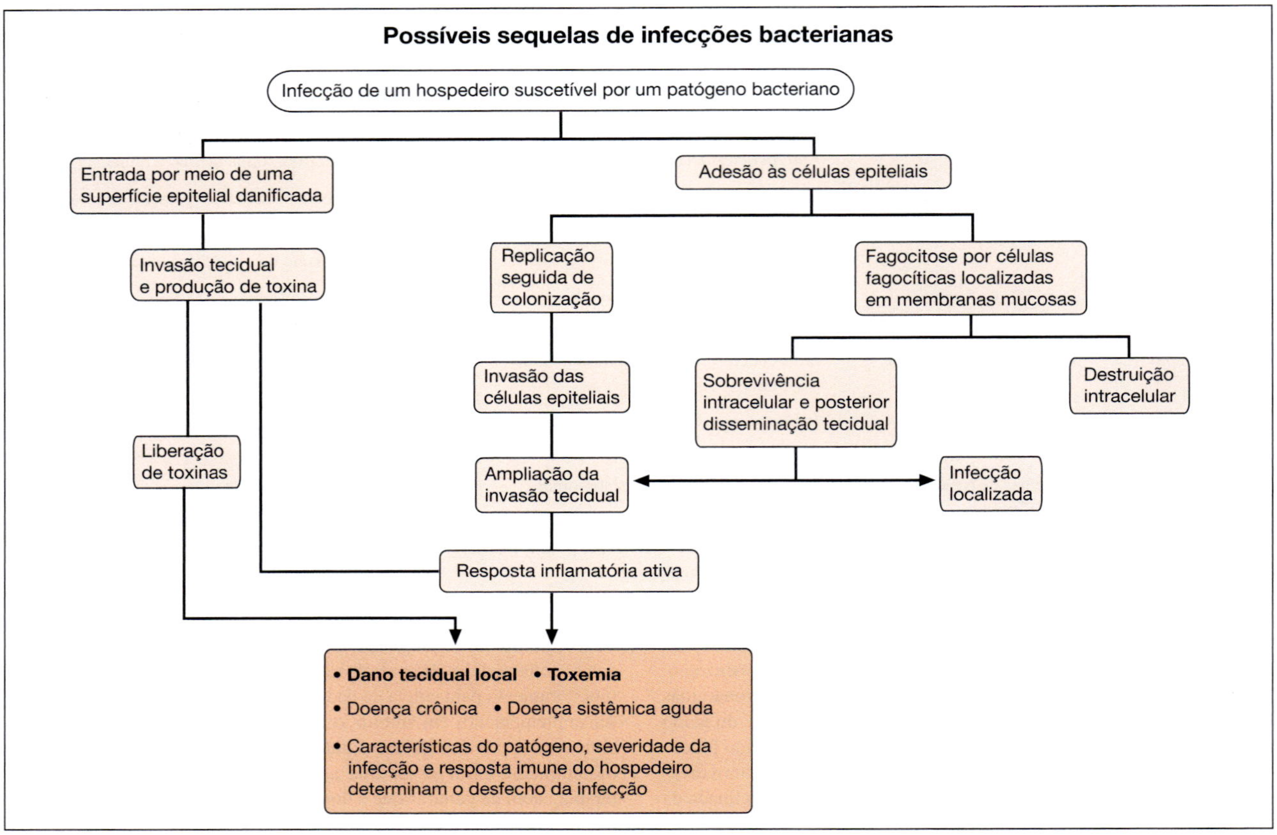
Possíveis sequelas de infecções bacterianas
Infecção de um hospedeiro suscetível por um patógeno bacteriano
Entrada por meio de uma superfície epitelial danificada
Adesão às células epiteliais
Invasão tecidual e produção de toxina
Replicação seguida de colonização
Fagocitose por células fagocíticas localizadas em membranas mucosas
Invasão das células epiteliais
Sobrevivência intracelular e posterior disseminação tecidual
Destruição intracelular
Liberação de toxinas
Ampliação da invasão tecidual
Infecção localizada
Resposta inflamatória ativa
• Dano tecidual local • Toxemia
• Doença crônica • Doença sistêmica aguda
• Características do patógeno, severidade da infecção e resposta imune do hospedeiro determinam o desfecho da infecção

Embora a maioria das bactérias sejam saprófitas, crescem em matéria orgânica encontrada no meio ambiente, um pequeno número de bactérias, denominadas patógenos bacterianos, induzem infecções e doenças em animais e humanos. O progresso e a severidade de muitas infecções, causadas por diversas bactérias patogênicas, são influenciados por determinantes associados ao hospedeiro, como o *status* fisiológico e a competência imunológica.

Animais podem ser expostos à infecção por meio de fontes endógenas ou exógenas. Infecções exógenas ocorrem após a transmissão direta ou indireta de um patógeno presente em um animal infectado ou no ambiente. Infecções endógenas podem ser causadas por bactérias comensais quando um animal é submetido a fatores ambientais estressantes, por exemplo. Infecções podem ser adquiridas por meio de diversas vias. Em infecções exógenas, os patógenos podem ser introduzidos no hospedeiro pela pele, pela conjuntiva ou por membranas mucosas dos sistemas respiratório, gastrintestinal, urogenital, ou, ainda, por meio de vetores. Outras possíveis vias são o canal do teto e o umbigo.

A virulência de uma bactéria está associada à sua habilidade de invadir e produzir doença em um animal sadio. Organismos altamenre virulentos produzem doenças severas ou a morte de diversos animais afetados, enquanto bactérias de baixa virulência raramente produzem doenças graves. Fatores que influenciam no desfecho da interação patógeno-hospedeiro estão ilustrados.

Evadir-se dos mecanismos de defesa é essencial para o sucesso da invasão do hospedeiro por parte de patógenos. Alguns dos mecanimos que auxiliam na sobrevivência bacteriana em animais estão descritos na Tabela 10.1. Certas bactérias permanecem no sítio primário da infecção, provocando apenas alterações localizadas. Essa infecção localizada pode ser facilitada por mecanismos que provocam um desarranjo tecidual no hospedeiro, por meio de colagenases, lipases, hialuronidades e fibrolisinas, produzidas por bactérias patogênicas. Bactérias podem ser transportadas no hospedeiro pela corrente sanguínea. Durante a bacteremia, bactérias transitam na corrente sanguínea sem se replicarem, diferentemente da septicemia, na qual organismos patogênicos multiplicam-se e persistem na circulação, produzindo doença sistêmica.

Bactérias podem lesar diretamente os tecidos do hospedeiro por meio dos efeitos de endo e exotoxinas. Endo e exotoxinas bacterianas diferem quanto às suas estruturas e modos de ação (Tabela 10.2). Exotoxinas são produzidas por bactérias gram-positivas e gram-negativas. Entre seus efeitos, resumidos no Quadro 10.1, inclui-se dano à membrana celular ou interferência na síntese proteica. Endotoxinas, presentes em bactérias gram-negativas, contêm um glicolipídeo hidrofóbico (lipídeo A) e um polissacarídeo hidrofílico composto de um núcleo oligossacarídico e um polissacarídeo-O (antígeno O). A toxicidade dessa complexa molécula de lipopolissacarídeo deve-se à porção A. Os efeitos das endotoxinas estão apresentados, resumidamente, no Quadro 10.2.

TABELA 10.1 Mecanismos que auxiliam a sobrevivência bacteriana no hospedeiro

Mecanismo	Comentários
Presença de antígeno O	O tamanho da cadeia de polissacarídeo dificulta a ligação do complexo de ataque à membrana do sistema complemento à membrana externa de diversas bactérias gram-negativas
Produção de cápsula	Função antifagocítica em diversas bactérias
Produção de proteína M	Função antifagocítica em *Streptococcus equi*
Produção de proteínas de ligação à região Fc	Espécies de *Staphylococcus* e *Streptococcus* produzem proteínas de ligação à região Fc da imunoglobulina IgG e previnem a sua interação com o receptor de Fc na membrana de fagócitos
Produção de leucotoxinas	Lise de fagócitos por meio de toxinas produzidas por *Mannheimia haemolytica*, espécies de *Actinobacillus* e outras bactérias patogênicas
Interferência na fusão fago-lisossomal	Permite a sobrevivência de micobactérias patogênicas no interior de fagócitos
Evasão de fagócitos	Mecanismo de sobrevivência utilizado por *Listeria monocytogenes* e riquétsias
Resistência ao dano oxidativo	Permite a sobrevivência intracelular de espécies de *Salmonella* e *Brucella*
Mimetismo de antígenos do hospedeiro	Adaptação de antígenos de superfície de espécies de *Mycoplasma* a fim de evitar o reconhecimento pelo sistema imune
Variação antigênica de antígenos de superfície	Espécies de *Mycoplasma* e borrélias podem, parcialmente, evitar a sua detecção pelo sistema imune do hospedeiro
Produção de coagulase	A conversão do fibrinogênio em fibrina por parte de *Staphylococcus aureus* pode isolar o local da infecção, dificultando uma resposta imune efetiva

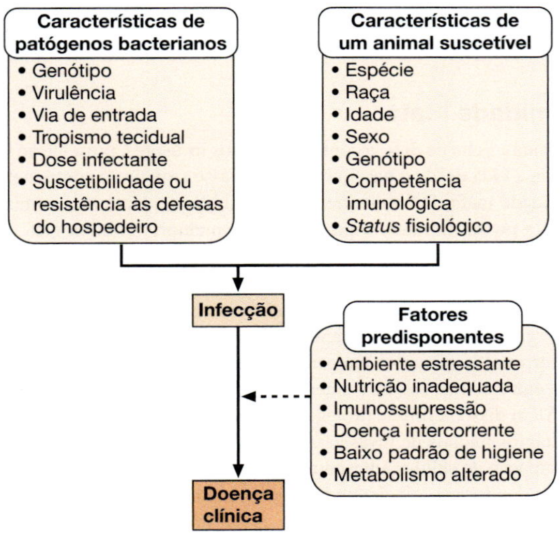
Características de patógenos bacterianos
• Genótipo
• Virulência
• Via de entrada
• Tropismo tecidual
• Dose infectante
• Suscetibilidade ou resistência às defesas do hospedeiro
Características de um animal suscetível
• Espécie
• Raça
• Idade
• Sexo
• Genótipo
• Competência imunológica
• Status fisiológico
Infecção
Fatores predisponentes
• Ambiente estressante
• Nutrição inadequada
• Imunossupressão
• Doença intercorrente
• Baixo padrão de higiene
• Metabolismo alterado
Doença clínica

Fatores que influenciam o curso das infecções bacterianas

TABELA 10.2 Comparação de exotoxinas e endotoxinas

Exotoxinas	Endotoxinas
Produzidas por bactérias vivas, tanto gram-positivas quanto gram-negativas	Componente da parede celular de bactérias gram-negativas, liberado após a morte celular
Proteínas, geralmente de alto peso molecular	Complexo lipopolissacarídeo contendo lipídeo A, seu componente tóxico
Termolábeis	Termoestáveis
Toxinas potentes, geralmente com atividade específica, apirogênicas. Altamente entigênicas, convertidas, de forma rápida, em toxoides que induzem anticorpos neutralizantes	Toxinas com atividade moderada, não específica; pirogênicas potentes, fracamente antigênicas; não adequada para produção de toxoides. Produção de anticorpos neutralizantes não está associada à exposição natural
Síntese determinada por elementos extracromossomais	Codificada no cromossomo

Alguns patógenos possuem uma tendência previsível em relação ao curso clínico provável após infectarem um animal suscetível. A ocorrência de carbúnculo hemático, causado por *Bacillus anthracis* em ruminantes, é invariavelmente hiperaguda e fatal. Em contraste, infecções por *Salmonella* Dublin em bovinos podem induzir doença de diferentes apresentações. As infecções bacterianas podem ser categorizadas em aguda, subaguda, crônica ou persistente. Infecções agudas geralmente cursam com um período clínico curto, no qual as bactérias são eliminadas do organismo do hospedeiro por meio do sistema imune. As infecções crônicas tendem a ocorrer quando o sistema imune falha em eliminar o patógeno. Infecções persistentes podem atingir certos locais anatômicos, como os túbulos renais e o sistema nervoso central, nos quais as imunidades celular e humoral estão impossibilitadas de exercerem completamente sua ação.

Quadro 10.1 Efeitos das exotoxinas

- Dano à membrana celular
  - Digestão enzimática
  - Formação de poros
- Interferência na síntese proteica
- Elevação dos níveis de cAMP
- Interferência em funções relacionadas ao tecido nervoso
- Digestão de componentes do tecido intersticial: colágeno, elastina e ácido hialurônico

Quadro 10.2 Efeitos das endotoxinas

- Ativação de fagócitos polimorfonucleares e mononucleares, plaquetas e linfócitos B
- Liberação de interleucina-1, resultando em febre
- Ativação do complemento, promovendo alterações inflamatórias
- Em concentrações elevadas, induz uma queda grave na pressão sanguínea (choque endotóxico)

11 Estrutura e componentes do sistema imune

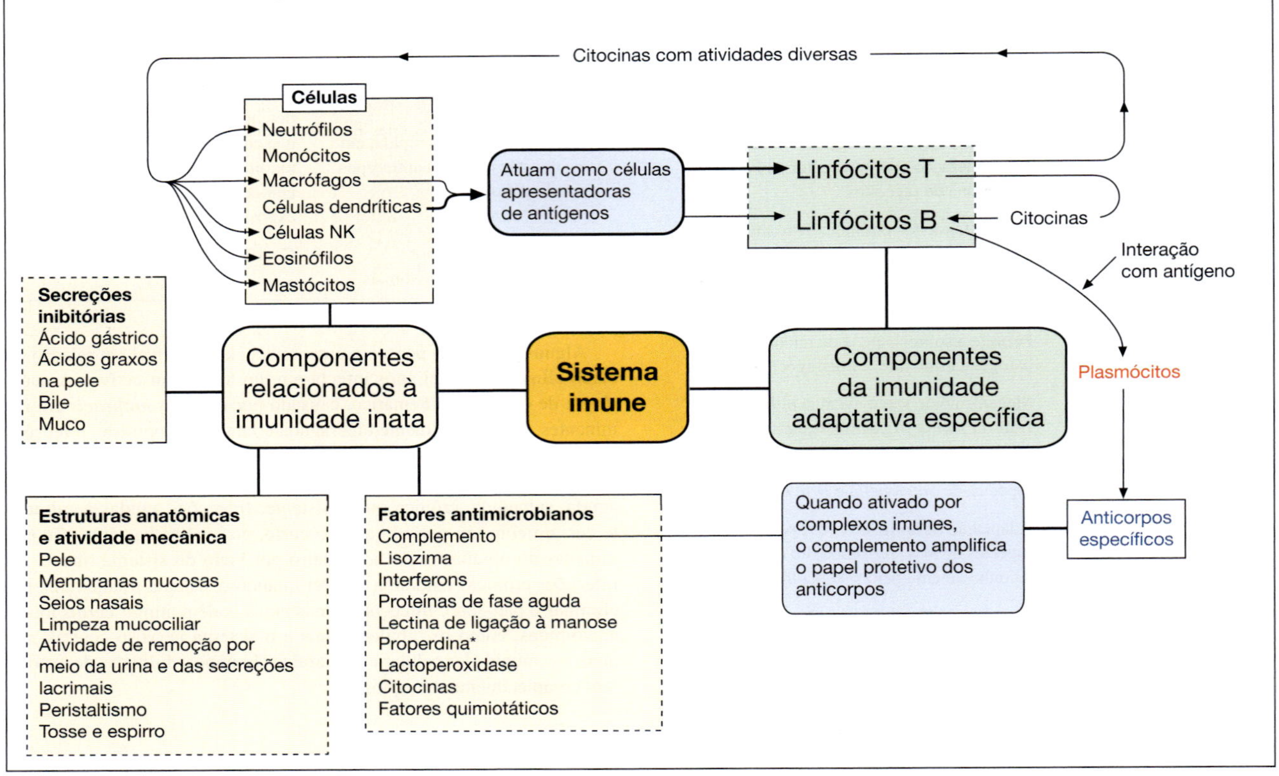
Citocinas com atividades diversas
Células
Neutrófilos
Monócitos
Macrófagos
Células dendríticas
Células NK
Eosinófilos
Mastócitos
Atuam como células apresentadoras de antígenos
Linfócitos T
Linfócitos B
Citocinas
Interação com antígeno
Secreções inibitórias
Ácido gástrico
Ácidos graxos na pele
Bile
Muco
Componentes relacionados à imunidade inata
Sistema imune
Componentes da imunidade adaptativa específica
Plasmócitos
Estruturas anatômicas e atividade mecânica
Pele
Membranas mucosas
Seios nasais
Limpeza mucociliar
Atividade de remoção por meio da urina e das secreções lacrimais
Peristaltismo
Tosse e espirro
Fatores antimicrobianos
Complemento
Lisozima
Interferons
Proteínas de fase aguda
Lectina de ligação à manose
Properdina*
Lactoperoxidase
Citocinas
Fatores quimiotáticos
Quando ativado por complexos imunes, o complemento amplifica o papel protetivo dos anticorpos
Anticorpos específicos

Componentes do sistema imune e suas funções na defesa do organismo

*N.T. Também conhecida como fator P, atua na via alternativa, estabilizando o complexo enzimático C3bBb, capaz de clivar moléculas de C3, gerando C3a e C3b. Estudos têm sugerido sua capacida de ligar-se diretamente à superfície de um patógeno independentemente do complexo enzimático C3bBb.

Em biologia, o termo "imunidade" é utilizado para descrever o processo de resistência a uma determinada doença. As células, os tecidos, as estruturas e as secreções que medeiam essa resistência a agentes infecciosos são coletivamente referidas como "sistema imune". Da mesma forma que outros sistemas do corpo, o sistema imune é composto de um arranjo de estruturas, células e secreções, mas, diferentemente de outros sistemas, atua na defesa não somente contra infecções oportunistas, mas também contra microrganismos patogênicos, os quais podem causar infecções fatais em animais suscetíveis. Vertebrados e invertebrados possuem mecanismos intrínsecos para autodefesa contra infecções microbianas. Uma vez que esses mecanismos de defesa estão sempre presentes, são chamados de imunidade inata. Já a imunidade adaptativa necessita ser ativada pela resposta do sistema imune inato a partir da invasão de tecidos do hospedeiro por microrganismos patogênicos. Embora respostas protetivas ocorram mais lentamente na imunidade adaptativa, esse ramo do sistema imune promove uma defesa do tipo específica, de memória e efetiva contra patógenos invasores.

As células do sistema imune originam-se a partir de células estaminais (ou células-tronco) multipotentes, que se desenvolvem na medula óssea durante o processo de hematopoiese. Desconsiderando os eritrócitos e as plaquetas, que também são produzidos nessa fase do desenvolvimento fetal, todos os outros tipos de células possuem um papel específico na resposta imune inata e adaptativa. A origem, a linhagem, as características e a distribuição das células do sistema imune estão descritas, resumidamente, na Tabela 11.1.

Imunidade inata

A primeira linha de defesa contra patógenos invasores, presente ao longo de toda a vida desde o nascimento, origina-se a partir de componetes da imunidade inata. Diferentemente da imunidade adaptativa, a imunidade inata possui limitada especificidade e memória imunológica contra patógenos previamente encontrados no organismo. A imunidade inata possui quatro componentes: (1) barreiras epiteliais e atividade mecânica de estruturas particulares; (2) secreções com atividade inibitória contra microrganismos; (3) fatores antimicrobianos presentes no sangue, fluidos corporais e secreções em geral; (4) células com propriedades fagocíticas, entre outras, as quais atuam diretamente contra patógenos invasores. Além disso, a fim de proteger o organismo contra infecções durante os estágios iniciais de invasão tecidual, a imunidade inata, por meio da participação de células apresentadoras de antígenos, como macrófagos e células dendríticas, sinalizam leucócitos para atuarem contra patógenos invasores, iniciando, assim, uma resposta imune adaptativa específica contra esses agentes.

TABELA 11.1 Origem, linhagem, distribuição e outras caracterísitcas de células do sistema imune

Células	Origem	Linhagem	Morfologia	Distribuição	Comentários
Basófilos	Medula óssea	Mieloide	Núcleo segmentado, grânulos citoplasmáticos metacromáticos	Sangue	Granulócitos circulantes não fagocíticos, estruturalmente e funcionalmente similares aos mastócitos
Linfócitos B	Medula óssea	Linfoide	Núcleo condensado esférico ou levemente indentado	Sangue e tecidos	Em mamíferos, essas células amadurecem na medula óssea; em aves, na bursa de *Fabricius*. Linfócitos B expressam anticorpos ligados à membrana; após a exposição a antígenos, diferenciam-se em plasmócitos
Células dendríticas	Medula óssea	Células--tronco mieloides ou linfoides	Células mononucleares grandes com finas estruturas dendríticas	Pele, diversos órgãos, tecido linfoide, sangue e linfa	Grupo especializado de células apresentadoras de antígenos, as quais apresentam antígenos para células T auxiliares; um grupo distinto destas células, células dendríticas foliculares, apresentam antígenos para linfócitos B
Eosinófilos	Medula óssea	Mieloide	Núcleo bilobulado, grânulos citoplasmáticos grandes, com afinidade para corantes ácidos	Sangue e tecidos	Granulócitos móveis, com alguma atividade fagocítica, participam de reações de hipersensibilidade tipo I
Macrófagos	Medula óssea	Mieloide	Células mononucleares, com núcleo apresentando contornos irregulares	Tecidos em geral	Células fagocíticas teciduais, as quais originam-se a partir de monócitos; são denominados de acordo com a sua localização; desempenham papel central tanto na imunidade inata quanto na adquirida
Mastócitos	Medula óssea	Mieloide	Células mononucleares, grânulos citoplasmáticos metacromáticos	Tecido conectivo, próximo aos vasos sanguíneos e nervos	Contêm numerosos grânulos compostos de mediadores ricos em histamina e heparina; expressam receptores de alta afinidade para IgE
Monócitos	Medula óssea	Mieloide	Células mononucleares grandes, com núcleo em formato de rim	Sangue	Células fagocíticas mononucleares móveis, as quais estão presentes, por curto período na circulação sanguínea antes da diferenciação em macrófagos
Natural killer	Medula óssea	Linfoide	Células mononucleares granulares grandes	Sangue e tecidos periféricos	Linfócitos citotóxicos, diferentes de linfócitos B e T; podem eliminar células infectadas por vírus; ativam macrófafos por meio da secreção de interferon-γ
Neutrófilos	Medula óssea	Mieloide	Núcleo multisegmentado, grânulos citoplmasmáticos levemente corados	Sangue, migram aos tecidos em resposta à quimiotaxia	Células fagocíticas móveis de período curto de circulação que fagocitam e destroem bactérias patogênicas
Plasmócitos	Medula óssea	Linfoide	Células basofílicas, retículo endoplasmático proeminente, núcleo excêntrico	Tecido conectivo, em órgãos linfoides secundários e medula óssea	Células que secretam anticorpos, derivadas de linfócitos B
Plaquetas	Medula óssea, a partir de megacariócitos	Mieloide	Fragmentos citoplasmáticos	Sangue	São fragmentos citoplasmáticos pequenos produzidos por megacariócitos sob a influência de trombopoietina. A adesão das plaquetas à matriz subendotelial de vasos sanguíneos danificados inicia a coagulação sanguínea
Linfócitos T	Células-tronco linfocitárias da medula óssea, amadurecem no timo	Linfoide	Núcleo condensado esférico ou levemente indentado	Sangue e tecidos	Participam em respostas da imunidade celular; subgrupos funcionais expressam moléculas de glicoproteínas de membrana CD4 ou CD8 e possuem receptores para reconhecimento de antígenos associados a moléculas do complexo de histocompatibilidade principal

As três principais rotas de entrada de patógenos no organismo são a pele, o trato gastrintestinal e o trato respiratório. Uma vez que essas rotas são formadas de epitélio contínuo, o qual, normalmente, impede a entrada de patógenos, a perda da integridade da pele ou dano no revestimento epitelial do trato respiratório ou gastrintestinal predispõe tecidos do hospedeiro à invasão por patógenos microbianos. Além da proteção mecânica oferecida pela pele contra invasões bacteriana e fúngica, secreções da pele, como os ácidos graxos, inibem o crescimento de bactérias e fungos. Doenças não infecciosas, bem como traumas e lesões, envolvendo a pele podem propiciar a invasão tecidual por patógenos oportunistas. Uma vez que membranas mucosas são recobertas por uma camada de muco que aprisiona microrganismos, essas promovem proteção contra a entrada de patógenos oportunistas. O muco também contém substâncias antibacterianas como a lisozima. As vias aéreas pulmonares são revestidas de muco contendo partículas retidas, as quais são movidas em direção à faringe por células epiteliais ciliadas. A atividade mecânica, como a descarga urinária e de secreções lacrimais, remove bactérias aderidas as superfícies teciduais. Secreções inibitórias, como o ácido gástrico, os ácidos graxos na pele e a bile, inibem o crescimento de diversos patógenos potenciais. Algumas bactérias patogênicas, especialmente membros das *Enterobacteriaceae*, podem sobreviver à ação do ácido gástrico e tolerar os sais biliares no trato intestinal.

Fatores antimicrobianos presentes no sangue, fluidos corporais e secreções incluem o complemento, lisozima, interferons e lactoferrina. O sistema complemento consiste em aproximadamente 30 proteínas de membrana e séricas que podem contribuir para uma variedade de reações imunes, incluindo a promoção de respostas inflamatórias, quimiotaxia, opsonização e destruição de membranas celulares. A maioria dos componentes do complemento circula como formas inativas funcionalmente, na forma de proenzimas, até que o processo de clivagem proteolítica remova um fragmento inibitório e exponha o sítio ativo da molécula. O sistema complemento pode ser ativado por microrganismos na ausência de anticorpos e também por anticorpos aderidos à superfície de um material antigênico derivado de agentes infecciosos. Os componentes do complemento são designados pela letra C e números de 1 a 9. Os números que designam cada componente representam a ordem em que a respectiva proteína foi descoberta. A sequência das reações bioquímicas é C1-C4-C2-C3-C5-C6-C7-C8-C9. Letras maiúsculas identificam fatores que interagem com componentes do complemento. Letras minúsculas, após um componente do complemento, como C3b, são utilizadas para identificar fragmentos peptídicos formados pela ativação desse complemento. Existem três vias de ativação do complemento: duas delas chamadas de via alternativa e das lectinas são ativadas por microrganismos sem a necessidade da presença de anticorpos. Uma terceira via, chamada de via clássica, é ativada por complexos imunes. As três vias convergem em uma via terminal comum, que leva à formação de um complexo de ataque à membrana, o qual produz poros transmembrana em células-alvo, resultando em lise osmótica dessas células.

A lisozima, um fator antimicrobiano, altamente catiônico e de baixo peso molecular, está presente na maioria dos fluidos corporais e secreções e atua diretamente na parece celular de bactérias gram-positivas, nas quais cliva enzimaticamente as ligações entre N-acetilglicosamina e ácido N-acetilmuraínico que estabilizam a camada de peptideoglicano. Esse fator antimicrobiano está presente em grânulos de neutrófilos e é um produto secretado pelos macrófagos. Está presente na maioria dos fluidos corporais, incluindo saliva e lágrimas.

Os interferons (IFNs) α e β, reportados como interferons do tipo I, são produzidos por células do sistema imune inato a partir da invasão de tecidos e células por vírus. O interferon γ, o qual possui atividade imunomodulatória, é produzido por linfócitos T e células "exterminadoras naturais" (NK, do inglês *natural killer*) em resposta ao estímulo antigênico ou mitogênico. Os interferons ligam-se aos receptores de células do hospedeiro e induzem a produção de proteínas antivirais, possibilitando que essas células resistam à infecção. Os interferons não agem diretamente sobre a replicação viral, mas ativam genes que podem conferir que essas células atuem diretamente na inibição viral.

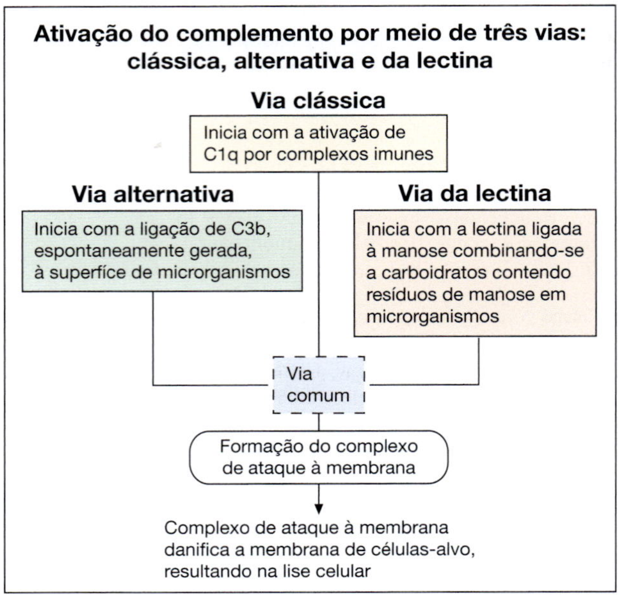
Ativação do complemento por meio de três vias: clássica, alternativa e da lectina
Via clássica
Inicia com a ativação de C1q por complexos imunes
Via alternativa
Inicia com a ligação de C3b, espontaneamente gerada, à superfíce de microrganismos
Via da lectina
Inicia com a lectina ligada à manose combinando-se a carboidratos contendo resíduos de manose em microrganismos
Via comum
Formação do complexo de ataque à membrana
Complexo de ataque à membrana danifica a membrana de células-alvo, resultando na lise celular

Células envolvidas em respostas da imunidade inata

A habilidade de ingerir e destruir patógenos é um componente essencial para defesa do hospedeiro e células que participam do reconhecimento, remoção e destruição de bactérias e fungos invasores são denominadas fagócitos. Neutrófilos, monócitos, macrófagos e células dendríticas são os principais tipos celulares envolvidos na fagocitose, processo no qual partículas relativamente grandes, como bactérias e leveduras, são englobadas por essas células. A fagocitose é um processo mediado por receptores, no qual o reconhecimento de uma determinada partícula por receptores na célula fagocítica levam à ingestão e fusão da vesícula contendo essa partícula com organelas intracelulares especializadas, denominadas lisossomos. Os estágios envolvidos na fagocitose de patógenos incluem a ativação, a quimiotaxia, a adesão do organismo, seguidas de ingestão e destruição.

Neutrófilos são células fagocíticas móveis, de curto período de vida, que podem fagocitar e destruir bactérias e fungos. Em muitos mamíferos, os neutrófilos constituem a maioria dos leucócitos circulantes. Após a diferenciação na medula óssea, os neutrófilos liberados na corrente sanguínea periférica circulam por até 10 horas até migrarem aos tecidos, nos quais terão uma vida útil de poucos dias. Em resposta a muitos tipos de infecções, particularmente aquelas causadas por bactérias piogênicas, o número de neutrófilos aumenta significativamente. O aumento transitório no número de neutrófilos, chamado de leucocitose, é geralmente um indicativo de infecção piogênica. No local da infecção bacteriana, neutrófilos fagocitam e destroem as bactérias invasoras. Grânulos neutrofílicos contêm uma ampla gama de proteínas antimicrobianas e enzimas degradativas, como hidrolases, elastases e lisozima.

Os monócitos constituem até 10% das células de defesa, sendo um grupo heterogêneo de células que se diferenciam em células fagocíticas, como macrófagos e células dendríticas. Quando os monócitos migram para os tecidos em resposta a uma infecção, eles podem se diferenciar em macrófagos teciduais. Diferentemente dos neutrófilos, macrófagos são células de vida longa, capazes de fagocitar e destruir microrganismos. Alguns macrófagos tornam-se residentes em determinados órgãos ou tecidos, onde podem contribuir para o reparo tecidual e regeneração. Os macrófagos que participam da resposta imune inata sofrem diversas mudanças estruturais e funcionias quando encontram patógenos em tecidos. Células microgliais no sistema nervoso central e macrófagos alveolares no pulmão são exemplos desses tipos de células. Macrófagos ativados exibem maior atividade fagocítica e uma maior habilidade para destruir patógenos fagocitados quando comparados a macrófagos sem estímulo prévio ou em repouso. Além disso, essas células quando ativadas possuem uma maior taxa secreção de mediadores citotóxicos e inflamatórios, além de atuarem de forma mais efetiva como células apresentadoras de antígeno para células T auxiliares.

Células dendríticas compõem um grupo especializado de células fagocíticas com extensões membranosas longas que se assemelham aos dendritos ou às células nervosas, justificando a sua denominação. Essas células estão presentes na pele, linfonodos e em associação íntima às superfícies mucosas, sendo vários subgrupos já descritos. Devido à sua habilidade de ligar-se, processar e ainda apresentar antígenos aos linfócitos T e, em algumas circustâncias, aos linfócitos B, as células dendríticas atuam como importantes células apresentadoras de antígeno, com um papel central na iniciação da resposta imune adaptativa.

Células NK fazem parte das células linfoides e estão intimamente relacionadas aos linfócitos B e T. Antigamente, denominadas linfócitos granulares por conta da sua aparência microscópica, essas células não expressam receptores específicos para antígenos e são consideradas parte do sistema imune inato. Até 10% dos linfócitos na circulação periférica são células NK. Essas células são citotóxicas para células tumorais e células infectadas com vírus. Receptores para imunoglobulinas na superfície de células NK permitem o reconhecimento e ligação às células-alvo que têm anticorpos ligados a sua superfície. Quando células NK fazem contato com células-alvo, liberam grânulos que induzem a morte dessas células. Em algumas espécies animais, as células NK são reportadas como tendo uma memória imunológica limitada.

As células e as secreções do sistema imune inato constituem os maiores componentes da resposta inflamatória a agentes infecciosos e levam à ativação da resposta imune adaptativa.

12 Imunidade adaptativa

Principais elementos da imunidade adaptativa e métodos que induzem a uma imunidade ativa ou passiva

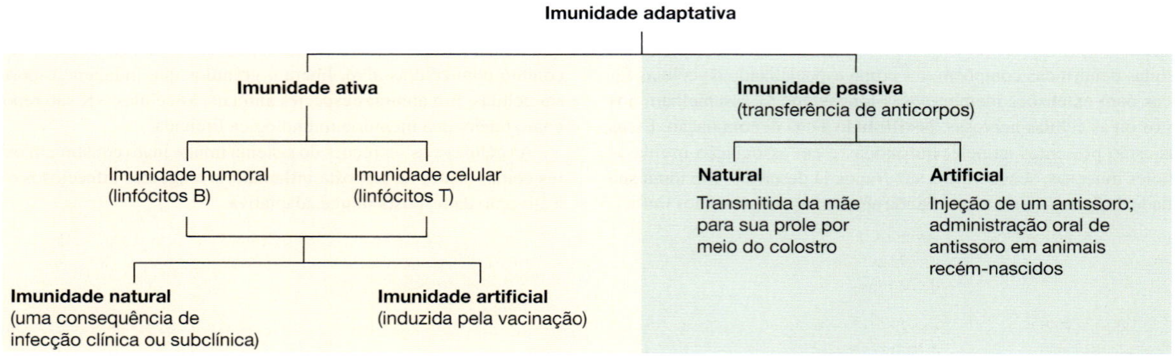
Imunidade adaptativa
Imunidade ativa
Imunidade humoral
(linfócitos B)
Imunidade celular
(linfócitos T)
Imunidade natural
(uma consequência de infecção clínica ou subclínica)
Imunidade artificial
(induzida pela vacinação)
Imunidade passiva
(transferência de anticorpos)
Natural
Transmitida da mãe para sua prole por meio do colostro
Artificial
Injeção de um antissoro; administração oral de antissoro em animais recém-nascidos

Os órgãos do sistema linfoide são tradicionalmente divididos em órgãos primários e secundários. Os órgãos linfoides primários, em mamíferos, são a medula óssea e o timo. Nesses locais, os linfócitos são produzidos e diferenciam-se em linfócitos inativos maduros. Já os tecidos linfoides secundários, em mamíferos, consistem em linfonodos, localizados estrategicamente ao longo do organismo, do baço e das placas de *Peyer*. Embora órgãos linfoides secundários, como o baço e os linfonodos, não sejam essenciais para a formação de linfócitos, eles desempenham um papel central na maturação dessas células e no desenvolvimento da imunidade. Em determinados locais anatômicos, os linfonodos desempenham funções específicas. Linfonodos associados ao trato respiratório superior e inferior são denominados tecido linfoide associado à mucosa (MALT, do inglês *mucosa-associated lymphoid tissue*), e os linfonodos localizados próximos ao intestino são denominados tecido linfoide associado ao intestino (GALT, do inglês *gut-associated lymphoid tissue*). Órgãos linfoides secundários desempenham funções importantes no desenvolvimento da resposta imune adaptativa. Eles são reservatórios de linfócitos B e T e são os locais onde o material antigênico é reconhecido e apresentado a essas células. As respostas imunes aos patógenos invasores ou materiais estranhos reconhecidos pelas células apresentadores de antígenos, geralmente ocorrem nos órgãos linfoides.

Os nomes designados aos linfócitos refletem o tecido nos quais eles amadurecem após deixarem a medula óssea (local onde são produzidos), ou, no caso das células NK, a sua atividade imunológica. Desta forma, a designação de célula T relaciona-se aos linfócitos que amadurecem no timo, sendo célula B aqueles que amadurecem na bursa de *Fabricius*, nas aves, ou na medula óssea, em mamíferos. Entre os locais adicionais onde a maturação de linfócitos B podem ocorrer em mamíferos, destacam-se as placas de *Peyer* e o GALT. Embora os linfócitos sejam morfologicamente similares, células B e T podem ser diferenciadas por seus receptores antigênicos e pelos seus marcadores de superfície. O papel primário dos linfócitos B é a produção de anticorpos. Cada células B é geneticamente programada para expressar receptores de superfície para um determinado antígeno. Quando estimulados por um antígeno, para o qual possuem receptores de superfície, as células B diferenciam-se em plasmócitos, os quais produzem uma grande quantidade de anticorpos específicos. Os linfócitos T maduros, os quais compreendem populações funcionalmente distintas, estão envolvidos na ativação de inúmeros tipos de células, incluindo linfócitos B, macrófagos e outras células envolvidas na resposta inflamatória. Subgrupos de células T expressam diferentes marcadores, e, por meio da liberação de citocinas, os linfócitos T são responsáveis pela ativação e controle de muitas respostas imunológicas específicas. As células NK são linfócitos distintos das células B e T, e apesar de apresentarem algumas características em comum com linfócitos T, não exibem especificidade antigênica. Estes linfócitos granulares, grandes, fazem parte do sistema imune inato e não expressam receptores antigênicos distribuídos clonalmente.

As únicas células do organismo capazes de reconhecer determinantes antigênicos de uma forma altamente específica são os linfócitos B e T. Além disso, esses linfócitos produzem células de memória a partir do contato prévio com material antigênico. Portanto, especificidade e memória são duas características fundamentais da resposta imune adaptativa. Como consequência da memória imunológica, uma resposta imune mais rápida e efetiva ocorre em um segundo ou subsequente encontro com um antígeno para o qual houve exposição prévia. Isso contrasta com a resposta imune inata, na qual não ocorre memória imunológica e, portanto, não há alteração da resposta após repetidas exposições (Tabela 12.1). As resposta da imunidade adaptativa ocorrem em duas fases: reconhecimento de antígenos de superfície em agentes infecciosos e desenvolvimento de resposta imune específica, com o objetivo de eliminar o patógeno de tecidos infectados. Na primeria fase, a seleção dos linfócitos envolve o reconhecimento do antígeno, com subsequente expansão clonal de linfócitos B e T, contendo receptores de superfície para o antígeno em questão. Na segunda fase, a diferenciação dos linfócitos em células efetoras e de memória resulta no desenvolvimento de resposta imune mediada por células e anticorpos.

Subgrupos de linfócitos T com atividade auxiliar ou citotóxica podem ser diferenciados pela presença ou ausência de glicoproteínas de membrana CD4 ou CD8. A maioria das células T CD4$^+$ são células auxiliares; linfócitos CD8$^+$ são geralmente citotóxicos. Linfócitos, cuja atividade é regulatória, possuem marcadores CD4 e CD25 em suas membranas. Essas células são denominadas T_{REG} e tendem a suprimir respostas imunes, agindo como células reguladoras do sistema imunológico. Todas as células T expressam receptores de céluals T de ligação a antígenos, os quais funcionalmente se assemelham a anticorpos que estão ligados à membrana de linfócitos B; no entanto, diferem quanto à estrutura. Antes do material antigênico ser reconhecido por receptores de células T, estes devem estar ligados a moléculas do complexo de

TABELA 12.1 Características comparativas da imunidade inata e adaptativa

Característica	Imunidade inata	Imunidade adaptativa
Ocorrência	Forma de proteção muito antiga, presente em todos os membros do reino animal	Em vertebrados, evoluiu muito após a imunidade inata
Indução	Presente desde o nascimento, atua sem qualquer interação prévia com agentes infecciosos	Desenvolve-se em resposta ao desafio antigênico pós-natal
Taxa de resposta	Rápida resposta à infecção; varia de minutos até horas	Relativamente lenta; uma resposta imune protetiva pode demorar até sete dias para ser desenvolvida
Barreiras físicas	Pele, membranas mucosas, transporte mucociliar e seios nasais	Não se aplica
Mecanismo de ação	Atividade de remoção por meio das lágrimas e urina, peristaltismo, tosse e espirro	Não se aplica
Influências fisiológicas	Baixos valores de pH na pele, acidez gástrica, bile, muco	Não se aplica
Especificidade	Relativamente não específica	Elevada
Reconhecimento de agentes infecciosos	Agentes infecciosos são identificados por receptores de reconhecimento de padrões presentes em diversos tipos de células	O reconhecimento antigênico ocorre por meio de imunoglobulinas ligadas à membrana de linfócitos B e por meio de receptores de células T, em linfócitos T
Natureza das moléculas de reconhecimento	Receptores de reconhecimento de padrões identificam estruturas microbianas conservadas; há, provavelmente, algumas centenas de receptores para agentes patogênicos	Imunoglobulinas reconhecem determinantes na superfície de agentes infecciosos ou antígenos solúveis; receptores de células T reconhecem peptídeos ligados à moléculas de MHC em células do hospedeiro
Memória imunológica	Ausente	Memória imunológica presente, durante exposições posteriores, a resposta será cada vez mais rápida e mais intensa
Contribuição para defesa do organismo	Primeira linha de defesa contra patógenos oportunistas; oferece proteção limitada contra microrganismos virulentos	Produz uma resposta protetiva duradoura frente a uma ampla gama de microrganismos virulentos
Células que participam	Leucócitos polimorfonucleares, monócitos, macrófagos, células NK, células dendríticas, mastócitos e células epiteliais	Linfócitos B; linfócitos T em associação com células apresentadoras de antígenos
Principais fatores solúveis	Complemento, lisozima, interferons, proteínas de fase aguda, citocinas e peptídeos antimicrobianos	Citocinas produzidas por linfócitos T juntamente com mediadores citotóxicos; anticorpos secretados por plasmócitos

histocompatibilidade principal (MHC, do inglês *major histocompatibility complex*) na superfície de células apresentadoras de antígenos. O complexo de histocompatibilidade maior é uma coleção de genes distribuídos em um segmento contínuo de DNA, os quais codificam três classes de moléculas. Genes do MHC classe I codificam glicoproteínas expressas na superfície da maioria das células nucleadas. A principal função dos produtos do gene de classe I é a apresentação de fragmentos antigênicos aos linfócitos T citotóxicos, células $CD8^+$. Genes do MHC classe II codificam glicoproteínas expressas em células apresentadoras de antígenos, como macrófagos, células dendríticas e células B. Estas células, apresentadoras de antígenos, possuem peptídeos antigênicos processados às células T auxiliares, células $CD4^+$. Moléculas de MHC classe I ligam-se a peptídeos derivados de proteínas citosólicas, chamadas de proteínas endógenas, enquanto que moléculas de MHC classe II ligam-se a peptídeos que foram fagocitados ou endocitados. Genes do MHC classe III codificam moléculas secretadas com funções imunológicas, como as citocinas.

A imunidade mediada por células é um termo reservado para referir-se à imunidade adaptativa, a qual é mediada por linfócitos T e atua, principalmente, como uma estratégia de defesa contra microrganismos intracelulares ou que sobrevivem dentro de fagócitos. Anticorpos, por sua vez, são inefetivos na destruição (direta) de bactérias e parasitas que são capazes de replicar-se no interior de fagócitos ou de células não fagocíticas. Respostas imunes mediadas por células incluem a ativação por meio de células T $CD4^+$ de macrófagos que fagocitaram um patógeno após a fagocitose de patógenos, e mediante a destruição de células infectadas com patógenos intracelulares, normalmente vírus, por linfócitos T citotóxicos CD8+.

Com a sua capacidade de reconhecer uma ampla variedade de determinantes antigênicos, ou agentes infecciosos, o sistema imune pode responder à invasão tecidual por meio de respostas efetivas mediadas por anticorpos e células. A cooperação entre componentes da imunidade inata e adaptativa é necessária para uma proteção efetiva contra microrganismos patogênicos.

13 Respostas imunes protetivas contra agentes infecciosos

A resistência contra agentes infecciosos é fundamental para a sobrevivência de todas as espécies animais. Características dos agentes infecciosos, como virulência, rota de entrada, tropismo por tecidos e habilidade para resistir às defesas do hospedeiro muitas vezes influenciam no curso de uma infecção. No entanto, a espécie, a raça, a idade e a competência imunológica do hospedeiro podem, também, influenciar no progresso da infecção e, por fim, no seu desfecho. Embora as respostas da imunidade inata geralmente não sejam específicas e não possuam memória imunológica, elas constituem a primeira linha de defesa contra microrganismos invasores. A taxa de resposta à infecção por componentes do sistema imune inato é relativamente rápida e oferece proteção contra patógenos oportunistas. A cooperação entre a imunidade inata e a adaptativa é fundamental para proteção contra patógenos altamente virulentos, os quais podem resistir à fagocitose e a morte intracelular mediada por macrófagos, e contra patógenos que produzem potentes toxinas. Anticorpos produzidos por linfócitos B podem neutralizar vírus e toxinas bacterianas, e por meio da atividade de IgA na superfície de mucosas podem proteger os tratos respiratório e gastrintestinal do ataque de microrganismos. O papel protetivo dos anticorpos, no entanto, está limitado aos patógenos extracelulares, uma vez que a imunidade humoral é inefetiva contra microrganismos e parasitos intracelulares.* A proteção contra patógenos intracelulares, incluindo vírus, bactérias, como *Mycobacterium bovis* e *Listeria monocytogenes*, e fungos, como *Histoplasma capsulatum*, depende de uma efetiva resposta imune celular, a qual envolve a participação de linfócitos T auxiliares e citotóxicos. Se, a partir da infecção por um patógeno intracelular, a célula infectada não for capaz de destruir o agente invasor, a única forma de impedir o progresso da infecção é por meio da destruição da célula infectada. Portanto, a imunidade celular é uma parte essencial da imunidade adaptativa em resposta a agentes infecciosos.

A imunidade adaptativa pode ser dividida em dois ramos: imunidade ativa e passiva. A imunidade ativa resulta da exposição a um material antigênico estranho ao organismo, o qual estimula linfócitos B e T e induz uma resposta imunológica ativa contra o antígeno. Por outro lado, a imunidade passiva refere-se à transferência de anticorpos de um animal ativamente imune a um animal suscetível. Um antissoro específico contra um determinado patógeno ou toxina pode ser administrado por meio de injeções, a fim de fornecer proteção imediata de curta duração contra o agente infeccioso alvo. A imunidade passiva natural é transmitida da mãe para sua prole por meio da ingestão de colostro. Anticorpos produzidos pela mãe e secretados no colostro protegem passivamente animais recém-nascidos contra uma grande faixa de patógenos entéricos e respiratórios. Esses anticorpos possuem a habilidade de neutralizar toxinas bacterianas e vírus, além de serem capazes de opsonizar patógenos microbianos para fagocitose por macrófagos e neutrófilos. Por meio da ativação da via clássica do complemento, os anticorpos podem opsonizar agentes patogênicos por meio da fixação de C3b, levando a lise desses microrganismos.

Imunidade contra bactérias

Defesas inatas contra a invasão bacteriana incluem barreiras epiteliais, transporte mucociliar de bactérias e secreções inibitórias, como o ácido gástrico e a bile. Embora não considerada como parte da imunidade inata, a flora comensal pode competir e até impedir a colonização de microrganismos patogênicos. Fatores antimicrobianos presentes nos fluidos corporais incluem o complemento, proteínas de fase aguda, lisozima e transferrina. Macrófagos e neutrófilos são dois tipos de células fagocíticas, especialmente importantes para a imunidade inata (Quadro 13.1). O tipo de resposta imune adaptativa necessária para proteção contra uma infecção bacteriana é determinado pela virulência do organismo, tropismo por tecidos e resistência das defesas do hospedeiro. A imunidade mediada por células é essencial para o controle de bactérias intracelulares, como *M. bovis* e *L. monocytogenes*. A imunidade humoral (mediada basicamente por anticorpos) desempenha um importante papel no controle de bactérias extracelulares. IgA secretória pode ligar-se a adesinas bacterianas e bloquear a adesão dessas à superfície de mucosas. A presença de uma cápsula pode render ao patógeno resistência à fagocitose, porém, quando opsonizada por anticorpos específicos e C3b, essas bactérias encapsuladas podem ser fagocitadas e destruídas. Anticorpos específicos podem aglutinar e imobilizar batérias móveis, ativar o complemento e neutralizar toxinas bacterianas e enzimas que promovem a dispersão bacteriana em tecidos (Quadro 13.2).

Quadro 13.1 Defesas inatas contra infecções bacterianas sistêmicas

- Barreiras de superfície: pele, membranas mucosas
- Transporte mucociliar
- Fluxo urinário e de secreções lacrimais
- Secreções inibitórias: ácido gástrico, bile, muco, ácidos graxos na pele
- Fatores antimicrobianos em fluidos corporais: complemento, lisozima, proteínas de fase aguda, citocinas, IFN-γ, fatores quimiotáticos, lectina de ligação à manose, transferrina, proteína de ligação aos lipopolissacarídeos
- Células NK
- Células fagocíticas: neutrófilos, monócitos, macrófagos, células dendríticas

Quadro 13.2 Resposta imune adaptativa contra infecções bacterianas sistêmicas

Anticorpos

- Anticorpos específicos (IgM, IgG e IgA) opsonizam bactérias, previnem ligação de bactérias a superfícies mucosas, aglutinam e imobilizam bactérias móveis. Esses anticorpos também neutralizam toxinas e enzimas, as quais promovem a disseminação de patógenos. IgM e IgG ativam o complemento, levando à lise bacteriana

Células

- Sinais coestimulatórios de células T $CD4^+$ por células dendríticas promovem o desenvolvimento de células T auxiliares e a liberação de citocinas que promovem a diferenciação de linfócitos B em plasmócitos. Essas células T também liberam IFN-γ, o qual ativa macrófagos, levando ao aumento da morte intracelular de bactérias fagocitadas. A apresentação de antígenos bacterianos intracelulares às células T citotóxicas $CD8^+$ ativa essas células, as quais liberam citocinas pró-inflamatórias e de ativação de macrófagos; essas células também liberam mediadores citotóxicos os quais matam células infectadas do hospedeiro

*N.T. Embora os anticorpos não atuem diretamente no combate à patógenos intracelulares, eles atuam na opsonização de patógenos microbianos, contribuindo, significativamente, para o sucesso de macrófagos e neutrófilos durante o processo de fagocitose e destruição de agentes intracelulares.

Imunidade contra fungos

Um número relativamente pequeno de espécies de fungos causa doenças em humanos e animais. A invasão tecidual por fungos é, muitas vezes, indicativo de imunossupressão ou, no caso de infecções por leveduras, uma consequência de tratamentos antibacterianos prolongados. As defesas inatas oferecem a primeira e, talvez, a mais importante proteção contra diversos fungos oportunistas invasores. A pele intacta, com pH baixo, presença de ácidos graxos secretados e superfícies mucosas contendo secreções antimicrobianas são as principais barreiras à invasão fúngica. A competição da microflora comensal normal na pele e nas superfícies mucosas é importante para seu efeito inibitório sobre a proliferação de leveduras nesses locais. Fatores antimicrobianos em fluidos corporais, células fagocíticas e receptores de reconhecimento de patógenos em células do hospedeiro fornecem tanto proteção contra a invasão fúngica quanto a sua detecção em superfícies mucosas (Quadro 13.3).

Quadro 13.3 Defesas inatas contra infecções fúngicas sistêmicas

- Barreiras de superfície: pele, membranas mucosas
- Transporte mucociliar
- Secreções inibitórias: ácidos graxos na pele, ácido gástrico, bile, muco
- Fatores antimicrobianos em fluidos corporais
  - Proteína C-reativa
  - Complemento
  - Dectina-1
  - Lectina de ligação à manose
  - Receptor para ß-glucanos
  - Receptores do tipo Toll (*Toll-like receptors*)
- Células fagocíticas
  - Neutrófilos
  - Macrófagos
  - Células dendríticas
- Células NK

Respostas adaptativas contra fungos envolvem imunidade mediada por células e resposta humoral. Embora anticorpos específicos possam opsonizar estruturas fúngicas em tecidos do hospedeiro, e contribuir para sua eliminação por meio de neutrófilos, a imunidade protetiva geralmente não é garantida pela resposta imune humoral. A resistência da maioria dos patógenos fúngicos é dependente da imunidade mediada por linfócitos T, particularmente células $CD4^+$ T_H1,* as quais secretam interferon γ (INF-γ) com a participação de macrófagos, células dendríticas e células NK (Quadro 13.4).

Quadro 13.4 Defesas adaptativas contra infecções fúngicas sistêmicas

Anticorpos

- Embora anticorpos específicos possam agir como opsoninas e facilitar a eliminação de células de leveduras invasoras, esporos fúngicos e estruturas de hifas, a produção de anticorpos não confere proteção efetiva

Células

- Em resposta à invasão fúngica, macrófagos liberam interleucina (IL)-13, a qual atua em linfócitos T em células NK. Essas células, por sua vez, liberam IFN-γ que atua em macrófagos promovendo a destruição de estruturas fúngicas fagocitadas. Para a maioria dos patógenos fúngicos, a imunidade mediada por células T é necessária para eliminação da infecção e desenvolvimento de imunidade protetiva

*N.T. Subpopulação de linfócitos T auxiliares, com papel de destaque contra microrganismos intracelulares.

Imunidade contra vírus

A indução de respostas imunes inatas contra infecções víricas resulta na produção de interferons do tipo I e ativação de células NK. Interferons tipo I, uma família de polipeptídeos relacionados, incluem interferon (IFN)-α, INF-β, IFN-κ e muitas outras citocinas com atividade biológica similar. O estímulo para síntese de interferon tipo I é a infecção viral. Dentro de algumas horas após a infecção viral, IFN-α e INF-β são produzidos por células infectadas ou por células sentinelas do sistema imune inato. IFN-α é produzido por leucócitos, especialmente macrófagos, após a infecção viral. Fibroplastos e células epiteliais produem INF-ß. Interferons ligam-se aos seus receptores em células adjacentes do hospedeiro e induzem a produção de proteínas antivirais, possibilitando que essas células resistam à infecção.

Após poucos dias da infecção viral, células NK ativadas encontram-se presentes nos tecidos. Por eliminarem células do hospedeiro que expressam antígenos virais nas suas superfícies, as células NK contribuem para a eliminação de reservatórios celulares de infecção. A habilidade das células NK em protegerem as células do hospedeiro contra infecção é aumentada pelas citocinas secretadas por macrófagos e células dendríticas. Os macrófagos contribuem para imunidade antiviral por meio da fagocitose de vírus e células infectadas por estes agentes, algumas vezes com o envolvimento de anticorpos específicos e do sistema complemento (Quadro 13.5).

Quadro 13.5 Defesas inatas contra infecções virais sistêmicas

- Barreiras de superfície: pele, membranas mucosas
- Células fagocíticas: macrófagos, células dendríticas, neutrófilos
- Células NK
- Citocinas antivirais:
  - IFN-α
  - INF-β
  - IFN-γ
- Fatores antimicrobianos
  - Complemento
  - Fatores quimiotáticos
  - Citidina desaminase
  - Endonucleases

As respostas imunes inatas contra infecção viral são sucedidas por respostas imunes adaptativas. Anticorpos, os quais bloqueiam a ligação e a entrada de vírus nas células do hospedeiro, e linfócitos T citotóxicos, os quais eliminam a infecção por destruírem células infectadas com vírus, são os componentes principais envolvidos nas respostas antivirais adaptativas (Quadro 13.6). A principal função dos anticorpos antivirais é atuar como anticorpos neutralizantes, os quais previnem a adesão e a entrada de vírus em células do hospedeiro. Estes anticorpos ligam-se ao envelope viral, antígenos do capsídeo e outros componentes antigênicos de superfície. Anticorpos secretados de isotipo IgA previnem a adesão de vírus às células do hospedeiro, em superfícies mucosas. Anticorpos podem promover a eliminação de partículas virais da circulação por aglutinar vírus e facilitar que estes sejam removidos por células fagocíticas. A lise de alguns vírus envelopados pelo complexo de ataque à membrana pode ocorrer quando anticorpos IgM e IgG ligam-se a antígenos na superfície viral e ativam o sistema complemento. No decorrer da infecção viral, células T $CD8^+$ sofrem uma rápida proliferação. A expansão da população de células T é acompanhada pela diferenciação em células T $CD8^+$ citotóxicas efetoras, as quais liberam citocinas, particularmente IFN-γ e fator de necrose tumoral, destruindo, assim, células infectadas, diretamente por meio da liberação de perforinas e granzimas.

Embora o sistema imune atue na proteção do hospedeiro contra uma grande faixa de microrganismos patogênicos, as características individuais de cada agente infeccioso, como vírus RNA e retrovírus, os quais

Quadro 13.6 Resposta imune adaptativa contra infecções virais sistêmicas

Anticorpos

- Anticorpos específicos neutralizam partículas virais em tecidos e fluidos corporais
- IgA secretória pode prevenir a adesão de vírus a receptores em células do hospedeiro em superfícies mucosas
- Quando ativado por anticorpos IgM e IgG, o complemento pode lisar vírus envelopados
- Anticorpos e complemento podem opsonizar partículas virais, facilitando a sua eliminação por células fagocíticas
- Células infectadas com vírus, cobertas de anticorpos IgG, podem ser destruídas por células NK por meio de citotoxicidade mediada por células dependentes de anticorpos

Células

- A apresentação de antígenos virais, por células dendríticas, às células T inativas resulta na liberação de citocinas antivirais por células auxiliares T $CD4^+$, seguida de ativação de células T $CD8^+$ e desenvolvimento de células B.
- Células T $CD8^+$ citotóxicas destroem diretamente em células infectadas por vírus, liberam IFN-γ e fator de necrose tumoral α, os quais recrutam macrófagos, células NK e células T para o sítio de invasão viral.

apresentam elevada taxa de mutação, podem limitar a efetividade da resposta imune e uma proteção duradoura contra alguns desses patógenos. O sistema imune por si só não está isento de defeitos desenvolvidos ou adquiridos. Defeitos em um ou mais componentes do sistema imune podem resultar em uma maior suscetibilidade a infecções oportunistas. Um déficit em componentes do sistema imune essenciais para o desenvolvimento de imunidade protetiva resulta, invariavelmente, em uma infecção devastadora ao hospedeiro. Um declínio gradual na competência imunológica de animais normais ocorre conforme estes aproximam-se do fim de seu tempo de vida.

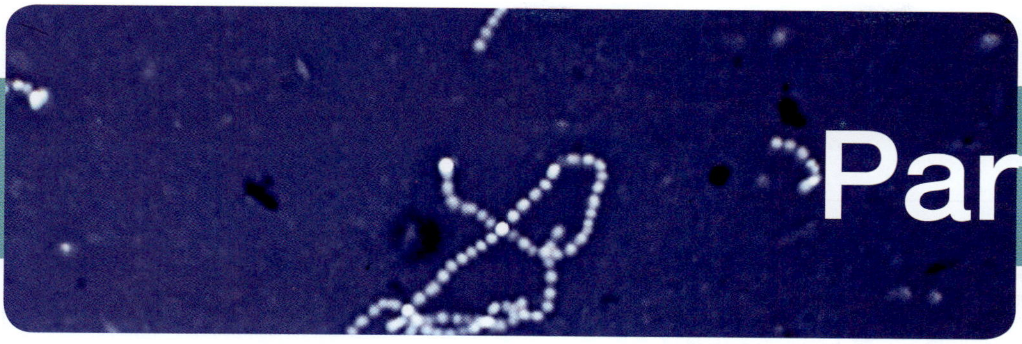

Parte II

Bactérias patogênicas

14 Espécies de *Staphylococcus*

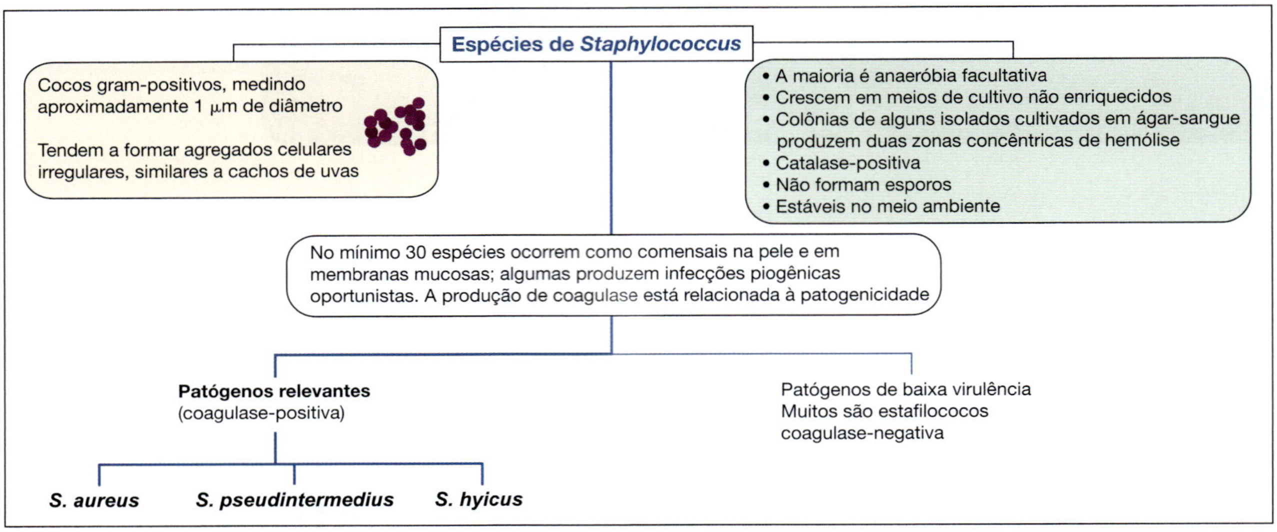
Espécies de Staphylococcus
Cocos gram-positivos, medindo aproximadamente 1 μm de diâmetro
Tendem a formar agregados celulares irregulares, similares a cachos de uvas
• A maioria é anaeróbia facultativa
• Crescem em meios de cultivo não enriquecidos
• Colônias de alguns isolados cultivados em ágar-sangue produzem duas zonas concêntricas de hemólise
• Catalase-positiva
• Não formam esporos
• Estáveis no meio ambiente
No mínimo 30 espécies ocorrem como comensais na pele e em membranas mucosas; algumas produzem infecções piogênicas oportunistas. A produção de coagulase está relacionada à patogenicidade
Patógenos relevantes (coagulase-positiva)
Patógenos de baixa virulência Muitos são estafilococos coagulase-negativa
S. aureus
S. pseudintermedius
S. hyicus

As bactérias do gênero *Staphylococcus* são cocos gram-positivos, com aproximadamente 1 μm de diâmetro, as quais formam agregados celulares irregulares, semelhantes a cachos de uvas. Os estafilococos podem ser comensais na pele e em membranas mucosas; alguns atuam como patógenos oportunistas, causando infecções piogênicas. São bactérias consideradas relativamente estáveis no meio ambiente. As espécies de estafilococos coagulase-positiva, *Staphylococcus aureus* subsp. *aureus* (denominado de *Staphylococcus aureus*) e *Staphylococcus pseudintermedius*, juntamente com *Staphylococcus hyicus*, coagulase-variável, são patógenos importantes em animais domésticos. A coagulase, a qual converte o fibrinogênio plasmático em fibrina, é um fator de virulência relacionado à patogenicidade desses microrganismos. Os estafilococos coagulase-negativa são, geralmente, de baixa virulência. Em amostras clínicas, espécies de *Staphylococcus* devem ser diferenciadas de espécies de *Streptococcus* e *Micrococcus*. Os estafilococos são catalase-positiva, enquanto os estreptococos são catalase-negativa. Espécies de *Staphylococcus* são, normalmente, identificadas pela morfologia de suas colônias, padrão de hemólise e perfil bioquímico. Métodos de tipificação molecular vêm sendo cada vez mais utilizados para classificar *S. aureus* e *S. pseudintermedius* em complexos clonais. Entre esses métodos, destacam-se a técnica de tipificação de sequência multilócus, análise de padrões gerados após digestão enzimática, eletroforese em gel de campo pulsado e tipificação do gene da proteína A (gene *spa*).

O fato de os estafilococos serem bactérias piogênicas está diretamente associado à sua capacidade de causar lesões supurativas. Pequenos traumas ou imunossupressão podem predispor ao desenvolvimento de infecção. Fatores de virulência de *S. aureus* e seus efeitos patogênicos estão descritos na Tabela 14.1. Embora alguns fatores de virulência sejam mediados por plasmídeos, muitos são de origem cromossomal. Entre as doenças causadas por estafilococos de importância em animais domésticos, destacam-se a mastite, a piemia pelo carrapato (*tick pyaemia*), a epidermite exsudativa, a botriomicose e o pioderma (Tabela 14.2).

A mastite por estafilococos, geralmente causada por clones específicos de *S. aureus* adaptados à glândula mamária bovina, é uma forma comum de mastite bovina de distribuição mundial. A infecção ocorre, principalmente, devido ao contato, durante o processo de ordenha, com bactérias presentes nas mãos do ordenhador, unidades de ordenha (teteiras) e panos ou toalhas destinados à limpeza do úbere. A doença pode ser subclínica, aguda ou crônica, sendo a maioria subclínica. As formas hiperaguda e gangrenosa estão associadas a reações sistêmicas severas e podem oferecer risco de morte. Na mastite crônica ou subclínica os estafilococos são eliminados pelos quartos afetados de forma intermitente, juntamente com elevadas contagens de células somáticas. A multiplicação bacteriana ocorre, principalmente, nos ductos coletores e, de forma menos importante, nos alvéolos. O influxo de células fagocíticas pode levar à formação de abscessos que resultam em fibrose, o que limita a destruição dos microrganismos e a penetração dos antimicrobianos durante o tratamento. A maioria das infecções intramamárias por *S. aureus* torna-se crônica, de baixo-grau ou subclínica, resultando em substanciais perdas na produção de leite.

A piemia pelo carrapato, uma infecção de cordeiros causada por *S. aureus*, está restrita a criações em pastagens de regiões da Grã-Bretanha e Irlanda, onde há um ambiente propício para multiplicação do carrapato *Ixodes ricinus*. Uma vez que cordeiros podem carregar *S. aureus* na pele e na mucosa nasal, a infecção pode iniciar a partir de pequenos traumas na pele, incluindo a picada de carrapatos. Essa doença caracteriza-se por septicemia seguida de morte ou pela formação de abscessos localizados em diversos órgãos. As manifestações clínicas incluem artrite, paresia do posterior e atraso no crescimento. A demonstração da bactéria em esfregaços de material purulento, seguida de isolamento e identificação de *S. aureus* a partir de lesões, é confirmatória. O tratamento é de valor limitado em cordeiros severamente afetados. Esforços devem ser direcionados ao controle dentro do rebanho e ao combate ao carrapato, como a aplicação de banho carrapaticida.

A epidermite exsudativa, causada por *S. hyicus*, possui distribuição mundial em leitões e suínos desmamados até os 3 meses de idade. Essa doença altamente contagiosa é caracterizada por secreção sebácea excessiva, esfoliação e exsudação na superfície da pele. Suínos afetados, os quais se apresentam anoréxicos, apáticos e febris, apresentam uma

TABELA 14.1 Efeitos patogênicos de fatores de virulência, incluindo toxinas, de *Staphylococcus aureus*

Fator de virulência	Efeitos patogênicos
Coagulase	Conversão do fibrinogênio em fibrina. Deposição de fibrina pode proteger os estafilococos de células fagocíticas
Lipase, esterases, elastases, estafiloquinases, desoxirribonucleases, hialuronidase, fosfolipase	Facilitam a disseminação e aumentam a toxicidade desse microrganismo
Proteína A	Componente de superfície que se liga à porção Fc da IgG e inibe a opsonização
Leucocidina	Destruição citolítica de fagócitos de algumas espécies animais
Alfa-toxina (α-hemolisina)	É a principal toxina na mastite gangrenosa. Causa espasmo na musculatura lisa. É necrosante e potencialmente letal
Beta-toxina (ß-hemolisina)	É uma esfingomielinase que atua causando dano às membranas celulares
Toxina da síndrome do choque tóxico (TSST)- 1	Atividade de "superantígeno"
Toxinas esfoliativas	Responsável pela descamação na "síndrome da pele escaldada" em humanos
Enterotoxinas	Toxinas termoestáveis associadas à intoxicação alimentar por estafilococos em humanos

TABELA 14.2 Estafilococos coagulase-positiva e sua importância clínica

Espécies	Hospedeiros	Doenças clínicas
Staphylococcus aureus	Bovinos	Mastite, impetigo de úbere
	Ovinos	Mastite Piemia pelo carrapato (cordeiros) Foliculite benigna (cordeiros) Dermatite
	Caprinos	Mastite Dermatite
	Suínos	Botriomicose da glândula mamária Impetigo da glândula mamária
	Equinos	Cordão esquirroso (botriomicose do cordão espermático) Mastite
	Cães, gatos	Doenças supurativas similares àquelas causadas por *S. pseudintermedius*
	Aves domésticas	Artrite e septicemia em perús Pododermatite plantar Onfalite em pintinhos
S. pseudintermedius	Cães	Pioderma, endometrite, cistite, otite externa e outras doenças supurativas
	Gatos	Diversas doenças piogênicas
S. schleiferi subsp. *coagulans*	Cães	Otite externa
S. hyicus	Suínos	Epidermite exsudativa (eczema úmido dos leitões) Artrite

dermatite não pruriginosa extensa com exsudato gorduroso. As taxas de morbidade variam de 20 a 100% e a mortalidade pode atingir 90% em leitegadas severamente afetadas. Fatores estressantes que são predisponentes incluem a agalactia materna, infecções intercorrentes e o desmame. *Staphylococcus hyicus* pode ser isolado da mucosa vaginal e da pele de matrizes saudáveis, possibilitando a transmissão para os leitões durante ou logo após o parto. Acredita-se que esse microrganismo inicie a infecção a partir da sua penetração por pequenas abrasões, como feridas decorrentes de mordidas ou picadas. O isolamento e a identificação de *S. hyicus* a partir de lesões na pele é suficiente para o diagonóstico.

A botriomicose, uma doença granulomatosa supurativa crônica, normalmente causada por *S. aureus*, pode ocorrer em equinos após o procedimento de castração, devido à infecção do coto do cordão espermático. A lesão é composta de uma massa de tecido fibroso contendo focos purulentos e fístulas.

Staphylococcus pseudintermedius é comumente isolado a partir de pioderma, otite externa e outras doenças supurativas, incluindo mastite, endometrite, cistite, osteomielite e infecções de feridas em cães e gatos. Ocasionalmente, doenças supurativas similares são causadas por *S. aureus*. A resistência antimicrobiana é um problema relevante em alguns isolados de estafilococos, particularmente *S. aureus* e *S. pseudintermedius*. Ambas as espécies podem adquirir o gene *mecA*, que codifica a proteína 2a de ligação à penicilina, conferindo-lhes resistência à meticilina. Frequentemente, cepas resistentes à meticilina são também resistentes a diversas classes de antimicrobianos, além da resistência a todos os fármacos ß-lactâmicos. *Staphylococcus aureus* resistentes à meticilina (MRSA, do inglês *methicillin-resistant S. aureus*), isolados de cães, são, muitas vezes, similares a MRSAs oriundos de humanos hospitalizados. Apesar do fato de cepas MRSA de equinos terem sido possivelmente originadas de humanos, isolados MRSA provenientes dessa espécie animal parecem estar adaptados a equinos e humanos que trabalham com essa espécie. Já os MRSAs associados a animais de produção são encontrados principalmente em suínos, mas também podem estar presentes em aves, bezerros e vacas de leite.

Zona de dupla hemólise característica de *S. aureus* e *S. pseudintermedius* em ágar-sangue bovino ou ovino

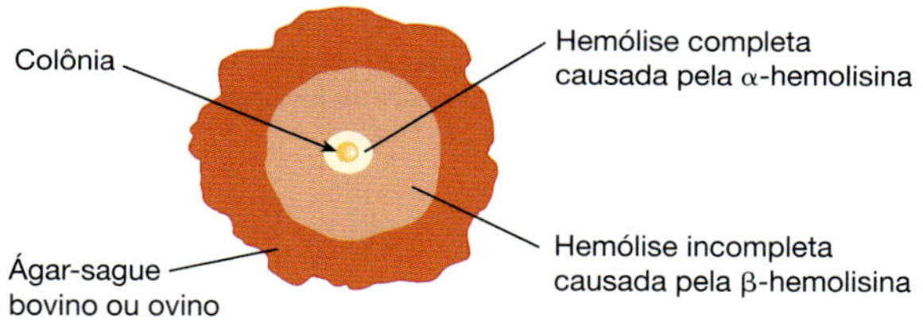
Colônia
Hemólise completa causada pela α-hemolisina
Hemólise incompleta causada pela β-hemolisina
Ágar-sague bovino ou ovino

15 Streptococcus

Estreptococos

Cocos gram-positivos, com aproximadamente 1 μm de diâmetro. Ocorrem, normalmente, como bactérias comensais em membranas mucosas; causam infecções piogênicas

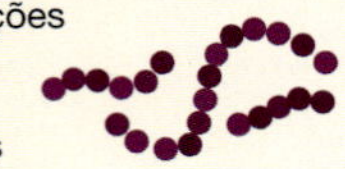

Formam cadeias de diferentes tamanhos

- Bactérias fastidiosas; requerem meios de cultivo enriquecidos com soro ou sangue
- Colônias pequenas, hemolíticas e translúcidas em ágar-sangue
- Anaeróbias facultativas
- Catalase-negativa
- Suscetíveis a dessecação

Streptococcus

Diversas espécies patogênicas; causam doença clínica em humanos e animais

Enterococcus

E. faecalis
E. faecium
Causam infecções oportunistas em humanos e animais

Peptoniphilus

P. indolicus
Agente etiológico associado à ocorrência de "mastite de verão" em bovinos

Os estreptococos são um grupo de bactérias que causam infecções piogênicas em muitas espécies animais. Esses cocos gram-positivos, os quais formam cadeias de diferentes tamanhos, são considerados fastidiosos, uma vez que seu crescimento em meios de cultivo é dependente da adição de sangue ou soro. As espécies de *Streptococcus* são imóveis, anaeróbias facultativas e catalase-negativa. Espécies de *Enterococcus* são estreptococos entéricos encontrados no intestino de humanos e animais.

Três procedimentos laboratoriais são utilizados para diferenciar os estreptococos: determinação do tipo de hemólise, determinação do grupo de *Lancefield* e testes bioquímicos. Em ágar-sangue ovino ou bovino, a ß-hemólise refere-se à hemólise completa, indicada por um halo claro circundando as colônias; a α-hemólise é a hemólise parcial, indicada por um halo esverdeado circundando as colônias de estreptococos. A determinação dos grupos de *Lancefield* é um método sorológico de classificação baseado no tipo de polissacarídeo C, presente na parede celular de estreptococos; *kits* de teste de aglutinação em látex para determinação do grupo de *Lancefield* estão disponíveis comercialmente. Os estreptococos piogênicos estão associados à formação de abscessos, outras doenças supurativas e septicemia. Em relação à patogenicidade, os estreptococos β-hemolíticos são, normalmente, mais patogênicos que os α-hemolíticos. Fatores de virulência incluem enzimas e exotoxinas, como as estreptolisinas (hemolisinas), hialuronidade, DNase, estreptoquinase e proteases. A cápsula polissacarídica de algumas espécies de *S. equi* possui atividade antifagocítica e as proteínas M, as quais se projetam da superfície do microrganismo, interferem na ativação do complemento. Critérios de identificação de isolados de estreptococos incluem a presença de colônias pequenas translúcidas, algumas das quais podem ser mucoides. Cadeias de cocos gram-positivos, catalase-negativa e o tipo de hemólise produzida em ágar-sangue podem indicar a presença de estreptococos. A identificação definitiva requer testes para determinação do perfil bioquímico dos isolados, bem como dos grupos de *Lancefield*. Inúmeros métodos moleculares vêm sendo utilizados na tipificação de estreptococos, destacando-se a tipificação de sequência multilócus, análises de padrões gerados após a digestão enzimática e a eletroforese em gel de campo pulsado. Isolados de *S. equi* subsp. *equi* podem ser tipificados pelo sequenciamento da região variável do gene *seM*, que codifica para proteína M.*

Os estreptococos são, muitas vezes, comensais em membranas mucosas, consequentemente um grande número de infecções estreptocócicas são oportunistas. As infecções podem ser primárias, como ocorre na adenite equina (garrotilho), ou secundárias, como observado em casos de pneumonia estreptocócica após uma infecção viral. Linfonodos, trato genital e glândulas mamárias podem tornar-se infectados. A adenite equina, a meningite em suínos e a mastite em bovinos são infecções estreptocócicas de grande relevância. As vacinas para controle de infecções por estreptococos são, geralmente, inefetivas. Espécies patogênicas de *Streptococcus* e suas manifestações clínicas estão descritas na Tabela 15.1.

A adenite equina é uma doença altamente contagiosa em equinos, causada por *S. equi* subsp. *equi*. É uma doença febril que afeta o trato respiratório superior, resultando em abscedação de linfonodos regionais. Surtos da doença ocorrem, principalmente, em equinos jovens (com menos de um ano de idade). A aglomeração de equinos por ocasião de remates e participação em eventos equestres em geral aumentam o risco de transmissão da doença para equinos suscetíveis.** Uma vez que *S. equi* subsp. *equi* não é um microrganismo considerado comensal, animais subclínicos ou clinicamente afetados constituem a principal fonte de infecção. A transmissão ocorre por meio de exsudatos purulentos a partir do trato respiratório superior ou de abscessos rompidos.

---

*N.T. A região 5′ do gene *seM* tem sido utilizada em estudos epidemiológicos por meio da caracterização de alelos da proteína M em diferentes isolados de *S. equi* subsp. *equi*; determinados alelos podem estar correlacionados à ocorrência de surtos da doença, ao estado de portador, além de serem importantes na seleção de cepas para composição de bacterinas autógenas.

**N.T. A participação em eventos de aglomeração de equinos pode aumentar em 6% o risco de infecção por *S. equi* subsp. *equi* e o uso de comedouros compartilhados implica em um risco 2,7 vezes maior de ocorrência de adenite equina em propriedades com casos previamente reportados (dados de um estudo recentemente realizado no Brasil; doi: 10.1016/j.rvsc.2015.11.009).

TABELA 15.1 Estreptococos patogênicos, seus *habitat*, hospedeiros e consequências na infecção

Espécies	Grupo de Lancefield	Hemólise em ágar-sangue	Hospedeiros	Consequências da infecção	*Habitat* usual
S. agalactiae	B	β (α, γ)	Bovinos, ovinos, caprinos, humanos, cães	Mastite crônica Septicemia neonatal	Ductos lácteos Vagina
S. dysgalactiae	C	α (β, γ)	Bovinos	Mastite aguda	Cavidade bucal, vagina, ambiente
			Cordeiros	Poliartrite	
S. equi subsp. *equi*	C	β	Equinos	Adenite equina, doenças supurativas, púrpura hemorrágica	Trato respiratório superior, bolsa gutural
S. zooepidemicus (*S. equi* subsp. *zooepidemicus*)	C	β	Equinos	Mastite, pneumonia, infecções do umbigo	Membranas mucosas
			Bovinos, cordeiros, suínos, aves domésticas	Doenças supurativas e septicemia	Pele, membranas mucosas
S. suis	D	α (β)	Suínos	Septicemia, meningite, artrite, broncopneumonia	Tonsilas, cavidade nasal
			Humanos	Septicemia, meningite	
S canis	G	β	Carnívoros	Septicemia neonatal, doenças supurativas, síndrome do choque tóxico	Vagina, mucosa anal
S. uberis	Sem classificação	α (γ)	Bovinos	Mastite	Pele, vagina, tonsilas

Animais infectados podem eliminar *S. equi* subsp. *equi* por ao menos quatro semanas após o desenvolvimento de doença clínica. Um estado de carreador persistente (portador) ou crônico desenvolve-se em alguns animais, os quais apresentaram infecção da bolsa gutural prolongada (meses). O período de incubação é de até 6 dias e o curso normal da doença é de aproximadamente 10 dias. Em animais afetados observa-se febre, apatia e anorexia, seguidas de descarga oculonasal que se torna purulenta. Normalmente, os linfonodos submandibulares são afetados e, eventualmente, rompem, liberando um conteúdo purulento altamente infectivo. O empiema da bolsa gutural é um achado comum. A taxa de morbidade pode atingir 100% e a de mortalidade é, geralmente, inferior a 5%. Após surtos da doença, as instalações e fômites utilizados devem ser lavados e desinfetados. Vacinas vivas atenuadas, as quais reduzem a severidade dos sinais clínicos sem prevenir a infecção, estão disponíveis comercialmente.

Streptococcus suis é reconhecido mundialmente como um patógeno associado a significantes perdas econômicas na indústria de suínos. Esse agente está associado a casos de meningite, artrite, septicemia e broncopneumonia em suínos de todas as idades, além de causar, esporadicamente, endocardite, morte neonatal e aborto. Ao menos 35 sorovares de diferentes graus de virulência foram identificados. Aproximadamente, 70% dos isolados de *S. suis* pertecem aos sorovares 1 ao 9. Desses, o sorovar 2 é o mais prevalente, com taxas de portadores de até 90%. Esse sorovar está associado a quadros de meningite em suínos e humanos. Suínos assintomáticos são portadores de *S. suis* em suas tonsilas. Surtos da doença são mais comuns em suínos criados de forma intensiva e submetidos à superlotação, ventilação inapropriada e outros fatores estressantes. Matrizes portadoras de *S. suis* podem transmitir o agente para sua leitegada. A meningite, doença comumente fatal, caracteriza-se por febre, tremores, incoordenação, opistótono e convulsões. Uma vez que a presença de *S. suis* tende a tornar-se endêmica em um rebanho, sua erradicação é praticamente inviável. No entanto, adequações nos métodos de criação podem auxiliar na diminuição da prevalência da doença clínica.

Streptococcus agalactiae, *S. dysgalactiae* e *S. uberis* são os principais patógenos envolvidos em casos de mastite por estreptococos. *Streptococcus agalactiae* é um patógeno obrigatório da glânula mamária, onde se multiplica e invade os ductos lactíferos. A partir da multiplicação do agente, ocorre um influxo de neutrófilos para o interior da glândula mamária, culminando em reação inflamatória que resulta em bloqueio de ductos lactíferos e, consequentemente, na atrofia de tecidos secretórios. Esses ciclos inflamatórios ocorrem periodicamente com progressiva perda de tecido secretório. *Streptococcus dysgalactiae*, o qual pode ser encontrado na cavidade bucal, sistema genital e na pele da glândula mamária, causa mastite aguda. *Streptococcus uberis* é um microrganismo comensal da pele, tonsilas e mucosa vaginal, sendo uma importante causa de mastite clínica, especialmente em vacas estabuladas. A contaminação do teto devido a falhas na higiene ambiental é o principal fator predisponente no desenvolvimento de mastite causada por *S. dysgalactiae* e *S. uberis*. A diferenciação de estreptococos causadores de mastite é baseada no tipo de hemólise produzido em ágar-sange, hidrólise da esculina em meio *Edwards*, identificação do grupo de *Lancefield* ao qual pertencem e por meio de testes bioquímicos. Tanto *S. dysgalactiae* quanto *S. uberis* produzem α-hemólise, enquanto *S. agalactiae* produz β-hemólise. A esculina é hidrolisada por *S. uberis*.

16 Espécies de *Corynebacterium* e *Rhodococcus equi*

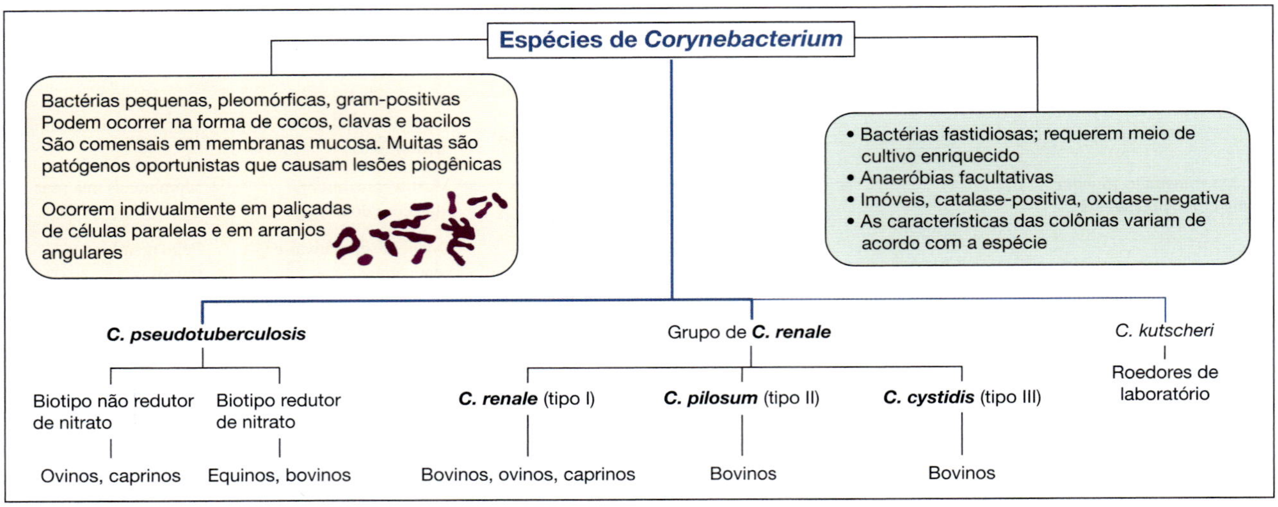

Espécies de *Corynebacterium*
Bactérias pequenas, pleomórficas, gram-positivas
Podem ocorrer na forma de cocos, clavas e bacilos
São comensais em membranas mucosa. Muitas são patógenos oportunistas que causam lesões piogênicas
Ocorrem indivualmente em paliçadas de células paralelas e em arranjos angulares
• Bactérias fastidiosas; requerem meio de cultivo enriquecido
• Anaeróbias facultativas
• Imóveis, catalase-positiva, oxidase-negativa
• As características das colônias variam de acordo com a espécie
C. pseudotuberculosis
Biotipo não redutor de nitrato
Ovinos, caprinos
Biotipo redutor de nitrato
Equinos, bovinos
Grupo de *C. renale*
C. renale (tipo I)
Bovinos, ovinos, caprinos
C. pilosum (tipo II)
Bovinos
C. cystidis (tipo III)
Bovinos
C. kutscheri
Roedores de laboratório

Espécies de *Corynebacterium*

Espécies de *Corynebacterium* são bactérias pequenas, pleomórficas, gram-positivas que ocorrem nas formas de cocos, clavas ou bacilos. Em esfregaços corados, essas bactérias podem apresentar-se em arrranjos angulares, semelhantes a letras chinesas. A maioria das corinebactérias são catalase-positiva, oxidase-negativa, anaeróbias facultativas e não formadoras de esporos, as quais requerem meios de cultivo enriquecidos para seu crescimento. As colônias são pequenas e de hemólise variável, dependendo da espécie. Muitas espécies de *Corynebacterium* são comensais em membranas mucosas. A maioria das espécies patogênicas são relativamente hospedeiro-específicas e causam síndromes características. A espécie do hospedeiro e a natureza da doença podem ser suficientes para sugerir o agente causal. Entre os critérios de identificação incluem a morfologia celular, a aparência da colônia e as reações observadas em testes bioquímicos. A detecção molecular e métodos de tipificação têm sido desenvolvidos para algumas espécies de corinebactérias, particularmente para *C. pseudotuberculosis*. Dois biotipos de *C. pseudotuberculosis* são reconhecidos; as cepas de ovinos/caprinos não são capazes de reduzir o nitrato, enquanto as cepas de bovinos/equinos geralmente reduzem o nitrato, em testes bioquímicos. Além disso, esses biotipos diferem em relação à sua distribuição geográfica.

Muitas corinebactérias são patógenos oportunistas. Com exceção de *C. bovis*, esses microrganismos são piogênicos e causam uma variedade de doenças supurativas em animais domésticos. A urease é produzida por todas as espécies patogênicas, exceto *C. bovis*, já a presença de fímbrias é um importante atributo de virulência presente em corinebactérias uropatogênicas. As principais doenças causadas por infecções decorrente de espécies de *Corynebacterium* estão descritas resumidamente na Tabela 16.1.

TABELA 16.1 Corinebactérias patogênicas, seus hospedeiros, *habitats* usuais e condições da doença que produzem

Patógeno	Hospedeiro	Condição da doença	*Habitat* usual
Corynebacterium bovis	Bovinos	Mastite subclínica	Cisterna do teto
C. kutscheri	Roedores de laboratório	Abscessos superficiais, focos caseosos e purulentos no fígado, pulmão e linfonodos	Membranas mucosas, ambiente
C. pseudotuberculosis			
Biotipo não redutor de nitrato	Ovinos, caprinos	Linfadenite caseosa	Pele, membranas mucosas, ambiente
Biotipo redutor de nitrato	Equinos, bovinos	Linfangite ulcerativa, abscessos	Ambiente
Grupo de *C. renale*			
C. renale (tipo I)	Bovinos	Cistite, pielonefrite	Trato urogenital inferior de vacas e touros
	Ovinos, caprinos	Balnopostite ulcerativa (enzoótica)	Prepúcio
C. pilosum (tipo II)	Bovinos	Cistite, pielonefrite	Trato urogenital bovino
C. cystidis (tipo III)	Bovinos	Cistite severa, raramente pielonefrite	Trato urogenital bovino
C. ulcerans	Bovinos	Mastite	Mucosa faríngea humana
	Gatos	Casos raros de infecção do trato respiratório superior	

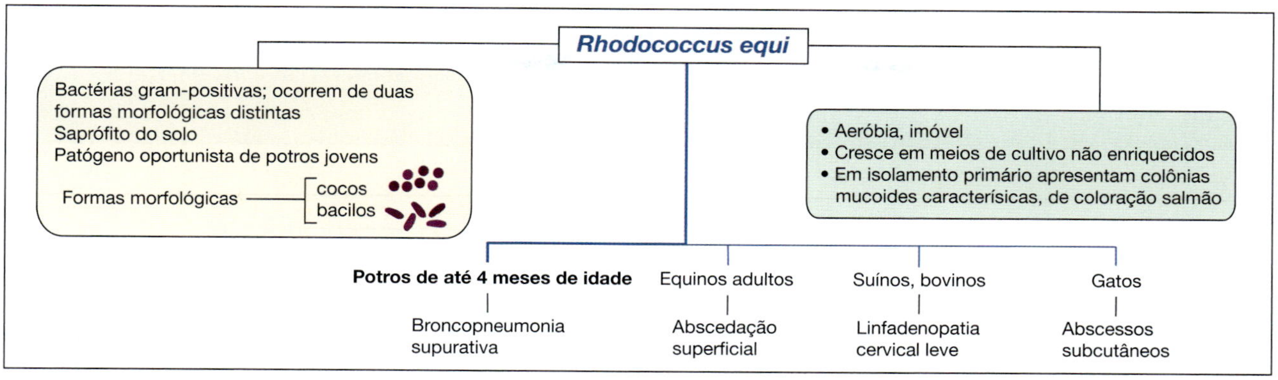

Rhodococcus equi
Bactérias gram-positivas; ocorrem de duas formas morfológicas distintas
Saprófito do solo
Patógeno oportunista de potros jovens
Formas morfológicas
cocos
bacilos
• Aeróbia, imóvel
• Cresce em meios de cultivo não enriquecidos
• Em isolamento primário apresentam colônias mucoides caracterísicas, de coloração salmão
Potros de até 4 meses de idade
Broncopneumonia supurativa
Equinos adultos
Abscedação superficial
Suínos, bovinos
Linfadenopatia cervical leve
Gatos
Abscessos subcutâneos

A linfadenite caseosa é uma doença supurativa crônica de ovinos e caprinos causada por *C. pseudotuberculosis*, sendo os bovinos raramente afetados. Os ovinos tornam-se infectados por meio da contaminação direta de ferimentos decorrentes da tosquia, por picadas de artrópodes e a partir de banhos de imesão ou equipamentos de tosquia contaminados. A infecção resulta em abscedação e aumento de linfonodos superficiais e internos. O período de incubação é de aproximadamente 3 meses. O agente etiológico é um patógeno intracelular facultativo, o qual pode sobreviver e replicar no interior de células fagocíticas. Entre seus principais fatores de virulência, destacam-se sua parede celular lipídica e a produção de uma exotoxina, a fosfolipase D. A doença, que ocorre na Austrália, Nova Zelândia, Oriente Médio, Ásia, África, América do Norte e do Sul, vem sendo amplamente reportada na Grã-Bretanha, entre outros países do continente europeu. A caquexia pode ser evidente em animais afetados, e a doença resulta invariavelmente em condenação de carcaças e desvalorização do couro. O agente dissemina-se por meio de conteúdo purulento proveniente de linfonodos rompidos e a partir de secreções nasais ou orais. *Corynebacterium pseudotuberculosis* pode sobreviver no ambiente por muitos meses. Os linfonodos afetados apresentam-se aumentados e com abscessos encapsulados contendo pus esverdeado; sua superfície de corte apresenta-se como um "anel de cebola". A forma visceral da doença pode não ser detectada *ante mortem*. Os caprinos, geralmente, desenvolvem a forma superficial da doença. O diagnóstico presuntivo pode ser baseado na apresentação clínica ou no exame *post mortem*. Esfregaços de lesões podem revelar bactérias corineformes gram-positivas. O isolamento e a identificação de *C. pseudotuberculosis* a partir de material coletado de abscessos são suficientes para confirmar a doença. Devido à natureza crônica da doença e a capacidade de o microrganismo sobreviver em ambiente intracelular, a terapia antimicrobiana é considerada inefetiva. A adoção de medidas de controle apropriadas deve ser compatível com a realidade de cada país, considerando-se a prevalência local da doença. Diante da dificuldade de detectar-se a doença em animais vivos, diversos testes de ELISA (do inglês *Enzyme Linked Immuno Sorbent Assay*)* têm sido desenvolvidos. Animais com sorologia positiva podem ser abatidos. Vacinas estão disponíveis comercialmente apenas em alguns países, incluindo o Brasil.

O biotipo de *C. pseudotuberculosis* redutor de nitrato causa linfangite ulcerativa em equinos e bovinos. Essa doença vem sendo reportada na África, nas Américas, no Oriente Médio e na Índia. A infecção ocorre através de lesões na pele, picadas de artrópodes e contato com arreios contaminados. Apresenta-se tanto na forma de linfangite em membros inferiores como abscedação na região peitoral. Organismos pertencentes ao grupo de *C. renale* podem ser isolados da vulva, da vagina e do prepúcio de bovinos aparentemente sadios. O estresse durante o parto e o reduzido tamanho da uretra em bovinos predispõem a infecções do trato urinário nessa espécie animal.

Infecção ascendente a partir da bexiga pelos ureteres pode resultar em pielonefrite. Sinais clínicos de pielonefrite incluem febre, anorexia, inquietação em função da dor e diminuição da produção de leite. Disúria, coluna arqueada e urina com presença de sangue estão invariavelmente presentes. O cultivo de *C. renale* a partir de amostras de urina em associação à presença de sinais clínicos característicos é suficiente para confirmar o diagnóstico.

Rhodococcus equi

Rhodococcus equi é um microrganismo de distribuição mundial, gram-positivo, aeróbio e saprófito do solo. É um patógeno oportunista de potros com até 6 meses de idade. *Rhodococcus equi* cresce em meios de cultivo não enriquecidos e produz colônias mucoides de coloração salmão. Algumas cepas de *R. equi* apresentam-se na forma de cocos, enquanto outras apresentam-se como bacilos de até 5 μm de comprimento.

A broncopneumonia supurativa de potros é a principal doença causada por esse microrganismo piogênico. A infecção é, geralmente, adquirida por inalação de partículas de poeira contendo *R. equi*, especialmente em pastagens com menor cobertura em climas mais quentes, ou em ambientes fechados com a presença de poeira ou estábulos mal ventilados em regiões de clima temperado. Esse microrganismo pode ser encontrado em grande número nas fezes de equinos adultos e potros saudáveis, sendo que a alta densidade animal pode resultar em um significativo acúmulo de *R. equi* na pastagem. Somente *R. equi* virulento, que possui um grande plasmídeo de virulência contendo o gene *vapA*, está associado à doença. As cepas virulentas são capazes de sobreviver e multiplicar-se no interior de macrófagos. A doença aguda ocorre, muitas vezes, em potros de aproximadamente um mês de idade, com aparecimento abrupto de febre, anorexia e broncopneumonia. Em potros mais velhos a doenças pode ser insidiosa, na qual, muitas vezes, ocorrem lesões avançadas antes mesmo de qualquer sinal clínico, como tosse, dispneia, perda de peso e estertores característicos na auscultação pulmonar. Um histórico de ocorrência da doença na propriedade, a idade dos potros afetados e os sinais clínicos podem sugerir a infecção por *R. equi*. O cultivo bacteriológico ou a detecção por meio de PCR** de *R. equi* a partir de amostras de aspirado traqueal ou lavado broncoalveolar e conteúdo purulentos de lesões, em associação com sinais clínicos, é considerado confirmatório para o diagnóstico do caso.***

*N.T. Imunoensaio de reação enzimática, na qual se quantificam anticorpos ou antígenos por meio de anticorpos marcados com uma enzima que age sobre um substrato produzindo uma coloração, mensurada por um espectrofotômetro (leitor de ELISA).

**N.T. Possui relevância diagnóstica mediante a determinação concomitante do gene de virulência *vapA*, uma vez que a confirmação apenas da identidade do agente pode não ser suficiente devido ao seu caráter oportunista.

***N.T. A remissão dos sinais clínicos está fortemente relacionada ao diagnóstico precoce da doença e ao tratamento com um antimicrobiano macrolídeo associado à rifampicina; até o momento não há qualquer vacina disponível comercialmente para prevenção da doença em potros.

17 Actinobactérias

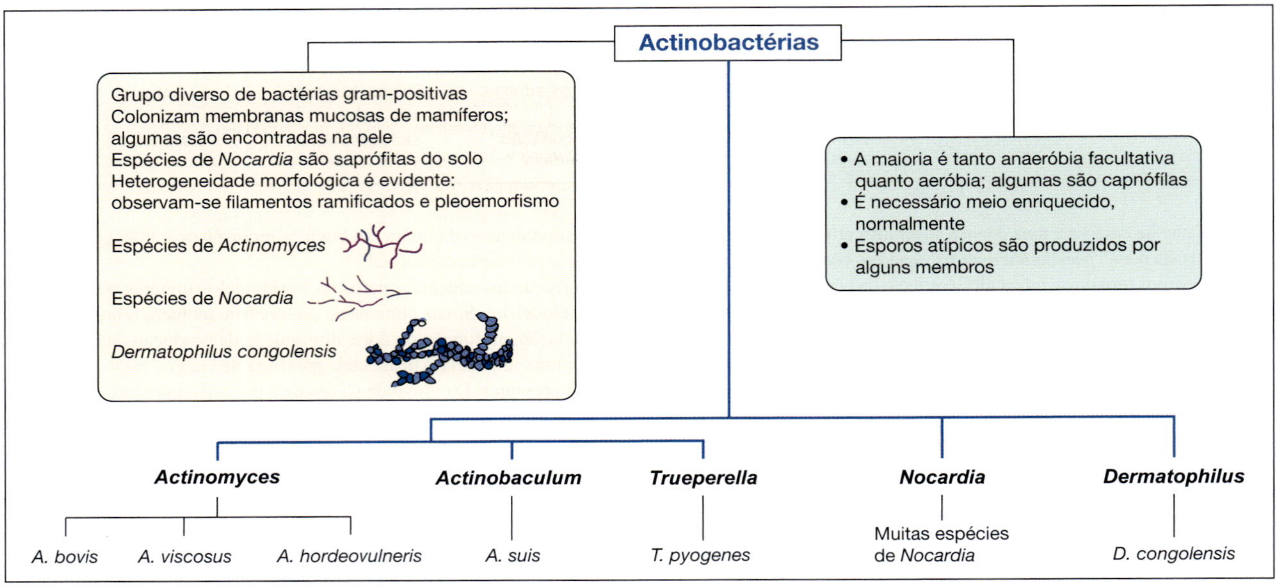
Actinobactérias
Grupo diverso de bactérias gram-positivas
Colonizam membranas mucosas de mamíferos; algumas são encontradas na pele
Espécies de Nocardia são saprófitas do solo
Heterogeneidade morfológica é evidente: observam-se filamentos ramificados e pleoemorfismo
Espécies de Actinomyces
Espécies de Nocardia
Dermatophilus congolensis
• A maioria é tanto anaeróbia facultativa quanto aeróbia; algumas são capnófilas
• É necessário meio enriquecido, normalmente
• Esporos atípicos são produzidos por alguns membros
Actinomyces
Actinobaculum
Trueperella
Nocardia
Dermatophilus
A. bovis
A. viscosus
A. hordeovulneris
A. suis
T. pyogenes
Muitas espécies de Nocardia
D. congolensis

As actinobactérias compõem um grupo filogeneticamente diverso de bactérias gram-positivas, as quais tendem a crescer lentamente e produzir filamentos ramificados. As bactérias desse grupo são capazes de causar doenças em animais domésticos pertencem ao gênero *Actinomyces*, *Trueperella*, *Actinobaculum*, *Nocardia* e *Dermatophilus*. Esses gêneros estão classificados dentro de três famílias bacterianas. Características morfológicas e de cultivo de actinobactérias estão apresentadas nos Quadros 17.1 e 17.2. A comparação de características de actinobactérias de importância veterinária estão apresentadas na Tabela 17.1.

Quadro 17.1 Morfologia das actinobactérias

- Grupo diverso de bactérias, incluindo gram-positivas, parcialmente ou completamente álcool-ácido resistentes
- Morfologicamente heterogêneas:
  - Filamentos ramificados
  - Pleomóficas
  - Forma bacilar clássica

Quadro 17.2 Características de cultivo das actinobactérias

- Requerimentos atmosféricos muito variáveis; algumas são aeróbias estritas, outras são anaeróbias facultativas ou capnófilas
- Meios enriquecidos ou especializados incorporando suplementos necessários para espécies particulares
- Alguns membros produzem esporos atípicos

Espécies de *Actinomyces*, *Trueperella* e *Actinobaculum*

Espécies destes gêneros são imóveis, não formadoras de esporos, gram-positivas e requerem meios enriquecidos para o seu crescimento. *Trueperella pyogenes* era antigamente denominada *Arcanobacterium pyogenes*, da mesma forma que *Actinobaculum suis* também era denominado de outras formas. Dentro deste grupo, as espécies de importância veterinária são *Trueperella pyogenes*, *Actinobaculum suis*, *Actinomyces bovis*, *Actinomyces viscosus* e *Actinomyces hordeovulneris*. Excetuando-se *A. hordeovulneris*, os membros patogênicos desse gênero colonizam membranas mucosas de mamíferos. Características diferenciais dessas espécies estão descritas na Tabela 17.2. Doenças produzidas por espécies de *Actinomyces*, *Trueperella* e *Actinobaculum* em animais domésticos estão resumidas na Tabela 17.3.

Trueperella pyogenes é, mundialmente, uma causa comum de lesões supurativas em espécies de animais domésticos, especialmente bovinos, suínos e ovinos. O principal fator de virulência produzido por *T. pyogenes* é a exotoxina piolisina, a qual é citolítica para diversos tipos de células, entre elas neutrófilos e macrófagos. Esse microrganismo também produz proteases e inúmeras adesinas. Linfadenite, osteomielite, peritonite e abscessos no cérebro estão comumente associadas à invasão tecidual por esse patógeno. *Trueperella pyogenes* também está implicada em casos de piometra, metrite e mastite bovina aguda. Na mastite bovina aguda, chamada de "mastite de verão" na Grã-Bretanha e Irlanda, a bactéria anaeróbia *Peptoniphilus indolicus* está geralmente associada a *T. pyogenes*. Em lesões de cascos em ruminantes e em outras infecções mistas, *T. pyogenes* também ocorre em associação com microrganismos anaeróbios. O diagnóstico baseia-se na morfologia celular pleomórfica típica visualizada em esfregaços de amostras clínicas corados pela técnica de Gram, na morfologia das colônias e na habilidade de *T. pyogenes* de digerir o meio soro coagulado de *Loeffler*.

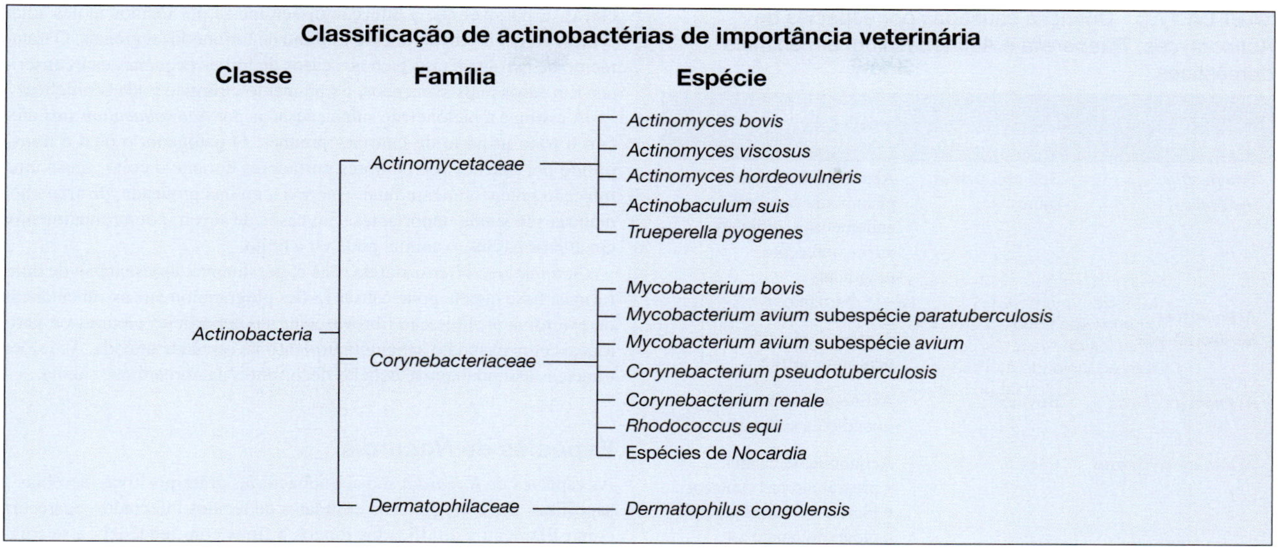
Classificação de actinobactérias de importância veterinária
Classe
Família
Espécie
Actinobacteria
Actinomycetaceae
Actinomyces bovis
Actinomyces viscosus
Actinomyces hordeovulneris
Actinobaculum suis
Trueperella pyogenes
Corynebacteriaceae
Mycobacterium bovis
Mycobacterium avium subespécie paratuberculosis
Mycobacterium avium subespécie avium
Corynebacterium pseudotuberculosis
Corynebacterium renale
Rhodococcus equi
Espécies de Nocardia
Dermatophilaceae
Dermatophilus congolensis

TABELA 17.1 Características comparativas de actinobactérias de importância veterinária

Característica	Espécies de *Actinomyces*	*Trueperella pyogenes*	*Actinobaculum suis*	Espécies de *Nocardia*	*Dermatophilus congolensis*
Requerimentos atmosféricos para crescimento	Anaeróbias ou anaeróbias facultativas e capnófilas	Anaeróbia facultativa e capnófila	Anaeróbia	Aeróbia	Aeróbia e capnófila
Produção de filamentos aéreos	–	–	–	+	–
Coloração de Ziehl-Neelsen modificada	–	–	–	+	–
Crescimento em ágar Sabouraud-dextrose	–	–	–	+	–
Habitat usual	Mucosa nasofaríngea e oral	Mucosa nasofaríngea de bovinos, ovinos e suínos	Prepúcio e divertículo prepucial de suínos	Solo	Pele de animais portadores, crostas de lesões
Sítio de lesões	Muitos tecidos, incluindo-se os ossos	Tecidos moles	Trato urinário de matrizes suínas	Cavidade torácica, pele e outros tecidos	Pele

TABELA 17.2 Diferenciação de espécies de *Actinomyces*, *Trueperella* e *Actinobaculum* de importância veterinária

Característica	*Actinomyces bovis*	*Actinomyces viscosus*	*Actinomyces hordeovulneris*	*Trueperella pyogenes*	*Actinobaculum suis*
Morfologia	Filamentos ramificados, algumas formas curtas	Filamentos ramificados, formas curtas	Filamentos ramificados, formas curtas	Corineforme	Corineforme
Requerimentos atmosféricos	Anaeróbia + CO_2	10% CO_2	10% CO_2	Aeróbia	Anaeróbia
Hemólise em ágar-sangue ovino	±	–	±	+	±
Porducão de catalase	–	+	+	–	–
Digestão do meio soro coagulado de *Loeffler*	–	–	–	+	–
Grânulos no pus	"Grânulos de enxofre"	Grânulos brancos	Sem grânulos	Sem grânulos	Sem grânulos

TABELA 17.3 Doenças causadas por espécies de *Actinomyces*, *Trueperella* e *Actinobaculum* em animais domésticos

Espécies	Hospedeiros	Condições das doenças
Trueperella pyogenes	Bovinos, ovinos, suínos	Abscedação, mastite, pneumonia supurativa, endometrites, piometra, artrite, infecções umbilicais
Actinomyces hordeovulneris	Cães	Abscedação cutânea e visceral, pleurite, peritonite, artrite
Actinomyces bovis	Bovinos	Actinomicose bovina (mandíbula nodular)
Actinomyce viscosus	Cães	Actinomicose canina: • piogranulomas cutâneos • piotórax e lesões pleurais piogranulomatosas proliferativas • lesões disseminadas (raro)
	Equinos	Pústulas cutâneas
	Bovinos	Aborto
Espécies de *Actinomyces* (sem classificação)	Suínos	Mastite piogranulomatosa
	Equinos	Lesões decorrentes de descorna e fístulas de cernelha
Actinobaculum suis	Suínos	Cistite e pielonefrite

A invasão da mandíbula e, menos comumente, da maxila de bovinos por *A. bovis* causa osteomielite rarefaciente crônica, denominada “mandíbula nodular” (em inglês "lumpy jaw"). Esse microrganismo invade os tecidos após algum tipo de trauma na mucosa por alimentos ásperos ou pelo alvéolo dental durante a erupção dos dentes. Observa-se uma tumefação óssea indolor no local afetado, a qual aumenta de volume em algumas semanas. Essa tumefação torna-se dolorosa e ocorre o desenvolvimento de uma fístula com estravasamento de exsudato purulento contendo grânulos de enxofre com colônias características em forma de clavas. É possível que a infecção dissemine-se por tecidos moles adjacentes, porém há envolvimento mínimo de linfonodos regionais. O tratamento de escolha é cirúrgico nos casos de lesões pequenas e circunscritas. Em casos mais avançados, o tratamento cirúrgico pode ser ineficaz.

A cistite e a pielonefrite suína causadas por *Actinobaculum suis* afetam o trato urinário de matrizes prenhes. O patógeno, o qual é transmitido por machos reprodutores portadores durante o coito, causa uma infecção potencialmente fatal. Anorexia, coluna arqueada, disúria e hematúria são sinais importantes. Em casos de severo comprometimento, em ambos os rins, o animal pode vir a óbito.

Actinomyces viscosus afeta cães e, geralmente, apresenta-se de duas formas. Esse agente pode causar lesões piogranulomatosas subcutâneas ou extensiva proliferação fibrovascular nas superfícies pleurais ou peritoneais com exsudato sanguinopurulento na cavidade afetada. As lesões torácicas assemelham-se àquelas decorrentes da norcardiose canina.

Espécies de *Nocardia*

As espécies de *Nocardia* são actinobactérias gram-positivas, aeróbias e saprófitas. Em esfregaços de exsudatos de tecidos infectados, aparecem como filamentos ramificados longos e finos com tendência a se fragmentarem em bacilos e cocos. Quando cultivados, esses microrganismos produzem filamentos aéreos que podem formar esporos. Componentes da parede celular tornam esses agentes parcialmente álcool-ácido resistentes (positivos para coloração de Ziehl-Neelsen modificada). Entre os patógenos pertencentes ao gênero *Nocardia*, *Nocardia asteroides* é o de

TABELA 17.4 Doenças causadas por espécies de *Nocardia* em animais domésticos

Espécies	Hospedeiros	Condições da doença
Espécies de *Nocardia*	Cães	Nocardiose canina: • piogranulomas cutâneos • lesões pleurais piogranulomatosas e piotórax • lesões disseminadas
	Bovinos	Mastite crônica e aborto
	Suínos	Aborto
	Ovinos, caprinos, equinos	Infecções em feridas, mastite, pneumonia, outras doenças piogranulomatosas
Nocardia farcinica	Bovinos	Farcinose bovina

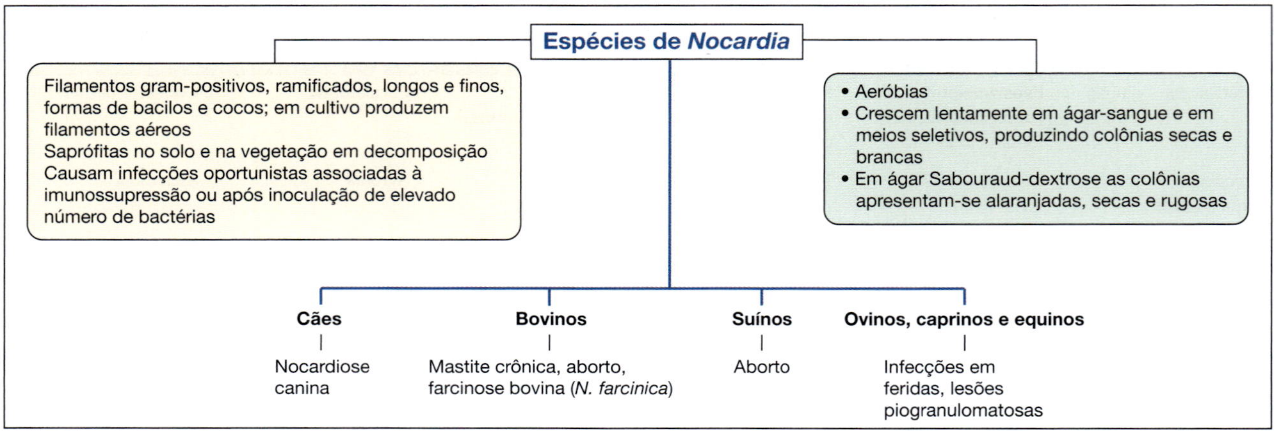
Espécies de Nocardia
Filamentos gram-positivos, ramificados, longos e finos, formas de bacilos e cocos; em cultivo produzem filamentos aéreos
Saprófitas no solo e na vegetação em decomposição
Causam infecções oportunistas associadas à imunossupressão ou após inoculação de elevado número de bactérias
• Aeróbias
• Crescem lentamente em ágar-sangue e em meios seletivos, produzindo colônias secas e brancas
• Em ágar Sabouraud-dextrose as colônias apresentam-se alaranjadas, secas e rugosas
Cães
Nocardiose canina
Bovinos
Mastite crônica, aborto, farcinose bovina (N. farcinica)
Suínos
Aborto
Ovinos, caprinos e equinos
Infecções em feridas, lesões piogranulomatosas

maior importância, embora diversas espécies patogênicas tenham sido adicionadas a esse gênero por meio de métodos moleculares.

As espécies de *Nocardia* são saprófitas do solo e de vegetação em decomposição. A infecção, classificada como oportunista, está em geral associada à imunossupressão ou, alternativamente, pode iniciar a partir de infecção com uma dose elevada do microrganismos. O modo usual de infecção dá-se por inalação, podendo ocorrer, também, por lesões de pele ou por meio do canal do teto. Cepas virulentas de *N. asteroides* sobrevivem em ambiente intracelular. A imunidade mediada por células é essencial para proteção contra infecções por esse patógeno intracelular facultativo.

Infecções por espécies de *Nocardia* em animais domésticos estão apresentadas na Tabela 17.4. As formas encontradas com maior frequência são infecções sistêmicas e cutâneas em cães e mastite em bovinos de leite. Os surtos de mastite por *Nocardia* estão, frequentemente, relacionados à aplicação de tratamento antibiótico intramamário com tubos ou cânulas contaminados. Já a nocardiose canina, causada por *N. asteroides*, é adquirida por inalação, feridas na pele ou por ingestão. A doença pode apresentar-se sob forma torácica, cutânea e disseminada. A forma torácica é caracterizada por febre, anorexia e dificuldade respiratória. Fluido sanguinolento acumula-se na cavidade torácica. A forma cutânea apresenta-se tanto como uma úlcera indolente ou como tumefação granulomatosa com eliminação de exsudato por meio de fístulas. Cepas de *N. asteroides* apresentam variada suscetibilidade aos antimicrobianos. Um diagnóstico presuntivo de infecção por *N. asteroides* é realizado por meio de achados clínicos e procedimentos laboratoriais. Esfregaços de exsudato devem ser corados pela técnica de Gram e pela técnica de Ziehl-Neelsen modificada. *Nocardia asteroides* é positiva em coloração de Ziehl-Neelsen modificada. Quando cultivada aerobicamente em ágar-sangue, as colônias tornam-se visíveis após 5 dias de incubação, e apresentam-se brancas, secas e muito aderidas à superfície do ágar.

Nocardia farcinica causa uma doença denominada farcinose bovina, a qual ocorre apenas em locais de clima tropical. Devido ao isolamento de diversos agentes a partir de lesões, incluindo *N. farcinica*, a etiologia da doença permanece incerta. Observa-se uma infecção crônica de vasos linfáticos superficiais e linfonodos. Lesões iniciais consistem em pequenos nódulos cutâneos, localizados, geralmente, na face medial dos membros inferiores e no pescoço. Esses nódulos aumentam de tamanho lentamente e tornam-se coalescentes, formando grandes áreas de tumefação que raramente ulceram. Os vasos linfáticos tornam-se aumentados e assemelham-se a um cordão. Os órgãos internos podem ser afetados e apresentam lesões similares àquelas observadas em casos de tuberculose.

Dermatophilus congolensis

Este gênero das actinobactérias é gram-positivo, filamentoso e ramificado. Trata-se de um microrganismo incomum por produzir zoósporos móveis com aproximadamente 1,5 µm de diâmetro. Os zoósporos maduros produzem tubos germinativos que se desenvolvem em filamentos nos quais divisões transversais e longitudinais formam segmentos que resultam na produção de novos zoósporos. Filamentos maduros podem medir mais de 5 µm de largura e contêm colunas de zoósporos que lhes conferem uma aparência de «trilho de bonde» (*tram-track*). As infecções de pele causadas por *D. congolensis* ocorrem mundialmente, sendo essa uma doença mais prevalente em regiões tropicais e subtropicais. A bactéria parece persistir em focos cutâneos de animais clinicamente normais, particularmente em áreas endêmicas. Apesar da sobrevivência dos zoósporos ser limitada no ambiente, os mesmos podem sobreviver por longo período em crostas secas de pele.

A ocorrência de trauma e de umidade persistente predispõe à invasão da pele por *D. congolensis*. Quando ativados, os zoósporos produzem tubos germinativos, os quais se desenvolvem em filamentos que invadem a epiderme. Os fatores relacionados à patogenicidade incluem uma ceramidase alcalina e diversas proteases que facilitam a invasão da epiderme. A invasão resulta em uma resposta inflamatória aguda caracterizada por grande influxo de neutrófilos, culminando com a formação de microabscessos na epiderme. Fatores que deprimem respostas imunológicas específicas, incluindo doenças intercorrentes e prenhez, podem aumentar a suscetibilidade do hospedeiro à dermatofilose. Infecções por *D. congolensis* normalmente ficam restritas à epiderme. Quando a doença afeta a pele dos membros inferiores de ovinos, pode ser chamada de "pés de morango".

Embora a doença afete animais de todas as idades, é mais prevalente e, com frequência, mais severa em animais jovens. Os zoósporos são comumente transmitidos pelo contato direto com animais infectados. Vários insetos hematófagos podem ser importantes na transmissão da doença nos trópicos. As perdas econômicas estão relacionadas aos danos causados no couro e na lã, principalmente.

Normalmente, a distribuição das lesões está relacionada às áreas da pele predispostas à infecção. Chuvas fortes e prolongadas, associadas a temperaturas elevadas, podem resultar em lesões que afetam predominantemente o dorso dos animais. Traumas na face e nos membros inferiores dos animais que pastejam em locais com arbustos espinhosos podem predispor a lesões nestes locais. Lesões iniciais apresentam pápulas e são frequentemente detectadas apenas por palpação. Com o progresso destas, a presença de exsudato seroso causa agrupamento dos pelos, resultando na aparência de "tufos de pelos". As lesões podem coalescer, formando assim, escamas crostosas irregularmente elevadas. Tufos de pelos podem ser facilmente arrancados das lesões junto com crostas e exsudato subjacente. A formação de crostas tende a ser mais pronunciada em bovinos e ovinos do que em equinos. Em infecções graves, as lesões podem ser extensas e, ocasionalmente, resultar em morte dos animais, principalmente em bezerros e cordeiros. O diagnóstico está fundamentado na aparência clínica das lesões e na demonstração de *D. congolensis* a partir de crostas, sendo o isolamento do microrganismo suficiente para confirmar o diagnóstico.

O desfecho do tratamento é influenciado pela severidade e extensão das lesões. Antibióticos administrados de forma parenteral, como oxitetraciclinas de longa ação, são geralmente efetivos. Medidas de controle estão baseadas na tentativa de minimizar os efeitos dos fatores predisponentes e no tratamento precoce dos casos clínicos. Quando possível, arbustos com espinhos devem ser retirados de áreas de pastagens e as infestações por carrapatos devem ser reduzidas por meio de banhos carrapaticidas de imersão ou por aspersão com acaricidas. O controle de doenças intercorrentes reduz a gravidade da dermatofilose.

18 Espécies de *Listeria*

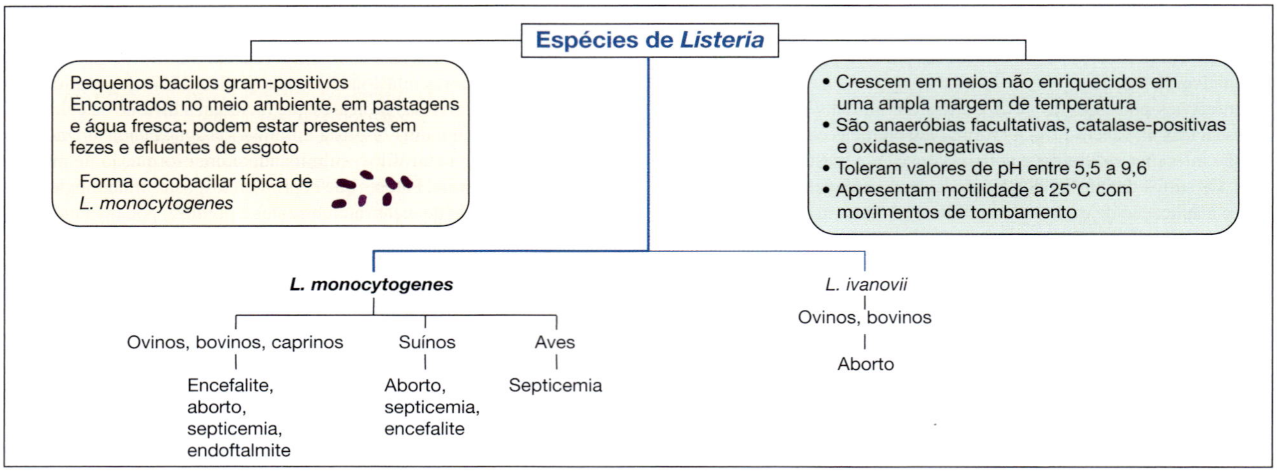
Espécies de Listeria
Pequenos bacilos gram-positivos
Encontrados no meio ambiente, em pastagens e água fresca; podem estar presentes em fezes e efluentes de esgoto
Forma cocobacilar típica de L. monocytogenes
• Crescem em meios não enriquecidos em uma ampla margem de temperatura
• São anaeróbias facultativas, catalase-positivas e oxidase-negativas
• Toleram valores de pH entre 5,5 a 9,6
• Apresentam motilidade a 25°C com movimentos de tombamento
L. monocytogenes
Ovinos, bovinos, caprinos
Encefalite, aborto, septicemia, endoftalmite
Suínos
Aborto, septicemia, encefalite
Aves
Septicemia
L. ivanovii
Ovinos, bovinos
Aborto

A maioria das espécies de *Listeria* apresenta-se como cocobacilos gram-positivos pequenos, medindo até 2 μm de comprimento. O gênero é composto por mais de 10 espécies, sendo duas patogênicas. Dessas, *Listeria monocytogenes* é a espécie mais importante, uma vez que causa doenças em diversas espécies de animais e em humanos no mundo todo. *Listeria ivanovii* causa abortos esporádicos em bovinos e ovinos. As espécies de *Listeria* podem crescer dentro de uma grande margem de temperatura, que vai de 4 a 45°C, podem tolerar valores de pH entre 5,5 e 9,6 e até 10% de cloreto de sódio. Além disso, podem replicar-se no meio ambiente e estão amplamente distribuídas em pastagens, fezes de animais saudáveis, efluentes de esgoto e corpos d'água. Com base na parede celular e em antígenos flagelares, 16 sorovares são reconhecidos, sendos os sorovares 4b e 1/2 os resposnsáveis pela maioria dos casos de doenças em animais e humanos.

A infecção por *L. monocytogenes* ocorre após a ingestão de alimento contaminado e pode resultar em septicemia, encefalite ou aborto. Os microrganismos provavelmente penetram por meio das células M nas placas de Peyer no intestino e se disseminam pela via linfática e sanguínea para os tecidos. Em fêmeas prenhes, a infecção é transmitida de forma transplacentária. Existem evidências de que o microrganismo possa penetrar através de pequenas lesões na mucosa oral ou nasal. A partir desses locais, acredita-se que a migração em nervos craniais seja a principal rota de infecção na listeriose nervosa. Lesões no tronco cerebral são compostas de microabscessos e agregados linfocíticos perivasculares. *Listeria monocytogenes* é capaz de invadir células fagocíticas e não fagocíticas utilizando proteínas específicas, denominadas internalinas. A listeriolisina O e as fosfolipases medeiam a evasão deste patógeno dos fagossomos, além de possibilitar a disseminação de *Listeria* de uma célula para outra após sua replicação intracelular.

A listeriose em ruminantes pode apresentar-se como encefalite, aborto, septicemia ou endoftalmite. Geralmente, apenas uma forma da doença ocorre em determinado grupo de animais afetados. Surtos de listeriose tendem a ser sazonais na Europa e afetam animais no terço final da gestação, alimentados com silagem contaminada. *Listeria monocytogenes* pode replicar-se em silagem com valores de pH acima de 5,5. O período de incubação da listeriose nervosa varia de 14 a 40 dias. Apatia, andar em círculos e desvio lateral da cabeça são os sinais clínicos mais comuns. A paralisia facial unilateral resulta em sialorreia e pálpebras superiores e orelhas caídas. Casos de aborto com evidência de doença sistêmica podem ocorrer até 12 dias após a infecção. A listeriose septicêmica, de curto período de incubação, é mais encontrada em cordeiros. *Listeria monocytogenes* é um importante patógeno transmitido por alimentos contaminados, especialmente para mulheres grávidas e indivíduos imunocomprometidos.

Sinais neurológicos característicos ou aborto, associados à alimentação com silagem, podem ser sugestivos de listeriose. Entre as amostras apropriadas para exame laboratorial inclui-se fluido cerebrospinal, tecidos da medula e ponte cerebelar de animais com sinais neurológicos, e cotilédones, conteúdo abomasal do feto e descargas uterinas em casos de aborto. As amostras adequadas em casos de septicemia incluem fígado, baço e sangue. Espécies de *Listeria* cultivadas em ágar-sangue apresentam-se como colônias pequenas, hemolíticas e translúcidas, as quais podem ser identificadas por meio de testes bioquímicos. No entanto, inúmeros métodos baseados em PCR têm sido descritos para detecção de *Listeria* a partir de amostras clínicas e alimentos. Além da sorotipificação, técnicas moleculares, como a tipificação de sequência multilócus, técnicas baseados em eletroforese em gel de campo pulsado e técnica de polimorfismo de comprimento de fragmentos amplificados são utilizadas para caracterização de isolados.

A resposta à terapia antimicrobiana pode ser limitada na listeriose nervosa e períodos prolongados de tratamento podem ser necessários. Na maioria dos casos, em estágios iniciais da listerioses septicêmica, a resposta terapêutica é considerada satisfatória. Silagens de má qualidade não devem ser fornecidas a ruminantes prenhes.

19 *Erysipelothrix rhusiopathiae*

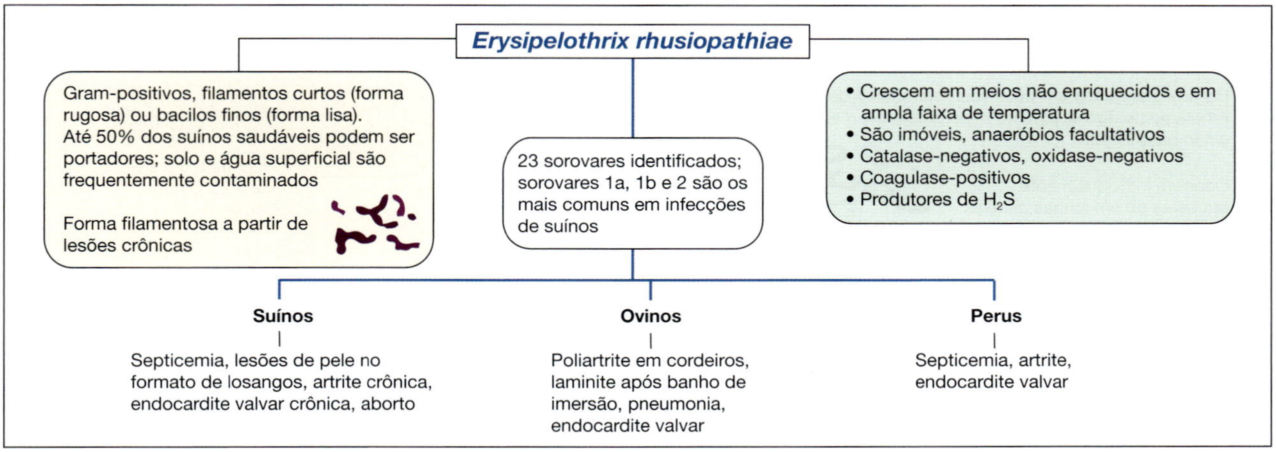

Erysipelothrix rhusiopathiae
Gram-positivos, filamentos curtos (forma rugosa) ou bacilos finos (forma lisa).
Até 50% dos suínos saudáveis podem ser portadores; solo e água superficial são frequentemente contaminados
Forma filamentosa a partir de lesões crônicas
23 sorovares identificados; sorovares 1a, 1b e 2 são os mais comuns em infecções de suínos
• Crescem em meios não enriquecidos e em ampla faixa de temperatura
• São imóveis, anaeróbios facultativos
• Catalase-negativos, oxidase-negativos
• Coagulase-positivos
• Produtores de H_2S
Suínos
Septicemia, lesões de pele no formato de losangos, artrite crônica, endocardite valvar crônica, aborto
Ovinos
Poliartrite em cordeiros, laminite após banho de imersão, pneumonia, endocardite valvar
Perus
Septicemia, artrite, endocardite valvar

Erysipelothrix rhusiopathiae é um microrganismo gram-positivo, imóvel e anaeróbio facultativo. É catalase e oxidase-negativas, resistente a altas concentrações de sais e cresce em temperaturas que variam de 5 a 42ºC e em uma faixa de pH de 6,7-9,2. Esse patógeno pode sobreviver durante várias semanas no ambiente, porém não é capaz de replicar fora de seu hospedeiro animal. Isolados de animais com infecções agudas formam colônias lisas, enquanto isolados de animais cronicamente afetados formam colônias rugosas. Em esfregaços de colônias lisas observa-se a forma de bacilos finos, enquanto em esfregaços de colônias rugosas, comumente, observam-se filamentos curtos que descoram facilmente. Essa bactéria cresce em ágar nutriente, porém seu crescimento pode ser melhorado em meios contendo sangue ou soro.

Erysipelotrhrix rhusiopathiae causa erisipela em suínos e em perus de todo o mundo. Os ovinos e outras espécies domésticas são afetadas ocasionalmente. Até 50% dos suínos saudáveis podem carrear *E. rhusiopathiae* em suas tonsilas. Suínos portadores podem excretar o microrganismo pelas fezes e secreções oronasais.

A infecção é, geralmente, adquirida mediante ingestão de material contaminado com fezes de suínos. A entrada pode ocorrer por meio das tonsilas, da pele ou de membranas mucosas. Fatores de virulência incluem uma cápsula que protege o microrganismo contra a fagocitose e diversas exoenzimas. A enzima neuraminidase auxilia na aderência e penetração do patógeno em células endoteliais e a enzima hialuronidade atua facilitando a sua disseminação em tecidos do hospedeiro. A erisipela suína pode ocorrer de duas formas. De forma aguda, quando há manifestações septicêmica e cutânea (lesões em forma de losango) e de forma crônica, quando há artrite e endocardite vegetante. A artrite crônica possui o impacto negativo mais importante economicamente, afetando diretamente a produtividade. A septicemia ocorre após um período de incubação de aproximadamente 3 dias. Alguns suínos podem ser encontrados mortos, outros febris ou apáticos. A mortalidade pode ser elevada em alguns surtos, sendo observado aborto em fêmeas prenhes. Na forma cutânea, os sinais clínicos tendem a ser menos severos. Os suínos apresentam-se febris e as lesões cutâneas evoluem de pequenas elevações de cor rosa clara até áreas extensas de placas eritematosas em formato de losango. A artrite, comumente observada em suínos mais velhos, pode apresentar-se como rigidez, claudicação ou relutância em apoiar o peso sobre os membros afetados. As lesões articulares podem progredir para erosão da cartilagem articular, com eventual fibrose e anquilose. Na endocardite vegetante, a forma menos comum, massas trombóticas semelhantes a verrugas estão presentes geralmente na válvula mitral. Muitos animais afetados são assintomáticos, porém alguns podem desenvolver falência cardíaca congestiva ou apresentar morte súbita se submetidos ao estresse por esforço físico ou devido à prenhez. A apresentação clínica e o tipo e localização das lesões podem ser sugestivos de erisipela suína. Lesões no formato de losangos podem ser consideradas patognomônicas. *Erysipelothrix rhusiopathiae* pode ser isolada em ágar-sangue e identificada por meio de testes bioquímicos. No entanto, técnicas moleculares, incluindo a combinação de cultivo em meios de enriquecimento e PCR têm sido descritas para detecção e identificação desse patógeno. Procedimentos de tipificação incluem a sorotipificação e, mais recentemente, técnicas moleculares como eletroforese em gel de campo pulsado e sequenciamento do gene *spaA*. Esse gene codifica a proteína de superfície spaA, o principal antígeno protetivo de *E. rhusiopathiae*. Vacinas vivas e atenuadas estão disponíveis para prevenção de erisipela em suínos; no entanto, alguns trabalhos sugerem que a aplicação de vacinas vivas pode resultar em artrite crônica.

A erisipela em perus afeta animais de todas as idades. Os perus machos podem excretar os microrganismos no seu sêmen e as fêmeas podem morrer subitamente em até cinco dias após inseminação artificial.

Poliartrite não supurativa de cordeiros pode ocorrer a partir da entrada de *E. rhusiopathiae* pelo umbigo ou, mais comumente, através de feridas decorrentes da descola ou da castração. A claudicação após banho de imersão, a qual afeta cordeiros mais velhos e ovinos adultos, deve-se à celulite e à laminite associadas à presença da bactéria na solução utilizada durante o manejo de banho.

20 Espécies de *Bacillus*

Espécies de *Bacillus*

Bacilos grandes, gram-positivos, formadores de endósporos
Amplamente distribuídos no meio ambiente; maioria é não patogênica

Ocorrem individualmente, em pares ou em longas cadeias

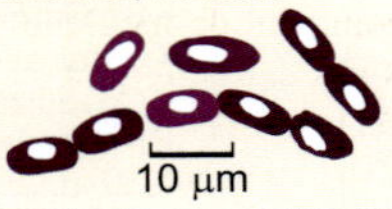
10 μm

- Aeróbios ou anaeróbios facultativos
- Crescem em meios não enriquecidos
- A maioria é móvel, catalase-positiva, oxidase-negativa

B. anthracis — Antraz, afeta a maioria das espécies de mamíferos

B. cereus — Intoxicação alimentar em humanos

B. licheniformis — Aborto esporádico em bovinos e ovinos

A maioria das espécies de *Bacillus* é composta de bacilos gram-positivos grandes, produtores de endósporos com até 10 μm de comprimento. Em esfregaços de tecidos ou de culturas, as células bacterianas apresentam-se isoladas, em pares ou em longas cadeias. O gênero compreende mais de 200 espécies com características distintas. As espécies do gênero *Bacillus* são catalase-positivas, aeróbias ou anaeróbias facultativas e, com exceção de *Bacillus anthracis* e de *B. mycoides*, são móveis. A maioria das espécies é saprófita e sem potencial patogênico. *Bacillus anthracis* é o patógeno mais importante desse gênero.

Devido ao fato de esses patógenos produzirem endósporos altamente resistentes, as espécies de *Bacillus* estão amplamente distribuídas no ambiente. No solo, endósporos de *B. anthracis* podem sobreviver por mais de 50 anos. A habilidade de crescer na presença de oxigênio e de produzir catalase são fatores que auxiliam na diferenciação entre *Bacillus* e *Clostridium*, os quais também são gram-positivos e formadores de endósporos. A diferenciação entre espécies de *Bacillus* está amplamente relacionada às características coloniais e em testes bioquímicos ou técnicas de biologia molecular.

As principais doenças causada pelas bactérias desse grupo está listada na Tabela 20.1. O antraz (também denominado carbúnculo hemático) é a doença mais importante entre as listada neste capítulo. *Bacillus licheniformis* pode ser uma causa significativa de aborto em ovinos e bovinos, estando associado à alimentação com silagem ou feno de má qualidade. Uma vez que *B. anthracis* e *B. cereus* possuem grande similaridade fenotípica, uma diferenciação acurada é necessária (Tabela 20.2).

Antraz

Antraz é uma doença grave que afeta todas as espécies de mamíferos, incluindo os humanos, além de ser um agente importante em bioterrorismo. A doença, que ocorre no mundo todo, é endêmica em alguns países. Os ruminantes são muito suscetíveis e com frequência desenvolvem uma forma septicêmica aguda e fatal da doença. Os suínos e os equinos são moderadamente suscetíveis à infecção, enquanto carnívoros são mais resistentes. As aves são quase que totalmente resistentes à infecção.

A formação de endósporos é o fator mais importante na persistência e na disseminação do antraz. Surtos da doença em herbívoros podem ocorrer quando a área de pastagem está contaminada com esporos provenientes de carcaças enterradas. Os esporos podem atingir a superfície após inundações, escavações, sedimentações ou pela atividade de minhocas. A concentração de esporos pode também ocorrer em algumas áreas geográficas com solos alcalinos e após ciclos repetidos de inundações e evaporação em áreas de depressão geográfica. Surtos esporádicos da doença em áreas não endêmicas têm sido associados à importação de farinhas de carne e de ossos contaminadas, de fertilizantes de origem animal e de couro. A infecção em animais é geralmente adquirida pela ingestão de esporos e, menos comumente, por inalação ou lesões de pele.

A virulência de *B. anthracis* deriva da presença de uma cápsula e da sua capacidade de produzir uma toxina complexa. Os dois fatores de virulência são codificados por plasmídeos e requeridos para produzir a doença. A cápsula, composta de poli-D-ácido glutâmico, inibe a fa-

TABELA 20.1 Manifestações clínicas das doenças causadas por *Bacillus anthracis* e outras espécies de *Bacillus*

Espécies de *Bacillus*	Espécies suscetíveis	Manifestações clínicas
B. anthracis	Bovinos, ovinos	Septicemia fatal por antraz agudo ou superagudo
	Suínos	Antraz subagudo com edema na região da faringe; uma forma intestinal com mortalidade alta é menos comum
	Equinos	Antraz subagudo com edema localizado; septicemia com cólica e enterite ocorre algumas vezes
	Humanos	Formas cutânea, pulmonar e intestinal de antraz são relatadas periodicamente em humanos
B. cereus	Bovinos	Mastite (rara)
	Humanos	Toxinfecção alimentar, infecções oculares
B. licheniformis	Bovinos, ovinos	Abortos esporádicos

TABELA 20.2 Características de diferenciação de *Bacillus anthracis* e *B. cereus*

Característica	*B. anthracis*	*B. cereus*
Motilidade	Imóvel	Móvel
Morfologia em ágar-sangue de ovino	Não hemolítica	Hemolítica
Suscetibilidade à penicilina (discos de 10 unidades)	Suscetível	Resistente
Atividade lecitinase em ágar gema de ovo	Fraca e lenta	Forte e rápida
Efeito do fago gama	Lise	Raramente ocorre lise
Patogenicidade para animais (aplicação em área escarificada na base da cauda de camundongos)	Morte em 24 a 48 horas	Nenhum efeito

gocitose. A toxina consiste em três componentes antigênicos: antígeno protetor, fator de edema e fator letal. O antígeno protetor age como uma molécula de ligação à célula do hospedeiro para o fator de edema e o fator letal. O fator de edema é uma adenilatociclase, a qual aumenta os níveis de cAMP na célula, resultando em desequilíbrio homeostático. Por fim, o fator letal é uma zinco metaloprotease que atua em macrófagos, células dendríticas, neutrófilos e algumas células epiteliais e endoteliais. Em doenças de ocorrência natural, os efeitos locais dessa toxina incluem aumento de volume e escurecimento dos tecidos devido ao edema e à necrose. Quando ocorre septicemia há aumento da permeabilidade vascular e hemorragia extensa, induzindo um quadro de choque e morte.

O período de incubação do antraz varia de horas a dias. Em bovinos e ovinos, a doença é, em geral, septicêmica e rapidamente fatal. Embora a maioria dos animais seja encontrada morta sem sinais clínicos prévios, pirexia (febre) com temperaturas de até 42ºC, apatia, mucosas congestas e petéquias podem ser observadas *ante mortem*. Em bovinos, os achados *post mortem* incluem inchaço rápido do cadáver, *rigor mortis* incompleto, hemorragias equimóticas disseminadas e edema, sangue escuro não coagulado e fluido sanguinolento nas cavidades corporais. Observa-se também o baço extremamente aumentado e friável, o que é considerado característico da doença em bovinos. Esplenomegalia e edema são achados *post mortem* menos proeminentes em ovinos. Em suínos, a infecção geralmente resulta em edema na região cervical e cabeça, juntamente com linfadenite regional. Alguns suínos afetados sobrevivem.

Carcaças de animais que morreram de antraz ficam inchadas, sofrem putrefação rápida e não exibem *rigor mortis*. Sangue escuro e não coagulado pode escorrer da boca, das narinas e do ânus. As carcaças de animais afetados não devem ser abertas porque isso pode facilitar a esporulação, com o risco de contaminação ambiental. O sangue periférico da veia caudal de ruminantes ou fluido peritoneal de suínos devem ser

Cadeias de *Bacillus anthracis* na forma em que são visualizadas em esfregaços sanguíneos corados com azul de metileno policromo

Bacilos corados de azul achatados nas extremidades e circundados por cápsulas róseas

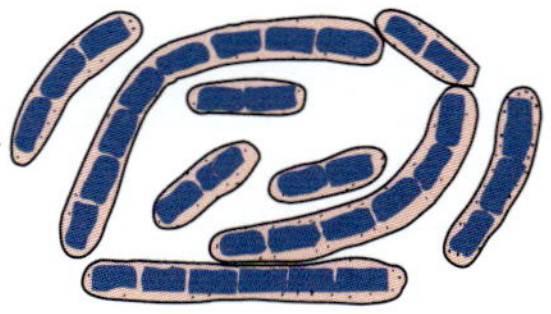

coletados em seringas estéreis. Esfregaços finos de sangue ou de fluidos, corados com azul de metileno policromo, revelam cadeias de bacilos achatados nas extremidades, corados em azul e circundados por uma cápsula rósea (reação de *M'Fadyean*). Ágar-sangue e ágar MacConkey são inoculados com amostras suspeitas e incubados aerobiamente a 37°C por 24 a 48 horas. Os critérios para a identificação dos isolados incluem a morfologia colonial, a aparência microscópica em esfregaços corados pela técnica de Gram, a ausência de crescimento em ágar MacConkey e outros testes (Tabela 20.2). Novos métodos de diagnóstico molecular, como a PCR para amplificar marcadores específicos de virulência em plasmídeos têm sido desenvolvidos, incluindo procedimento de PCR em tempo real, os quais são altamente sensíveis. Apesar de isolados de *Bacillus anthracis* serem altamente clonais, eles podem ser classificados em diferentes grupos filogenéticos a partir de técnicas como análise em multilócus de repetições em *tandem*, sendo a linhagem A de maior distribuição mundial. Subdivisões adicionais dos grupos é possível a partir de análises de polimorfismos de nucleotídeo único, sendo muito útil em investigações epidemiológicas.

Se administradas precocemente no curso da doença, altas doses de penicilina G ou de oxitetraciclina podem ser efetivas. Casos suspeitos de antraz devem ser imediatamente comunicados às autoridades de regulamentação apropriadas. Em regiões endêmicas aconselha-se vacinar anualmente bovinos e ovinos com a vacina constituída de esporos da cepa Sterne. Em regiões não endêmicas, após surto da doença deve-se proibir a movimentação de animais, bem como de ração e "cama". Medidas de proteção individual devem incluir o uso de roupas e calçados apropriados. As carcaças devem ser incineradas ou enterradas em valas profundas, longe de reservatórios de água. Equipamentos contaminados devem ser desinfetados com formalina 10%. Animais que estiveram em contato com doentes devem ser isolados e mantidos sob observação por pelo menos duas semanas. Instalações contaminadas devem ser lacradas e fumigadas com formaldeído antes que as "camas" sejam removidas, e após as instalações devem ser pulverizadas com formalina 5%, a qual deve agir por pelo menos 10 horas antes de uma lavagem final.

Três principais formas da doença ocorrem no homem. O antraz cutâneo (pústula maligna) resulta da entrada de endósporos por lesões na pele. Se não tratada rapidamente, essa lesão localizada pode progredir para septicemia. O antraz pulmonar (doença de manipuladores de lã) segue-se à inalação de esporos, enquanto o antraz intestinal resulta da ingestão de material infeccioso. Na ausência de tratamento precoce, a doença pode ser fatal.

21 Espécies de *Clostridium*

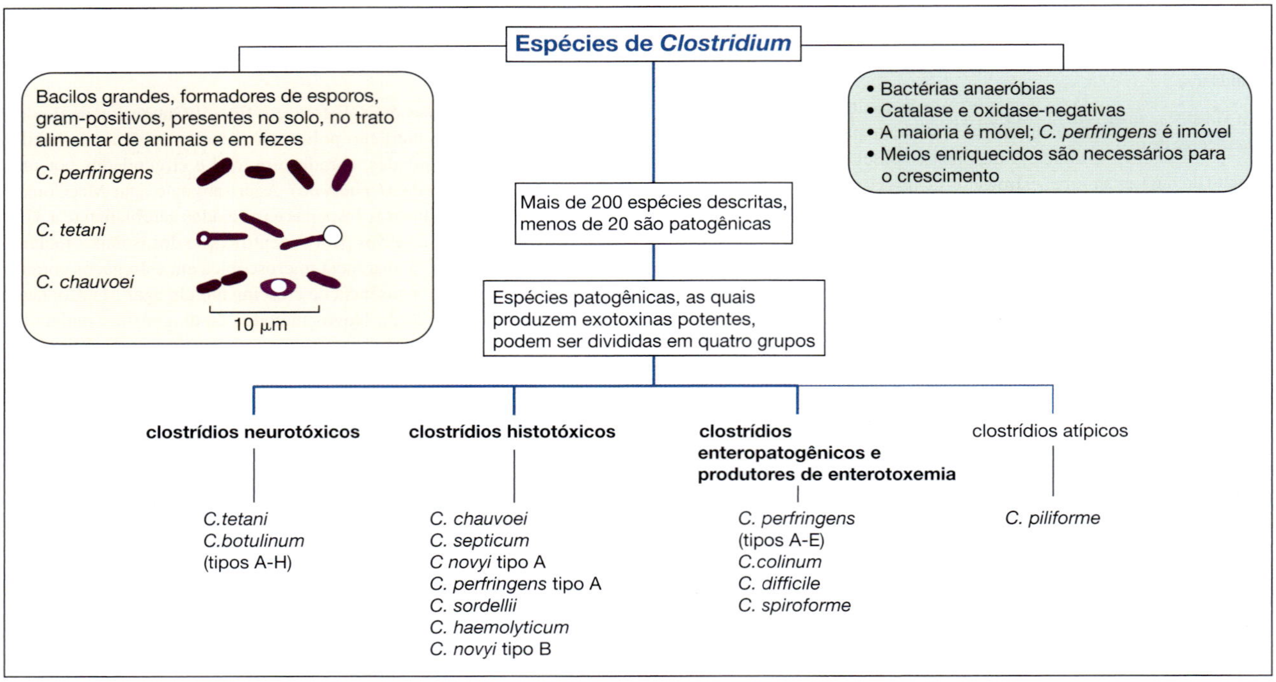
Espécies de Clostridium
Bacilos grandes, formadores de esporos, gram-positivos, presentes no solo, no trato alimentar de animais e em fezes
C. perfringens
C. tetani
C. chauvoei
10 µm
• Bactérias anaeróbias
• Catalase e oxidase-negativas
• A maioria é móvel; C. perfringens é imóvel
• Meios enriquecidos são necessários para o crescimento
Mais de 200 espécies descritas, menos de 20 são patogênicas
Espécies patogênicas, as quais produzem exotoxinas potentes, podem ser divididas em quatro grupos
clostrídios neurotóxicos
clostrídios histotóxicos
clostrídios enteropatogênicos e produtores de enterotoxemia
clostrídios atípicos
C.tetani
C.botulinum
(tipos A-H)
C. chauvoei
C. septicum
C novyi tipo A
C. perfringens tipo A
C. sordellii
C. haemolyticum
C. novyi tipo B
C. perfringens
(tipos A-E)
C.colinum
C. difficile
C. spiroforme
C. piliforme

Os clostrídios são saprófitos do solo, da água doce e dos sedimentos marinhos. Eles constituem parte da microbiota intestinal normal de humanos e animais, e alguns podem estar presentes como endósporos no músculo ou no fígado. Ágar-sangue enriquecido é suficiente para o cultivo de clostrídios. Jarras de anaerobiose contendo hidrogênio suplementado de 5 a 10% de dióxido de carbono fornecem uma atmosfera adequada para o crescimento desses agentes.

Diferenciação dos clostrídios

Os clostrídios podem ser diferenciados pela morfologia de suas colônias, testes bioquímicos, por métodos de neutralização de toxinas e por métodos moleculares. Toxinas específicas em fluidos corporais ou conteúdos intestinais podem ser identificadas por sua neutralização ou por testes de proteção em animais de laboratório, geralmente camundongos. Métodos de imunoensaio, como o ELISA, podem ser também utilizados para detecção de toxina, substituindo bioensaios em camundongos. No entanto, testes de ELISA podem não ser sensíveis o suficiente para detecção de toxinas em certas circunstâncias. A presença de clostrídios histotóxicos em lesões pode ser demonstrada rapidamente por técnicas de anticorpos fluorescentes.

Clostrídios neurotóxicos

Os clostrídios neurotóxicos, *C. tetani* e *C. botulinum*, produzem neurotoxinas potentes. A neurotoxina de *C. tetani* é produzida por organismos replicando em tecidos lesados. Quando absorvida, a toxina exerce seu efeito em junções sinápticas distantes do sítio de sua produção. A neurotoxina de *C. botulinum* é geralmente produzida por microrganismos que replicam em matéria orgânica em decomposição ou sob condições de anaerobiose em conservas de carne ou de vegetais contaminadas. Quando absorvida do trato gastrintestinal para a corrente sanguínea, a toxina afeta o funcionamento das junções neuromusculares. As neurotoxinas de *C. tetani* e de *C. botulinum* são similares em estrutura e função, sendo a diferença entre os sinais clínicos causados por elas devida aos seus sítios de ação distintos.

Tétano

Esta intoxicação aguda e potencialmente fatal é causada pela toxina de *C. tetani*, a qual afeta muitas espécies, incluindo os humanos. A suscetibilidade das espécies às toxinas varia consideravelmente: equinos e humanos são altamente suscetíveis, ruminantes e suínos são moderadamente suscetíveis, enquanto as aves domésticas são resistentes.

A infecção ocorre quando endósporos de *C. tetani* presentes no solo ou em fezes são introduzidos em tecidos lesados. A presença de tecidos necróticos ou de anaeróbios facultativos pode criar as condições de anaerobiose em uma ferida, possibilitando que esporos de *C. tetani* germinem. Formas vegetativas de *C. tetani* multiplicando no tecido necrótico produzem uma potente neurotoxina denominada tetanospasmina, a qual é responsável pelos sinais clínicos do tétano. Embora 10 sorovares de *C. tetani* possam ser distinguidos por seus antígenos flagelares, a neurotoxina produzida é antigenicamente uniforme, e anticorpos induzidos por uma neurotoxina neutralizam as neurotoxinas produzidas por outros sorovares. A neurotoxina liga-se irreversivelmente a receptores gangliosídicos e é transferida transinapticamente para seu sítio de ação nos terminais dos neurônios inibidores, onde bloqueia a transmissão pré-sináptica de sinais inibitórios pela hidrólise da sinaptobrevina, uma proteína associada às vesículas de membrana do neurônio. Uma vez que a liberação de neurotransmissores é impedida, observa-se paralisia espástica. A toxina, uma vez ligada, não poderá ser neutralizada por antitoxina.

O período de incubação do tétano geralmente é de até 10 dias, mas pode exceder três semanas. Os efeitos clínicos da neurotoxina, os quais são semelhantes em todos os animais domésticos, incluem rigidez, espasmos localizados, taxa respiratória e cardíaca alteradas, disfagia e expressão facial alterada. Estímulos auditivos e táteis moderados podem precipitar contrações tônicas dos músculos. Espasmos dos músculos mastigatórios podem resultar em trismo mandibular. Em equinos, a rigidez generalizada pode resultar em posição dos membros em forma de "cavalete". Animais que recuperam-se não estarão necessariamente imunes, uma vez que uma pequena dose da toxina é capaz de produzir a doença, não sendo necessariamente suficiente para induzir a produção de anticorpos neutralizantes. O diagnóstico baseia-se em sinais clínicos, história recente de trauma, esfregaços de lesões corados pela técnica de Gram e cultivo anaeróbio positivo para *C. tetani* a partir de tecido lesado. A presença de neurotoxina no soro de animais afetados pode ser demonstrada pela inoculação em camundongos com o soro amostrado e a observação de desenvolvimento de paralisia espática.

Entre os procedimentos de tratamento incluem-se a administração imediata de antitoxina, elevadas doses de penicilina para inibir o crescimento de *C. tetani* em lesões e o debridamento de feridas. A prevenção do tétano em animais de produção é baseada em vacinação de rotina com toxoide tetânico, seguida de doses de reforço em intervalos específicos.

Botulismo

Esta intoxicação potencialmente fatal é, geralmente, adquirida pela ingestão de toxina pré-formada. Os endósporos de *C. botulinum* estão distribuídos no solo e no meio aquático do mundo todo. Nove tipos de *Clostridiun botulinum* são reconhecidos com base nas toxinas que produzem (A, B, C_α, C_β, D, E, F, G, H). *Clostidium botulinum* tipo G foi renomeado para *C. argentinense*. As fontes comuns das toxinas de *C. botulinum* tipo A-H para espécies suscetíveis estão resumidas na Tabela 21.1. *Clostridium botulinum* tipos C e D causam a maioria dos surtos de botulismo em animais domésticos. Os surtos da doença ocorrem mais comumente em aves aquáticas, bovinos, equinos, ovinos, martas, aves domésticas e peixes de pisciculturas. O botulismo em bovinos tem sido associado à ingestão de carcaças de frango presentes nas camas ensiladas e posteriormente utilizadas como camas ou espalhadas em pastagens. Aves aquáticas e outros tipos de aves podem adquirir a toxina a partir de invertebrados mortos e vegetação em decomposição ou, ainda, pelo do consumo de larvas contendo toxinas.

As neurotoxinas de *C. botulinum* são as mais potentes toxinas biológicas conhecidas. Quando absorvidas a partir do trato gastrintestinal, toxinas pré-formadas agem nas junções neuromusculares dos nervos colinérgicos e nas sinapses autonômas periféricas. A hidrólise da sinaptobrevinas causa interferência irreversível na liberação do transmissor, acetilcolina, resultando em paralisia flácida. A morte resulta da paralisia dos músculos respiratórios.

Os sinais clínicos do botulismo, que se desenvolvem dias após a ingestão da toxina, são semelhantes em todas as espécies e refletem a inibição da liberação de acetilcolina no seu local de ação. Pupilas dilatadas, membranas mucosas secas, diminuição da salivação, flacidez da língua e disfagia são características da doença em animais de produção. Incoordenação e marcha rígida são seguidas por paralisia flácida e decúbito. A morte dos animais afetados pode ocorrer alguns dias após o início dos sinais clínicos. Em aves, há paralisia flácida progressiva, que afeta primeiramente as patas e as asas. A paralisia dos músculos do pescoço (flacidez do pescoço) é evidente somente em espécies de pescoço longo. Os sinais clínicos e a história clínica podem sugerir a ocorrência de botulismo. A confirmação requer a demonstração da toxina no soro dos animais afetados mediante a inoculação em camundongos. Testes ELISA não são considerados sensíveis o suficiente para detecção da toxina em amostras de soro; no entanto, podem ser utilizados para detecção de toxina a partir de conteúdo intestinal, desde que esse tenha sido congelado logo após a coleta, a fim de prevenir a multiplicação *post mortem* de *C. botulinum*. A neutralização de toxina em teste em camundongos pode ser utilizada para identificar toxinas específicas envolvidas, sendo esse o método que possibilitou a descoberta recente de uma nova toxina, a toxina H (Tabela 21.1).

TABELA 21.1 Toxinas produzidas por *Clostridium botulinum*

Toxina	Fonte	Espécies suscetíveis
Tipo A	Carne, produtos enlatados	Humanos
	Toxi-infecções	Crianças
	Carne, carcaças	Marta, cães, suínos
Tipo B	Carne, produtos enlatados	Humanos
	Toxi-infecções	Crianças
	Toxi-infecções	Potros (até 2 meses de idade)
Tipo C	Invertebrados mortos, larvas, vegetação putrefata e carcaças de aves	Aves aquáticas, aves domésticas
	Cama de frango ensilada, fardos de silagem (de má qualidade), feno ou silagem contaminados com cadáveres de roedores	Bovinos, ovinos, equinos
	Carne, especialmente de carcaças de frangos	Cães, marta, leões, macacos
Tipo D	Carcaças, ossos	Bovinos, ovinos
	Alimentos contaminados com carcaças	Equinos
Tipo E	Invertebrados mortos, lodo do fundo de lagoas	Peixes produzidos em cativeiro
	Peixes	Aves que se alimentam de peixes, humanos
Tipo F	Carne, peixes	Humanos
Tipo G	Alimentos contaminados com solo	Humanos (na Argentina)
Tipo H	Toxi-infecções	Crianças

Animais com intoxicação moderada podem recuperar-se lentamente sem tratamento. O antissoro polivalente é eficaz para neutralizar a toxina livre, mas o custo e a disponibilidade do antissoro são fatores limitantes para o tratamento. A vacinação de bovinos com o toxoide pode ser necessária em zonas endêmicas da África do Sul e Austrália. A vacinação rotineira de martas e raposas criadas em cativeiro é aconselhável.

Clostrídios histotóxicos

Os clostrídios histotóxicos, por meio da produção de exotoxina, causam tanto necrose tecidual local quanto efeitos sistêmicos que podem ser letais. Os clostrídios histotóxicos e as doenças que produzem estão apresentados na Tabela 21.2. Seus endósporos estão amplamente distribuídos no solo e, embora haja probabilidade de que a maioria dos endósporos ingeridos seja eliminada pelas fezes, alguns podem ser transportados para os tecidos no interior de células fagocíticas. A lesão tecidual pode

TABELA 21.2 Clostrídios histotóxicos, suas principais toxinas e doenças produzidas em animais domésticos

Espécies de *Clostridium*	Doença	Toxina	
		Nome	Atividade biológica
C. chauvoei	Carbúnculo sintomático em bovinos e ovinos	CCtA	Citotoxina
		α	Letal, hemolítica, necrosante
		β	Desoxirribonuclease
		γ	Hialuronidase
		δ	Hemolisina oxigênio-lábil
C. septicum	Edema maligno em bovinos, suínos e ovinos. Abomasite em ovinos ("braxy") e, ocasionalmente, em terneiros	α	Letal, hemolítica, necrosante
		β	Desoxirribonuclease
		γ	Hialuronidase
		δ	Hemolisina oxigênio-lábil
C novyi tipo A	"Cabeça inchada" em carneiros jovens Infecções em feridas	α	Necrosante, letal
C. perfringens tipo A	Enterite necrótica em frangos	α	Hemolítica, necrosante, letal, lecitinase
	Enterocolite necrosante em suínos	θ	Citolisina
	Infecções em feridas em diversas espécies de animais domésticos	NetB	Possível papel na enterite necrótica
C. sordellii	Miosite em bovinos, ovinos e equinos	α	Lecitinase
	Abomasite em cordeiros	β	Fator letal produtor de edema
C. novyi tipo B	Hepatite necrótica infecciosa (doença negra [*black disease*]), em ovinos e, ocasionalmente, em bovinos	α	Necrosante, letal
		β	Necrosante, hemolítica, letal, lecitinase
C. haemolyticum	Hemoglobinúria bacilar em bovinos e, ocasionalmente, em ovinos	β	Necrosante, hemolítica, letal, lecitinase

levar à redução na tensão de oxigênio, condição requerida para germinação de esporos. Infecções endógenas, as quais incluem carbúnculo sintomático, hepatite necrótica infecciosa e hemoglobinúria bacilar, resultam da ativação de esporos dormentes nos músculos ou no fígado. As infecções exógenas - edema maligno e gangrena gasosa - resultam da introdução de clostrídios em feridas.

As infecções clínicas produzidas por clostrídios histotóxicos incluem carbúnculo sintomático, edema maligno, gangrena gasosa, abomasite em ovinos ("braxy"), hepatite necrótica infecciosa e hemoglobinúria bacilar. A patogênese dessas doenças envolve a indução da proliferação da bactéria e a produção de toxinas por meio de alguns fatores desencadeantes.

O carbúnculo sintomático é uma doença aguda, geralmente endógena, de bovinos e ovinos causada por *C. chauvoei*; tem distribuição mundial. A doença ocorre em animais jovens, de 3 meses a 2 anos de idade, que estão em fase de crescimento. Esporos latentes nos músculos tornam-se ativados após uma lesão traumática. As grandes massas musculares dos membros, do dorso e do pescoço são frequentemente afetadas. A lesão nos músculos esqueléticos é manifestada por claudicação, edema e crepitação devido ao acúmulo de gases.

O edema maligno e a gangrena gasosa são infecções exógenas e necrosantes de tecidos moles. *Clostridium septicum* está comumente associado à ocorrência de edema maligno e *C. perfringens* tipo A na ocorrência de gangrena gasosa. O edema maligno manifesta-se como celulite com mínima gangrena e formação de gases. Na gangrena gasosa ocorre uma ampla invasão bacteriana do tecido lesado. A produção de gás é detectável clinicamente como crepitação subcutânea.

A abomasite dos ovinos ("braxy") é causada por exotoxinas de *C. septicum*. A doença ocorre no inverno durante períodos de geada ou neve. A ingestão de pasto congelado pode lesar o tecido abomasal no seu ponto de contato com o rúmen, permitindo a invasão por *C. septicum*.

A hepatite necrótica infecciosa (doença negra [black disease]) é uma doença aguda que afeta ovinos e, ocasionalmente, bovinos. A necrose hepática é causada por exotoxinas de *C. novyi* tipo B que se replicam no tecido hepático previamente lesado por *Fasciola hepatica* ou por outros parasitos capazes de realizar migração tecidual.

A hemoglobinúria bacilar, a qual ocorre primariamente em bovinos e, algumas vezes, em ovinos, é uma infecção endógena causada por *C. haemolyticum*. Os endósporos permanecem dormentes no fígado, provavelmente nas células de Kupffer. Com a migração de fascíolas, a germinação dos esporos é facilitada e as células vegetativas produzem toxina beta, uma lecitinase que causa hemólise intravascular além de necrose hepática. A hemoglobinúria é a principal característica clínica dessa doença.

Técnicas de anticorpos fluorescentes são utilizadas extensivamente para o diagnóstico de doenças causadas por clostrídios histotóxicos. *Clostridium perfringens* é cultivado anaerobicamente em ágar-sangue a 37°C durante 48 horas. A reação de Nagler, um teste de neutralização em placa, identifica a toxina alfa de *C. perfringens*, a qual também possui atividade de lecitinase. Métodos baseados em PCR *multiplex* para a identificação de clostrídios histotóxicos isolados a partir de tecidos ou para sua detecção diretamente a partir de amostras clínicas foram descritos.

Clostrídios enteropatogênicos

Os clostrídios que produzem enterotoxemia e enteropatia proliferam-se no trato intestinal e produzem toxinas que resultam tanto em efeitos localizados como generalizados. *Clostridium perfringens* tipos A-E produzem várias exotoxinas potentes e imunologicamente distintas, as quais causam os efeitos locais e sistêmicos observados nas enterotoxemias. As atividades biológicas e doenças associadas às toxinas produzidas por *C. perfringens* tipo A-E estão descritas na Tabela 21.3.

Disenteria dos cordeiros, causada por *C. perfringens* tipo B, pode provocar elevada mortalidade durante a primeira semana de vida. Muitos animais morrem subitamente sendo a alta suscetibilidade desses atribuída à ausência de competição microbiana e reduzida atividade proteolítica no intestino de neonatos. A infecção por *C. perfringens* tipo C causa uma enterotoxemia aguda (*"struck"*) em ovinos adultos em determinadas áreas geográficas. A doença, que ocorre em ovinos em pastejo, geralmente manifesta-se com mortes súbitas.

TABELA 21.3 Tipos de *Clostridium perfringens*, suas principais toxinas e doenças associadas

	Doenças	Toxina	
		Nome	Atividade biológica
Tipo A	Enterite necrótica em frangos	α (toxina mais significante)	Lecitinase
		NetB	Possível papel na enterite necrótica de frangos
	Enterocolite necrosante em suínos	α (toxina mais significante)	Lecitinase
	Gastrinterite hemorrágica canina	Enterotoxina	Citotóxico
Tipo B	Disenteria dos cordeiros	α	Lecitinase
	Enterite hemorrágica em bezerros e potros	β (toxina mais significante)	Letal, necrosante
		ε (ocorre como uma protoxina e requer ativação por enzimas proteolíticas)	Aumenta a permeabilidade intestinal e capilar; letal
Tipo C	Enterotoxemia ("*struck*") em ovinos adultos	TpeL	Citotoxina
	Morte súbita em caprinos e bovinos	β2 (toxina mais significante)	Toxina formadora de poros
	Enterite hemorrágica em animais de produção neonatos	Enterotoxina	Toxina formadora de poros
		θ	Citolisina
		α	Lecitinase
		β	Letal, necrosante
Tipo D	Doença do rim polposo em ovinos	α	Lecitinase
	Enterotoxemia em bezerros, caprinos adultos e cabritos	ε (toxina mais significante, ocorre como uma protoxina e requer ativação por enzimas proteolíticas)	Aumenta a permeabilidade intestinal e capilar, letal
Tipo E	Enterite hemorrágica em bezerros	α	Lecitinase
	Enterite em coelhos	ι (toxina significante)	Letal

A doença do rim polposo, causada por *C. perfringens* tipo D, ocorre em ovinos no mundo todo. A ingestão de quantidades excessiva de alimentos pode resultar na transferência de alimento parcialmente digerido do rúmen ao intestino, sendo seu conteúdo rico em amido, um substrato adequado à multiplicação rápida de clostrídios. A toxina épsilon, a qual existe como uma protoxina e requer a ativação por enzimas proteolíticas, produz toxemia e morte súbita após o aparecimento de sinais clínicos. A encefalomalácia simétrica focal, uma manifestação de efeito subagudo da toxina épsilon na vasculatura, é caracterizada por lesões hemorrágicas simétricas nos gânglios basais e no mesencéfalo.

Esfregaços diretos da mucosa ou conteúdo do intestino delgado de animais mortos recentemente, os quais contêm números substanciais de bacilos gram-positivos grandes são consistentes com enterotoxemia. Testes de neutralização de toxinas utilizando inoculação de comundongos e cobaios podem determinar as toxinas de *C. perfringens* presentes em amostras de animais mortos recentemente. O teste de ELISA pode ser utilizado para demonstrar a presença de toxina em conteúdo intestinal e apresenta sensibilidade comparável aos testes *in vivo*. A vacinação é o principal método de controle. Ovelhas devem ser vacinadas com toxoide seis semanas antes do parto, a fim de assegurar a transferência passiva de anticorpos aos cordeiros. Mudanças bruscas na alimentação e outros fatores predisponentes devem ser evitados.

Clostridium difficile é um clostrídio enteropatogênico considerado o principal patógeno nosocomial de humanos, o qual também causa diarreia em cães, potros e leitões. O tratamento antimicrobiano é um importante fator predisponente em humanos e animais, embora a doença em animais tenha sido descrita na ausência de terapia antimicrobiana prévia. Esse patógeno produz três toxinas, das quais duas são reconhecidas por desempenharem um papel fundamental para a ocorrência da doença; sua demonstração no conteúdo intestinal por meio da técnica de ELISA é suficiente para confirmar o diagnóstico.

22 Espécies de *Mycobacterium*

Espécies de *Mycobacterium*

Bactérias em forma de bacilo com paredes celulares ricas em lipídeos e ácido micólico
O conteúdo lipídico da parede celular liga-se à fucsina, a qual não é removida pelo descorante álcool-ácido (álcool-ácido resistente)
Micobactérias ambientais encontradas no solo, vegetação e água; patógenos obrigatórios podem sobreviver por meses no ambiente
Espécies individuais diferem em tamanho
Esfregaço de *M. bovis* a partir de uma lesão tuberculosa
M. avium subsp. *paratuberculosis* a partir de raspado retal

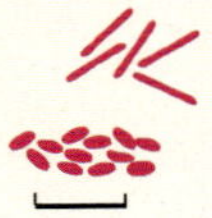
5 μm

- Aeróbias, imóveis, não formadoras de esporos
- O cultivo de espécies patogênicas requer um complexo meio enriquecido, a base de ovo
- Algumas produzem pigmentos carotenoides
- Espécies patogênicas crescem lentamente; colônias não são visíveis por ao menos três meses de incubação
- São resistentes a condições ambientais adversas e desinfetantes químicos; são suscetíveis ao tratamento por calor

M. bovis — Tuberculose em bovinos, cervos, texugos e outros mamíferos

M. tuberculosis — Tuberculose em humanos

M. avium* subspecies *paratuberculosis — Paratuberculose (doença de Johne) em bovinos, ovinos, e outros ruminantes

***M. avium* complex** — Tuberculose em diversas espécies de aves

M. leprae — Leprose em humanos

M. lepraemurium — Leprose em felinos

Bactérias ácido--resistentes não especificadas — Tuberculose cutânea em bovino

As micobactérias são bactérias aeróbias, não formadoras de esporos e bacilos álcool-ácido resistentes. Espécies individuais diferem em tamanho; os bacilos de *Mycobacterium bovis* e de *M. avium* subsp. *avium* são delgados e atingem até 4 μm de comprimento, enquanto os de *M. avium* subsp. *paratuberculosis* são largos e geralmente têm menos de 2 μm de comprimento. Embora as micobactérias sejam citoquimicamente gram-positivas, o elevado conteúdo lipídico e de ácido micólico da parede celular previnem a entrada de corantes utilizados na técnica de coloração de Gram. Os lipídeos da parede celular ligam-se à fucsina carbólica, a qual não é removida pelo descorante álcool-ácido usado no método de coloração de Ziehl-Neelsen (ZN). Os bacilos que se coram de vermelho por esse método são classificados como álcool-ácido resistentes (BAAR) ou ZN-positivos.

As micobactérias incluem diversas espécies, as quais variam desde saprófitas ambientais e invasoras oportunistas até patógenos obrigatórios. As doenças micobacterianas em animais domésticos são geralmente crônicas e progressivas. O complexo *Myrobacterium tuberculosis* inclui diversas espécies muito próximas, como o próprio *M. tuberculosis*, *M. bovis* e *M. africanum*, os quais podem causar tuberculose em humanos. Micobactérias ambientais são encontradas no solo, na vegetação e na água. Patógenos obrigatórios, excretados por animais, podem sobreviver no ambiente por períodos prolongados.

O método de coloração de ZN é utilizado para diferenciar micobactérias em relação a outras bactérias. A diferenciação de micobactérias patogênicas dá-se a partir de características de cultivo, testes bioquímicos, inoculação em animais, análises cromatográficas e técnicas moleculares. Precauções de segurança estritas devem ser observadas durante a manipulação de materiais com suspeita de contaminação por micobactérias. Micobactérias patogênicas crescem lentamente e as colônias não são evidentes até que a cultura bacteriológica seja incubada durante pelo menos três semanas. Ao contrário, as colônias de micobactérias saprófitas, de crescimento rápido, tornam-se visíveis em poucos dias. As espécies de micobactérias patogênicas podem ser diferenciadas por seu aspecto colonial em meios à base de ovo, pela influência do glicerol e piruvato de sódio nas taxas de crescimento e a produção de pigmentos. A adição de glicerol aumenta a taxa de crescimento de *M. tuberculosis* e micobactérias do complexo *M. avium*, enquanto a adição de piruvato de sódio acelera o crescimento de *M. bovis*. Sistemas automatizados de crescimento em meio líquido estão disponíveis, podendo o crescimento, mais rápido que em meios sólidos, ser detectado por métodos radiométricos e fluorimétricos. Técnicas moleculares, incluindo a detecção de alvos por meio de sondas de DNA, com alvo em sequências de inserção específicas vêm sendo utilizadas na detecção de *M. tuberculosis* e *M. paratuberculosis* em amostras clínicas. Esses métodos são muito mais rápidos que o cultivo e a sensibilidade pode ser aumentada combinando-se métodos de separação imunomagnéticas. A técnica de spoligotipagem, um sistema de detecção de polimorfismos em espaçadores de regiões de repetição direta do cromossomo, é um método frequentemente utilizado na tipificação epidemiológica de *M. bovis*. Características clínicas de cultivo de micobactérias relevantes estão apresentadas na Tabela 22.1.

As doenças causadas por micobactérias patogênicas estão apresentadas na Tabela 22.2. As principais espécies patogênicas de *Mycobacterium*, as quais afetam animais domésticos, exibem um considerável grau de especificidade ao hospedeiro. No entanto, elas podem produzir doença esporádica em uma grande variedade de espécies animais. Doenças em animais domésticos causadas por micobactérias incluem a tuberculose em aves e espécies de mamíferos, paratuberculose em ruminantes e leprose em felinos. Outras condições clínicas, como a tuberculose cutânea e a farcinose bovina e o granuloma leproide canino estão associadas à presença de bactérias álcool-ácido resistentes em lesões. A tuberculose aviária, a qual possui ocorrência mundial, é, geralmente, causada por bactérias do complexo *M. avium*. A doença é encontrada, na maioria dos casos, em aves criadas de forma extensiva, sendo a transmissão pela rota fecal-oral. Sinais clínicos não específicos, incluindo apatia, anemia, emagrecimento e laminite, são observados em aves afetadas somente em estágio avançado da doença. Durante o exame *post mortem*,

TABELA 22.1 Significância clínica e características de crescimento de micobactérias patogênicas

	M. tuberculosis	*M. bovis*	Complexo *M. avium*	*M. avium* subsp. *paratuberculosis*
Significância da infecção	Importante em humanos e, ocasionalmente, em cães	Importante em bovinos e, ocasionalmente, em outros animais domésticos e humanos	Importante em aves criadas ao ar livre, infecções oportunísticas em humanos e animais domésticos	Importante em bovinos e outros ruminantes
Taxa de crescimento em meio sólido	Lenta (3-8 semanas)	Lenta (3-8 semanas)	Lenta (2-6 semanas)	Extremamente lenta (até 16 semanas)
Características das colônias	Rugosas, amareladas, difíceis de se separar	Cor creme, elevadas com centro rugoso, separadas facilmente	Viscosas, acinzentadas, separadas facilmente	Pequenas, semiesféricas; algumas colônias são pigmentadas

lesões granulomatosas são observadas no fígado, no baço, na medula óssea e nos intestinos. O diagnóstico é baseado em achados *post mortem* e na demonstração de inúmeros bacilos ZN-positivos a partir de esfregaços de lesões.

Tuberculose em bovinos

A tuberculose bovina, causada por *M. bovis*, ocorre no mundo todo. Devido às implicações zoonóticas da doença e aos prejuízos na produção advindos de sua natureza progressiva crônica, programas de erradicação têm sido introduzidos em muitos países. Embora *M. bovis* possa sobreviver por vários meses no meio ambiente, a transmissão ocorre principalmente por aerossóis oriundos de animais infectados. Os bovinos de leite, em particular, estão sob risco porque os métodos de criação permitem o contato direto entre animais durante a ordenha e quando estabulados durante os meses de inverno. Reservatórios silvestres de *M. bovis* são as principais fontes de infecção para bovinos criados a pasto, em alguns países. Estão incluídos os veados, javalis e o texugo na Europa, marsupiais do gênero Trichosurus (*brush tail possum*) na Nova Zelândia e o búfalo do Cabo e outros ruminantes na África. Essas espécies de animais silvestres podem agir como hospedeiros reservatórios, mantendo a infecção dentro de sua própria população ou, em circunstância em que a doença persiste não perdura na população na ausência de contato com bovinos infectados, como hospedeiros de transbordamento ("spill over").

A virulência de *M. bovis* relaciona-se à sua capacidade de sobreviver e multiplicar-se no interior de macrófagos do hospedeiro. A sobrevi-

TABELA 22.2 Micobactérias patogênicas para animais e humanos

Espécies de *Mycobacterium*	Principais hospedeiros	Espécies ocasionalmente afetadas	Doença
Principais patógenos de animais			
M. bovis	Bovinos	Veados, texugos, gambás, humanos, gatos, outras espécies de mamíferos	Tuberculose
M. avium subsp. *paratuberculosis*	Bovinos, ovinos, caprinos, veados	Outros ruminantes	Paratuberculose (doença de Johne)
Complexo *M. avium*	A maioria das espécies de aves, exceto os psitaciformes	Suínos, bovinos	Tuberculose
M. caprae	Caprinos, bovinos	Javalis, ovinos, suínos	Tuberculose
Principais patógenos de humanos			
M. tuberculosis	Humanos, primatas cativos	Cães, bovinos, psitaciformes, canários	Tuberculose (mundialmente)
M. africanum	Humanos		Tuberculose (regiões da África)
M. leprae	Humanos	Tatus, chimpanzés	Leprose
Outras micobactérias			
M. microti	Rato-do-mato	Raramente em outras espécies de mamíferos	Tuberculose
M. marinum	Peixes	Humanos, mamíferos aquáticos, anfíbios	Tuberculose
M. pinnipedii	Focas	Humanos, bovinos, outras espécies de mamíferos	Tuberculose
M. lepraemurium	Ratos, camundongos	Gatos	Leprose em ratos e felinos
Bactérias álcool-ácido resistentes não especificadas	Bovinos		Associadas à tuberculose cutânea
M. senegalense, *M. farcinogenes*	Bovinos		Implicados na farcinose bovina

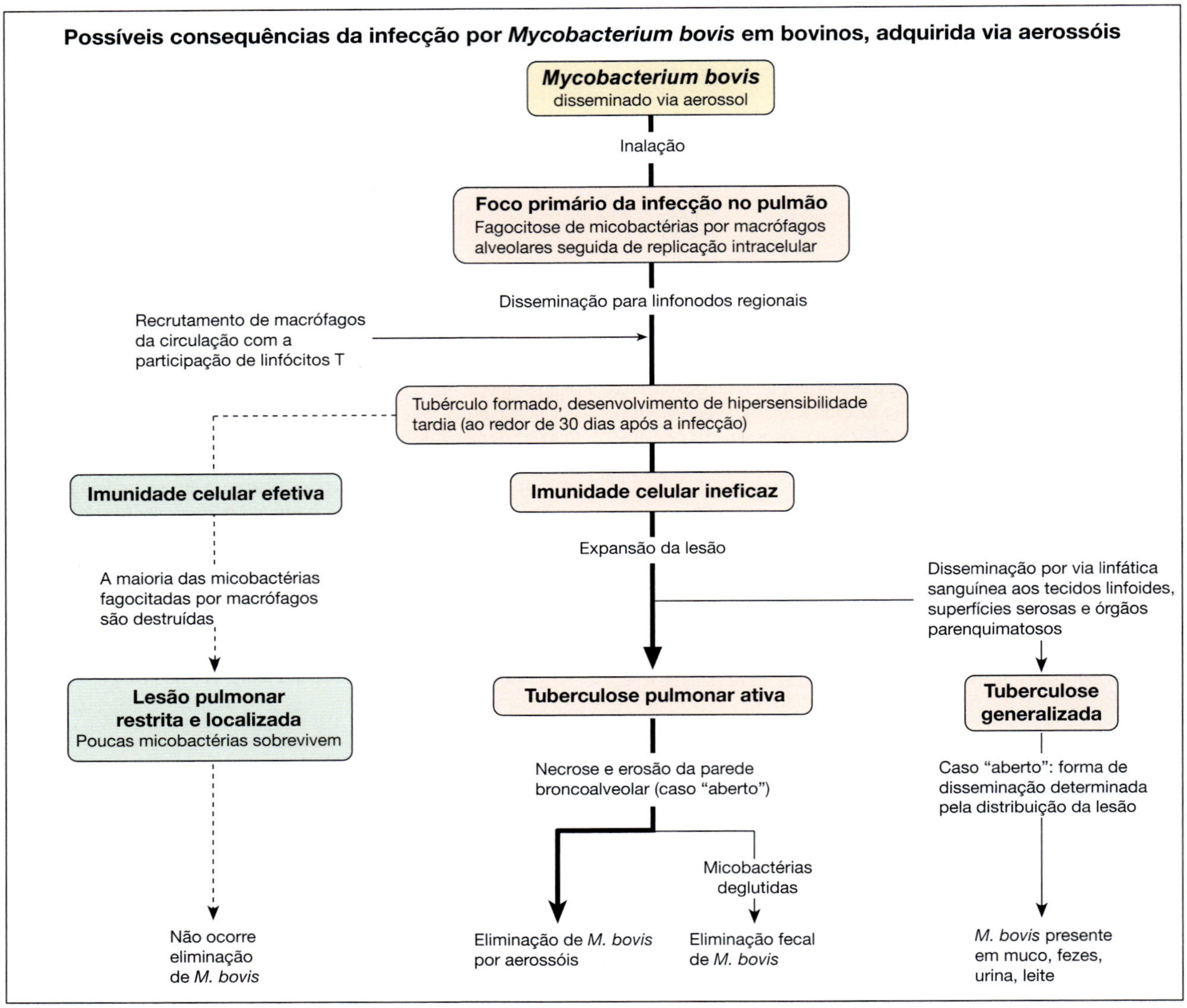
Possíveis consequências da infecção por *Mycobacterium bovis* em bovinos, adquirida via aerossóis
Mycobacterium bovis
disseminado via aerossol
Inalação
Foco primário da infecção no pulmão
Fagocitose de micobactérias por macrófagos alveolares seguida de replicação intracelular
Disseminação para linfonodos regionais
Recrutamento de macrófagos da circulação com a participação de linfócitos T
Tubérculo formado, desenvolvimento de hipersensibilidade tardia (ao redor de 30 dias após a infecção)
Imunidade celular efetiva
A maioria das micobactérias fagocitadas por macrófagos são destruídas
Lesão pulmonar restrita e localizada
Poucas micobactérias sobrevivem
Não ocorre eliminação de *M. bovis*
Imunidade celular ineficaz
Expansão da lesão
Tuberculose pulmonar ativa
Necrose e erosão da parede broncoalveolar (caso "aberto")
Micobactérias deglutidas
Eliminação de *M. bovis* por aerossóis
Eliminação fecal de *M. bovis*
Disseminação por via linfática sanguínea aos tecidos linfoides, superfícies serosas e órgãos parenquimatosos
Tuberculose generalizada
Caso "aberto": forma de disseminação determinada pela distribuição da lesão
M. bovis presente em muco, fezes, urina, leite

vência no fagossosmo de macrófagos é promovida pela interferência na fusão deste ao lisossomo, resultando em falhas na digestão lisossômica. Os sinais clínicos são evidentes apenas na doença avançada, e bovinos com lesões extensas podem mostrar-se em bom estado de saúde. A perda de condição física torna-se evidente à medida que a doença progride. A mastite tuberculosa facilita a disseminação da infecção para bezerros e gatos, sendo de grande importância em saúde pública.

Nos estágios iniciais da doença, as lesões podem ser difíceis de detectar ao exame *post mortem*. Em lesões mais antigas, a fibroplasia produz a formação de cápsula precoce, e há necrose caseosa central, detectável de forma macroscópica como material caseoso amarelado. O teste da tuberculina, com base na hipersensibilidade tardia à tuberculoproteína micobacteriana, é o teste padrão *ante mortem* para bovinos. A reatividade em bovinos é geralmente detectável de 30 a 50 dias após a infecção. A tuberculina, preparada a partir da micobactéria e denominada derivado proteico purificado (PPD, do inglês *purified protein derived*), é injetada intradermicamente para detectar a sensibilização. No teste intradérmico simples (prega da cauda), 0,1 mL de PPD bovina é injetada intradermicamente na prega da cauda, sendo o local examinado 72 horas após a inoculação. Uma reação positiva é caracterizada por um aumento de volume endurecido ou edematoso. No teste intradérmico comparativo, 0,1 mL de PPD aviário e 0,1 mL de PPD bovino são injetados intradermicamente em locais tricotomizados na lateral do pescoço a cerca de 10 cm de distância um do outro. A espessura da pele no sítio de inoculação é medido com um cutímetro antes da inoculação e 72 horas após. Um aumento na espessura do local de inoculação de PPD bovino que exceda o observado no local da inoculação de PPD aviário em 4 mm ou mais é interpretado como evidência de infecção, sendo o animal denominado reativo. A reação falso-positiva no teste de tuberculina pode ser atribuída à sensibilização por outras micobactérias que não *M. bovis*. Resultados falso-negativos podem ser verificados em bovinos testados antes do desenvolvimento de hipersensibilidade tardia frente às tuberculoproteínas. Em alguns bovinos, um estado não responsivo, referido como anergia, pode ocorrer em casos de tuberculose avançada. As vacas podem não responder ao teste da tuberculina durante o início do período pós-parto. Ensaios de liberação de interferon-γ podem ser realizados em conjunto à tuberculina em programas de controle. Outros testes, com base em amostras sanguíneas, os quais estão sendo desenvolvidos, incluem o teste de ELISA para detecção de anticorpos e a diferenciação de linfócitos. Amostras clínicas apropriadas para a demonstração ou cultivo de *M. bovis* incluem linfonodos, tecidos lesados, aspirados e leite. A descontaminação das amostras é necessária, a fim de eliminar bactérias

Aparência microscópica de lesões de tuberculose bovina

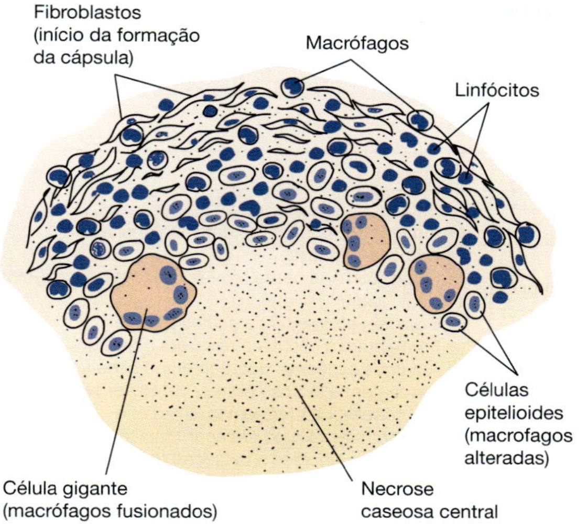
Fibroblastos
(início da formação
da cápsula)
Macrófagos
Linfócitos
Células
epitelioides
(macrofagos
alteradas)
Célula gigante
(macrófagos fusionados)
Necrose
caseosa central

de crescimento rápido que estejam contaminando a amostra, antes da inoculação em meios apropriados, líquidos ou sólidos. A identificação dos isolados é, geralmente, realizada por meio de técnicas moleculares. O teste da tuberculina, seguido de isolamento e abate de animais reatores é a base de muitos programas nacionais de controle e erradicação da doença. A inspeção de carnes de rotina é parte de programas de vigilância para tuberculose bovina em todo o mundo.

Paratuberculose (doença de Johne)

Esta enterite crônica, contagiosa e fatal, a qual pode afetar ruminantes domésticos e silvestres, é causada pela infecção com *M. avium* subsp. *paratuberculosis*. A infecção é adquirida precocemente por bezerros pela ingestão de microrganismos eliminados nas fezes de animais infectados. Esse patógeno é também eliminado no colostro e no leite, sendo a alimentação por meio de mistura de colostro de diversas vacas um fator de risco para infecção de terneiros em rebanhos infectados. Dois genótipos principais de *M. avium* subsp. *paratuberculosis* são reconhecidos: tipo S ou tipo I em ovinos e tipo C ou tipo II em bovinos. Alguns isolados podem atravessar a barreira das espécies, embora os isolados do tipo S pareçam ser menos virulentos para bovinos. Sob condições favoráveis, *M. avium* subsp. *paratuberculosis* permanece viável no ambiente por até um ano. A doença clínica é raramente encontrada em bovinos com idade inferior a 2 anos. Micobactérias ingeridas e fagocitadas por macrófagos, nos quais o agente sobrevive e replica-se, são encontradas, inicialmente, nas placas de Peyer. Reações mediadas por células são as principais responsáveis pelo surgimento de lesões entéricas. Com o progresso da doença, desenvolve-se uma reação granulomatosa imunomediada, com acentuado acúmulo de macrófagos e linfócitos na submucosa e na lâmina própria. A enteropatia resultante leva à perda de proteínas plasmáticas e à má absorção de nutrientes e de água.

Em geral, os bovinos afetados têm mais de 2 anos de idade quando os sinais são observados. O principal sinal clínico observado é diarreia, inicialmente intermitente, mas que se torna persistente e profusa. A perda de peso é progressiva apesar do apetite inalterado. A mucosa das áreas afetadas na porção terminal do intestino delgado e no intestino grosso de bovinos está geralmente espessada e pregueada de fora para dentro em dobras transversais. Os linfonodos mesentéricos e ileocecais estão aumentados e edemaciados. Amostras para microscopia direta de animais vivos incluem raspados ou biópsia por punção do reto. As fezes podem ser submetidas à cultura e o soro para testes sorológicos. O teste de ELISA é, atualmente, o teste sorológico mais comumente empregado, existindo diversos *kits* disponíveis comercialmente. Embora muito útil para monitoramento em nível de rebanho, a sensibilidade e a especificidade desses testes são muito variáveis quando se examinam soros de animais individualmente. Amostras de animais que vieram a óbito são analisadas por técnicas histopatológicas a partir de fragmentos de áreas afetadas no intestino e de linfonodos regionais. O isolamento de *M. avium* subsp. *paratuberculosis* a partir de fezes ou tecidos é difícil e demorado. A detecção de respostas mediadas por células por meio de johnin,* um análogo da tuberculina PPD, pode ser realizada como um teste de campo. Os métodos de PCR em tempo real, os quais são mais sensíveis, vêm sendo utilizados para uma rápida detecção do organismo a partir de amostras de fezes.** Animais com sinais clínicos sugestivos de paratuberculose devem ser isolados. Se a doença for confirmada, os animais afetados devem ser abatidos imediatamente. Diversos países estão desenvolvendo programas nacionais de controle da paratuberculose bovina, embora sejam dificultados pela natureza insidiosa da doença e pela falta de testes mais sensíveis, específicos e mais acessíveis economicamente.

*N.T. Substância análoga à tuberculina, porém extraída a partir de *Mycobacterium paratuberculosis*.

**N.T. Além de amostras de fezes, por meio desta técnica foi possível detectar a presença de DNA de *Mycobacterium avium* subsp. *paratuberculosis* em 28% das amostras de leite coletadas de bovinos de leite do estado de Pernambuco (Brasil), confirmando a elevada sensibilidade da técnica e ressaltando a emergência desta doença em rebanhos brasileiros (dados recentemente publicados, 2017; doi.org/10.1016/j.bjm.2016.10.010).

23 *Enterobacteriaceae*

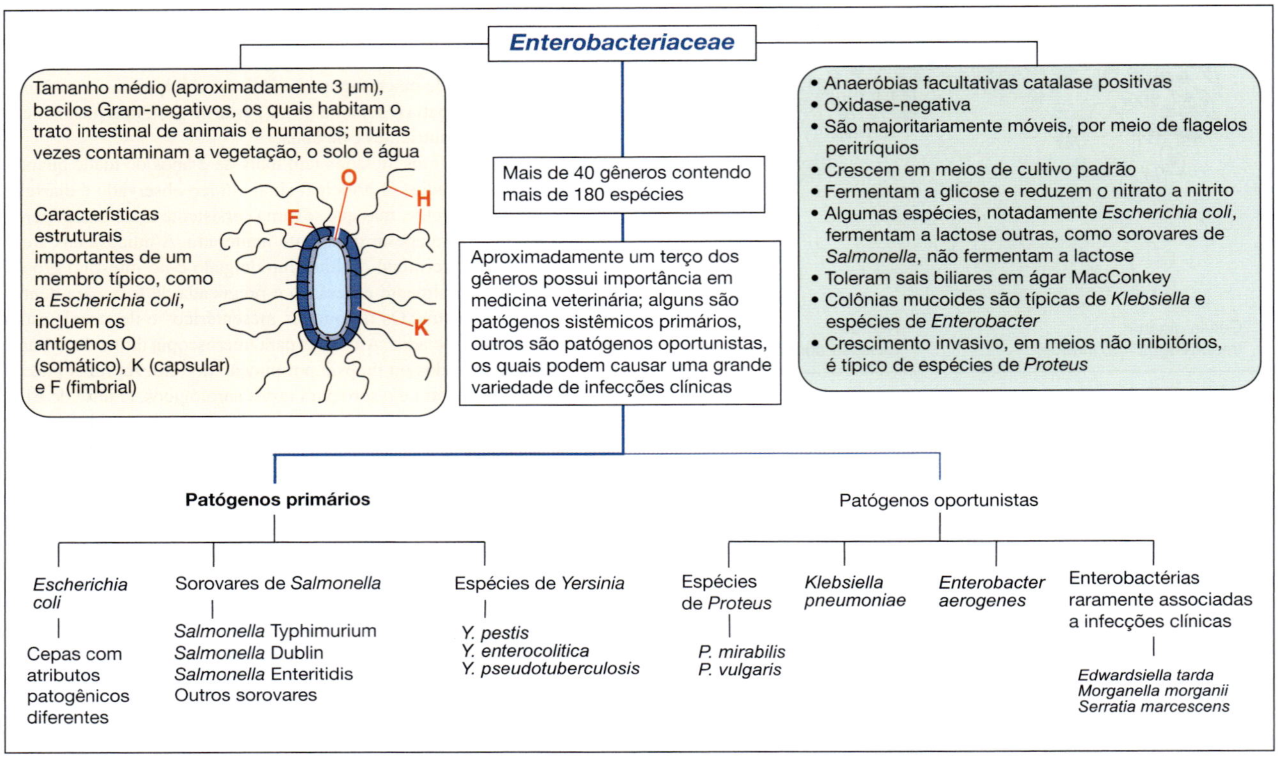
Enterobacteriaceae
Tamanho médio (aproximadamente 3 µm), bacilos Gram-negativos, os quais habitam o trato intestinal de animais e humanos; muitas vezes contaminam a vegetação, o solo e água
Características estruturais importantes de um membro típico, como a Escherichia coli, incluem os antígenos O (somático), K (capsular) e F (fimbrial)
O
H
F
K
Mais de 40 gêneros contendo mais de 180 espécies
Aproximadamente um terço dos gêneros possui importância em medicina veterinária; alguns são patógenos sistêmicos primários, outros são patógenos oportunistas, os quais podem causar uma grande variedade de infecções clínicas
• Anaeróbias facultativas catalase positivas
• Oxidase-negativa
• São majoritariamente móveis, por meio de flagelos peritríquios
• Crescem em meios de cultivo padrão
• Fermentam a glicose e reduzem o nitrato a nitrito
• Algumas espécies, notadamente Escherichia coli, fermentam a lactose outras, como sorovares de Salmonella, não fermentam a lactose
• Toleram sais biliares em ágar MacConkey
• Colônias mucoides são típicas de Klebsiella e espécies de Enterobacter
• Crescimento invasivo, em meios não inibitórios, é típico de espécies de Proteus
Patógenos primários
Escherichia coli
Cepas com atributos patogênicos diferentes
Sorovares de Salmonella
Salmonella Typhimurium
Salmonella Dublin
Salmonella Enteritidis
Outros sorovares
Espécies de Yersinia
Y. pestis
Y. enterocolitica
Y. pseudotuberculosis
Patógenos oportunistas
Espécies de Proteus
P. mirabilis
P. vulgaris
Klebsiella pneumoniae
Enterobacter aerogenes
Enterobactérias raramente associadas a infecções clínicas
Edwardsiella tarda
Morganella morganii
Serratia marcescens

As bactérias pertencentes à família *Enterobacteriaceae* são bacilos gram-negativos que fermentam a glicose e outros açúcares e são oxidase-negativas. São catalase-positivas, não formadoras de esporos e anaeróbias facultativas, as quais crescem bem em ágar MacConkey. A família *Enterobacteriaceae* é formada por mais de 40 gêneros, os quais contêm mais de 180 espécies. Menos de um terço dos gêneros é de importância em medicina-veterinária.

As enterobactérias habitam o trato intestinal de animais e humanos e contaminam a vegetação, o solo e a água. Elas podem ser arbitrariamente agrupadas em três categorias: patógenos primários, patógenos oportunistas e não patogênicas. Patógenos oportunistas, como as espécies de *Proteus*, *Klebsiella pneumoniae* e *Enterobacter aerogenes*, ocasionalmente causam doença clínica em outros sítios que não o trato alimentar. Os patógenos primários de animais, como *E. coli*, espécies de *Salmonella* e espécies de *Yersinia* podem causar tanto doenças entéricas como sistêmicas. Critérios selecionados para diferenciação de membros patogênicos estão apresentados na Tabela 23.1. Excetuando-se algumas cepas de *E. coli*, poucas enterobactérias são capazes de produzir hemólise em ágar-sangue. A fermentação de lactose em ágar MacConkey é uma característica importante na identificação de *E. coli*, *Enterobacter aerogenes* e *Klebsiella pneumoniae*. As colônias desses microrganismos e o meio que as rodeia apresentam-se na cor rosa, devido à produção de ácido a partir da fermentação da lactose. Espécies de *Proteus* apresentam crescimento invasivo característico em meios não inibitórios, como o ágar-sangue. Colônias mucoides são típicas de espécies de *Klebsiella* e *Enterobacter*. Uma variedade de testes bioquímicos pode ser utilizada para diferenciar membros da família *Enterobacteriaceae* e pequenas tiras comerciais para diferentes testes agrupados em galerias miniaturizadas são, frequentemente, utilizadas. No entanto, resultados gerados a partir desses testes não são acurados o suficiente para permitir a detecção de sorovares de *Salmonella*, sendo as reações em meio ágar TSI (do inglês *triple sugar iron*) e a produção de lisina descarboxilase utilizadas para confirmar a identidade de isolados suspeitos de ser *Salmonella*. A sorotipificação por meio de testes de aglutinação em lâmina com antissoro é utilizada para identificar os antígenos somáticos (O) e flagelar (H) de *E. coli*, *Salmonella* e espécies de *Yersinia*. Esse procedimento permite a identificação dos organismos envolvidos em surtos de doença. Diversas técnicas moleculares para identificação e tipificação estão disponíveis. Técnicas baseadas em PCR, incluindo a PCR *multiplex* e PCR em tempo real, são frequentemente utilizadas para detecção e identificação desses microrganismos. Métodos de tipificação incluem a digestão com enzimas de restrição seguida de eletroforese em gel de campo pulsado, tipificação de sequências multilócus e, no caso de *E. coli*, a tipificação filogenética (ver Capítulo 6 para descrição dessas técnicas).

Membros específicos de enterobactérias estão, algumas vezes, envolvidos em infecções oportunistas localizadas em diversos locais anatômicos. A contaminação fecal do meio ambiente contribui para a ocorrência de infecções oportunistas. As condições clínicas resultantes de infecções

TABELA 23.1 Relevância clínica e características de membros importantes de *Enterobacteriaceae*

	Escherichia coli	Sorovares de *Salmonella*	Espéceis de *Yersinia*	Espécies de *Proteus*	*Enterobacter aerogenes*	*Klebsiella pneumoniae*
Importância clínica	Patógeno primário	Patógenos primários	Patógenos primários	Patógenos oportunistas	Patógeno oportunista	Patógeno oportunista
Características de cultivo	Algumas cepas são hemolíticas	Morfologia característica quando cultivadas em meio seletivo para *Salmonella*	-	Crescimento invasivo[a]	Mucoide	Mucoide
Motilidade a 30°C	Móvel	Móvel	Móvel[b]	Móvel	Móvel	Imóvel
Fermentação da lactose	+	–	–	–	+	+

[a] Quando cultivadas em meio não inibitório.
[b] Exceto *Y. pestis*.

por alguns membros oportunistas da família *Enterobacteriaceae* estão apresentadas na Tabela 23.2. *Klebsiella pneumoniae* e *Enterobacter aerogenes* são dois patógenos oportunistas comumente encontrados em casos de mastite bovina. Esses microrganismos, geralmente, acessam a glândula mamária a partir de fontes ambientais contaminadas. *Klebsiella pneumoniae* está entre os patógenos mais comumente associados a casos de metrite em éguas. Espécies de *Klebsiella* e *Proteus* causam infecções do trato urinário inferior em cães. Espécies de *Proteus* são, muitas vezes, implicadas em casos de otite externa em cães, e, algumas vezes, em gatos.

Escherichia coli

A colonização do trato intestinal de mamíferos por E. *coli* a partir de fontes ambientais ocorre logo após o nascimento, e esses microrganismos persistem como membros importantes da microbiota normal do intestino por toda a vida. A maioria das cepas de *E. coli* não produzem doença, mas podem causar infecções oportunistas em locais como a glândula mamária ou em feridas. Fatores predisponentes, os quais permitem a colonização, incluem a idade, o estado imunológico, o tipo de dieta e a intensa exposição a cepas patogênicas. Como ilustrado, *E. coli* patogênicas podem ser divididas em cepas causadoras de doença intestinal e extraintestinal. Certos fatores de virulência estão associados a patotipos particulares, porém a diferenciação de cepas de *E. coli* é complexa, uma vez que muitas cepas consideradas comensais também possuem determinantes de virulência. Diversos patotipos de *E. coli* intestinal possuem importância para humanos; no entanto, um número muito menor desses patotipos é de importância em medicina veterinária. Nos últimos anos, a *E. coli* shigatoxigênica têm emergido como o principal patógeno zoonótico associado à infecção alimentar em humanos, responsável pela colite hemorrágica e pela síndrome urêmica hemolítica.

TABELA 23.2 Patógenos oportunistas da família *Enterobacteriaceae* e suas doenças clínicas associadas

Espécies bacterianas	Doenças clínicas
Enterobacter aerogenes	Mastite por coliformes em vacas e matrizes suínas
Klebsiella pneumoniae	Mastite por coliformes em vacas; endometrite em éguas; pneumonia em bezerros e potros; infecções no trato urinário de cães
Proteus mirabilis e *P. vulgaris*	Infecções no trato urinário de cães e equinos; otite externa em cães

Infecções clínicas em animais jovens podem estar limitadas ao intestino (colibacilose entérica, diarreia neonatal), ou podem manifestar-se como septicemia ou toxemia. Infecções extraintestinais localizadas em animais adultos, muitas vezes decorrentes de invasão oportunista, podem envolver o trato urinário, a glândula mamária e o útero. Os fatores de virulência de cepas patogênicas de *E. coli* incluem cápsulas, endotoxina, estruturas responsáveis pela colonização, enterotoxinas e outros produtos secretados. Polissacarídeos capsulares, os quais são produzidos por algumas cepas de *E. coli* interferem no processo de fagocitose desses organismos. Endotoxina, um componentes do lipopolissacarídeo (LPS) da parede celular de microrganismos gram-negativos, é liberada após a morte dessas bactérias. O papel do LPS na produção da doença inclui sua atividade pirogênica, dano endotelial que resulta na coagulação intravascular disseminada e choque endotóxico. Adesinas fimbriais, as quais estão presentes em diversas cepas enterotoxigênicas de *E. coli*, permitem a adesão a superfícies mucosas no intestino delgado. As adesinas mais importantes em cepas de *E. coli* produtoras de doença em animais domésticos são F4 (K88), F5 (K99), F6 (987P) e F41. A adesina mais comumente presente em cepas de *E. coli* que causam infecção em suínos é a F4. As adesinas F5 e F41 ocorrem em cepas que afetam bezerros e F5 em cepas que afetam cordeiros. Os efeitos patológicos da infecção por *E. coli* patogênica, além dos atribuídos às endotoxinas, derivam, principalmente, da produção de enterotoxinas, shigatoxinas, e fatores necrosantes citotóxicos. Diferentemente das enterotoxinas, as quais afetam somente a atividade funcional dos enterócitos, as Shigatoxinas e fatores necrosantes citotóxicos podem produzir danos celulares demonstráveis no seu sítio de ação. A fim de prevenir a colibacilose entérica, a diarreia neonatal e a colissepticemia, animais recém-nascidos devem receber quantidades significativas de colostro logo após o nascimento. Anticorpos colostrais podem prevenir a colonização do intestino por *E. coli* patogênicas. Um ambiente limpo e aquecido deve ser fornecido para animais recém-nascidos. A vacinação tem valor para um número limitado de doenças causadas por *E. coli*.

Sorovares de *Salmonella*

O gênero *Salmonella* contém mais de 2.500 sorovares. A sorotipificação é baseada na identificação de antígenos somáticos (O) e flagelares (H) por meio de antissoros específicos. Esses microrganismos possuem distribuição mundial e infectam muitos mamíferos, aves, répteis, sendo excretados principalmente nas fezes. A ingestão é a principal rota de infecção. Organismos podem estar presentes na água, no solo, na ração

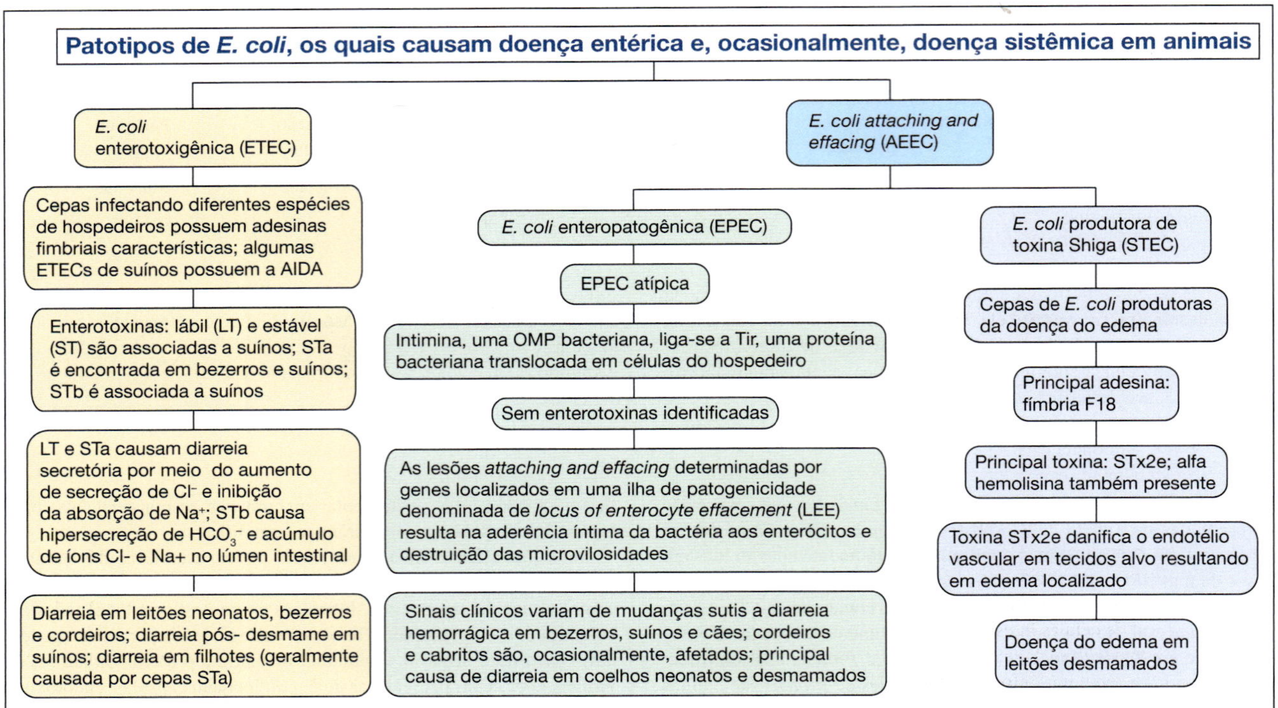
Patotipos de E. coli, os quais causam doença entérica e, ocasionalmente, doença sistêmica em animais
E. coli enterotoxigênica (ETEC)
Cepas infectando diferentes espécies de hospedeiros possuem adesinas fimbriais características; algumas ETECs de suínos possuem a AIDA
Enterotoxinas: lábil (LT) e estável (ST) são associadas a suínos; STa é encontrada em bezerros e suínos; STb é associada a suínos
LT e STa causam diarreia secretória por meio do aumento de secreção de Cl⁻ e inibição da absorção de Na⁺; STb causa hipersecreção de HCO₃⁻ e acúmulo de íons Cl- e Na+ no lúmen intestinal
Diarreia em leitões neonatos, bezerros e cordeiros; diarreia pós- desmame em suínos; diarreia em filhotes (geralmente causada por cepas STa)
E. coli attaching and effacing (AEEC)
E. coli enteropatogênica (EPEC)
EPEC atípica
Intimina, uma OMP bacteriana, liga-se a Tir, uma proteína bacteriana translocada em células do hospedeiro
Sem enterotoxinas identificadas
As lesões attaching and effacing determinadas por genes localizados em uma ilha de patogenicidade denominada de locus of enterocyte effacement (LEE) resulta na aderência íntima da bactéria aos enterócitos e destruição das microvilosidades
Sinais clínicos variam de mudanças sutis a diarreia hemorrágica em bezerros, suínos e cães; cordeiros e cabritos são, ocasionalmente, afetados; principal causa de diarreia em coelhos neonatos e desmamados
E. coli produtora de toxina Shiga (STEC)
Cepas de E. coli produtoras da doença do edema
Principal adesina: fímbria F18
Principal toxina: STx2e; alfa hemolisina também presente
Toxina STx2e danifica o endotélio vascular em tecidos alvo resultando em edema localizado
Doença do edema em leitões desmamados

AIDA, adesina envolvida em aderência difusa (do inglês *adhesin involved in diffuse adherence*); OMP, proteína de membrana externa (do inglês *outer membrane protein*).

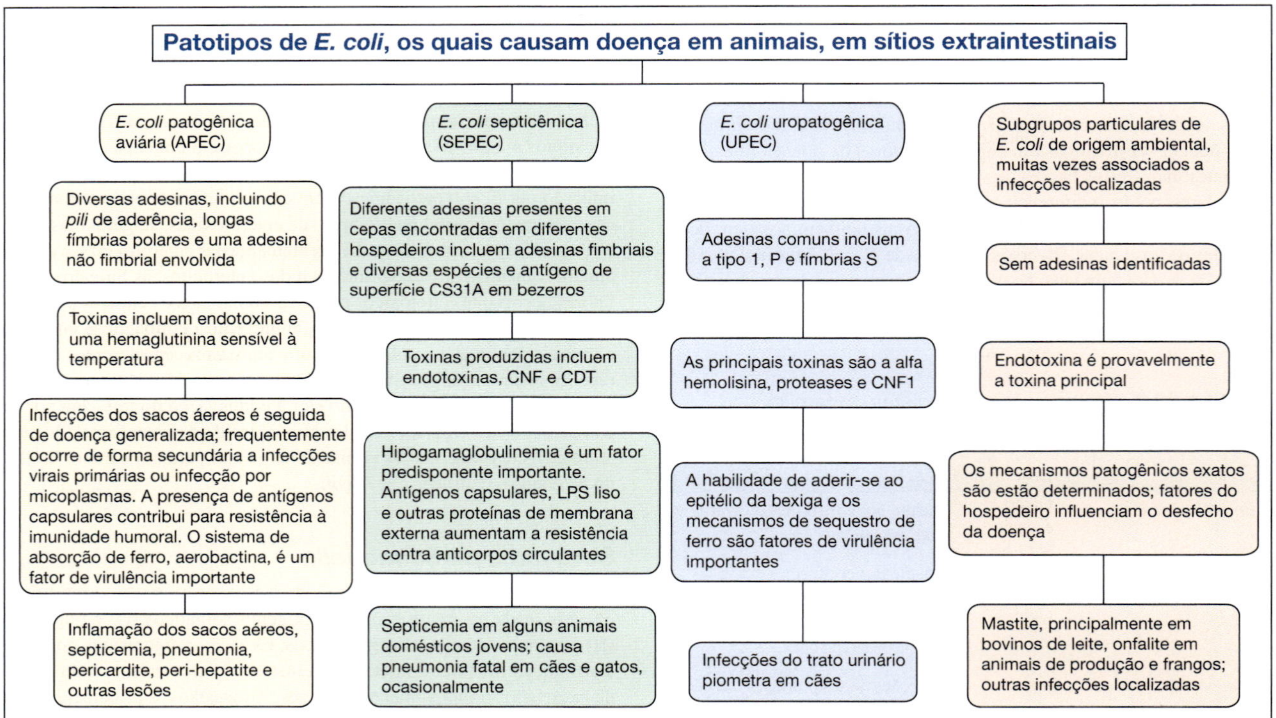
Patotipos de E. coli, os quais causam doença em animais, em sítios extraintestinais
E. coli patogênica aviária (APEC)
Diversas adesinas, incluindo pili de aderência, longas fímbrias polares e uma adesina não fimbrial envolvida
Toxinas incluem endotoxina e uma hemaglutinina sensível à temperatura
Infecções dos sacos áereos é seguida de doença generalizada; frequentemente ocorre de forma secundária a infecções virais primárias ou infecção por micoplasmas. A presença de antígenos capsulares contribui para resistência à imunidade humoral. O sistema de absorção de ferro, aerobactina, é um fator de virulência importante
Inflamação dos sacos aéreos, septicemia, pneumonia, pericardite, peri-hepatite e outras lesões
E. coli septicêmica (SEPEC)
Diferentes adesinas presentes em cepas encontradas em diferentes hospedeiros incluem adesinas fimbriais e diversas espécies e antígeno de superfície CS31A em bezerros
Toxinas produzidas incluem endotoxinas, CNF e CDT
Hipogamaglobulinemia é um fator predisponente importante. Antígenos capsulares, LPS liso e outras proteínas de membrana externa aumentam a resistência contra anticorpos circulantes
Septicemia em alguns animais domésticos jovens; causa pneumonia fatal em cães e gatos, ocasionalmente
E. coli uropatogênica (UPEC)
Adesinas comuns incluem a tipo 1, P e fímbrias S
As principais toxinas são a alfa hemolisina, proteases e CNF1
A habilidade de aderir-se ao epitélio da bexiga e os mecanismos de sequestro de ferro são fatores de virulência importantes
Infecções do trato urinário piometra em cães
Subgrupos particulares de E. coli de origem ambiental, muitas vezes associados a infecções localizadas
Sem adesinas identificadas
Endotoxina é provavelmente a toxina principal
Os mecanismos patogênicos exatos são estão determinados; fatores do hospedeiro influenciam o desfecho da doença
Mastite, principalmente em bovinos de leite, onfalite em animais de produção e frangos; outras infecções localizadas

CDT, toxina de distenção citoletal (do inglês *cytolethal distending toxin*); CNF, fator necrosante citotóxico (do inglês *cytotoxic necrotizing factor*); LPS, lipopolissacarídeo (do inglês *lipopolysaccharide*).

animal, em carne e vísceras cruas e em vegetais. A fonte de contaminação ambiental é invariavelmente as fezes. Em frangos, algumas espécies, como a *Salmonella* Enteritidis, infectam os ovários e a transmissão vertical por meio da contaminação dos ovos pode ocorrer.

A salmonelose é de ocorrência comum em animais domésticos, e as consequências da infecção variam de portadores subclínicos à septicemia fatal aguda. Alguns sorovares de *Salmonella*, como a *Salmonella* Pullorum em frangos, *Salmonella* Choleraesuis em suínos e *Salmonella* Dublin em bovinos, são relativamente hospedeiros-específicos. Em contraste, *Salmonella* Typhimurium possui uma grande variedade de hospedeiros, comparada às descritas anteriormente. Os sorovares de *Salmonella* de importância em animais domésticos e a consequência da infecção estão descritos na Tabela 23.3. *Salmonella* Dublin causa uma grande variedade de quadros clínicos em bovinos, de diferentes idades, incluindo doença entérica aguda ou crônica, septicemia e aborto. Em bezerros, problemas articulares, osteomielite e gangrena seca terminal podem ocorrer após septicemia e doença entérica. A virulência de espécies de salmonela está relacionada à sua habilidade de invasão e replicação tecidual e resistência tanto à digestão por fagócitos quanto à destruição por componentes do sistema complemento do plasma. Muitos dos fatores de virulência são codificados por grupos de genes de virulência denominados ilhas de patogenicidade de *Salmonella* (SPI, do inglês *Salmonella patogenicity islands*). Embora existam diversas destas ilhas, SPI-1 e SPI-2 são bem caracterizadas, sendo SPI-1 responsável por invasão local de células intestinais e SPI-2 responsável pela invasão sistêmica. A *Salmonella sp.* localiza-se, muitas vezes, na mucosa do íleo, ceco e colo, bem como em linfonodos mesentéricos de animais infectados. Infecções latentes, nas quais os organismos colonizam órgãos como os linfonodos mesentéricos, porém não são excretados, pode também ocorrer. A doença clínica pode desenvolver-se a partir de infecções latentes subclínicas se os animais afetados são submetidos ao estresse por superlotação, transporte ou condições ambientais adversas.

TABELA 23.3 Seleção de sorovares de Salmonella de importância clínica e as consequências da infecção

Sorovares de *Salmonella*	Hospedeiros	Consequências da infecção
Salmonella Typhimurium	Diversas espécies animais Humanos	Enterocolite e septicemia Intoxicação alimentar
Salmonella Dublin	Bovinos Ovinos, equinos, cães	Várias condições clínicas Enterocolite e septicemia
Salmonella Choleraesuis	Suínos	Enterocolite e septicemia
Salmonella Pullorum	Pintos	Pulorose (diarreia branca bacilar)
Salmonella Gallinarum	Aves adultas	Tifo aviário
Salmonella Arozinae	Perus	Infecção do paracólon ou Arizona
Salmonella Enteritidis	Aves domésticas Diversas outras espécies Humanos	Frequentemente subclínica em aves Doença clínica em mamíferos Intoxicação alimentar
Salmonella Brandenburg	Ovinos	Aborto

A enterocolite, causada por bactérias do gênero *Salmonella*, pode ocorrer na maioria das espécies de animais de produção, independentemente da idade. A doença aguda caracteriza-se por febre, depressão, anorexia e diarreia fétida profusa, muitas vezes contendo sangue, muco e células epiteliais descamadas. A partir disso observam-se desidratação e perda de peso, sendo que durante a prenhez pode-se observar o aborto. Animais jovens severamente afetados podem tornar-se apáticos e vir a óbito dentro de poucos dias do início da infecção. A salmonelose septicêmica pode ocorrer em grupos de todas as idades, porém é mais comum em bezerros, potros neonatos e leitões. O início da doença clínica é súbito, com febre alta, depressão e decúbito lateral. Se o tratamento não for instituído rapidamente, muitos animais jovens com septicemia morrem dentro de 48 horas.

A confirmação laboratorial é necessária para casos de salmonelose. As amostras para submissão devem incluir fezes e sangue de animais vivos. Conteúdos intestinais e amostras de lesões teciduais devem ser coletados de animais mortos e conteúdo abomasal deve ser coletado de fetos abortados. As amostras devem ser cultivadas diretamente em ágar verde brilhante e ágar XLD, bem como inoculadas em caldo selenito F ou tetrationato para enriquecimento e subcultivo. Colônias suspeitas podem ser submetidas a testes bioquímicos e confirmadas por meio de antissoro específico disponível comercialmente. Muitos procedimentos baseados em PCR estão disponíveis para detecção rápida de organismos em amostras clínicas e em alimentos.

O controle da salmonelose está baseado na redução do risco de exposição à infecção por meio de uma política de "rebanho-fechado", aquisição de animais a partir de fontes confiáveis e prevenção da contaminação de alimentos e água. A vacinação com objetivo de aumentar a resistência e reduzir a probabilidade de doença clínica é usada em bovinos, ovinos, suínos e aves.

Espécies de *Yersinia*

Embora existam 18 espécies de *Yersinia* atualmente descritas, somente *Y. pestis*, *Y. enterocolitica* e *Y. pseudotuberculosis* são patogênicas para animais e humanos. Essas três espécies podem sobreviver no interior de macrófagos e produzir proteínas externas de *Yersinia* (YOPs, do inglês *Yersinia outer proteins*), as quais são importantes para a inibição tanto da fagocitose quanto da produção de citocinas pró-inflamatórias. *Yersinia pestis*, agente causador de peste bubônica e pneumônica (*"black death"*), é mais invasiva que *Y. pseudotuberculosis* e *Y. enterocolitica*, além de possuir fatores de virulência adicionais, como uma cápsula proteica antifagocítica e um ativador de plasminogênio, o qual promove sua disseminação sistêmica. Em áreas endêmicas, roedores silvestres são importantes reservatórios de *Y. pestis*. Pulgas, especialmente a *Xenopsylla cheopis*, conhecida como pulga do rato, transmite a infecção para humanos e animais. A praga felina, causada pela *Y. pestis*, geralmente ocorre quando os gatos ingerem roedores infectados. Três formas clínicas da doença são reconhecidas: bubônica, pneumônica e septicêmica. A forma mais comum da doença é caracterizada pelo aumento de linfonodos (bubões) associada à drenagem linfática a partir do sítio de infecção. A septicemia pode ocorrer sem linfadenopatia e é potencialmente fatal. Em áreas endêmicas, gatos e cães devem ser rotineiramente tratados para pulgas e medidas de controle de roedores devem ser adotadas. *Yersinia pseudotuberculosis* causa infecções entéricas em uma grande variedade de animais domésticos e silvestres. Uma forma septicêmica da doença ocorre em roedores de laboratório e em pássaros criados em cativeiro.

PARTE II

24 *Pseudomonas aeruginosa*

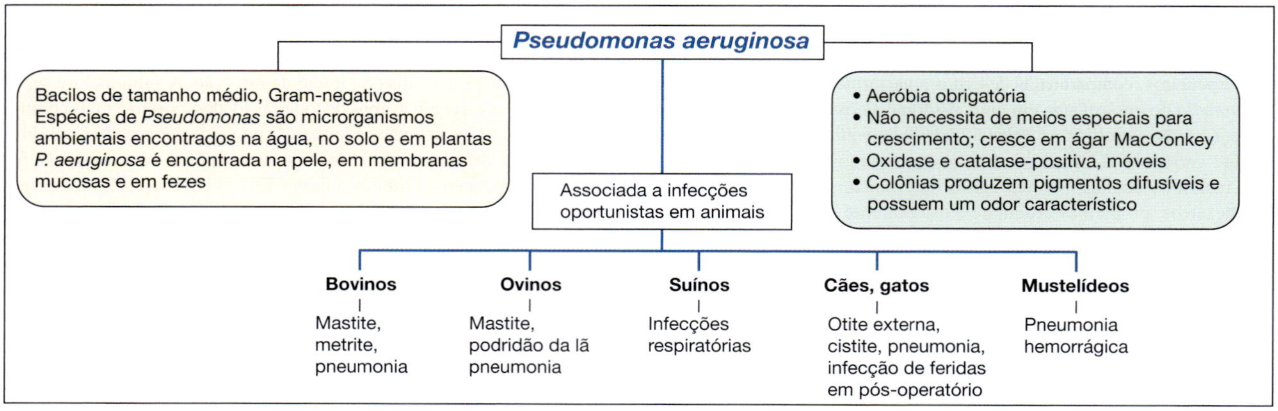
Pseudomonas aeruginosa
Bacilos de tamanho médio, Gram-negativos
Espécies de *Pseudomonas* são microrganismos ambientais encontrados na água, no solo e em plantas
P. aeruginosa é encontrada na pele, em membranas mucosas e em fezes
Associada a infecções oportunistas em animais
• Aeróbia obrigatória
• Não necessita de meios especiais para crescimento; cresce em ágar MacConkey
• Oxidase e catalase-positiva, móveis
• Colônias produzem pigmentos difusíveis e possuem um odor característico
Bovinos
Mastite, metrite, pneumonia
Ovinos
Mastite, podridão da lã pneumonia
Suínos
Infecções respiratórias
Cães, gatos
Otite externa, cistite, pneumonia, infecção de feridas em pós-operatório
Mustelídeos
Pneumonia hemorrágica

As espécies de *Pseudomonas* são microrganismos ambientais de ocorrência mundial, encontradas na água, no solo e nas plantas. *Pseudomonas aeruginosa* é uma bactéria gram-negativa, aeróbia obrigatória; é um patógeno móvel e pode produzir até quatro pigmentos difusíveis. O pigmento piocianina (verde-azulado), exclusivo desse microrganismo, é produzido pela maioria das cepas e sua presença identifica *P. aeruginosa* de forma específica. Embora *P. aeruginosa* seja um microrganismo ambiental, é encontrada de forma menos frequente na pele, em membranas mucosas e em fezes de alguns animais saudáveis.

Pseudomonas aeruginosa é um patógeno oportunista e a infecção ocorre a partir de uma porta de entrada, como, por exemplo, uma lesão na pele, período prolongado em contato com a água ou a presença de cateteres urinários ou intravenosos. A bactéria produz uma grande variedade de toxinas e enzimas, as quais promovem invasão e dano tecidual. A adesão às células do hospedeiro é mediada por fímbrias, já a colonização e a replicação são possíveis por meio de exoenzimas, camada limosa extracelular e lipopolissacarídeos de membrana externa. O dano tecidual é causado por toxinas como a exotoxina A, a fosfolipase C, proteases e citotoxinas liberadas dentro das células do hospedeiro por meio de um sistema de secreção tipo III. As membranas citoplasmáticas de neutrófilos são danificadas pela ação da leucocidina. Entre os mecanismos de defesa do hospedeiro contra *P. aeruginosa* incluem-se a opsonização por anticorpos e a fagocitose por macrófagos. A formação de biofilme é um atributo de virulência importante, o qual protege a bactéria contra a fagocitose e da ação de agentes antimicrobianos.

Pseudomonas aeruginosa é o agente etiológico de diversas doenças infeciosas classificadas como oportunistas (Tabela 24.1). Embora fatores predisponentes estejam associados com a ocorrência de muitas dessas infecções, algumas espécies, como a marta (espécie de mustelídeo) criada em sistemas de produção, parecem ser particularmente suscetíveis a esse microrganismo. A pneumonia hemorrágica e a septicemia, causadas por *P. aeruginosa*, ocorrem esporadicamente em mustelídeos criados em propriedades rurais, nos quais podem causar até 50% de mortalidade em determinados surtos da doença. A mastite bovina causada por esse agente está, muitas vezes, associada à lavagem do úbere com água contaminada, tubos de antibiótico intramamário contaminados ou toalhas contaminadas. A podridão da lã em ovinos, uma condição associada a chuvas intensas ou prolongadas, tem sido reportada no Reino Unido e na Austrália. A maceração da pele, decorrente da penetração da água no velo permite a colonização por *P. aeruginosa*, resultando em dermatite supurativa. Amostras adequadas para o diagnóstico laboratorial incluem o pus, aspirado respiratório, jato intermediário de urina, leite mastítico e *swabs* de ouvido. Placas de ágar-sangue e ágar MacConkey, inoculadas com material suspeito, são incubadas aerobicamente a 37°C durante 24 a 48 horas. Em ágar-sangue, colônias grandes e planas, com um odor característico de uva, lembram colônias de espécies do gênero *Bacillus*. A produção de piocianina é evidente em ambos os meios de cultivo. Em ágar MacConkey, essa bactéria apresenta-se como não fermentadora de lactose.

Devido aos inúmeros mecanismos presentes em *P. aeruginosa*, como a baixa permeabilidade da membrana externa desse agente, a presença de bombas de efluxo e a produção cromossomal de ß-lactamases, essa bactéria apresenta resistência intrínseca frente a diversos antimicrobianos. Desta forma, testes de suscetibilidade aos antimicrobianos devem ser sempre realizados em isolados clínicos de *P. aeruginosa*.

TABELA 24.1 Condições clínicas nas quais *Pseudomonas aeruginosa* pode ser considerada o agente etiológico responsável

Hospedeiro	Condição clínica
Bovinos	Mastite, metrite, pneumonia, dermatite, enterite (bezerros)
Ovinos	Mastite, podridão da lã, pneumonia, otite média
Suínos	Infecções respiratórias, otite
Equinos	Infecções do trato genital, pneumonia, ceratite ulcertiva
Cães, gatos	Otite externa, cistite, pneumonia, ceratite ulcertiva
Mustelídeos	Pneumonia hemorrágica, septicemia
Chinchilas	Pneumonia, septicemia
Répteis (criados em cativeiro)	Estomatite necrótica

25 Burkholderia mallei e Burkholderia pseudomallei

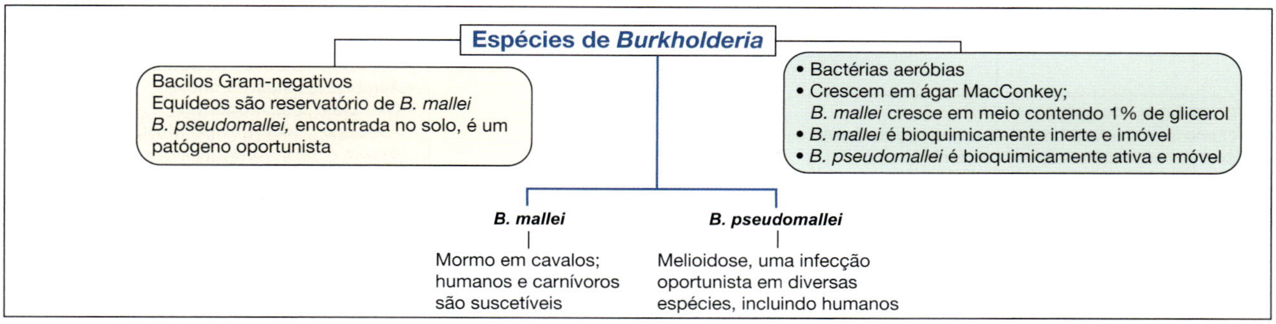
Espécies de *Burkholderia*
Bacilos Gram-negativos
Equídeos são reservatório de *B. mallei*
B. pseudomallei, encontrada no solo, é um patógeno oportunista
• Bactérias aeróbias
• Crescem em ágar MacConkey; *B. mallei* cresce em meio contendo 1% de glicerol
• *B. mallei* é bioquimicamente inerte e imóvel
• *B. pseudomallei* é bioquimicamente ativa e móvel
B. mallei
Mormo em cavalos; humanos e carnívoros são suscetíveis
B. pseudomallei
Melioidose, uma infecção oportunista em diversas espécies, incluindo humanos

Espécies de *Burkholderia*, previamente classificadas no gênero *Pseudomonas*, incluem *B. mallei*, agente causal do mormo (em inglês, *Glanders*), e *B. pseudomallei*, o agente causal da melioidose. Ambas as doenças são classificadas como zoonoses. *Burkholderia pseudomallei*, a qual é encontrada no solo, ocasionalmente infecta animais e humanos. Roedores silvestres podem agir como reservatórios para esse microrganismo. Embora a *B. mallei* possa sobreviver no ambiente por até seis semanas, seu reservatório é um equídeo infectado. Esses patógenos são bacilos gram-negativos, aeróbios obrigatórios. A maioria dos isolados são oxidase e catalase-positivos. *Burkholderia pseudomallei* é móvel, enquanto *B. mallei* é imóvel.

Mormo

Esta doença infecciosa de equídeos, causada por *B. mallei*, é caracterizada pela formação de nódulos e úlceras no trato respiratório ou na pele. Humanos e carnívoros são suscetíveis à infecção. O mormo tem sido erradicado na maioria dos países desenvolvidos; no entanto, casos esporádicos da doença ocorrem no Oriente Médio, Índia, Paquistão, China e Mongólia, sendo que surtos periódicos têm sido reportados no Brasil nos últimos anos.

A transmissão ocorre por meio da ingestão de alimento ou água contaminados com descargas nasais de equídeos infectados. Embora menos comum, infecções podem ocorrer por meio da inalação ou de abrasões na pele. A forma septicêmica aguda da doença caracteriza-se por febre, descarga nasal e sinais respiratórios. Os animais vão a óbito em algumas semanas. A doença crônica é mais comum e apresenta-se na forma nasal, pulmonar e cutânea, sendo que um animal afetado pode apresentar todas as formas. Na forma nasal, nódulos ulcerativos desenvolvem-se na mucosa do septo nasal e conchas nasais. Normalmente, observa-se uma secreção nasal purulenta com a presença de sangue. A forma respiratória é caracterizada por dificuldade respiratória e lesões nos pulmões semelhantes a tubérculos. A forma cutânea, denominada farcinose, é uma linfangite na qual se observam nódulos ao longo de vasos linfáticos nos membros. Esses nódulos eventualmente ulceram e liberam uma secreção amarelada. Cavalos cronicamente afetados podem morrer após vários meses ou podem recuperar-se e continuar disseminando a bactérias a partir do trato respiratório ou pela pele. Entre os fatores de virulência descritos estão um sistema de secreção tipo III, uma cápsula, uma possível variação antigênica e a habilidade de sobreviver no interior de células. A presença de *B. mallei* no hospedeiro induz a uma reação de hipersensibilidade, a base do teste da maleína. O teste intrapalpebral da maleína para detecção de animais infectados é considerado sensível e específico como método de diagnóstico, porém, seu uso é questionado em relação ao bem-estar animal. Métodos sorológicos como o teste de fixação do complemento (CFT, do inglês *complement fixation test*) e o ELISA são frequentemente utilizados para diagnóstico individual, bem como em programas de vigilância epidemiológica. O CFT é o teste preconizado para comércio internacional de animais pela OIE (do inglês *World Organization for Animal Health*); no entanto, é provável que um teste ELISA competitivo seja aprovado para comércio internacional, tão logo sua validação seja finalizada. A política de testagem e sacrifício de animais positivos é adotada em países nos quais a doença é classificada como exótica.

Em regiões onde a doença é endêmica, a presença de sinais clínicos pode ser suficiente como critério de diagnóstico. Amostras para diagnóstico laboratorial, como secreções de lesões, devem ser manipuladas em cabines de risco biológico. *Burkholderia mallei* cresce em ágar MacConkey sem a utilização de lactose; esse agente é comparativamente não reativo e imóvel.

Melioidose

Esta doença, causada pela *B. pseudomallei*, é endêmica em regiões tropicais e subtropicais da Ásia e Austrália, onde esse microrganismo está amplamente distribuído no solo e na água. A infecção pode ocorrer após a ingestão, inalação ou contaminação da pele a partir de fontes ambientais contendo a bactéria. Muitas espécies de animais, incluindo o homem, são suscetíveis. A melioidose é uma doença debilitante crônica com um período de incubação longo. Abscessos podem ser observados em diversos órgãos, como os pulmões, o fígado e o baço, as articulações e o sistema nervoso central. Em cavalos, a melioidose pode ser confundida com o mormo. *Burkholderia pseudomallei* é um patógeno intracelular facultativo e acredita-se que apresente inúmeros mecanismos de virulência com base em seu perfil genômico, incluindo um sistema de secreção tipo III, exoenzimas e uma cápsula.

Pus proveniente de abscessos deve estar entre as amostras enviadas para diagnóstico laboratorial. A manipulação de amostras deve ser feita em cabine de segurança biológica. Entre os critérios de identificação dos isolados incluem-se a morfologia das colônias em ágar-sangue e ágar MacConkey (a lactose é utilizada durante o crescimento em ágar MacConkey), características bioquímicas e aglutinação por antissoros específicos. Testes baseados em PCR têm sido desenvolvidos para a identificação desse patógeno e para diferenciação de *B. mallei*.

Em países onde a doença é exótica, a confirmação da infecção é seguida de sacrifício dos animais positivos.

26 Espécies de *Actinobacillus*

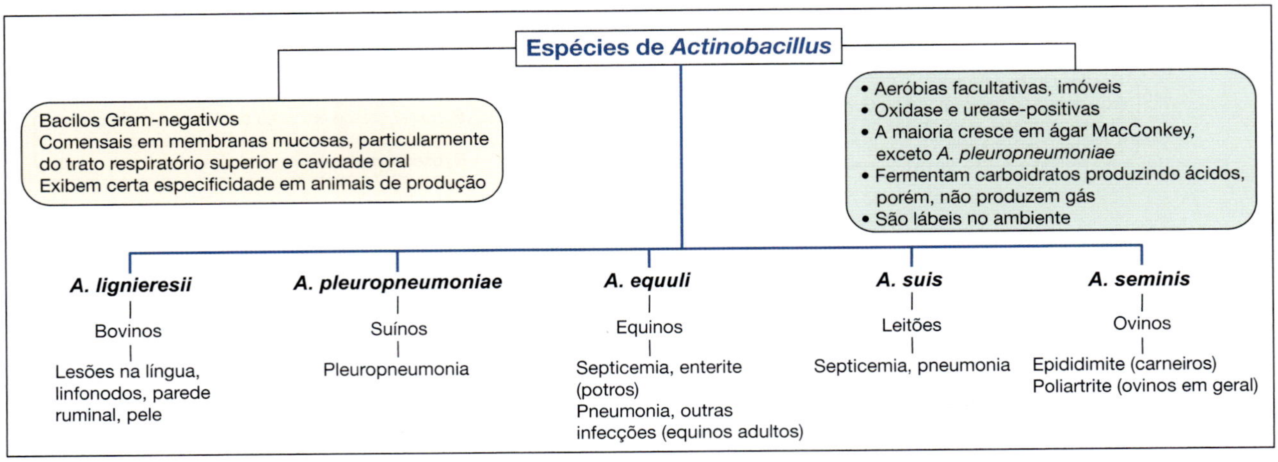
Espécies de Actinobacillus
Bacilos Gram-negativos
Comensais em membranas mucosas, particularmente do trato respiratório superior e cavidade oral
Exibem certa especificidade em animais de produção
• Aeróbias facultativas, imóveis
• Oxidase e urease-positivas
• A maioria cresce em ágar MacConkey, exceto A. pleuropneumoniae
• Fermentam carboidratos produzindo ácidos, porém, não produzem gás
• São lábeis no ambiente
A. lignieresii
Bovinos
Lesões na língua, linfonodos, parede ruminal, pele
A. pleuropneumoniae
Suínos
Pleuropneumonia
A. equuli
Equinos
Septicemia, enterite (potros)
Pneumonia, outras infecções (equinos adultos)
A. suis
Leitões
Septicemia, pneumonia
A. seminis
Ovinos
Epididimite (carneiros)
Poliartrite (ovinos em geral)

As bactérias pertencentes às espécies de *Actinobacillus* são imóveis, bacilos gram-negativos, as quais, ocasionalmente, possuem uma aparência de cocobacilos. A maioria das espécies é urease positiva e oxidase-positiva. Os actinobacilos exibem certa especificidade para determinados hospedeiros e são patógenos principalmente de animais de produção. Essas bactérias são comensais de membranas mucosas de animais, particularmente no trato respiratório superior e cavidade oral; algumas espécies apresentam-se como não patogênicas, e, além disso, a virulência pode diferir entre sorovares de uma mesma espécie. Actinobacilos de importância veterinária estão descritos acima. Uma vez que esses microrganismos sobrevivem por um curto período de tempo no ambiente, animais portadores desempenham um importante papel na sua transmissão.

Em isolamento primário em meio ágar-sangue, colônias de *A. lignieresii*, *A. equuli* e *A. suis* são viscosas e tendem a aderir-se à alça de inoculação. Em ágar MacConkey, *A. lignieresii*, *A. equuli* e *A. suis* crescem bem; *A. equuli* e *A. suis* fermentam a lactose, produzindo colônias rosa (Tabela 26.1). Por outro lado, *A. pleuropneumoniae* e *A. semini* não crescem em ágar MacConkey.

Actinobacilos podem causar uma variedade de infecções em animais de produção, incluindo a "língua-de-pau" (*timber tongue*) em bovinos, pleuropneumonia em suínos, doença sistêmica em potros e leitões, bem como epididimite em carneiros.

Actinobacilose em bovinos

A actinobacilose, uma inflamação piogranulomatosa crônica de tecidos moles, é frequentemente observada em bovinos como endurecimento da língua, denominado "língua-de-pau". Lesões podem também acometer o sulco esofágico e os linfonodos retrofaríngeos. O agente etiológico, *A. lignieresii* é comensal da cavidade oral e do trato intestinal. Esse microrganismo penetra nos tecidos moles por meio de lacerações ou erosões na mucosa e na pele, causando a doença de forma esporádica. Os animais com "língua-de-pau" têm dificuldade em alimentar-se e apresentam, sialorreia. O envolvimento do sulco esofágico pode levar ao timpanismo intermitente. Lesões piogranulomatosas localizadas nos linfonodos retrofaríngeos são frequentemente observadas durante o abate.

O diagnóstico é baseado na história clínica, endurecimento da língua e histórico de ingestão de pastagens muito ásperas. As amostras para diagnóstico laboratorial incluem pus, material de biópsia e tecidos de lesões coletados *post morten*. Bacilos gram-negativos podem ser observados em esfregaços de exsudatos. Focos piogranulomatosos contendo agrupamentos em forma de clavas podem ser vistos em cortes de tecidos. Cultivos incubados aerobicamente a 37°C durante 72 horas apresentam colônias pegajosas e não hemolíticas em ágar-sangue, em ágar MacConkey pode-se observar a fermentação lenta da lactose. A identidade dos isolados pode ser confirmada por meio do seu perfil bioquímico e aparência das colônias. O tratamento parenteral com iodeto de sódio, oral com iodeto de potássio, sulfonamidas potencializadas ou uma combinação de penicilina e estreptomicina é geralmente eficiente.

Pleuropneumonia em suínos

A pleuropneumonia, causada por *A. pleuropneumoniae*, pode afetar suínos suscetíveis de todas as idades em todo o mundo. Entretanto, caracteriza-se por ser uma doença altamente contagiosa que afeta suínos de até 6 meses de idade. Cepas virulentas de *A. pleuropneumoniae* possuem cápsulas, as quais desempenham atividade tanto antifagocítica quanto imunogênica. Fímbrias e outras adesinas permitem a adesão desse microrganismo em células do trato respiratório. Além disso, *A. pleuropneumoniae* produz quatro toxinas denominadas RTX (do inglês *repeat-in-toxin*), as quais provocam danos na membrana de células, sistemas de absorção de ferro e, em comum a outras bactérias gram-negativas, lipopolissacarídeo.

Suínos portadores subclínicos abrigam o microrganismo no trato respiratório e nas tonsilas. Condições inapropriadas de ventilação e queda brusca de temperatura podem predispor a ocorrência de surtos da doença. A transmissão por aerossóis ocorre em animais confinados. Em surtos de doença aguda, alguns suínos podem ser encontrados mortos, enquanto outros apresentam dispneia, pirexia e não querem se movimentar. Uma espuma sanguinolenta pode estar presente ao redor do nariz e da boca, e muitos suínos apresentam cianose. Porcas prenhes podem abortar. As taxas de morbidade podem atingir 50% do rebanho, com altas taxas de mortalidade. Coinfecções por *Pasteurella multocida* e micoplasmas podem exacerbar a doença. Áreas de consolidação e necrose são

TABELA 26.1 Características diferenciais de espécies de *Actinobacillus*

Característica	*A. lignieresii*	*A. pleuropneumoniae*	*A. equuli*[a]	*A. suis*
Hemólise em ágar-sangue ovino	-	+	v	+
Tipo de colônia em ágar-sangue	viscosa	não viscosa	viscosa	viscosa
Crescimento em ágar MacConkey	+	-	+	+
Produção de oxidase	+	v	+	+
Produção de catalase	+	v	v	+
Produção de urease	+	+	+	+

[a]*A. equuli* subespécie *haemolytic* apresenta hemólise em ágar-sangue.
+, a maioria dos isolados é positiva; v, reação variável; -, a maioria dos isolados é negativa.

encontradas nos pulmões durante o exame *post mortem* juntamente com pleurisia fibrinosa. Pode ser encontrado líquido espumoso sanguinolento na traqueia e nos brônquios. Amostras para exames laboratoriais devem incluir lavado traqueal ou porções de tecido pulmonar afetado. Amostras cultivadas em ágar-chocolate e ágar-sangue devem ser incubadas em uma atmosfera de 5 a 10% de CO_2 a 37ºC por 72 horas. Os critérios para identificação dos isolados incluem a presença de colônias pequenas, circundadas por uma zona clara de hemólise e ausência de crescimento em ágar MacConkey. Testes bioquímicos podem ser utilizados para a identificação de isolados, porém métodos moleculares vêm sendo cada vez mais utilizados para tipificação definitiva dos isolados. Quinze sorovares e dois biotipos são reconhecidos; os sorovares diferem em virulência e distribuição geográfica. Os sorovares classificados como biotipo I requerem o fator V (nicotinamida adenina dinucleotídeo), presente no ágar-chocolate. Uma vez que reações cruzadas podem ocorrer entre alguns sorovares, métodos baseados em PCR-multiplex têm sido desenvolvidos, os quais possuem lócus de cápsula como alvo e, provavelmente, irão substituir os testes baseados em anticorpos.

O tratamento deve ser baseado nos resultados de testes de suscetibilidade aos antimicrobianos, tendo em vista que cepas resistentes vêm sendo encontradas. Bacterinas polivalentes podem induzir imunidade protetiva, porém não são capazes de prevenir o desenvolvimento de um estado de portador. Uma vacina de subunidade, contendo toxoides de três toxinas de *A. pleuropneumoniae* e antígeno capsular foi desenvolvida. Fatores predisponentes, como ventilação inadequada, temperaturas mais baixas que o ideal e superlotação devem ser evitados.

Doença do potro sonolento

Duas subespécies de *A. equuli* são reconhecidas, subespécie *equuli* e subespécie *hemolyticus*. A subespécie *equuli* é associada a uma septicemia fatal e aguda em potros recém-nascidos, conhecida como a "doença do potro sonolento". Ambas as subespécies podem ser isoladas de síndromes clínicas diferentes, como doença respiratória, mastite, metrite e artrite, tanto como patógeno primário como secundário. *Actinobacillus equuli* pode ser isolado do trato reprodutivo e intestinal de éguas. Os potros podem infectar-se ainda no útero, ou após o nascimento pelo umbigo. Potros afetados apresentam-se febris e apáticos, e podem vir a óbito dentro de 1 a 2 dias. Os potros que se recuperam da fase septicêmica aguda podem desenvolver poliartrite, nefrite, enterite ou pneumonia. Potros que vêm a óbito dentro de 24 horas após o nascimento podem apresentar petéquias nas superfícies serosas e enterite. Aqueles que sobrevivem por até 3 dias apresentam focos supurativos típicos em forma de pequenos pontos nos rins. Embora a subespécie *hemolyticus* seja conhecida por produzir uma toxina RTX, outros fatores de virulência não têm sido determinados para em *A. equuli*. Amostras devem ser cultivadas em ágar-sangue e ágar MacConkey. Os critérios de identificação para isolados incluem a presença de colônias viscosas em ágar-sangue, colônias fermentadoras de lactose em ágar MacConkey e perfil bioquímico.

Outras infecções causadas por actinobacilos

Actinobacillus suis pode infectar suínos com menos de 3 meses de idade. A doença é caracterizada por septicemia e morte súbita. A mortalidade pode atingir 50% em algumas leitegadas. Os sinais clínicos incluem febre, dificuldade respiratória, prostração e movimento de pedalagem dos membros anteriores. *Actinobacillus seminis* é uma causa comum de epididimite em carneiros jovens na Nova Zelândia, na Austrália e na África do Sul. O microrganismo é encontrado no prepúcio, e a epididimite ocorre provavelmente após uma infecção oportunista ascendente.

27 Espécies de *Pasteurella*, *Mannheimia haemolytica* e *Bibersteinia trehalosi*

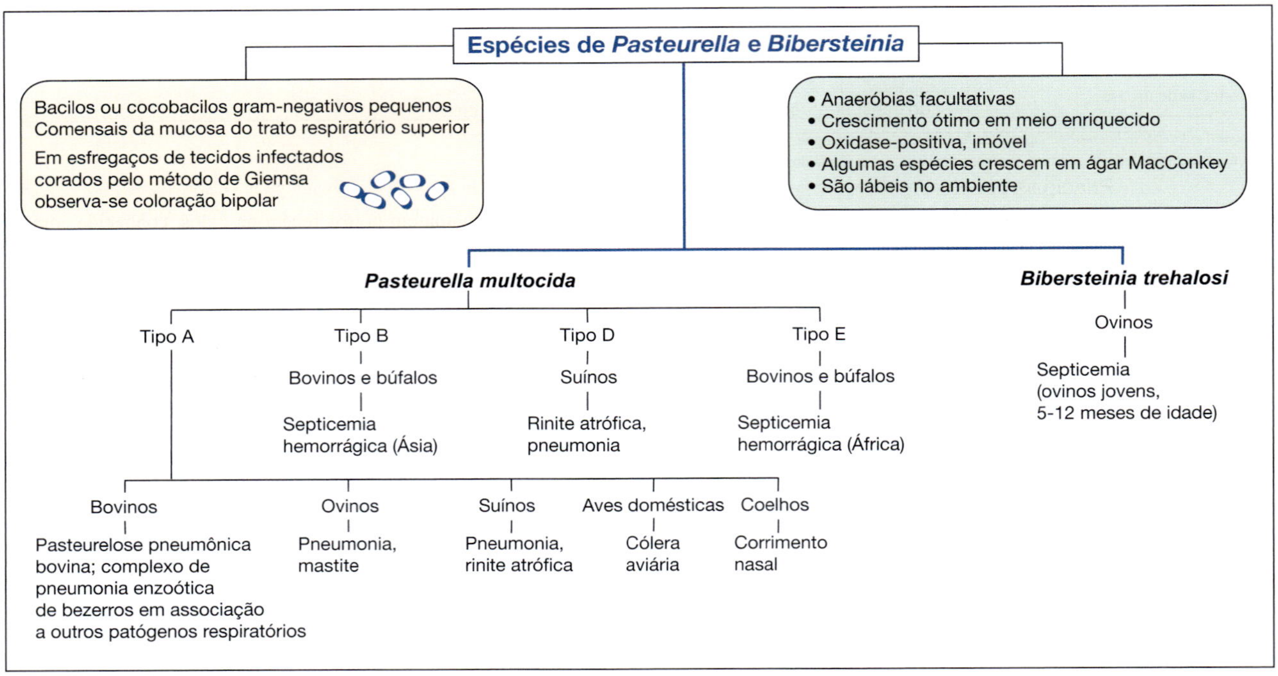
Espécies de Pasteurella e Bibersteinia
Bacilos ou cocobacilos gram-negativos pequenos
Comensais da mucosa do trato respiratório superior
Em esfregaços de tecidos infectados corados pelo método de Giemsa observa-se coloração bipolar
• Anaeróbias facultativas
• Crescimento ótimo em meio enriquecido
• Oxidase-positiva, imóvel
• Algumas espécies crescem em ágar MacConkey
• São lábeis no ambiente
Pasteurella multocida
Bibersteinia trehalosi
Ovinos
Septicemia (ovinos jovens, 5-12 meses de idade)
Tipo A
Tipo B
Bovinos e búfalos
Septicemia hemorrágica (Ásia)
Tipo D
Suínos
Rinite atrófica, pneumonia
Tipo E
Bovinos e búfalos
Septicemia hemorrágica (África)
Bovinos
Pasteurelose pneumônica bovina; complexo de pneumonia enzoótica de bezerros em associação a outros patógenos respiratórios
Ovinos
Pneumonia, mastite
Suínos
Pneumonia, rinite atrófica
Aves domésticas
Cólera aviária
Coelhos
Corrimento nasal

Espécies de *Pasteurella*, *Bibersteinia* e *Mannheimia* são bacilos ou cocobacilos gram-negativos, pequenos e imóveis. Elas são anaeróbias facultativas e oxidase-positiva, sendo a maioria classificada como catalase-positiva. Esses microrganismos crescem melhor em meio de cultivo suplementado com sangue ou soro. Algumas espécies, como *Mannheimia haemolytica* e *Bibersteinia trehalosi*, crescem em ágar MacConkey. Em esfregaços de tecidos infectados e corados pelo método de Giemsa, as pasteurelas exibem coloração bipolar. A maioria das espécies de *Pasteurella*, *Mannheimia* e *Bibersteinia* são comensais na mucosa do trato respiratório superior de animais. Logo, as infecções são frequentemente endógenas. Infecções exógenas também podem ocorrer, particularmente durante surtos de pasteurelose em grupos de animais, sendo a virulência do patógeno exacerbada por meio da transmissão entre animais.

Espécies de *Pasteurella*, *Bibersteinia* e *Mannheimia* podem ser diferenciadas pela morfologia das colônias, características de crescimento e por reações bioquímicas. Colônias de *P. multocida* são arredondadas, acinzentadas, não hemolíticas e possuem um discreto, porém característico, odor. Colônias de *M. haemolytica* e *B. trehalosi* são hemolíticas e não apresentam odor característico. Com base nos seus polissacarídeos capsulares, isolados de *P. multocida* são agrupados em cinco sorogrupos. Doze sorovares de *M. haemolytica* são identificados por meio de antígenos de superfície extraíveis. Quatro sorovares previamente designados como sorovares T de *M. haemolytica* têm sido reclassificados como *B. trehalosi*.

Diversas infecções por *P. multocida* são de origem endógena. Esse microrganismo pode invadir os tecidos de animais imunodeprimidos. Fatores de importância no desenvolvimento da doença incluem a adesão de pasteurelas à mucosa e inibição da fagocitose. Fímbrias podem aumentar a adesão às mucosas, e a cápsula, particularmente em cepas do tipo A, possui um papel antifagocítico importante. A toxina PMT, produzida pelos sorovares A e D, é uma proteína citotóxica, a qual estimula rearranjos no citoesqueleto da célula e é de importância na patogênese da rinite atrófica dos suínos. Na pasteurelose septicêmica, a endotoxemia severa e coagulação intravascular disseminada causam complicações sérias da doença, a qual pode ser fatal. Quatro fatores de virulência principais têm sido identificados em cepas de *M. haemolytica* e *B. trehalosi*: fímbrias, as quais aumentam a colonização; cápsula, a qual aumenta a sobrevivência no soro; endotoxinas, que podem lesar leucócitos bovinos e células endoteliais e leucotoxina, uma citolisina formadora de poros que afeta leucócitos e a função plaquetária.

Embora existam diversas espécies dentro do gênero *Pasteurella*, *Bibersteinia* e *Mannheimia*, infecções clínicas em animais domésticos são especialmente atribuídas a *P. multocida*, *M. haemolytica* e *B. trehalosi* (Tabela 27.1). *Pasteurella multocida* possui uma grande variedade de hospedeiros, enquanto *M. haemolytica* é especialmente restrita a ruminantes e *B. trehalosi* a ovinos. As doenças associadas à infecção por *P. multocida* incluem septicemia hemorrágica em ruminantes, rinite atrófica suína, cólera aviária e pasteurelose pulmonar bovina. No entanto, o principal agente etiológico da pasteurelose pneumônica bovina é *M. haemolytica*, sendo essa também responsável por quadros de pneumonia em ovinos e septicemia em cordeiros jovens. A infecção com *B. trehalosi* resulta, com frequência, em septicemia em cordeiros mais velhos.

A pasteurelose pneumônica bovina, também conhecida por "febre do transporte", ocorre, mais comumente, em animais jovens após semanas de haverem sido submetidos a estresse severo, como o transporte, confinamento e em piquetes ou instalações fechadas. Essa doença é as-

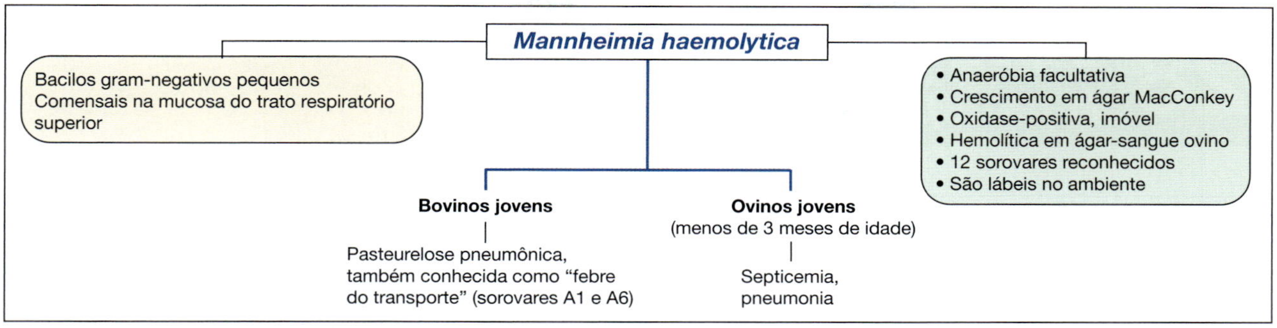

Mannheimia haemolytica
Bacilos gram-negativos pequenos
Comensais na mucosa do trato respiratório superior
• Anaeróbia facultativa
• Crescimento em ágar MacConkey
• Oxidase-positiva, imóvel
• Hemolítica em ágar-sangue ovino
• 12 sorovares reconhecidos
• São lábeis no ambiente
Bovinos jovens
Pasteurelose pneumônica, também conhecida como "febre do transporte" (sorovares A1 e A6)
Ovinos jovens
(menos de 3 meses de idade)
Septicemia, pneumonia

TABELA 27.1 Principais espécies patogênicas de *Pasteurella*, *Bibersteinia* e *Mannheimia*, seus principais hospedeiros e doenças associadas

Hospedeiros		Doenças associadas
Pasteurella multocida		
Tipo A	Bovinos	Associada à pasteurelose pneumônica bovina ("febre do transporte"); associada ao complexo de pneumonia enzoótica de bezerros; mastite (rara)
	Ovinos	Pneumonia, mastite
	Suínos	Pneumonia, rinite atrófica
	Aves domésticas	Cólera aviária
	Coelhos	Corrimento nasal, espirros
	Outras espécies animais	Pneumonia devido ao estresse
Tipo B	Bovinos, búfalos	Septicemia hemorrágica (Ásia)
Tipo D	Suínos	Rinite atrófica, pneumonia
Tipo E	Bovinos, búfalos	Septicemia hemorrágica (África)
Tipo F	Aves domésticas, especialmente perus	Cólera aviária
Mannheimia haemolytica	Bovinos	Pasteurelose pneumônica bovina ("febre do transporte")
	Ovinos	Septicemia (menos de 3 meses de idade); pneumonia; mastite gangrenosa
Bibersteinia trehalosi	Ovinos	Septicemia (5-12 meses de idade)

sociada com *M. haemolytica*, principalmente o sorovar A1, embora pesquisas recentes têm demonstrado o aumento da prevalência do sorovar A6 na Europa e em outros locais. Diversos vírus respiratórios, incluindo o parainfluenza 3, herpesvírus bovino 1 e o vírus respiratório sincicial bovino, podem predispor à invasão bacteriana. Sinais clínicos incluem febre súbita, depressão, anorexia, taquipneia e descarga nasal serosa. Em infecções mistas, geralmente há tosse e descarga ocular. Ao exame *post mortem*, o lobo cranial dos pulmões apresenta-se vermelho, intumescido e consolidado. O isolamento de *M. haemolytica*, muitas vezes em associação a outros patógenos, a partir de lavado broncoalveolar ou tecido de pulmão afetado, é confirmatório.

Surtos de pasteurelose pneumônica ovina são geralmente causados por *M. haemolytica*, patógeno comensal do trato respiratório superior em uma parcela de ovinos saudáveis. Os fatores predisponentes não estão completamente elucidados e surtos em rebanhos geralmente iniciam com morte súbita de alguns ovinos e dificuldade respiratória aguda em outros.

Pasteurelose septicêmica em animais entre cinco e 12 meses de idade é geralmente associada à infecção por *B. trehalosi*. *Bibersteinia trehalosi* é encontrada em tecido tonsilar de ovinos portadores. Da mesma forma que em outras infecções por pasteurelas, a doença clínica pode ser precipitada por diversos fatores predisponentes, incluindo o transporte.

Cepas toxigênicas de *P. multocida* tipo D ou A causam uma forma progressiva severa de rinite atrófica suína. Esses isolados toxigênicos de *P. multocida* são denominados cepas AR^+ (do inglês *atrophic rhinitis-positive*). Sinais iniciais, geralmente encontrados em suínos entre três e oito semanas de idade, incluem lacrimação excessiva, espirro e, ocasionalmente, epistaxe. Com o progresso da doença, um evidente desvio lateral do focinho pode ser observado. Em geral, suínos afetados apresentam baixo peso e a lesão nos ossos das conchas nasais pode predispor a infecções bacterianas secundárias do trato respiratório inferior.

Vacinas têm sido desenvolvidas para o controle de diversas doenças causadas por espécies de *Pasteurella* e *Mannheimia*. Entretanto, a eficácia de algumas vacinas ainda necessita ser determinada.

28 Espécies de *Histophilus*, *Haemophilus* e *Avibacterium*

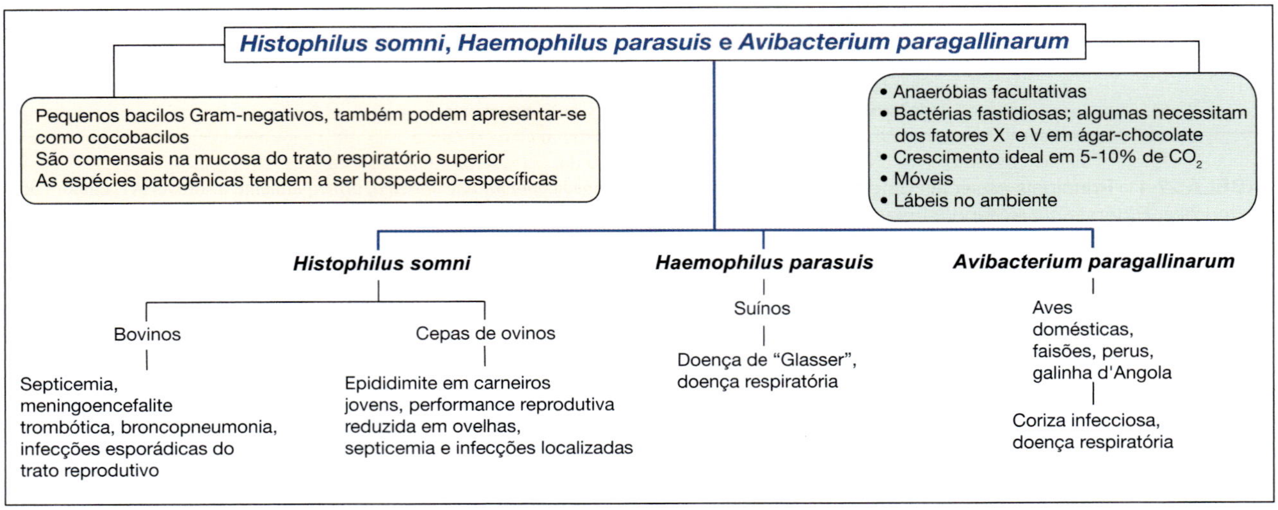
Histophilus somni, Haemophilus parasuis e Avibacterium paragallinarum
Pequenos bacilos Gram-negativos, também podem apresentar-se como cocobacilos
São comensais na mucosa do trato respiratório superior
As espécies patogênicas tendem a ser hospedeiro-específicas
• Anaeróbias facultativas
• Bactérias fastidiosas; algumas necessitam dos fatores X e V em ágar-chocolate
• Crescimento ideal em 5-10% de CO2
• Móveis
• Lábeis no ambiente
Histophilus somni
Bovinos
Septicemia, meningoencefalite trombótica, broncopneumonia, infecções esporádicas do trato reprodutivo
Cepas de ovinos
Epididimite em carneiros jovens, performance reprodutiva reduzida em ovelhas, septicemia e infecções localizadas
Haemophilus parasuis
Suínos
Doença de "Glasser", doença respiratória
Avibacterium paragallinarum
Aves domésticas, faisões, perus, galinha d'Angola
Coriza infecciosa, doença respiratória

As bactérias que pertencem ao gênero *Histophilus*, *Haemophilus* e *Avibacterium* são pequenos bacilos gram-negativos, que muitas vezes apresentam-se como cocobacilos. Esses microrganismos são anaeróbios facultativos móveis, os quais não são capazes de crescer em ágar MacConkey. São caracterizadas como bactérias fastidiosas (possuem requerimentos especiais para o seu crescimento *in vitro*); *Haemophilus parasuis* e *Avibacterium paragallinarum* necessitam do fator V (nicotinamida adenina dinucleotídeo, NAD). O crescimento ótimo para todas as espécies ocorre em condições de atmosfera com 5 a 10% de CO_2 em ágar-chocolate, o qual fornece tanto o fator X (hemina) quanto o fator V. Para *Histophilus somni*, os fatores X e V não são requerimentos absolutos para o seu crescimento *in vitro*. Pequenas colônias translúcidas podem ser observadas após 48 horas de incubação. Testes baseados em PCR têm sido desenvolvidos para detecção e identificação desses patógenos e possuem grande importância para o diagnóstico laboratorial a partir de amostras de baixa qualidade ou quando não há experiência suficiente da equipe no cultivo desses microrganismos fastidiosos. As bactérias pertencentes a esses gêneros são comensais de membranas mucosas e sobrevivem por períodos curtos no ambiente.

De forma similar a outros membros da família *Pasteurelaceae*, esses microrganismos apresentam diversos sorovares já identificados. Embora alguns sorovares apresentem menor grau de virulência, não há uma correlação clara entre um determinado sorovar e a patogenicidade.

Histophilus somni é comensal do trato genital masculino e feminino, podendo também colonizar o trato respiratório superior. Fatores estressantes relacionados ao ambiente contribuem para o desenvolvimento da doença clínica. Esse microrganismo é mais resistente no ambiente que espécies de *Haemophilus*. *Histophilus somni* é capaz de aderir-se firmemente a diversos tipos de células do hospedeiro; no entanto, o mecanismo exato utilizado para aderência não está completamente elucidado. O lipo-oligossacarídeo (LOS) de *H. somni* é reconhecido como seu principal fator de virulência por duas razões: seu lipídeo A que é tóxico; e a habilidade desse microrganismo de alterar a estrutura de seu LOS que resulta em variação de fase antigênica e, consequentemente, em evasão da resposta imunológica do hospedeiro. Uma vez que a septicemia está comumente associada à infecção por *H. somni*, muitos sistemas do organismo podem ser afetados. A meningoencefalite trombótica (TME, do inglês *thrombotic meningoencephalitis*), uma consequência comum da septicemia, é observada esporadicamente em bovinos jovens em um curto período de tempo após sua introdução em confinamentos. Alguns animais podem ser encontrados mortos e outros podem apresentar febre alta e apatia. A morte súbita devido à miocardite também tem sido reportada. Diversos sinais neurológicos em bovino jovens submetidos ao confinamento podem ser indicativos de TME. *Histophilus somni* é um dos patógenos comumente isolados de casos de pneumonia enzoótica em bezerros (doença inserida no Complexo das Doenças Respiratórias

TABELA 28.1 Características das doenças causadas por *Histophilus somni*, *Haemophilus parasuis* e *Avibacterium paragallinarum*

Agente	Hospedeiro	Características da doença
Histophilus somni	Bovinos	Septicemia, meningoencefalite trombótica, broncopneumonia (em coinfecções), infecções esporádicas do trato reprodutivo
Histophilus somni (cepas de ovinos)	Ovinos	Epididimite em carneiros jovens, vulvite, mastite, performance reprodutiva reduzida em ovelhas, septicemia, artrite, meningite e pneumonia em cordeiros
Haemophilus parasuis	Suínos	Doença de "Glasser", oportunista em doenças respiratórias
Avibacterium paragallinarum	Galinhas, faisões, perus, galinha d'Angola	Coriza infecciosa Doença respiratória

de Bezerros [CDRB]). A confirmação definitiva do envolvimento de *H. somni* em infecções bovinas requer o seu isolamento e identificação a partir de amostras de fluido cerebrospinal ou materiais coletados de lesões *post mortem*.

A doença de "Glasser", causada por *H. parasuis,** manifesta-se como poliartrite e leptomeningite, e afeta, geralmente, suínos a partir do desmame até 12 semanas de idade. Em alguns casos observa-se essencialmente poliartrite, enquanto determinadas cepas induzem quadro septicêmico. *Haemophilus parasuis* é parte da microbiota normal do trato respiratório superior de suínos. A transferência de anticorpos maternos transferidos pelo colostro previnem o surgimento de sinais clínicos da doença. Anteriormente, a doença de "Glasser" era considerada uma doença esporádica de suínos com duas a quatro semanas de idade, submetidos a condições ambientais estressantes. No entanto, o sistema moderno e altamente intensivo de produção tem permitido que essa doença torne-se um problema de saúde associado a grandes perdas econômicas mundialmente. Os mecanismos de virulência de *H. parasuis* ainda necessitam ser determinados, porém a capacidade de adesão às células do hospedeiro,** o LOS e a presença de cápsula são considerados importantes para o desenvolvimento da doença. Após dois a 7 dias a partir da exposição dos animais a fatores estressantes, como desmame e transporte, podem ser observados sinais clínicos da doença. Anorexia, febre, laminite, prostração e convulsões são características da doença; ainda, suínos podem morrer subitamente sem apresentar qualquer sinal clinico citado anteriormente. Achados *post mortem* podem incluir polisserosite fibrinosa, poliartrite e meningite. O isolamento e a identificação de *H. parasusi* a partir de conteúdo articular, sangue de punção cardíaca, fluido cerebrospinal e tecidos coletados *post mortem*, logo após o óbito, são confirmatórios. Bacterinas autógenas estão disponíveis comercialmente e podem induzir imunidade protetiva, sorovar-específica.

Avibacterium paragallinarum causa coriza infecciosa em frangos aproximadamente quatro semanas após o nascimento. Além disso, edema dos seios infraorbitários, traqueíte, bronquite e inflamação dos sacos aéreos podem estar presentes. O isolamento desse microrganismo a partir de lesões clínicas é confirmatório e a sorologia pode ser utilizada para confirmar a presença de *A. paragallinarum* em lotes de aves. Vacinas estão disponíveis para uso em programas de controle da doença.

*N.T. Pode ser classificado em 15 sorovares e algumas cepas permenecem como não tipificáveis; 1, 5, 10, 12, 13 e 14 são altamente virulentos; 2, 4 e 15 são moderadamente virulentos; 3, 6, 7, 8, 9 e 11 são avirulentos ou de baixa virulência.

**N.T. Destacam-se as adesinas Omp2, OmpA, OmpP5 e PalA e a proteína de união à transferrina B (TbpB) responsável pela captação de ferro necessário à sobrevivência de *H. parasuis*, as quais são alvos para o desenvolvimento de vacinas.

29 *Taylorella equigenitalis*

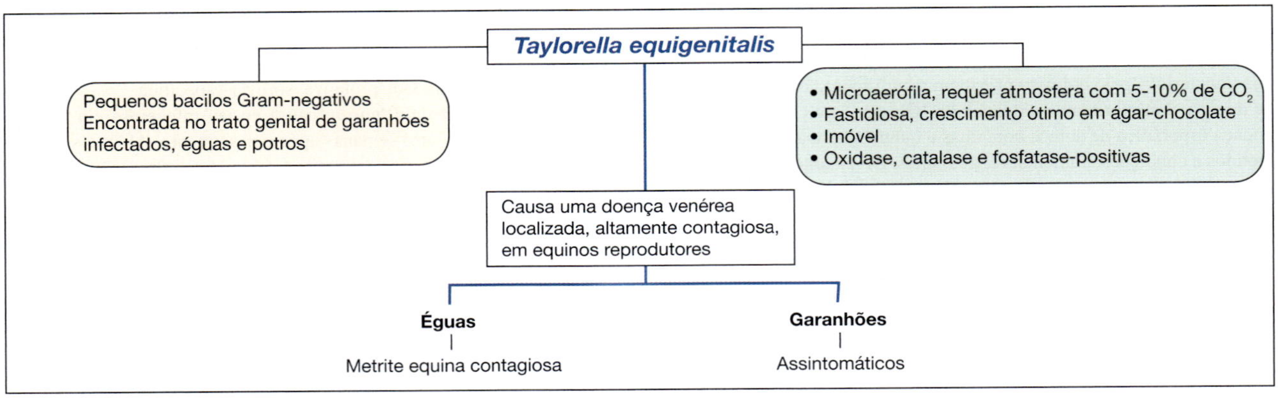
Taylorella equigenitalis
Pequenos bacilos Gram-negativos
Encontrada no trato genital de garanhões infectados, éguas e potros
• Microaerófila, requer atmosfera com 5-10% de CO_2
• Fastidiosa, crescimento ótimo em ágar-chocolate
• Imóvel
• Oxidase, catalase e fosfatase-positivas
Causa uma doença venérea localizada, altamente contagiosa, em equinos reprodutores
Éguas
Metrite equina contagiosa
Garanhões
Assintomáticos

Taylorella equigenitalis é um pequeno bacilo gram-negativo, imóvel, cujas reações de catalase, oxidade e fosfatase são positivas. É um microrganismo microaerófilo, de crescimento lento e altamente fastidioso, requerendo ágar-chocolate e 5 a 10% de CO_2 para crescimento ótimo. Embora essa bactéria não dependa dos fatores de crescimento X e V, a disponibilidade do fator X estimula sua multiplicação. *Taylorella equigenitalis*, agente etiológico da metrite contagiosa equina (CEM, do inglês *contagious equine metritis*), parece infectar somente equídeos. O microrganismo é encontrado no trato genital de garanhões, éguas e potros. A metrite contagiosa equina é uma doença venérea localizada, altamente contagiosa, caracterizada por secreção vulvar mucopurulenta e infertilidade temporária em éguas. Nas populações de cavalos que não são puro-sangue, em países do continente europeu, a CEM é reconhecida como endêmica, com disseminação periódica para populações de cavalos puro-sangue. Essa enfermidade é economicamente importante porque sua ocorrência implica interrupções em programas de cruzamentos em haras de criação de cavalos puro-sangue. A transmissão da bactéria geralmente ocorre durante o coito, embora a infecção também possa ser introduzida por instrumentos contaminados, sendo cada vez mais associado com o manejo de inseminação artificial. Potros nascidos de éguas infectadas podem adquirir a infecção no útero ou durante o parto.

Os garanhões infectados, e uma minoria de éguas infectadas, permanecem assintomáticos. A maioria das éguas afetadas apresenta secreção mucopurulenta vulvar copiosa, sem sinais sistêmicos, em poucos dias após o cruzamento com um garanhão portador. A secreção pode continuar por até duas semanas, e as éguas afetadas permanecem inférteis por várias semanas. Algumas éguas recuperam-se sem tratamento, e até 25% permanecem portadoras. A infecção não confere imunidade protetiva e uma reinfecção pode ocorrer. Após sua introdução no útero, os microrganismos replicam-se e induzem um quadro de endometrite aguda.

O diagnóstico é baseado na história clínica individual de animais e testes laboratoriais. O aparecimento de secreção vulvar mucopurulenta copiosa dois a 7 dias após manejo de cobertura ou inseminação artificial pode indicar a presença de CEM. Amostras para diagnóstico bacteriológico devem ser coletadas antes e durante a estação reprodutiva. *Swabs* de éguas devem ser coletados a partir da fossa e dos seios clitoridianos e do endométrio durante o estro usando-se um *swab* de bainha dupla. *Swabs* de garanhões e de rufiões são coletados da uretra, da fossa uretral e da bainha peniana. Meios com base de ágar-chocolate são adequados para isolamento de *T. equigenitalis*. Placas inoculadas devem ser incubadas sob atmosfera de 5 a 10% de CO_2 durante 4 a 7 dias. Critérios para identificação dos isolados incluem a presença de colônias pequenas amarelo-acinzentadas, catalase, oxidase e fosfatase-positivas. Um teste de aglutinação em lâmina e a técnica de anticorpos fluorescentes podem ser utilizados para confirmar a identidade do isolado. Uma técnica de PCR foi desenvolvida para detectar *T. equigenitalis* em amostras clínicas. Técnicas de tipificação de cepas incluem métodos baseados em eletroforese em gel de campo pulsado e tipificação por meio de sequencias multilócus. Se a CEM for diagnosticada em um haras, todas as atividades relacionadas ao manejo reprodutivo devem ser suspensas.

A eliminação de *T. equigenitalis* de éguas e garanhões pode ser alcançada por meio de lavagem da genitália com solução de clorexidina a 2%, combinada com a aplicação local de antimicrobianos. Em muitos países, com uma avançada indústria de produção de animais puro-sangue, a CEM é uma doença de notificação obrigatória. Uma vacina para o controle dessa doença não está disponível.

30 *Moraxella bovis*

Moraxella bovis

Pequenos bacilos gram-negativos
Encontrada em membranas mucosas de bovinos portadores
Apresentam-se, tipicamente, aos pares

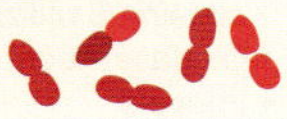

A transmissão ocorre pelo contato direto, por aerossóis e mecanicamente por moscas

- Organismo aeróbio
- Crescimento ótimo em meio enriquecido
- Catalase e oxidase-positivas, imóveis
- Atividade proteolítica
- Sensíveis à dissecação

Bovinos
(Geralmente com menos de 2 anos de idade)

Ceratoconjuntivite infecciosa bovina

Embora exista um grande número de espécies dentro do gênero *Moraxella*, a principal espécie patogênica é *Moraxella bovis*. Esse microrganismo apresenta-se como bacilos ou cocobacilos pequenos e arredondados, gram-negativos, os quais ocorrem geralmente aos pares. *Moraxella bovis* é imóvel, aeróbia e, geralmente, catalase e oxidase-positivas. O crescimento desse microrganismo proteolítico é otimizado pela adição de sangue ou soro ao meio de cultivo. Quando isoladas de ceratoconjuntivite infecciosa bovina (IBK, do inglês *infectious bovine keratoconjunctivitis*), cepas virulentas são fimbriadas, hemolíticas e tendem a corroer a superfície do ágar durante o crescimento. *Moraxella bovis* é encontrada em membranas mucosas de animais portadores. Esse microrganismo, o qual é suscetível a dissecação, não sobrevive por períodos prolongados no ambiente.

A ceratoconjuntivite infecciosa bovina, muitas vezes denominada "*pink eye*", é uma doença altamente contagiosa causada pela *M. bovis* e afeta as estruturas superficiais do olhos. Entre os fatores que predispõem à IBK, destaca-se a presença de moscas; irritantes oculares, como poeira, sementes de gramíneas, vento e luz UV e a infecções concomitantes. Os animais de até 2 anos de idade são os mais afetados e acredita-se que haja imunidade associada à idade. A transmissão pode ocorrer por contato direto, por aerossóis, e mecanicamente, por moscas. Os principais fatores de virulência de *M. bovis* incluem a presença da toxina RTX e fímbrias; cepas que não apresentam qualquer um desses fatores são consideradas avirulentas. Apesar da secreção lacrimal e do movimento normal de abrir e fechar os olhos, a presença de fímbrias permite a aderência de *M. bovis* à córnea. A toxina RTX é uma citotoxina responsável pela hemólise observada quando esse microrganismo é cultivado em ágar-sangue. Isolados de animais portadores são, muitas vezes, não hemolíticos e não fimbriados, porém, a reversão à virulência pode ocorrer. Inicialmente, a doença manifesta-se por blefarospasmo, conjuntivite e lacrimejamento. A progressão da doença de ceratite à úlcera corneal, opacidade e abscedação pode, algumas vezes, resultar em panoftalmite e cegueira permanente. Na maioria dos casos moderados, a córnea regenera-se em poucas semanas, embora danos permanentes à estrutura ocular possam ocorrer. A doença, a qual afeta um número considerável de animais dentro de um rebanho, pode ser diagnosticada pela sua apresentação clínica e confirmada mediante isolamento e identificação do patógeno em secreções lacrimais. Métodos moleculares, como a PCR, podem ser utilizados para diferenciar *M. bovis* de moraxelas não patogênicas encontradas nos olhos e membranas mucosas de bovinos.

A terapia antimicrobiana deve ser administrada via subconjuntival ou tópica em estágios iniciais da doença. Vacinas baseadas em antígenos fimbriais, as quais estão disponíveis comercialmente em alguns países, possuem eficácia incerta. Vacinas que incorporam tanto citocinas quanto fímbrias têm sido desenvolvidas e podem suscitar maiores níveis de proteção. Métodos relacionados ao manejo são importantes no controle da IBK, incluindo o isolamento de animais doentes, redução da exposição a fatores mecânicos irritantes, o uso de "brincos" contendo inseticidas e controle de doenças concomitantes.

31 *Francisella tularensis*

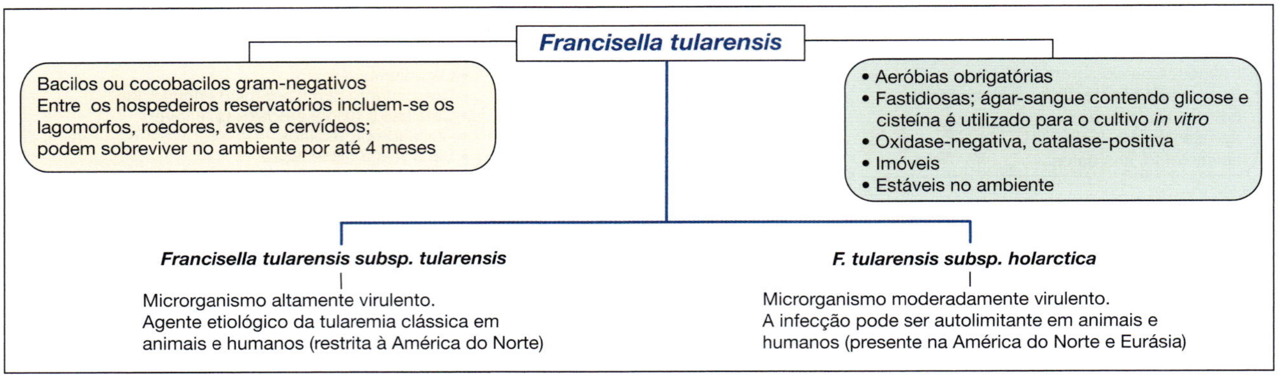
Francisella tularensis
Bacilos ou cocobacilos gram-negativos
Entre os hospedeiros reservatórios incluem-se os lagomorfos, roedores, aves e cervídeos;
podem sobreviver no ambiente por até 4 meses
• Aeróbias obrigatórias
• Fastidiosas; ágar-sangue contendo glicose e cisteína é utilizado para o cultivo in vitro
• Oxidase-negativa, catalase-positiva
• Imóveis
• Estáveis no ambiente
Francisella tularensis subsp. tularensis
Microrganismo altamente virulento.
Agente etiológico da tularemia clássica em animais e humanos (restrita à América do Norte)
F. tularensis subsp. holarctica
Microrganismo moderadamente virulento.
A infecção pode ser autolimitante em animais e humanos (presente na América do Norte e Eurásia)

As bactérias pertencentes ao gênero *Francisella* apresentam-se como bacilos ou cocobacilos gram-negativos discretamente corados. Essas bactérias fastidiosas, aeróbias obrigatórias, imóveis e oxidase-negativa, requerem a adição de cisteína ao ágar-sangue para seu crescimento *in vitro*. Existe um grande número de espécies inseridas no gênero *Francisella*, porém, *Francisella tularensis* subsp. *tularensis*, bem como *F. tularensis* subsp. *holactica*, são patógenos importantes de animais e humanos. *Francisella tularensis* subsp. *tularensis* ocorre somente na América do Norte e é altamente virulenta, enquanto *F. tularensis* subsp. *holarctica* é encontrada na Ásia e América do Norte, sendo considerada menos virulenta que a subsp. *tularensis*. Entre os hospedeiros reservatórios de *F. tularensis* estão os lagomorfos, roedores, aves e cervídeos. Muitas espécies de artrópodes hematófagos podem transmitir esse agente, porém carrapatos, nos quais ocorre a transmissão transovariana da bactéria, são considerados como também tendo função de reservatórios do agente. A infecção pode ser adquirida por meio da picada de artrópodes, pela inalação ou ingestão. Os humanos podem infectar-se por meio da manipulação de lagomorfos a e por mordidas ou aranhões de gatos infestados.

Surtos de tularemia têm sido reportados em ovinos e a infecção em outros animais domésticos, especialmente gatos, pode ocorrer. *Francisella tularensis* é um patógeno intracelular facultativo que invade uma grande variedade de células, incluindo fagócitos e células endoteliais e epiteliais. Esse microrganismo é capaz de evadir-se do fagossomo e multiplicar-se no citosol da célula. Quando as células infectadas por *F. tularensis* atingem órgãos como o fígado e o baço, observa-se febre, depressão, inapetência e sinais de septicemia tornam-se evidentes. O início da tularemia em humanos é abrupto, observando-se febre alta, fadiga e úlceras cutâneas indolentes no local de introdução do agente. A partir dos primeiros sinais clínicos da doença, pode-se observar aumento de linfonodos regionais e septicemia. O padrão de manifestação clínica da doença em gatos é semelhante ao observado em humanos. Infecção com a subsp. *holarctica* causa doença moderada ou infecção subclínica. Os procedimentos para o isolamento de *F. tularensis* devem ser realizados em cabines de segurança biológica. Métodos moleculares, baseados em PCR, têm sido descritos para detecção desse microrganismo. Um aumento no título de anticorpos em animais suspeitos é indicativo de infecção ativa.

Deve-se ter muito cuidado ao manipular animais suspeitos ou materiais provenientes de animais infectados.

32 *Lawsonia intracellularis*

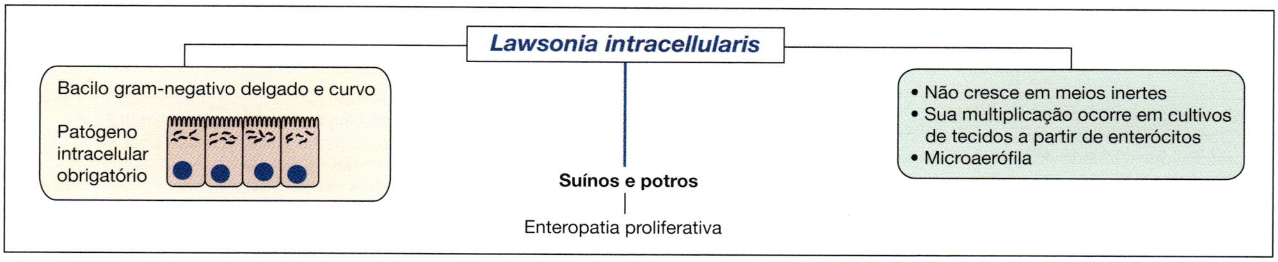
Lawsonia intracellularis
Bacilo gram-negativo delgado e curvo
Patógeno intracelular obrigatório
Suínos e potros
Enteropatia proliferativa
• Não cresce em meios inertes
• Sua multiplicação ocorre em cultivos de tecidos a partir de enterócitos
• Microaerófila

Lawsonia intracellularis é um bacilo gram-negativo delgado e curvo que não cresce em meios sem células. É um patógeno microaerófilo intracelular obrigatório, o qual é o agente etiológico da enteropatia proliferativa de suínos, potros e outros animais. Certo grau de adaptação a hospedeiros específicos é observado. *Lawsonia intracellularis* cresce intracelularmente em enterócitos de suínos, sendo que uma pequena quantidade de bactéria é excretada nas fezes de animais infectados. Além de suínos, esse microrganismo tem sido isolado de tecidos de potros e outros animais acometidos pela enteropatia proliferativa. A presença de suínos, potros e animais silvestres com infecção subclínica em um mesmo ambiente de animais clinicamente afetados pode contribuir para perpetuação da infecção em fazendas.

A infecção de enterócitos por *L. intracellularis* induz a proliferação destas células com o desenvolvimento de lesões inflamatórias e adenomatosas no íleo terminal, ceco e colo. O mecanismo exato da infecção não está completamente elucidado, porém acredita-se que o microrganismo realize a adesão e invasão de células epiteliais por meio de sua liberação dos endossomas e multiplicação no citosol da célula infectada. Suínos gnotobióticos, os quais são desprovidos de microbiota intestinal, não desenvolvem a doença quando desafiados com *L. intracellularis*, a menos que tenham sido previamente expostos a microrganismos da microbiota intestinal de suínos. Desta forma, acredita-se que microrganismos intestinais forneçam as condições necessárias à colonização e proliferação de *L. intracellularis*. Além disso, a proliferação ativa e diferenciação de células da cripta intestinal, como ocorre durante o desmame, parece estar associada à produção de lesões.

Os sinais clínicos, os quais ocorrem mais frequentemente em leitões desmamados entre seis e 20 semanas de idade, variam de diarreia crônica intermitente com redução do ganho de peso até enteropatia hemorrágica aguda; esta última é mais observada em animais adultos jovens. Embora a morte súbita possa ocorrer em suínos severamente afetados, muitos animais apresentando a forma moderada da doença, recuperam-se sem qualquer tratamento. Lesões no íleo, ceco e colo incluem espessamento da parede, necrose da mucosa e, em casos severos, coágulos de sangue no lúmen. O aumento de volume dos linfonodos mesentéricos é uma das características da doença. Em potros, os sinais clínicos são observados após o desmame e incluem rápida perda de peso com diarreia e cólica, apatia, febre e edema subcutâneo ventral.

Lawsonia intracellularis pode ser demonstrada em fezes ou na mucosa ileal por meio de técnicas de imunofluorescência e PCR. Testes sorológicos incluem testes de imunofluorescência indireta, ELISA e ensaios de imunoperoxidase em monocamada.

Agentes antimicrobianos, como a tilosina ou a tiamulina, podem ser utilizados de forma terapêutica no alimento ou na água fornecida aos animais. Uma vacina viva atenuada para utilização em suínos está disponível comercialmente em muitos países, sendo efetiva na redução dos sinais clínicos da doença.

33 Espécies de *Bordetella*

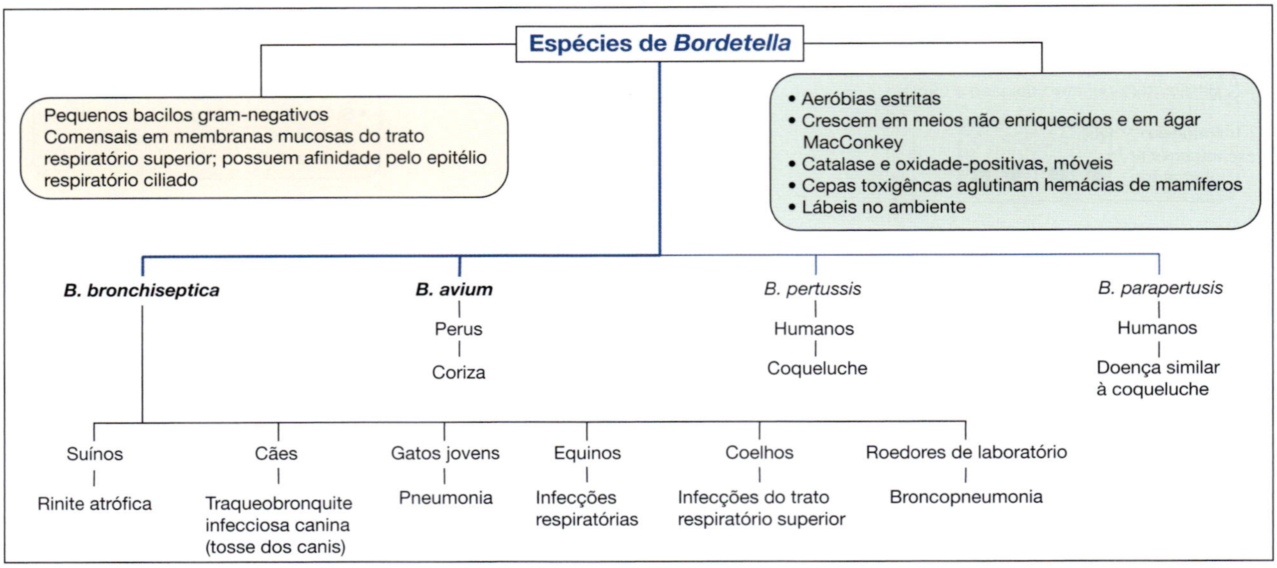

Espécies de Bordetella
Pequenos bacilos gram-negativos
Comensais em membranas mucosas do trato respiratório superior; possuem afinidade pelo epitélio respiratório ciliado
• Aeróbias estritas
• Crescem em meios não enriquecidos e em ágar MacConkey
• Catalase e oxidade-positivas, móveis
• Cepas toxigêncas aglutinam hemácias de mamíferos
• Lábeis no ambiente
B. bronchiseptica
B. avium
Perus
Coriza
B. pertussis
Humanos
Coqueluche
B. parapertusis
Humanos
Doença similar à coqueluche
Suínos
Rinite atrófica
Cães
Traqueobronquite infecciosa canina (tosse dos canis)
Gatos jovens
Pneumonia
Equinos
Infecções respiratórias
Coelhos
Infecções do trato respiratório superior
Roedores de laboratório
Broncopneumonia

O gênero *Bordetella* contém oito espécies, sendo quatro delas, *B. pertussis, B. parapertussis, B. bronchiseptica* e *B. avium,* importantes patógenos para humanos ou animais. *Bordetella pertussis*, considerada a espécie padrão desse gênero, e *B. parapertussis* são patógenos humanos associados à coqueluche infantil. *Bordetella bronchiseptica* infecta uma ampla variedade de espécies animais, enquanto *B. avium* é um patógeno essencialmente de aves. As bordetelas são patógenos ocasionais com afinidade pelo epitélio ciliado respiratório. *Bordetella bronchiseptica* e *B. avium* são pequenos bacilos gram-negativos com aparência cocobacilar. São aeróbias, catalase e oxidase-positivas e são bactérias móveis (presença de flagelos peritríquios). Essas bactérias obtém sua energia principalmente por meio da oxidação de aminoácidos. São microrganismos comensais em mucosas do trato respiratório superior dos animais e seu tempo de sobrevivência no ambiente é curto.

As bordetelas podem ser identificadas por suas características de crescimento, reações bioquímicas e por sua capacidade de aglutinar hemácias (Tabela 33.1). *Bordetella avium* requer diferenciação de *Alcaligenes faecalis,* que não é uma bactéria patogênica. Bordetelas exibem variação de fase, que pode estar associada à perda de estrutura semelhante à cápsula. Essas mudanças, que se correlacionam com a virulência, podem ser identificadas pela aparência da colônia. A virulência é mediada por vários fatores, incluindo uma hemaglutinina filamentosa, pertactina e fímbrias que facilitam a ligação aos cílios do trato respiratório superior. Bordetelas também produzem uma série de toxinas, incluindo uma adenilato ciclase hemolisina com atividade antifagocítica, uma citotoxina traqueal e uma toxina dermonecrótica responsável pela atrofia de corneto nasal em suínos infectados.

Os sinais clínicos associados às bordetelas geralmente estão relacionados à infecção do trato respiratório superior. Animais jovens são mais suscetíveis do que os adultos e o estresse predispõe a surtos da doença. A traqueobronquite infecciosa canina (tosse dos canis) é um dos complexos respiratórios mais prevalentes em cães. Os agentes patogênicos microbianos implicados nessa síndrome incluem *B. bronchiseptica*, vírus parainfluenza canino 2 e adenovírus canino 2. A transmissão ocorre por meio de secreções respiratórias, seja por contato direto ou por aerossóis. A transmissão indireta por meio de ração e bebedouros pode ocorrer nos canis se procedimentos de higienização forem deficientes. Os sinais clínicos, que incluem tosse, engasgo ou reflexo de vômito, são evidentes em poucos dias após a exposição ao agente. A doença, que pode persistir por até 14 dias, é geralmente autolimitante. O diagnóstico é baseado na história clínica de exposição recente a cães portadores e sinais clínicos característicos. A detecção dos patógenos associados pode ser realizada por técnicas baseadas em PCR e, no caso de *B. bronchiseptica*, por cultivo bacteriológico. Meios de cultivo seletivos para o isolamento de bordetelas têm sido desenvolvidos. As taxas de animais portadores de *B. bronchiseptica* são elevadas em cães saudáveis, sendo que, diante da ausência de sinais clínicos, o isolamento do microrganismo pode não ser suficiente para um diagnóstico definitivo. As vacinas vivas modificadas reduzem a severidade dos sinais clínicos, porém podem não ser suficientes para prevenir a infecção.

Em suínos, a infecção por *B. bronchiseptica* pode facilitar a colonização por *Pasteurella multocida* tipo D, toxigênica, com o desenvolvimento subsequente de rinite atrófica severa e desvio lateral do focinho. A infecção é geralmente transmitida por contato direto, tanto da porca para os leitões como a partir da mistura de leitões na creche. A alta densidade de animais e a ventilação inadequada podem contribuir para o desenvolvimento da rinite atrófica. Além dos sinais respiratórios, a taxa de crescimento é afetada e as perdas econômicas podem ser significativas.

TABELA 33.1 Características diferenciais de *Bordetella bronchiseptica*, *B. avium* e *Alcaligenes faecalis*

Característica	*B. bronchiseptica*	*B. avium*	*Alcaligenes faecalis*[a]
Características da colônia em:			
Ágar-sangue ovino	Hemólise	Ausência de hemólise	Ausência de hemólise
Ágar MacConeky	Claras, cor rosa-claro	Claras, cor rosa-claro	Claras
Produção de oxidase	+	+	+
Produção de catalase	+	+	+
Produção de urease	+	-	-
Utilização do carbono exclusivamente de:			
Citrato	+	+	+
Malonato	-	-	+
Redução do nitrato	+	-	-
Motilidade	+	+	+
Atividade hemaglutinante de cepas virulentas	Aglutinação de hemácias ovinas e bovinas	Aglutinação de hemácias de cobaios	-

[a]Não possui significância em medicina veterinária, porém pode requerer diferenciação de bordetelas.

Bacterinas contendo *B. bronchiseptica* e toxoide de *P. multocida* estão disponíveis para prevenção da doença em suínos. Rebanhos livres de rinite atrófica podem ser alcançados por meio de medidas de depopulação e introdução de animais livres de patógenos específicos.

Bordetella avium causa coriza, rinotraqueíte e sinusite em perus jovens. A morbidade pode ser alta, porém a mortalidade geralmente é baixa na ausência de infecção secundária por patógenos oportunistas, como *E. coli.* Instalações que tenham abrigado perus infectados devem ser cuidadosamente limpas e desinfectadas após um surto da doença. Se houver surtos recorrentes da doença em uma criação de perus, a vacinação deve ser considerada.

PARTE II

34 Espécies de *Brucella*

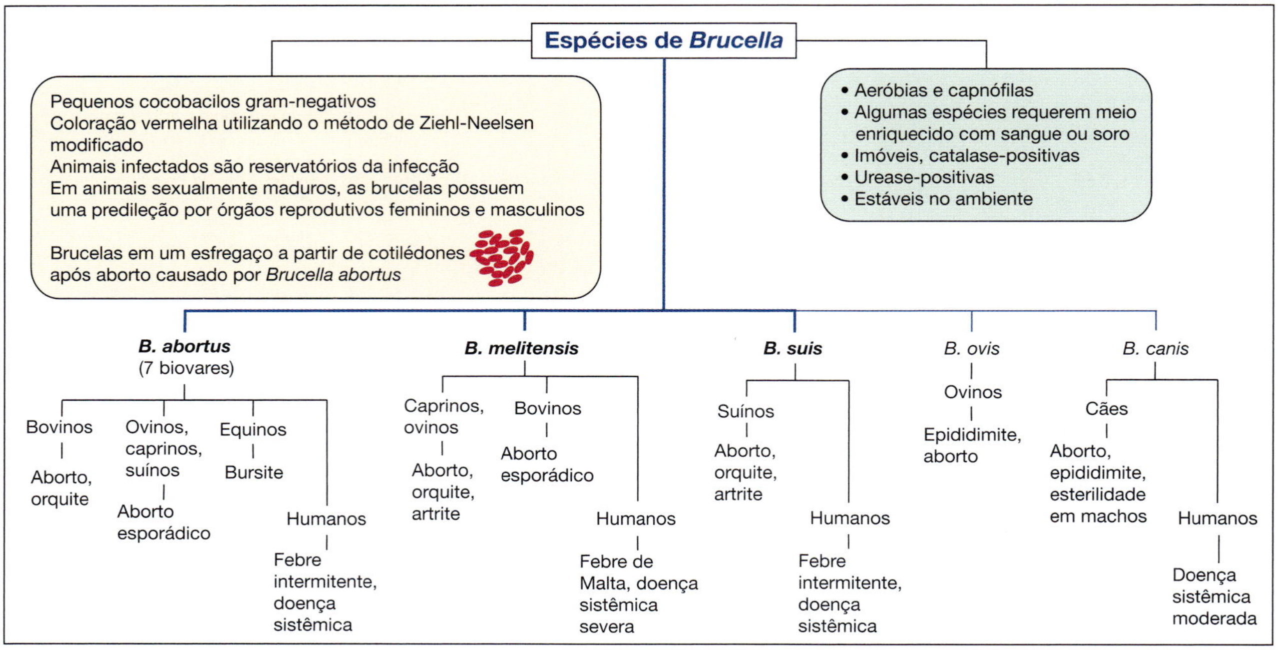
Espécies de Brucella
Pequenos cocobacilos gram-negativos
Coloração vermelha utilizando o método de Ziehl-Neelsen modificado
Animais infectados são reservatórios da infecção
Em animais sexualmente maduros, as brucelas possuem uma predileção por órgãos reprodutivos femininos e masculinos
Brucelas em um esfregaço a partir de cotilédones após aborto causado por Brucella abortus
• Aeróbias e capnófilas
• Algumas espécies requerem meio enriquecido com sangue ou soro
• Imóveis, catalase-positivas
• Urease-positivas
• Estáveis no ambiente
B. abortus (7 biovares)
Bovinos
Aborto, orquite
Ovinos, caprinos, suínos
Aborto esporádico
Equinos
Bursite
Humanos
Febre intermitente, doença sistêmica
B. melitensis
Caprinos, ovinos
Aborto, orquite, artrite
Bovinos
Aborto esporádico
Humanos
Febre de Malta, doença sistêmica severa
B. suis
Suínos
Aborto, orquite, artrite
Humanos
Febre intermitente, doença sistêmica
B. ovis
Ovinos
Epididimite, aborto
B. canis
Cães
Aborto, epididimite, esterilidade em machos
Humanos
Doença sistêmica moderada

Espécies de *Brucella* são bactérias pequenas, cocobacilares e gram-negativas. Como não descoram pelo ácido acético a 0,5% na técnica de coloração de Ziehl-Neelsen modificada (ZNM), são classificadas como ZNM-positivos. O crescimento de espécies de *Brucella* é aumentado sob atmosfera de 5 a 10% de CO_2. Meios enriquecidos com sangue ou soro são requeridos para o cultivo de *B. abortus* e *B. ovis*. A maioria das brucelas apresenta tropismo por órgãos reprodutivos femininos e masculinos em animais sexualmente maduros, sendo que cada espécie de *Brucella* tende a infectar uma espécie animal em particular. Animais infectados servem como reservatórios da infecção, a qual, muitas vezes, persiste indefinidamente. Microrganismos eliminados por animais infectados podem permanecer viáveis em ambiente úmido por muitos meses, entretanto, a transmissão indireta não é de grande importância epidemiológica. A rota primária de transmissão é por meio da ingestão de microrganismos a partir de fontes como fetos abortados e secreções após aborto ou parto. A transmissão venérea é de importância para algumas espécies de *Brucella*.

Espécies de *Brucella* são diferenciadas por meio de características das colônias, testes bioquímicos, requerimentos de cultivo específicos e inibição de crescimento por corantes. Além disso, a aglutinação com soros monoespecíficos e suscetibilidade a bacteriófagos são utilizados para o diagnóstico definitivo. Muitas das espécies podem ser divididas em inúmeros biovares ou biotipos e há importantes diferenças epidemiológicas entre os mesmos. Biovares de *B. suis*, em particular, infectam uma ampla variedade de espécies e são encontrados em áreas geográficas bem definidas.

Brucelas virulentas, quando fagocitadas em membranas mucosas, são transportadas para linfonodos regionais. As brucelas persistem e multiplicam-se no interior de macrófagos, porém não em neutrófilos, e podem também multiplicar-se em células trofoblásticas de placentas de animais prenhes. Existem brucelas lisas e rugosas, sendo as rugosas aquelas que possuem um LPS incompleto. O antígeno O do LPS intacto (presente em brucelas lisas) possui um importante papel na defesa contra a destruição intracelular; formas rugosas de *Brucella* não são capazes de impedir que ocorra a fusão de vacúolos contendo brucelas com os lisossomos. Desta forma, a inibição da fusão do fago-lisossomo é o principal mecanismo de sobrevivência intracelular e um determinante de virulência para essa bactéria. A bacteremia intermitente resulta na disseminação e localização de brucelas em órgãos reprodutivos e glândulas associadas em animais sexualmente maduros. O eritritol, um álcool poli-hidrico, o qual atua como um fator de crescimento para brucelas, está presente em altas concentrações na placenta de bovinos, ovinos, caprinos e suínos. Esse fator de crecimento é também encontrado em outros locais, como na glândula mamária e em epidídimos, os quais são alvos para brucelas. Dez espécies de *Brucella* estão descritas, incluindo espécies isoladas de animais silvestres e marinhos. Cinco destas espécies possuem significância clínica em animais domésticos e humanos (Tabela 34.1). Embora cada espécie de *Brucella* possua seu próprio hospedeiro natural, *B. abortus*, *B. melitensis* e biovares de *B. suis* podem infectar espécies de animais diferentes de seus hospedeiros naturais.

O diagnóstico da brucelose depende de testes sorológicos e da detecção de espécies de *Brucella* em amostras clínicas, tanto por meio de cultivo bacteriológico, quanto por métodos moleculares. Deve-se ter atenção durante a coleta e o transporte de amostras clínicas, sendo que sua manipulação deve ser realizada em cabines de segurança biológica. O tipo de amostra coletada para análise laboratorial deve ser de acordo com a manifestação clinica observada. Esfregaços corados pela técnica de ZNM a partir de amostras, particularmente cotilédones, conteúdo abomasal fetal e desgargas uterinas, muitas vezes revelam cocobacilos ZNM-positivos. Em amostras contendo células, as brucelas apresentam-se em agregados. Para isolamento, são utilizados meios nutritivos como o ágar Columbia, suplementado com 5% de soro e antimicrobianos apro-

TABELA 34.1 Espécies de *Brucella* de importância em medicina veterinária, sua variedade de hospedeiros e a apresentação clínica da infecção

Espécies de *Brucella*	Hospedeiro usual/ apresentação clínica	Espécies ocasionalmente afetadas/ apresentação clínica
B. abortus	Bovinos / Aborto, orquite	Ovinos, caprinos, suínos / Aborto esporádico Equino/Bursite Humanos / Febre intermitente, doença sistêmica
B. melitensis	Caprinos, ovinos / Aborto, orquite, artrite, brucelas presentes no leite	Humanos / Febre de Malta, doença sistêmica severa Bovinos / Aborto esporádico, brucelas presentes no leite
B. suis, biovares 1, 2 e 3	Suínos / Aborto, orquite, artrite, espondilite, infertilidade	Humanos (biovares 1 ou 3) / Febre intermitente, doença sistêmica
B. ovis	Ovinos / Epididimite, aborto esporádico	
B. canis	Cães / Aborto, epididimite, discoespondilite, esterilidade em machos	Humanos / Doença sistêmica moderada

priados. Muitas brucelas são capnófilas; desta forma, são incubadas a 37°C sob 5 a 10% de CO_2 por até 5 dias.

Testes moleculares para identificação e diferenciação de espécies de *Brucellas* estão também disponíveis. Esse gênero é notavelmente homogêneo, sendo assim, a identificação de alvos que variem conforme as espécies pode ser mais difícil do que em outros gêneros bacterianos. No entanto, inúmeras técnicas baseadas em PCR estão disponíveis atualmente.

Testes sorológicos são utilizados para controle de comércio internacional de animais e para identificar rebanhos infectados, lotes ou animais individuais durantes programas de erradicação. Testes como o ELISA, fixação de complemento e ensaios de polarização fluorescente são testes preconizados para comércio internacional de animais. As brucelas compartilham antígenos com algumas outras bactérias gram-negativas, como *Yersinia enterocolitica* sorovar O:9 e, consequentemente, reações cruzadas podem ocorrer em testes de aglutinação.

Com exceção da brucelose canina, infecções em animais não são tratadas com antimicrobianos. O controle está baseado em testes sorológicos para identificação de animais infectados, abate sanitários dos positivos e vacinação. A terapia antimicrobiana é utilizada em humanos e o fenômero de resistência antimicrobiana ainda não tem emergido como um problema no gênero *Brucella*. A ausência de plasmídeos e fagos nesses microrganismos pode restringir a oportunidade de transferência genética horizontal.

Brucelose bovina

A infecção de bovinos por *Brucella abortus* foi considerada de distribuição mundial. No entanto, programas de erradicação nacionais têm reduzido a brucelose bovina a níveis muito baixos em muitos países desenvolvidos. Embora adquirida na maioria das vezes pela ingestão, a infecção pode ocosionalmente ocorrer devido ao contato venéreo, por meio da penetração por abrasões da pele, inalação ou transmissão transplacentária. Um surto de abortos pode ser observado em rebanhos com elevada porcentagem de vacas suscetíveis. O aborto geralmente ocorre após o quinto mês de gestação, sendo que as próximas gestações tendem a chegar a termo. Uma grande quantidade de brucelas é excretada nos fluidos fetais durante duas a quatro semanas após um episódio de aborto e em partos subsequentes, embora bezerros infectados apresentem-se normais. As infecções em bezerros possui duração limitada, em contraste às vacas, nas quais a infecção das glândulas mamárias e dos lifonodos associados persiste por muitos anos. Brucelas podem ser excretadas por muitos anos de forma intermitente no leite. Em machos reprodutores, as estruturas alvo de brucelas incluem as vesículas seminais, ampola, testículos e epidídimos.

Em rebanhos infectados, a brucelose pode resultar em redução da fertilidade e da produção de leite, aborto em fêmeas de reposição suscetíveis e degeneração testicular em machos reprodutores. O aborto é uma consequência da placentite envolvendo tanto os cotilédones quanto o tecido intercotiledonário. Em reprodutores, a orquite necrosante ocasionalmente resulta em lesões fibróticas localizadas.

Embora os sinais clínicos não sejam específicos para brucelose bovina, abortos em primíparas e fêmeas de reposição podem sugerir a presença da doença. Agregados de cocobacilos ZNM-positivos podem ser visualizados em esfregaços de cotilédones, da mesma forma que cocobacilos ZNM-positivos podem ser detectados em conteúdo abomasal de fetos e descargas uterinas. O isolamento e a identificação de *B. abortus* é confirmatório. Os critérios de identificação para isolados incluem a morfologia das colônias, a presença de microrganismos ZNM-positivos, a aglutinação de células bacterianas com antissoros com elevado título de anticorpos e a rápida atividade de urease. Diversos testes sorológicos, com diferentes níveis de sensibilidade e especificidade, estão disponíveis para a identificação de animais infectados (Tabela 34.2). Métodos moleculares, como técnicas baseadas em PCR para detecção de brucelas em tecidos e fluidos têm sido desenvolvidos. Programas de erradicação nacionais são baseados na detecção e sacrifício de bovinos infectados. Três tipos de vacinas atenuadas são utilizadas em bovinos: a vacina com a cepa 19 (S19), a vacina com adjuvante 45/20 e a vacina RB51. A vacina S19 é administrada em fêmeas jovens de até 5 meses de idade.* A vacinação de animais adultos resulta na persistência de títulos de anticorpos detectáveis em testes sorológicos. A bactetina 45/20, embora menos efetiva contra esse patógeno intracelular, por ser uma bacterina, tem sido utilizada em alguns programas nacionais de erradicação. Mesmo quando administrada a animais adultos, essa vacina não induz títulos persistentes de anticorpos. A cepa RB51 é uma mutante rugosa estável que induz boa proteção contra aborto e não resulta em resposta sorológica detectável nos testes utilizados pelos programas convencionais de vigilância para brucelose bovina.

Brucelose caprina e ovina

A brucelose caprina e ovina, causadas pela *Brucella melitensis*, é mais comumente encontrada em países localizados próximos ao litoral Mediterrâneo e no Oriente Médio, na Ásia central e em partes da América do Sul. Caprinos, nos quais a doença é mais severa e prolongada, tendem a

*N.T. Segundo a legislação brasileira, deve-se vacinar fêmeas de 3 a 8 meses de idade com a cepa S19 (B19); a RB51 pode ser utilizada sem limite máximo de idade.

TABELA 34.2 Testes utilizados para o diagnóstico de brucelose bovina por meio de amostras de leite ou soro

Teste	Comentários
Teste do anel em leite para *Brucella* (*ring test*)	Realizado em leite de tanque para monitoramento de infecções em rebanhos leiteiros. Sensível, mas pode não ser acurado o suficiente em grandes rebanhos devido ao fator de diluição
Teste em placa com o atígeno rosa Bengala	Útil como teste de triagem. Suspensão de antígenos é ajustada a pH 3,6, permitindo aglutinação por anticorpos lgG1. Teste somente qualitativo, resultados positivos requerem confirmação por TFC ou ELISA
Teste da fixação do complemento (TFC)	Teste confirmatório amplamente aceito para análise individual de animais.
ELISA indireto	Teste de triagem e confirmatório confiável.
ELISA competitivo (utilizando-se anticorpos monoclonais)	Teste recém-desenvolvido com alta especificidade; capaz de detectar todas as classes de imunoglobulinas, podendo ser utilizado para diferenciar entre animais infectados e bovinos vacinados com a cepa S19
Teste de soro aglutinação (TSA)	Teste de aglutinação em tubo que é insuficiente quanto à especificidade e à sensibilidade; anticorpos lgG1podem não ser detectados, levando a resultados falso-negativos.
Teste antiglobulina	Teste sensível para detecção de anticorpos não aglutinantes não detectáveis pelo TSA
Ensaio de polarização fluorescente	Teste rápido (resultado fornecido em minutos), o qual pode detectar todas as classes de imunoglobulinas. O teste é baseado em anticorpos, os quais, se presentes no soro em teste, ligam-se a um fragmento do polissacarídeo O de brucelas marcada com isotiocianato de fluoresceína

A progressão da infecção por *Brucella abortus* em bovinos adultos suscetíveis

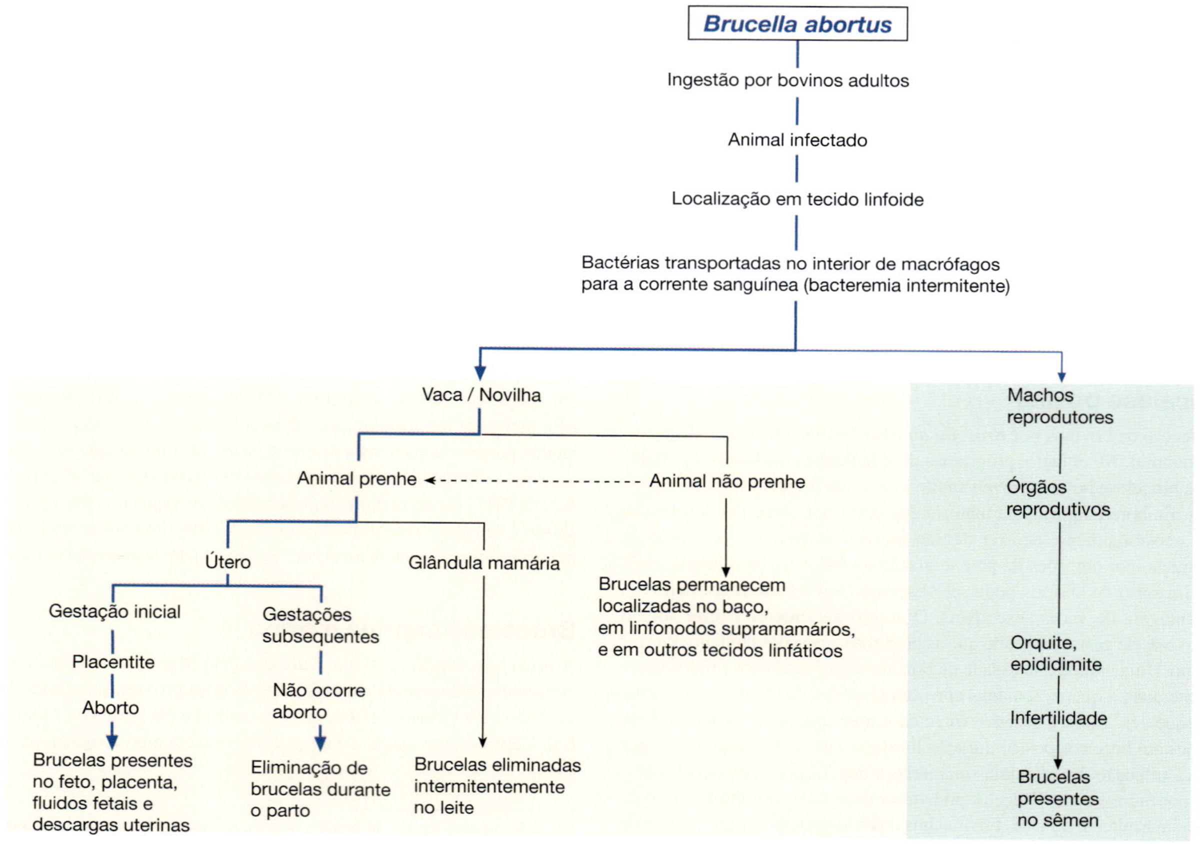
Brucella abortus
Ingestão por bovinos adultos
Animal infectado
Localização em tecido linfoide
Bactérias transportadas no interior de macrófagos para a corrente sanguínea (bacteremia intermitente)
Vaca / Novilha
Machos reprodutores
Animal prenhe
Animal não prenhe
Útero
Glândula mamária
Brucelas permanecem localizadas no baço, em linfonodos supramamários, e em outros tecidos linfáticos
Órgãos reprodutivos
Gestação inicial
Gestações subsequentes
Placentite
Não ocorre aborto
Aborto
Orquite, epididimite
Infertilidade
Brucelas presentes no feto, placenta, fluidos fetais e descargas uterinas
Eliminação de brucelas durante o parto
Brucelas eliminadas intermitentemente no leite
Brucelas presentes no sêmen

ser mais suscetíveis que ovinos. A doença clínica assemelha-se à brucelose bovina em muitos aspectos. As características clínicas incluem altas taxas de aborto em rebanhos suscetíveis, orquite, artrite e higromas. A infecção que resulta em aborto pode não induzir imunidade protetiva.

O diagnóstico baseia-se em sinais clínicos, exame direto de esfregaços de fluidos ou tecidos corados pelo método de ZNM, isolamento e identificação de *B. melitensis* e testes sorológicos. Em países onde a doença é exótica, uma política de testagem e sacrifício de animais positivos é geralmente implementada. O teste de aglutinação com o antígeno rosa Bengala e o teste de fixação do complemento (TFC) são os principais métodos utilizados para detecção da infecção por *B. melitensis*. A cepa *B. melitensis* Rev. 1, administrada por via subcutânea ou conjuntival, é utilizada em cabritos e cordeiros com até 6 meses de idade.

Brucelose suína

A brucelose suína, causada por *B. suis*, ocorre esporadicamente nos Estados Unidos da Amércia, porém é mais prevalente na América Latina e na Ásia. As infecções pelo biovar 2 ocorrem na Escandinávia e na península balcânica e são prevalentes em javalis em grande parte da Europa. A infecção é adquirida por ingestão ou pelo coito e pode ser autolimitante em alguns animais. Os sinais clínicos em fêmeas incluem aborto, natimortos, mortalidade neonatal e esterilidade temporária. Cachaços que excretam brucelas no sêmen podem ser clinicamente normais ou apresentar anormalidades testiculares. A esterilidade pode ser temporária ou permanente. Lesões podem ser encontradas em ossos e articulações. O teste de aglutinação em palaca com o antígeno rosa Bengala e o teste ELISA indireto são os métodos sorológicos mais confiáveis para diagnóstico da brucelose suína. Os programas de testagem e sacrifício dos animais positivos são as principais formas de controle em países em que a doença é exótica.

Brucelose canina

Infecções por *Brucella canis* têm sido relatadas em cães nos Estados Unidos da América, Reino Unido, Japão e nas Américas Central e do Sul. Devido às dificuldades relacionadas ao diagnóstico, a distribuição pode ser mais ampla do que é reportado. Como a *B. canis* é rugosa, é de baixa virulência, causando infecções moderadas ou assintomáticas. Em canis, a infecção pode manifestar-se de forma clínica como abortos, diminuição da fertilidade, redução no tamanho das ninhadas e mortalidade neonatal. A maioria das cadelas que abortam tem gestações subsequentes normais. Em cães machos, a principal característica clínica da doença é a infertilidade associada à orquite e à epididimite. A infertilidade pode ser permanente, e cães com infecções crônicas são comumente aspérmicos. Animais utilizados para fins de criação não devem ser tratados, umas vez que a cura completa é difícil de ser atingida. Um *kit* de teste rápido de aglutinação em lâmina contendo 2-mercaptoetanol é usado como um teste de triagem. Testes confirmatórios incluem um teste de aglutinação em tubo, ELISA e um teste de imunodifusão em ágar-gel. No entanto, os testes sorológicos disponíveis são insuficientes quanto à sensibilidade e especificidade, sendo que o diagnóstico conformatório deve ser realizado mediante cultivo bacteriológico positivo a partir de amostra de sangue. O controle é baseado em testes periódicos dos animais e remoção de animais infectados de programas de cruzamento.

Epididimite ovina causada por *B. ovis*

Brucella ovis produz uma infecção em ovinos que é caracterizada por epididimite em carneiros e por placentite em ovelhas. A infecção por esse patógeno, a qual foi pela primeira vez relatada na Nova Zelândia e na Austrália, está atualmente presente em diversos países. As consequências da infecção incluem fertilidade reduzida em carneiros, aborto esporádico em ovelhas e mortalidade perinatal aumentada. *Brucella ovis* pode estar presente no sêmen cerca de três semanas após a infecção, e lesões no epidídimo podem ser detectadas por palpação em torno de nove semanas. Em países onde a doença é endêmica, a supervisão antes do cruzamento em carneiros inclui testes sorológicos e palpação escrotal. Os testes sorológicos mais eficientes e amplamente usados para *B. ovis* incluem o teste de imunodifusão em gel de ágar, o teste da fixação do complemento e o teste de ELISA indireto. Testes baseados em PCR para detecção de *B. ovis* em diversas amostras clínicas como sêmem, lavados prepuciais e urina, têm sido descritos.

Brucelose em humanos

Os humanos são suscetíveis à infecção por *B. abortus*, *B. suis*, *B. melitensis* e, raramente, *B. canis*. A transmissão para humanos ocorre por contato com secreções ou excreções de animais infectados. As rotas de entrada incluem lesões de pele, inalação e ingestão. A infecção por inalação pode ocorrer a partir de uma dose infectande de apenas dez microrganismos. Leite *in natura* e produtos preparados a partir de leite não pasteurizado são importantes fontes de infecção. A brucelose em humanos, conhecida como febre ondulante, apresenta-se como pirexia flutuante, mal-estar, fadiga e dores musculares e articulares. O aborto não é uma caracterísitica de brucelose em humanos. A osteomielite é a complicação mais comum. Infecções severas ocorrem por *B. melitensis* (febre de Malta) e por *B. suis* biovares l e 3. As infecções em humanos por *B. abortus* são moderadamente severas, enquanto aquelas causadas por *B. canis* tendem a ser moderadas.

35 Espécies de *Campylobacter*

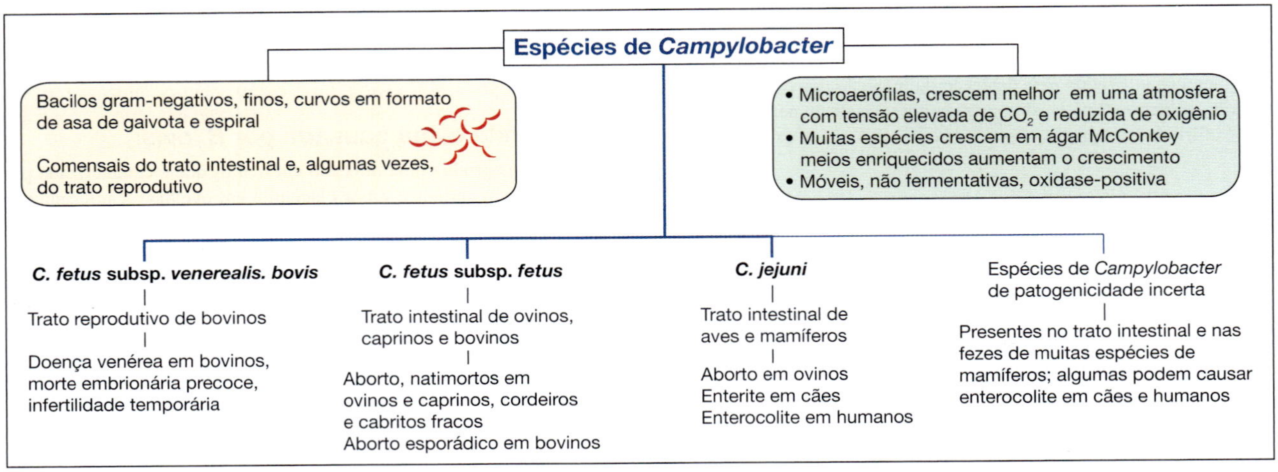
Espécies de Campylobacter
Bacilos gram-negativos, finos, curvos em formato de asa de gaivota e espiral
Comensais do trato intestinal e, algumas vezes, do trato reprodutivo
• Microaerófilas, crescem melhor em uma atmosfera com tensão elevada de CO_2 e reduzida de oxigênio
• Muitas espécies crescem em ágar McConkey meios enriquecidos aumentam o crescimento
• Móveis, não fermentativas, oxidase-positiva
C. fetus subsp. venerealis. bovis
Trato reprodutivo de bovinos
Doença venérea em bovinos, morte embrionária precoce, infertilidade temporária
C. fetus subsp. fetus
Trato intestinal de ovinos, caprinos e bovinos
Aborto, natimortos em ovinos e caprinos, cordeiros e cabritos fracos
Aborto esporádico em bovinos
C. jejuni
Trato intestinal de aves e mamíferos
Aborto em ovinos
Enterite em cães
Enterocolite em humanos
Espécies de Campylobacter de patogenicidade incerta
Presentes no trato intestinal e nas fezes de muitas espécies de mamíferos; algumas podem causar enterocolite em cães e humanos

Diversas características morfológicas diferenciam as espécies de *Campylobacter* de outras bactérias gram-negativas. Essas bactérias são bacilos gram-negativos, finos, curvos e móveis por meio de flagelos polares. As células-filhas que permanecem unidas têm uma aparência de asa de gaivota, e longas espirais formadas por células unidas também ocorrem. Esses microrganismos microaerófilos crescem melhor em meios enriquecidos sob uma atmosfera com tensão elevada de CO_2 e reduzida de oxigênio. Muitas espécies de *Campylobacter* crescem em ágar MacConkey, não são fermentativas e são oxidase-positivas. As espécies de *Campylobacter* são encontradas nos tratos intestinal e genital de animais domésticos e têm ampla distribuição geográfica. *Campylobacter jejuni* subsp. *jejuni* (conhecido como *C. jejuni*) e *C. lari* colonizam os intestinos de aves, o que pode acarretar em contaminação fecal de cursos d'água e de alimentos armazenados. *Campylobacter fetus* subsp. *venerealis* parece estar adaptado principalmente à mucosa prepucial bovina. As espécies de *Campylobacter* são microaerófilas estritas, requerendo uma atmosfera de 5 a 10% de CO_2 para crescimento. Algumas espécies de *C. jejuni* apresentam crescimento ótimo a 42°C. Um meio seletivo enriquecido como o ágar Skirrow é geralmente utilizado para isolamento primário. Uma vez que a diferenciação dos isolados é difícil por meio de métodos de cultivo convencionais e bioquímicos, métodos moleculares vêm sendo cada vez mais utilizados para a identificação definitiva de espécie e para tipificação de cepas. Métodos baseados em PCR são utilizados tanto para identificação de isolados clínicos quanto para a detecção direta de espécies de *Campylobacter* em amostras clínicas. A eletroforese em gel de campo pulsado é frequentemente utilizada para investigações epidemiológicas de surtos de doenças clínicas em animais e para infecções causadas por alimentos contaminados por *C. jejuni* em humanos.

As consequências mais importantes de infecções por microrganismos desse grupo são a infertilidade em bovinos devido à infecção por *C. fetus* subsp. *venerealis* e o aborto em ovinos por *C. fetus* subsp. *fetus* e por *C. jejuni*. Em muitos países desenvolvidos, *C. jejuni* é a causa mais frequente de toxinfecção alimentar em humanos.

Campilobacteriose genital bovina

Campylobacter fetus subsp. *venerealis*, principal causa da campilobacteriose genital bovina, é transmitido para fêmeas suscetíveis pelos machos assintomáticos durante o coito. Essa doença é caracterizada por infertilidade temporária associada à morte precoce do embrião, retorno ao cio em intervalos irregulares e, ocasionalmente, por aborto esporádico. Informações sobre mecanismos de virulência são limitadas, no entanto sabe-se que o microrganismo possui uma microcápsula proteica ou camada S, a qual confere resistência à destruição mediada pelo soro e fagocitose. Além disso, diversas variantes antigênicas na camada S podem promover a habilidade do microrganimo de evadir-se da resposta imunológica do hospedeiro.

Aproximadamente um terço dos animais infectados torna-se carreadores, com os microrganismos persistindo na vagina de vacas portadoras. A extensão da infecção ao útero com o desenvolvimento de endometrite e salpingite pode ocorrer durante a fase luteínica do ciclo estral. O período de infertilidade após a invasão do útero pode durar até 5 meses, quando a imunidade especifica pode desenvolver-se. Essa imunidade protetiva pode permanecer por até 4 anos. *Campylobacter fetus* subsp. *fetus*, um microrganismo entérico adquirido por meio da ingestão, pode causar aborto esporádico.

A investigação dos resultados de cruzamentos e histórico de vacinação de um rebanho afetado pode sugerir campilobacteriose. As espécies de *Campylobacter* podem ser detectadas pela técnica de anticorpos fluorescentes em lavados prepuciais ou muco cervicovaginal. O isolamento e a identificação ou a detecção molecular é confirmatório. Di-hidroestreptomicina, administrada tanto sistêmica quanto topicamente, é utilizada para tratamento de machos infectados. A administração intrauterina de di-hidroestreptomicina pode ser utilizada terapeuticamente. A vacinação com bacterinas com adjuvantes em emulsões oleosas é realizada de forma terapêutica ou como forma profilática em rebanhos acometidos, em alguns países.

Campilobacteriose genital ovina

A campilobacteriose em ovelhas pode ser causada tanto por *C. fetus* subsp. *fetus*, quanto por *C. jejuni*. A doença, a qual possui distribuição mundial, é uma das causas mais comuns de aborto em ovinos em alguns países. A importância relativa dessas duas espécies difere de acordo com a localização georgráfica. Desde os anos 1990, *C. jejuni* tem predominado como a causa de abortos nos Estados Unidos da

Transmissão de *Campylobacter fetus* subsp. *venerealis* e seu papel na infertilidade bovina

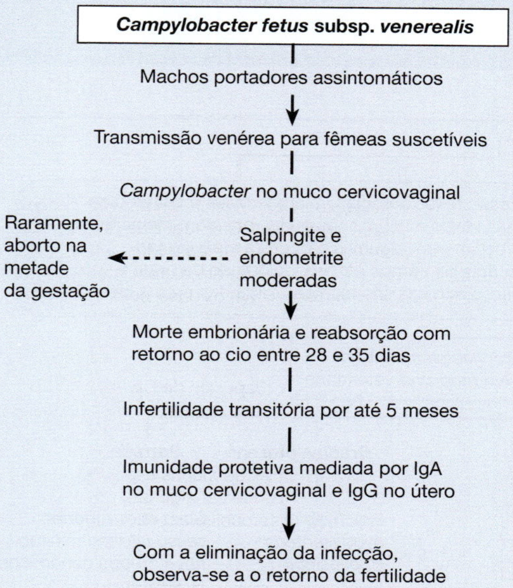
Campylobacter fetus subsp. *venerealis*
Machos portadores assintomáticos
Transmissão venérea para fêmeas suscetíveis
Campylobacter no muco cervicovaginal
Salpingite e endometrite moderadas
Raramente, aborto na metade da gestação
Morte embrionária e reabsorção com retorno ao cio entre 28 e 35 dias
Infertilidade transitória por até 5 meses
Imunidade protetiva mediada por IgA no muco cervicovaginal e IgG no útero
Com a eliminação da infecção, observa-se a o retorno da fertilidade

América (EUA), e um clone altamente virulento, resistente à tetraciclina tem emergido nos EUA nos últimos anos. Essa mudança na suscetibilidade frente à tetraciclina pode refletir o uso disseminando desse antimicrobiano para controle do aborto em ovinos nos EUA. Ambas as espécies de *Campylobacter* causam aborto em locais no Reino Unido, enquanto *C. fetus* subsp. *fetus* é mais prevalente na Nova Zelândia. *Campylobacter fetus* subsp. *fetus* é encontrado em fezes de bovinos e ovinos, sendo *C. jejuni* encontrado em fezes de diversas aves e mamíferos. A transmissão de ambas as espécies ocorre pela rota fecal-oral. Durante a prenhez, a localização no útero de ovelhas suscetíveis pode resultar de bacteremia. A placentite necrótica subsequente pode resultar em aborto no terço final de gestação, cordeiros natimortos ou fracos. Lesões necróticas circulares de até 2 cm de diâmetro, com bordas elevadas e pálidas e com centros deprimidos e escuros são evidentes na superfície do fígado de alguns cordeiros abortados. Ovelhas que abortaram são a principal fonte de infecção para animais suscetíveis em um rebanho. Até 20% das ovelhas em um rebanho suscetível podem abortar, as que se recuperam apresentam imunidade por ao menos 3 anos. Quando presentes, lesões hepáticas típicas em cordeiros abortados são patognomônicas. O isolamento e a identificação de *C. fetus* subsp. *fetus* ou de *C. jejuni* a partir de conteúdos de abomaso ou de líquidos fetais é confirmatório. Ovelhas que abortaram devem ser isoladas e a placenta e fetos abortados devem ser prontamente removidos. O restante do rebanho deve ser transferido para uma pastagem sem contaminação. Após a confirmação da doença no rebanho, a vacinação de ovelhas com uma bacterina de *C. fetus* subsp. *fetus* pode reduzir a incidência de aborto.

Campilobacteriose intestinal em cães

A diarreia em cães e em outros animais domésticos tem sido atribuída a infecções por espécies de *Campylobacter*, particularmente por *C. jejuni*. A confirmação é difícil porque os animais saudáveis podem excretar espécies de *Campylobacter* em suas fezes. Contudo, a presença de grande número de microrganismos semelhantes à campilobacter em esfregaços de fezes corados por fuccina carbólica diluída ou raspados retais de cães com diarreia pode ser indicativa de infecção. As espécies de *Campylobacter* podem contribuir para a severidade de doença entérica em cães infectados por outros enteropatógenos, como alguns vírus entéricos, espécies de *Giardia* e helmintos. Cães que eliminam *C. jejuni* são uma fonte potencial da infecção para humanos.

Campilobacteriose intestinal em humanos

Campylobacter jejuni é a principal causa da campilobacteriose intestinal humana. *Campylobaccer coli* e *C. lari* estão envolvidos algumas vezes. Essas infecções zoonóticas são geralmente transmitidas por alimentos, a carne de aves domésticas sendo a principal fonte de infecção para humanos. Febre, dor abdominal e diarreia, algumas vezes com sangue, são as manifestações mais comuns dessa infecção entérica. A emergência da resistência antimicrobiana no gênero Campylobacter, particularmente frente às fluoroquinolonas e aos macrolídeos, é uma das principais preocupações em saúde pública.

36 Espiroquetas

Espiroquetas

- Bactérias em espiral ou hélice com endoflagelos
- Embora sejam gram-negativas, muitas coram-se mal por métodos convencionais
- Lábeis no ambiente, porém podem persistir em locais úmidos, a manutenção nos hospedeiros é a principal fonte de contaminação ambiental
- Borrélias são parasitas obrigatórios em uma grande variedade de hospedeiros
- Braquispiras são patógenos intestinais de suínos

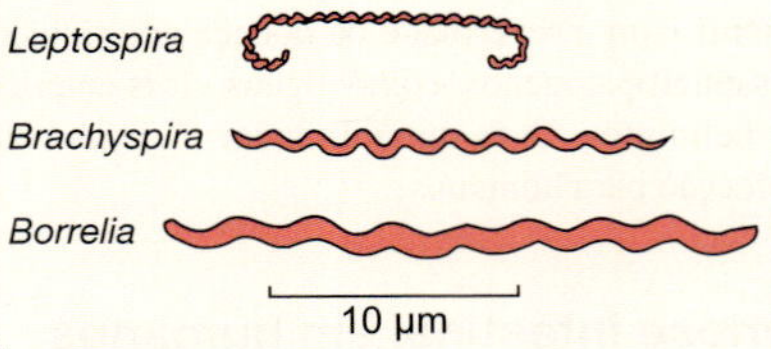

Leptospira
Brachyspira
Borrelia
10 µm

- Incluem bactérias aeróbias, microaerófilas e anaeróbias
- Bactérias lábeis e móveis, as quais requerem meios especiais para crescimento; algumas requerem meio líquido
- Microscopia de campo escuro, coloração de prata e imunofluorescência são técnicas utilizadas para a identificação

Três gêneros na ordem *Spirochaetales* contêm patógenos de importância em medicina veterinária

Leptospira
23 sorogrupos

Mais de 250 sorovares, muitos de grande importância em animais domésticos

L. interrogans sorovar Bratislava
L. interrogans sorovar Canicola
L. interrogans sorovar Grippotyphosa
L. interrogans sorovar Icterohaemrrhagiae
L. interrogans sorovar Pomona
L. interrogans sorovar Hardjo
Leptospira borgpetersenii sorovar Hardjo
L. borgpetersenii sorovar Tarassovi

Brachyspira

Brachyspira hyodysenteriae
B. pilosicoli

Borrelia

Borrelia burgdorferi sensu lato (no mínimo nove grupos genômicos)
B. anserina

Patógenos da família *Leptospiraceae* pertencem ao gênero *Leptospira*. O gênero *Borrelia* e *Treponema* na família *Spirochaetaceae* e *Brachyspira* na família *Brachyspiraceae* contêm importantes patógenos animais e humanos. Alguns gêneros não patogênicos ocorrem em cada família. Espiroquetas patogênicas são difíceis de cultivar e muitas requerem meios especiais; algumas requerem meios líquidos.

Espécies de *Leptospira*

Membros desta espécie (leptospiras) são bactérias helicoidais móveis com extremidades em forma de gancho. Embora gram-negativos citoquimicamente, eles não se coram bem com corantes bacteriológicos convencionais, sendo o microscópio de campo escuro utilizado para sua detecção em fluidos ou meios líquidos. A leptospirose, a qual pode afetar humanos e animais domésticos, tem severidade variando de infecções moderadas dos sistemas urinário e genital até doença sistêmica séria.

As leptospiras podem sobreviver em lagoas, rios, águas superficiais, solos úmidos e lodo quando sob temperaturas ambientais moderadas. As leptospiras patogênicas podem persistir nos túbulos renais ou no trato genital de animais portadores. Esses frágeis microrganismos são transmitidos de forma mais eficiente por meio do contato direto. As espécies de leptospiras (genospécies) são classificadas por homologia de DNA. Dentro de cada espécie, reações sorológicas, as quais identificam antígenos de superfície, são utilizadas para classificar isolados em sorogrupos. Subsequentemente, cada isolado pode ser ainda identificado quanto ao sorovar. Atualmente, mais de 250 sorovares em 23 sorogrupos são definidos, muitos dos quais podem ser associados com a doença clínica.

Embora as leptospiras sejam encontradas mundialmente, alguns sorovares parecem ter distribuição geográfica limitada. Além disso, muitos sorovares estão associados a espécies animais particulares, denominadas de hospedeiros de manutenção. A patogenicidade das letorspiras está relacionada à virulência do sorovar infectante e à suscetibilidade da espécie hospedeira. Hospedeiros de manutenção adquirem a infecção facilmente; a doença é frequentemente moderada ou subclínica e, em geral, seguida de prolongada excreção de leptospiras pela urina. Em

Características estruturais de uma espiroqueta típica (A) e suas relações em secção transversal (B)

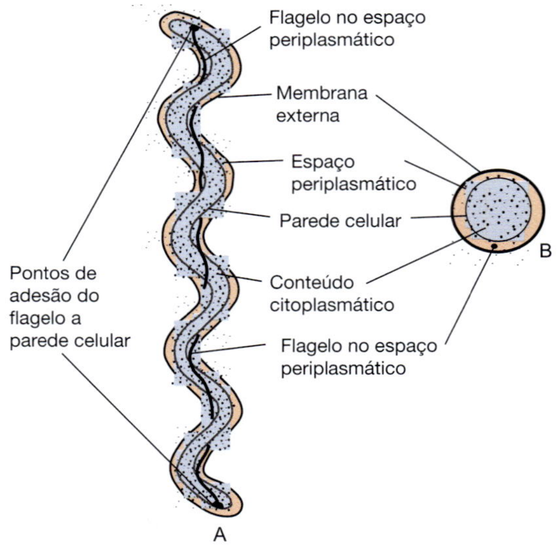

Flagelo no espaço periplasmático
Membrana externa
Espaço periplasmático
Parede celular
Pontos de adesão do flagelo a parede celular
Conteúdo citoplasmático
Flagelo no espaço periplasmático
B
A

TABELA 36.1 Sorovares de *Leptospira*, os quais causam infecção em animais e humanos

Sorovar	Hospedeiro	Doenças clínicas
Leptospira borgpetersenii sorovar Hardjo	Bovinos, ovinos	Abortos, natimortos, agalactia
L. interrogans sorovar Hardjo	Humanos	Doenças similares à influenza; doença renal ou hepática, ocasionalmente
L. borgpetersenii sorovar Tarassovi	Suínos	Falhas reprodutivas, abortos, natimortos
L. interrogans sorovar Bratislava	Suínos, equinos, cães	Falhas reprodutivas, abortos, natimortos
L. interrogans sorovar Canicola	Cães	Nefrite aguda em filhotes. Doença renal crônica em animais adultos
	Suínos	Abortos e natimortos. Doença renal em suínos jovens
L. interrogans sorovar Grippotyphosa	Bovinos, suínos, cães	Doença septicêmica em animais jovens; aborto
L. interrogans sorovar Icterohaemorrhagiae	Bovinos, ovinos, suínos	Doença septicêmica aguda em bezerros, leitões e cordeiros; abortos
	Cães, humanos	Doença hemorrágica hiperaguda; hepatite aguda com icterícia; infecção em humanos denominada doença de Weil
L. interrogans sorovar Pomona	Bovinos, ovinos	Doença hemolítica aguda em bezerros e cordeiros; abortos
	Suínos	Falhas reprodutivas; septicemia em leitões
	Equinos	Abortos, oftalmia periódica

contraste, espécies de hospedeiros acidentais são geralmente mais resistentes à infecção, desenvolvem doença severa apenas se forem infectadas com sucesso, sendo transmissores ineficientes de leptospiras para outros animais. As leptospiras invadem os tecidos por meio da pele amolecida pelo longo contato com a água ou por meio de membranas mucosas. A motilidade e a quimiotaxia são essenciais para a penetração nos tecidos do hospedeiro. Os microrganismos disseminam-se pelos organismos por meio da corrente sanguínea, porém, a partir do aparecimento de anticorpos, aproximadamente 10 dias após a infecção, são eliminados da circulação. Algumas leptospiras podem evadir a resposta imune e persistir no organismo, principalmente nos túbulos renais e também no útero, olhos e meninges. Em animais suscetíveis, dano à parede das hemácias e células endoteliais, junto com injúria hepatocelular, produz hemoglobinúria e hemorragia, associadas à leptospirose aguda. A hemorragia pulmonar é uma lesão significante em casos hiperagudos da doença em humanos e também tem sido documentada em diversas espécies animais.

Os sinais clínicos, junto com o histórico de exposição provável à urina contaminada, podem indicar leptospirose aguda. Leptospiras podem ser isolados do sangue durante os primeiros 10 dias de infecção e da urina aproximadamente duas semanas após a infecção inicial, por cultivo em meio líquido a 30°C; no entanto, o cultivo é uma técnica mais restrita à pesquisa científica. Métodos baseados em PCR para a detecção e a identificação desses microrganismos são largamente utilizados no diagnóstico da doença. A técnica de anticorpos fluorescentes ou técnicas de impregnação com prata podem ser utilizadas para demonstração de leptospiras em tecidos. O teste de aglutinação microscópica, utilizando cultivo de leptospiras vivas em um meio líquido, é o teste sorológico padrão-ouro para o diagnósitco de leptospirose. Diversos testes ELISA têm sido desenvolvidos, porém nenhum está dispinível comercialmente para uso em animais. As doenças clínicas associadas à leptospirose em animais domésticos e humanos estão apresentadas na Tabela 36.1.

Leptospirose em bovinos e ovinos

Os bovinos são hospedeiros de manutenção de *L. borgpetersenii* sorovar Hardjo, também adaptado aos ovinos. *Leptospira interrogans* sorovar Hardjo também é adaptado para bovinos. As novilhas de reposição suscetíveis, criadas separadamente e introduzidas pela primeira vez em um rebanho leiteiro infectado, na época do parto, podem desenvolver doença aguda, com pirexia e agalactia, afetando todos os quartos. Infecções também podem resultar em abortos e natimortos. Sorovares incorporados em vacinas para o uso em uma determinada região devem incluir os sorovares de leptospiras presentes em rebanhos dessa região.

Leptospirose em equinos

As infecções por leptospiras em equinos são comumente subclínicas. A doença clínica em geral resulta de infecção incidental com sorovar Pomona. Os sinais clínicos incluem aborto em éguas e doença renal em equinos jovens. Um quadro de uveíte anterior imunomediada (oftalmia periódica, "cegueira da lua") pode ser associado com leptospirose clínica em equinos.

Leptospirose em suínos

A leptospirose aguda em suínos geralmente é causada por sorovares, como *Icterohaemorrhagiae* e *Copenhagenii*, adaptadas a roedores. Esses sorovares causam doença grave, algumas vezes fatal, em suínos jovens. Em muitas partes do mundo, Pomona é o principal sorovar adaptado ao hospedeiro. A infecção pode resultar em falência reprodutiva, incluindo abortos e natimortos.

Leptospirose em cães e gatos

Anteriormente, os sorovares primariamente associados à leptospirose em cães eram apenas os sorovares *Canicola* e *Icterohaemorrhagiae*. No entanto, a vacinação aplicada contra esses sorovares tem resultado na emergência de outros, como *Grippotyphosa* e *Bratislava* como causas de infecções e doença em cães. O sorovar *Canicola*, o qual é adaptado aos cães, causa doença renal severa em filhotes. Infecções caninas acidentais são caracterizadas por doença hemorrágica aguda ou falência hepática e renal subagudas. A leptospirose clínica é incomum em gatos, embora infecção subclínica, geralmente adquirida a partir de roedores, possa ocorrer.

Espécies de *Borrelia*

As borrélias, as quais são mais longas e largas que outras espiroquetas, apresentam uma forma helicoidal semelhante. Embora essas espiroquetas possam causar doenças em animais e em humanos, infecções subclínicas também são comuns. As borrélias são transmitidas por vetores artrópodes. Essas espiroquetas são parasitas obrigatórios em uma diver-

Transmissão de *Borrelia burgdorferi lato sensu* (linha pontilhada) para humanos e animais por diferentes estágios de carrapatos *Ixodes* (linha sólida)

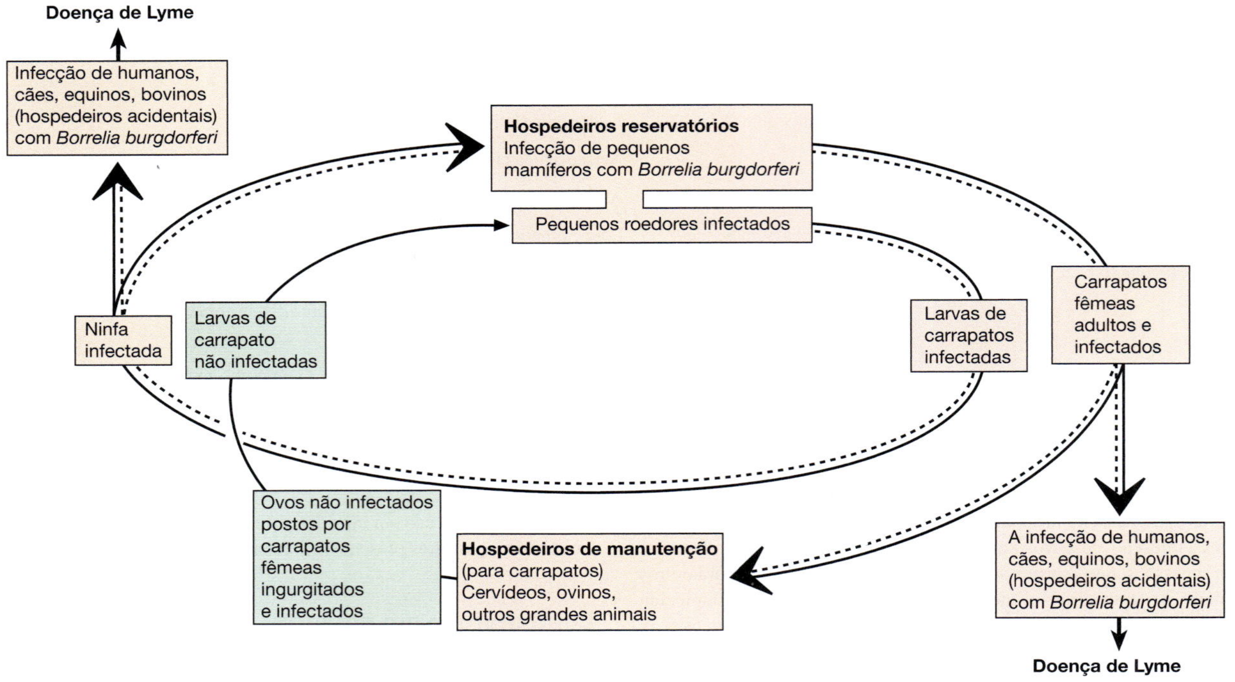
Doença de Lyme
Infecção de humanos, cães, equinos, bovinos (hospedeiros acidentais) com Borrelia burgdorferi
Hospedeiros reservatórios
Infecção de pequenos mamíferos com Borrelia burgdorferi
Pequenos roedores infectados
Ninfa infectada
Larvas de carrapato não infectadas
Larvas de carrapatos infectadas
Carrapatos fêmeas adultos e infectados
Ovos não infectados postos por carrapatos fêmeas ingurgitados e infectados
Hospedeiros de manutenção (para carrapatos) Cervídeos, ovinos, outros grandes animais
A infecção de humanos, cães, equinos, bovinos (hospedeiros acidentais) com Borrelia burgdorferi
Doença de Lyme

sidade de hospedeiros vertebrados e dependem de um hospedeiro vertebrado reservatório e um vetor artrópode para uma sobrevivência prolongada. As borrélias podem ser diferenciadas de outras espiroquetas pela sua morfologia, pelo baixo conteúdo de guanina e citosina em seu DNA e por características ecológicas, de cultivo e bioquímicas. A identificação de espécies de *Borrelia* depende principalmente de análise genética. As espécies de importância veterinária são *B. burgdorferi sensu lato*, a causa da doença de Lyme em animais e humanos, e *B. anserina*, a qual causa borreliose aviária (Tabela 36.2).

Doença de Lyme

Essa doença foi primeiramente identificada em 1975 após a investigação de uma grande quantidade de casos de artrite em crianças próximas à cidade de Old Lyme, Connecticut. O agente responsável, uma espiroqueta, foi denominada *Borrelia burgdorferi*. Várias genospécies de *B. burgdorferi* foram posteriormente identificadas. Na América do Norte, *B. burgdorferi stricto sensu* é a única borrélia associada à doença de Lyme, enquanto ao menos cinco espécies são conhecidas por causar a doença na Europa, sendo as mais importantes *B. afzelii* e *B. garinii*. A doença de Lyme tem sido relatada em humanos, cães, equinos e bovinos, com infecções documentadas em ovinos.

Os carrapatos são os únicos vetores competentes de *B. burgdorferi lato sensu*. As infecções geralmente ocorrem em estágios larvais de carrapatos que se alimentam em pequenos roedores infectados. As espiroquetas persistem ao longo dos estágios de carrapatos, de ninfa a adulto, os quais transmitem a bactéria enquanto se alimentam. A persistência dessas bactérias patogênicas em uma região depende da presença de hospedeiros reservatórios adequados para as borrélias e de hospedeiros de manutenção para os carrapatos. O carrapato-vetor mais comum para *B. burgdorferi lato sensu* na Europa é o *Ixodes ricinus*. Nos EUA, diferentes espécies de *Ixodes* agem como vetores: *I. scapularis* em regiões centrais e do leste dos EUA e *I. pacificus* na costa oeste. Após atingirem a corrente sanguínea de um hospedeiro suscetível, as borrélias multiplicam-se e disseminam-se sistemicamente. Borrélias podem ser demonstradas em articulações, cérebro, nervos, olhos e coração.

Muitas infecções são subclínicas e programas de vigilância epidemiológica por meio de testes sorológicos têm observado que a exposição é comum em populações humanas e animais de áreas endêmicas. As manifestações clínicas da doença de Lyme relacionam-se principalmente aos sítios de localização dos microrganismos e são amplamente atribuídas à resposta inflamatória do hospedeiro frente ao patógeno. A doença clínica é frequentemente relatada em cães. Os sinais clínicos incluem febre, letargia, artrite e evidências de comprometimento cardíaco, renal e neurológico. Os sinais clínicos em equinos são similares aos apresentados por cães. Em bovinos e ovinos observa-se laminite. A confirmação laboratorial da doença de Lyme pode ser difícil, uma vez que as espiroquetas podem estar em baixo número nas amostras coletadas de animais infectados. Um histórico de exposição a carraptos em uma área endêmica, sinais com sinaias clínicos característicos, pode sugerir a ocorrência da doença de Lyme. Títulos crescentes de anticorpos contra *B. burgdorferi lato sensu* juntamente com sinais clínicos típicos são indicativos da doença. Ensaios de imunofluorescência e ELISA são utilizados para detecção de anticorpos. O cultivo de borrélias a partir de amostras clínicas de animais infectados é confirmatório. Um baixo número de borrélias pode ser detectado por meio de técnicas de PCR.

Sprays acaricidas, banhos de aspersão ou imersão devem ser utilizados para controlar infestações por carrapatos. Quando possível, os *habitats* de carrapatos devem ser limpos. Diversas vacinas, incluindo bacterinas e uma vacina recombinante de subunidade estão disponíveis comercialmente para uso em cães, no entanto sua eficácia é questionada por alguns pesquisadores.

A doença de Lyme é uma importante doença transmitida por carrapatos que afeta humanos. A infecção é, muitas vezes, adquirida quando caminha-se por áreas endêmicas durante períodos de atividade de carrapatos. Os sinais clínicos incluem exantema de pele no local de fixação do carrapato, seguidas por artrite, dor muscular e complicações cardíacas ou neurológicas.

TABELA 36.2 Carrapatos-vetores e hospedeiros naturais de espécies de *Borrelia* associadas a doenças clínicas

Espécies	Vetor	Hospedeiro	Doenças clínicas
B. burgdorferi sensu lato	Espécies de *Ixodes*	Roedores, aves	Doença cardíaca, neurológica e artrítica em cães e ocasionalmente equinos, bovinos e ovinos, doença de Lyme em humanos
B. anserina	Espécies de *Argas*	Aves	Febre, perda de peso e anemia em aves domésticas
B. theileri	Diversas espécies de carrapatos	Bovinos, ovinos, equinos	Doença febril moderada com anemia
B. coriaceae	Espécies de *Ornithodoros*	Bovinos, cervídeos	Associados a aborto epizoótico bovino nos EUA

Espiroquetose aviária

Essa doença aguda de aves, causada pela *Borrelia anserina*, pode resultar em significativas perdas econômicas em lotes de aves em regiões tropicais e subtropicais. Frangos, perus, faisões, patos e gansos são suscetíveis à infecção. Os "carrapatos moles" do gênero *Argas* frequentemente transmitem a doença. As borrélias sobrevivem às mudas transestadiais dos carrapatos e podem ser transmitidas por via transovariana entre gerações de carrapatos. Surtos de espiroquetose aviária coincidem com períodos de máxima atividade dos carrapatos durante estações úmidas e quentes. A doença é caracterizada por febre, anemia acentuada e perda de peso. Pode-se observar paralisia com o progresso da doença. A imunidade, que ocorre após a recuperação, é do tipo sorovar-específica. O diagnóstico pode ser confirmado pela demonstração das espiroqueras em esfregaços do creme leucocitário usando-se microscópio de campo escuro. Esfregaços corados por Giemsa ou técnicas de impregnação por prata podem ser usados para demonstrar borrélias nos tecidos. Sangue ou esfregaços de tecidos podem ser examinados por imunofluorescência. Vacinas inativadas e erradicação do carrapato são as principais medidas de controle.

Espécies de *Brachyspira* e *Treponema*

Das cinco genospécies de espiroqueras intestinais, as quais têm sido isoladas de suínos, duas espécies, *Brachyspira hyodysenteriae* e *B. pilosicoli*, são as mais patogênicas. Essas espiroquetas anaeróbias podem ser diferenciadas pelo seu padrão de hemólise em ágar-sangue, hidrólise do hipurato e por análises de padrão de clivagem por endonucleases de restrição. Espécies patogênicas de *Brachyspira* podem ser encontradas no trato intestinal tanto de suínos afetados clinicamente quanto de suínos normais. *Brachyspira pilosicoli* é encontrada no intestino de suínos, galinhas, aves silvestres, cães, roedores e alguns primatas não humanos. Suínos carreadores podem excretar *B. hyodysenteriae* até os 3 meses de idade e são as principais fontes de infecção para suínos saudáveis. A colonização é aumentada por fatores no muco com atividade quimiotática por *B. hyodysenteriae*. A atividade hemolítica, demonstrada *in vitro*, está correlacionada à patogenicidade e a motilidade é também um requerimento essencial para virulência.

As infecções por espécies de *Brachyspira* são imporantes em suínos. *Brachyspira hyodysenteriae*, causa da disenteria suína, e *B. pilosicoli*, causa da espiroquetose intestinal suína, são patógenos reconhecidos. Os suínos adquirem a infecção pela exposição a fezes contaminadas. Roedores e moscas podem agir como hospedeiros de transporte para as espiroquetas. *Brachyspira hyodysenteriae* pode persistir por várias semanas em fezes úmidas. A infecção por *B. hyodysenteriae* causa disenteria, a qual é mais frequente em suínos desmamados de seis a 12 semanas de idade. Os suínos afetados perdem peso, uma vez que o apetite diminui e a sede pode ser evidente. Durante a recuperação, pode haver grande quantidade de muco nas fezes. Embora a mortalidade seja baixa, há ganho reduzido de peso devido à baixa conversão alimentar, levando a importantes perdas econômicas. Os sinais clínicos na espiroquetose intestinal suína, causada por *B. pilosicoli*, são semelhantes àqueles da disenteria suína, porém menos severos. A diarreia contém mais muco do que sangue.

A história clínica, os sinais clínicos e as lesões macroscópicas podem indicar disenteria suína. Ágar-sangue com adição de antibióticos é utilizado para o cultivo de espécies de *Brachyspira*. Os cultivos são incubados em anaerobiose a 42°C por pelo menos 3 dias. A identificação definitiva pode ser realizada por meio de imunofluorescência, métodos baseados em PCR ou testes bioquímicos. A adição de medicamentos à água é um método útil, no entanto a resistência aos antimicrobianos tornou-se um problema em alguns países. Despovoamento, limpeza e desinfecção completa de instalações e controle rigoroso de roedores são requeridos para a erradicação da doença.

Os treponemas são associados à dermatite digital em bovinos e à dermatite digital ovina contagiosa. *Treponema paraluiscuniculi* causa a sífilis dos coelhos.

37 Bactérias gram-negativas, anaeróbias, não formadoras de esporos e patogênicas

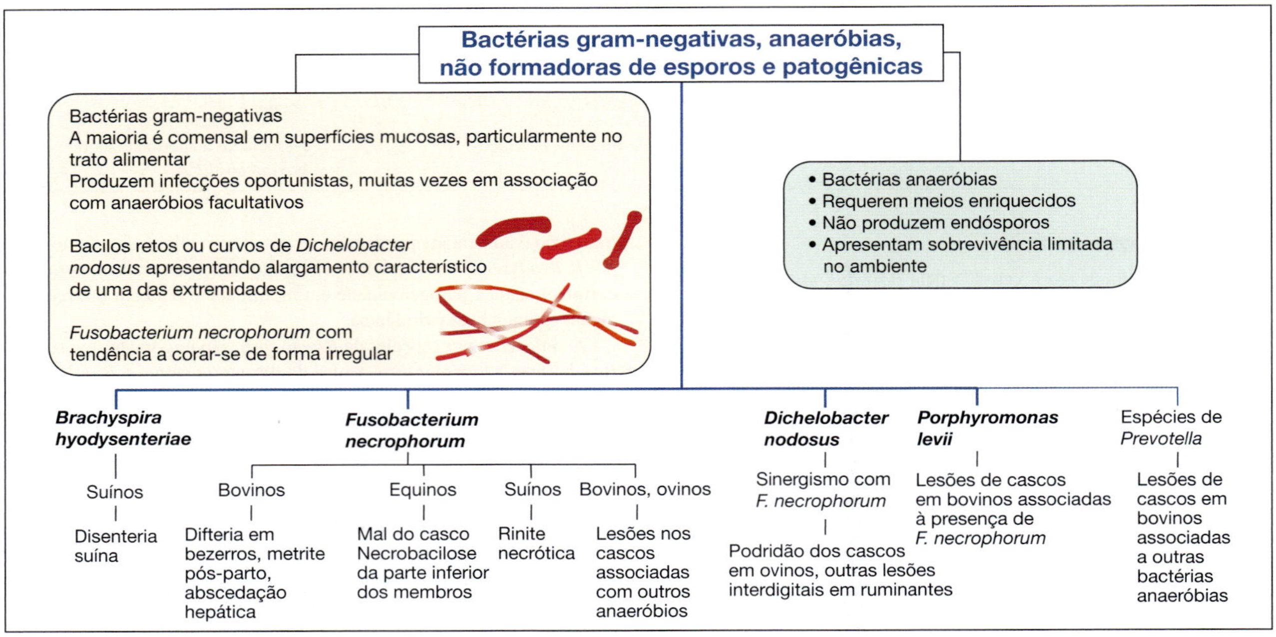

Bactérias gram-negativas, anaeróbias, não formadoras de esporos e patogênicas
Bactérias gram-negativas
A maioria é comensal em superfícies mucosas, particularmente no trato alimentar
Produzem infecções oportunistas, muitas vezes em associação com anaeróbios facultativos
Bacilos retos ou curvos de *Dichelobacter nodosus* apresentando alargamento característico de uma das extremidades
Fusobacterium necrophorum com tendência a corar-se de forma irregular
• Bactérias anaeróbias
• Requerem meios enriquecidos
• Não produzem endósporos
• Apresentam sobrevivência limitada no ambiente
Brachyspira hyodysenteriae
Suínos
Disenteria suína
Fusobacterium necrophorum
Bovinos
Difteria em bezerros, metrite pós-parto, abscedação hepática
Equinos
Mal do casco Necrobacilose da parte inferior dos membros
Suínos
Rinite necrótica
Bovinos, ovinos
Lesões nos cascos associadas com outros anaeróbios
Dichelobacter nodosus
Sinergismo com *F. necrophorum*
Podridão dos cascos em ovinos, outras lesões interdigitais em ruminantes
Porphyromonas levii
Lesões de cascos em bovinos associadas à presença de *F. necrophorum*
Espécies de *Prevotella*
Lesões de cascos em bovinos associadas a outras bactérias anaeróbias

Muitas bactérias gram-negativas, não formadoras de esporos, anaeróbias, frequentemente em associação com microrganismos anaeróbios facultativos, contribuem para infecções oportunistas mistas. Interações sinérgicas entre os microrganismos nessas infecções mistas são comuns. Anaeróbias gram-negativas não formadoras de esporos são muitas vezes encontradas em membranas mucosas, particularmente no trato digestivo de animais e humanos. Muitos anaeróbios não formadores de esporos são parte da flora normal desses sítios; desta forma, cautela na coleta de amostras clínicas a partir dessas áreas é essencial para evitar contaminação por estes microrganismos. Essas bactérias são diferenciadas em termos de morfologia bacteriana, aparência da colônia, testes de suscetibilidade aos antimicrobianos e produção de ácidos graxos. Jarras de anaerobiose com uma atmosfera de hidrogênio e 10% de CO_2 são utilizadas para incubar cultivos a 37°C por até 7 dias. As amostras devem ser processadas prontamente após a coleta. Devido à produção de ácidos graxos voláteis, colônias de anaeróbios gram-negativos muitas vezes apresentam um odor fétido.

Anaeróbios gram-negativos não formadores de esporos geralmente exercem seus efeitos patogênicos quando barreiras antimicrobianas são rompidas permitindo a invasão de tecidos adjacentes. Essas bactérias replicam somente sob potencial de redução (E_h) baixo ou negativo. Trauma em tecidos e necrose seguidos por multiplicação de bactérias anaeróbias facultativas podem reduzir níveis de E_h a uma faixa adequada para a proliferação de anaeróbios não formadores de esporos. Muitas infecções envolvendo esses microrganismos são mistas. Duas ou mais espécies bacterianas, interagindo sinergicamente, podem produzir lesões que microrganismos individualmente não seriam capazes. O sinergismo entre *Trueperella pyogenes* e *Fusobacterium necrophorum* relaciona-se à produção de fatores de crescimento por *Trueperella pyogenes*. *Fusobacterium necrophorum* produz inúmeros fatores de virulência potentes, incluindo uma leucotoxina, a qual é altamente tóxica para neutrófilos de ruminantes, uma hemaglutinina, a qual promove aderência ao epitélio de ruminantes, uma hemolisina e uma toxina dermonecrótica. O sinergismo entre *F. necrophorum* e *Dichelobacter nodosus* é também importante na patogênese de lesões digitais em ruminantes. *Fusobacterium necrophorum* é considerado como patógeno primário em um grande número de doenças em animais de produção (Tabela 37.1). Infecções bacterianas mistas são comumente implicadas no desenvolvimento de lesões de patas em ruminates domésticos e suínos (Tabela 37.2). Infecções mistas com anaeróbios não formadores de esporos estão também presentes na reticuloperitonite traumática bovina e na pericaridite.

Difteria dos bezerros

Esta doença geralmente apresenta-se como faringite ou laringite necrótica em bezerros com menos de 3 meses de idade. *Fusobacterium necrophorum* pode penetrar por meio de abrasões na mucosa da faringe ou da laringe, frequentemente causadas por ingestão de alimentos ásperos. Os sinais clínicos incluem febre, apatia, anorexia, salivação excessiva, dificuldade respiratória e odor pútrido na boca. Os bezerros não tratados podem desenvolver pneumonia necrosante fatal.

Abscessos hepáticos em bovinos

Os abscessos hepáticos em bovinos, secundários à rumenite, são encontrados mais comumente em bovinos de corte em regime de engorda. Rações com altas taxas de carboidratos e rápida fermentação intraruminal resultante podem levar ao desenvolvimento de úlceras na mucosa ruminal. *Fusobacterium necrophorum* juntamente com outros anaeróbios e *Trueperella pyogenes* invadem os tecidos, e êmbolos podem atingir o fígado por meio da veia porta e iniciar a formação de abscessos. Os bovinos afetados raramente apresentam sinais clínicos e lesões são, geralmente, detectadas durante o abate.

A interação sinérgica de *Fusobacterium necrophorum* com *Trueperella pyogenes* e *Dichelobacter nodosus* no desenvolvimento e progressão de lesões de casco em ruminantes

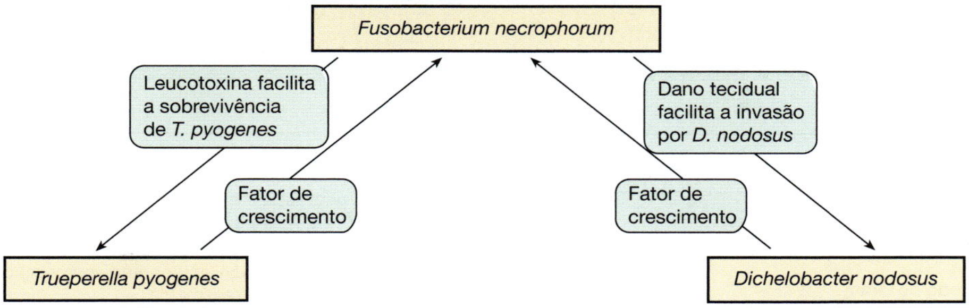
Fusobacterium necrophorum
Leucotoxina facilita a sobrevivência de T. pyogenes
Dano tecidual facilita a invasão por D. nodosus
Fator de crescimento
Fator de crescimento
Trueperella pyogenes
Dichelobacter nodosus

Podridão dos cascos em ovinos

Dichelobacter nodosus é a causa primária da podridão dos cascos em ovinos. *Fusobacterium necrophorum*, juntamente com *T. pyogenes*, iniciam a lesão no espaço interdigital, porém o desenvolvimento da doença é dependente da presença de cepas virulentas de *D. nodosus*. A presença de fímbrias neste patógeno promove a sua aderência em células do hospedeiro. A ação de proteases é amplamente responsável pela severa destruição tecidual, separação da pele e casco e laminite clínica característica de microrganismos virulentos. O diagnóstico de podridão dos cascos pode ser baseado em sinais clínicos exclusivamente, mas a identificação definitiva da doença depende da detecção de *D. nodosus* e demonstração de sua virulência. Isso pode ser confirmado pelo isolamento do microrganismo seguido de testes prolongados para demonstração de produção de proteases ou, mais comumente, por testes baseados em PCR para genes associados à virulência. Ovinos carreadores são os principais reservatórios de *D. nodosus*, os quais sobrevivem menos de 7 dias no ambiente. A transmissão ocorre somente em condições de umidade e temperatura de 10°C ou mais. A erradicação da podridão dos cascos tem sido alcançada em grande parte da Austrália por meio de identificação e abate de ovinos carreadores, especialmente durante os verões secos, quando as condições dificultam a transmissão de *D. nodosus*. O controle é difícil em climas mais temperados; vacinas, as quais possuem tanto papel profilático quanto terapêutico, estão disponíveis comercialmente.

TABELA 37.1 Condições clínicas de animais de criações, nas quais *Fusobacterium necrophorum* desempenha papel de agente primário

Espécies	Condições clínicas	Fatores predisponentes
Bovinos	Difteria de bezerros	Alimentos ásperos que induzem lesão na mucosa
	Metrite pós-parto	Distocia
	Abscedação hepática	Repentina alteração na dieta, levando à acidose e à rumenite
	Mancha negra do teto	Trauma na região adjacente ao esfíncter do teto
Equinos	Mal do casco	Higiene precária e condições de umidade nas instalações
	Necrobacilose da parte inferior dos membros	Higiene precária
Suínos	Nariz de touro (rinite necrótica)	Trauma na mucosa nasal

Mal do casco

Esta condição necrótica do casco de equinos é associada com condições inadequadas de higiene, umidade e falhas na limpeza regular dos cascos. A infecção com *F. necrophorum*, secundária ao dano nos cascos, resulta em uma inflamação localizada. Essa doença, a qual geralmente afeta os cascos de membros posteriores, é caracterizada por uma secreção fétida no sulco central da ranilha perto dos talões. Manter os estábulos limpos e secos, atenção regular aos cascos e exercício auxiliam na regeneração do talão.

TABELA 37.2 Doenças dos cascos em animais de criações associadas a infecções mistas, incluindo bactérias anaeróbias não formadoras de esporos

Espécies	Doenças clínicas	Bactérias implicadas
Ovinos	Dermatite interdigital	*Fusobacterium necrophorum* *Dichelobacter nodosus* (cepas avirulentas)
	Abscessos no bulbo e supuração laminar	Microbiota anaeróbia mista, Incluindo *Trueperella pyogenes*, *F. necrophorum*, e outros patógenos oportunistas
	Podridão dos cascos (*footrot*)	*Dichelobacter nodosus*, *Fusobacterium necrophorum* *Trueperella pyogenes*
	Dermatite digital ovina contagiosa	Espécies de *Treponema*
Bovinos	Necrobacilose interdigital (podridão dos cascos)	*Fusobacterium necrophorum* *Porphyromonas levii*
	Dermatite interdigital	*Dichelobacter nodosus*, *Fusobacterium necrophorum* Espécies de *Prevotella* Espiroquetas podem contribuir para o desenvolvimento de lesões
	Dermatite digital bovina (*Mortellaro*)	Espécies de *Treponema*
Suínos	Abscessos nos cascos de suínos jovens e *bush foot* (supuração laminar) em animais velhos	Anaeróbios mistos

38 Micoplasmas

Espécies de *Mycoplasma*

Menores microrganismos procariotos de vida livre
Possuem uma tripla camada de membrana, porém a parede celular é ausente
Não se coram pelo método de Gram
Altamente pleomórficos, passam por poros de filtros de membrana
Encontrados em superfícies mucosas, alguns possuem tropismo por sítios anatômicos específicos
A maioria é hospedeiro-específica

Muitos animais domésticos afetados

- A maioria é anaeróbia facultativa
- Requerem meios enriquecidos
- Microcolônias têm uma aparência de "ovo-frito" sob luz transmitida
- Não replicam no ambiente
- São suscetíveis à dessecação, aquecimento, detergentes e desinfetantes

Ruminantes

- **Bovinos**: *M. mycoides* subsp. *mycoides* (tipo de pequenas colônias); *M. bovis*
- **Ovinos**: *M. ovipneumoniae*
- **Caprinos**: *M. capricolum* subsp. *capripneumoniae*
- **Ovinos, caprinos**: *M. agalactiae*; *M. capricolum* subsp. *capricolum*; *M. mycoides* subsp. *capri*; *M. conjuctivae*

Suínos: *M. hyopneumoniae*; *M. hyorhinis*; *M. hyosynoviae*

Gatos: *M. haemofelis*

Espécies de Aves

- *M. gallisepticum* — Frangos e perus
- *M. synoviae* — Aves domésticas
- *M. meleagridis* — Perus

Os microrganismos da classe *Mollicutes*, incluindo os micoplasmas são as menores células procariotas capazes de replicação independente. Uma vez que esses microrganismos pleomórficos não são capazes de sintetizar peptidoglicano ou seus precursores, eles não possuem uma parede celular rígida, porém, possuem uma tripla camada de membrana externa flexível. São resistentes a antibióticos que interferem na síntese bacteriana da parede celular, como a penicilina. São bactérias que requerem meios enriquecidos para seu crescimento *in vitro* e, embora muitos sejam anaeróbios facultativos, alguns crescem de forma ótima em uma atmosfera de 5 a10% de CO_2. De forma característica, microcolônias possuem uma aparência umbilicada quando iluminadas obliquamente e de "ovo-frito" sob luz transmitida.

Os micoplasmas são encontrados em superfícies mucosas da conjuntiva, cavidade nasal, orofaringe e tratos intestinal e genital de animais e humanos. Os micoplasmas hemotrópicos são encontrados na superfície de hemácias. Em geral, esses são microrganismos hospedeiro-específicos e sobrevivem por períodos curtos no ambiente. Os gêneros *Mycoplasma* e *Ureaplasma* contêm patógenos de importância em medicina veterinária. As principais doenças associadas a infecções por espécies de *Mycoplasma* estão resumidas na Tabela 38.1. Espécies de *Mycoplasma* e *Ureaplasma* cada vez mais associadas a doenças em animais estão listadas na Tabela 38.2.

Os micoplasmas são diferenciados por sua hospedeiro-especificidade, morfologia das colônias, requerimentos de colesterol e reatividade bioquímica. Esses microrganismos requerem meios enriquecidos contendo proteína animal, um componente esterol ou adenina dinucleotídeo para seu crescimento. Testes imunológicos, utilizando antissoro específico produzido contra cada espécie patogênica, são necessários para a identificação definitiva. Testes de inibição de crescimento, nos quais discos de papel filtro impregnados com antissoro específico são coloca-

Aparência de microcolônias de micoplasmas

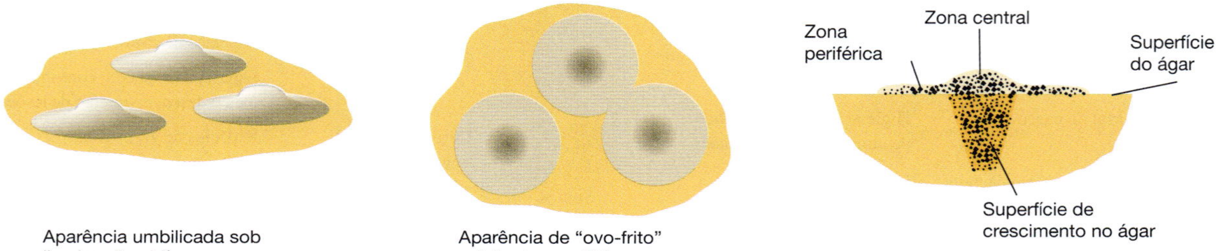
Zona periférica
Zona central
Superfície do ágar
Superfície de crescimento no ágar

Aparência umbilicada sob iluminação oblíqua

Aparência de "ovo-frito" sob luz transmitida

Secção de microcolônias

TABELA 38.1 Espécies de *Mycoplasma* de importância veterinária, doenças clínicas em que estão implicados e sua distribuição geográfica.

Espécies de *Mycoplasma*	Hospedeiros	Doenças clínicas	Distribuição geográfica
M. mycoides subsp. *mycoides* (tipo de colônias pequenas)	Bovinos	Pleuropneumonia bovina contagiosa	Endêmica em partes da África; sem relatos atuais em outros continentes
M. bovis	Bovinos	Mastite, pneumonia, artrite	Mundial
M. agalactiae	Ovinos, caprinos	Agalaxia contagiosa	Em partes da Europa, norte da África, oeste da Ásia
M. capricolum subsp. *capripneumoniae*	Caprinos	Pleuropneumonia caprina contagiosa	Norte e leste da África, Turquia, parte da Ásia
M. capricolum subsp. *capricolum*	Ovinos, caprinos	Septicemia, mastite, poliartrite, pneumonia	África, Europa, Austrália, EUA
M. mycoides subsp. *capri*	Caprinos	Septicemia, pleuropneumonia, artrite, mastite	Partes da Ásia, África, Europa, Austrália
M. hyopneumoniae	Suínos	Pneumonia enzoótica	Mundial
M. hyorhinis	Suínos (3 a 10 semanas de idade)	Poliserosite	Mundial
M. hyosynoviae	Suínos (10 a 30 semanas de idade)	Poliartrite	Mundial
M. gallisepticum	Frangos	Doença respiratória crônica	Mundial
	Perus	Sinusite infecciosa	Mundial
M. synoviae	Frangos, perus	Sinovite infecciosa	Mundial
M. meleagridis	Perus	Inflamação dos sacos aéreos, deformidades ósseas, eclosão e taxa de crescimento reduzidas	Mundial
M. hemofelis	Gatos	Anemia infecciosa felina	Mundial

dos em cultivos de micoplasmas semeados em ágar, são utilizados para identificação de espécie. A marcação de colônias de micoplasmas com anticorpos fluorescentes pode também ser utilizada para a identificação destes agentes. Os testes de aglutinação em placa são utilizados para triagem de lotes de aves e para diagnóstico de campo de pleuropneumonia contagiosa bovina. Muitas das dificuldades associadas com o cultivo e a identificação de micoplasmas têm sido contornadas por meio de métodos moleculares. Técnicas baseadas em PCR podem ser utilizadas para a detecção de microrganismos em amostras clínicas e para identificação específica de micoplasmas cultivados.

Micoplasmas aderem às células do hospedeiro, um atributo essencial para a patogenicidade. Esse contato direto, o qual facilita a lesão tóxica das células do hospedeiro por fatores solúveis, como o peróxido de hidrogênio, produzidos pelo patógeno, muitas vezes ocorre na superfície mucosa. A variação em proteínas de superfície é um atributo de virulência importante de espécies de *Mycoplasmas,* proporcional ao microrganismo adaptar-se rapidamente ao ambiente do hospedeiro e evadir da resposta imunológica suscitada. Mecanismos que facilitam a transferência horizontal de genes, juntamente com uma alta taxa de mutação, também contribuem para a habilidade dos micoplasmas evoluírem e adaptarem-se rapidamente aos hospedeiros. Algumas espécies de *Mycoplasmas* têm a habilidade produzir biofilme, o qual contribui para a sua persistência em alguns animais, apesar do tratamento com antimicrobianos. Além disso, a habilidade recentemente demonstrada de alguns micoplasmas de sobreviverem intracelulamente pode contribuir pela sua persistência em determinados tecidos. Fatores como idade muito avançada ou animais muito jovens, estresse, infecções intercorrentes podem predispor à invasão tecidual. Em alguns casos, os micoplasmas podem exacerbar a doença iniciada por outros patógenos, particularmente no trato respiratório. Infecções por micoplasmas causam doenças respiratórias de grande importância econômica em animais de criação, especialmente em ruminantes, suínos e aves.

A pleuropneumonia bovina contagiosa, uma doença contagiosa grave, é causada por *M. mycoides* subsp. *mycoides*. A doença, a qual é transmitida por aerossóis, requer um contato próximo com animais afetados clinicamente ou carreadores assintomáticos. Embora a disseminação da doença possa ser lenta, a taxa de mortalidade pode ser muito elevada. A forma aguda da doença é caracterizada pelo surgimento abrupto de febre alta, anorexia, apatia, respiração acelerada e tosse. Em achados *post mortem* observam-se pulmões pneumônicos com aparência marmoreada. A doença pode ser confirmada por isolamento e identificação definitiva do patógeno por sorologia e técnicas moleculares. Em países onde a doença é exótica, o abate de animais afetados ou em contato com bovinos infectados é obrigatório. Em regiões endêmicas, as estratégias de controle são baseadas na proibição de movimento de animais suspeitos, quarentena obrigatória e eliminação de animais portadores por meio de testes sorológicos e abate. A vacinação anual com vacinas atenuadas é realizada em áreas endêmicas, porém, embora isso diminua a severidade dos sinais clínicos, não é suficiente para prevenir a infecção.

A pleuropneumonia caprina contagiosa, causada por *M. capricolum* subsp. *capripneumoniae*, é uma doença que afeta caprinos de forma similar à pleuropneumonia contagiosa em bovinos. A doença, a qual é altamente contagiosa, é transmitida por aerossóis. A pleuropneumonia em caprinos também pode ser causada por *M. mycoides* subsp. *capri* e a diferenciação dos isolados de *M. capricolum* subsp. *capripneumoniae* pode ser realizada por meio de procedimento baseados em PCR. A vacinação promove proteção adequada contra *M. capricolum* subsp. *capripneumoniae*.

Cepas de *M. bovis*, as quais possuem distribuição mundial, podem causar pneumonia severa em bezerros na ausência de outros patógenos respiratórios e podem exacerbar doença respiratória causada por espécies de *Pasteurella* e *Mannheimia*. *Mycoplasma bovis* é associado à doença respiratória crônica e existem evidências convincentes que esse

Mycoplasma haemofelis **(setas) em um esfregaço sanguíneo de um gato, corado pela técnica de Giemsa**

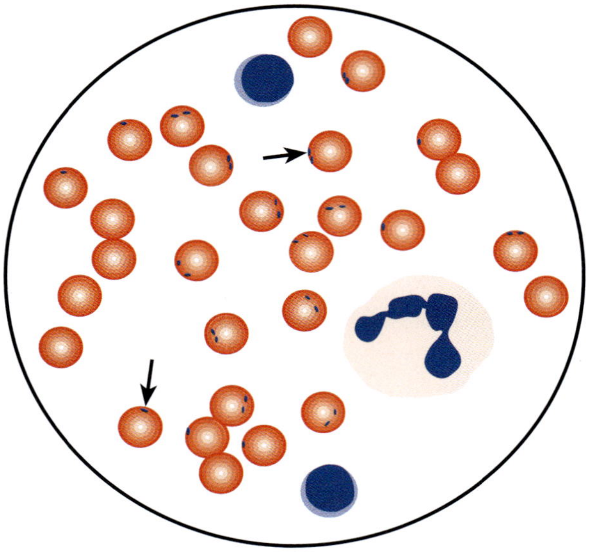

microrganismo desempenhe um papel central no desenvolvimento de lesões na broncopneumonia caseonecrótica frequentemente observada em surtos naturais de infecções e doenças causadas por *M. bovis*. Esse microrganismo é também associado à ocorrência de mastite e poliartrite. O tratamento e o controle da doença respiratória são baseados em práticas adequadas de manejo e terapia antimicrobiana, embora muitas vezes não haja boa resposta ao tratamento em casos crônicos.

A pneumonia enzoótica de suínos, causada pro *Mycoplasma hyopneumoniae*, é uma doença importante economicamente, a qual ocorre no mundo todo em suínos criados de forma intensiva. Ventilação inadequada, superlotação e flutuações de temperatura podem precipitar um surto. Achados clínicos, epidemiológicos e patológicos são geralmente indicativos de presença dessa enfermidade. Embora os agentes antimicrobianos, como a tilosina e a tiamulina, sejam utilizados de forma terapêutica, a prevenção e o controle são baseados no desenvolvimento de rebanhos livres de patógenos específicos. Vacinas também estão disponíveis.

Os micoplasmas são importantes patógenos de aves e em algumas espécies de micoplasmas, como *M. gallisepticum* e *M. meleagridis*, a transmissão pelo ovo é uma importante forma de disseminação. A transmissão por aerossóis também ocorre e é a principal forma de disseminação de *M. synoviae*. As medidas de controle da doença incluem vacinação, profilaxia antimicrobiana e desenvolvimento de lotes livres de patógenos específicos.

Micoplasmas hemotrópicos causam infecções em uma ampla gama de hospedeiros. Embora a doença seja geralmente moderada ou subclí-

TABELA 38.2 Espécies de *Mycoplasma* e *Ureaplasma*, as quais têm sido cada vez mais associadas a doenças clínicas em animais domésticos

Hospedeiros	Patógeno	Doenças clínicas
Bovinos	*Mycoplasma alkalescens*	Mastite
	M. bovigenitalium	Vesiculite seminal, vaginite, mastite
	M. bovirhinis	Mastite
	M. bovoculi	Papel em ceratoconjuntivite
	M. californicum	Mastite
	M. canadense	Mastite
	M. díspar	Pneumonia em bezerros
	M. leachii	Mastite, poliartrite, pneumonia,
	Ureaplasma diversum	Vulvite, infertilidade, aborto
	M. wenyonii	Anemia moderada
Ovinos, caprinos	*M. conjunctivae*	Ceratoconjuntivite
	M. ovipeumoniae	Pneumonia
	M. ovis	Anemia hemolítica, variando em severidade
Caprinos	*M. putrefaciens*	Mastite, artrite
Perus	*M. iowae*	Mortalidade embrionária
Equinos	*M. felis*	Pleurite
	M. equigenitalium	Implicado em aborto
Gatos	*M. felis*	Conjuntivite, doença respiratória
	M. gateae	Artrite, tenossinovite
Cães	*M. cynos*	Implicado no complexo "tosse dos canis"
	M. haemocanis	Anemia subclínica ou moderada, sinais mais severos em animais esplenectomizados
Suínos	*M. suis*	Anemia moderada, menor taxa de crescimento

nica, a redução na produtividade em animais de criação causa perdas econômicas significativas. A patogenicidade parece estar associada com o dano direto aos eritrócitos por meio de adesão e invasão pelo microrganismo e pela lise imuno-mediada das hemácias. Alguns micoplasmas hemotrópicos também afetam do endotélio vascular e podem contribuir para ocorrência de trombose e diátese hemorrágica. A anemia infeciosa felina, a qual é causada por *M. haemofelis*, ocorre mundialmente e é considerada uma das doenças mais significativas causada por micoplasmas hemotrópicos. A doença é relativamente comum em machos com acesso à rua entre um e 3 anos de idade e a transmissão por meio de mordidas e picadas de artrópodes tem sido sugerida. Gatos que se recuperam podem permanecer carreadores assintomáticos. A forma aguda da doença apresenta febre, anemia, apatia, fraqueza e, ocasionalmente, icterícia. *Mycoplasma haemofelis* pode ser demonstrado na superfície de eritrócitos em esfregaços sanguíneos corados pela técnica de Giemsa, porém a análise de PCR é atualmente o método de eleição para o diagnóstico de infecções por micoplasmas hemotróficos. A terapia com doxiciclina iniciada de forma precoce e mantida por até 21 dias é efetiva para o tratamento de sinais clínicos; no entanto, pode não eliminar a infecção.

39 Clamídias

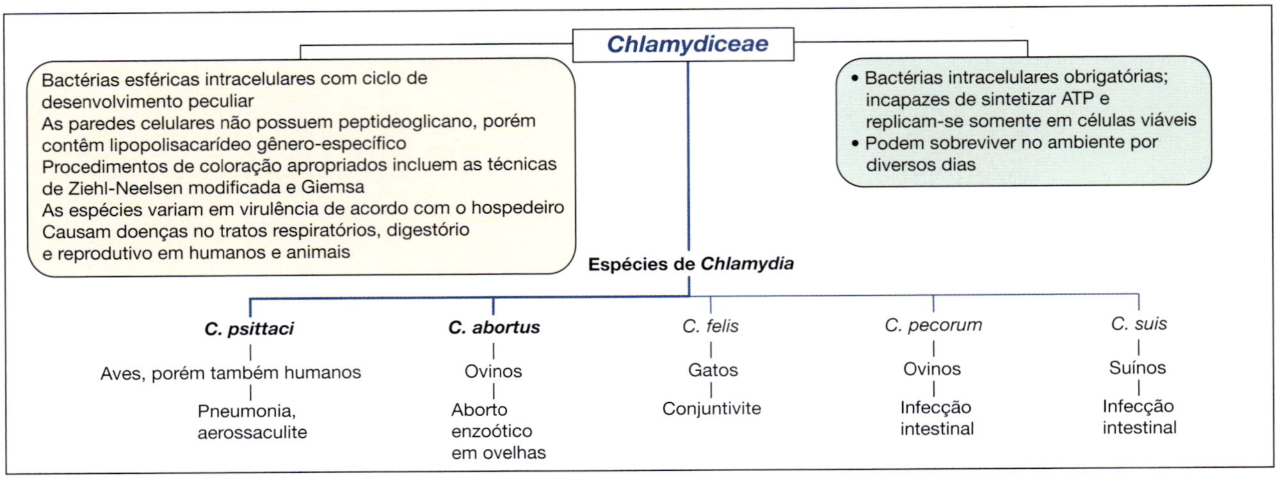
Chlamydiceae
Bactérias esféricas intracelulares com ciclo de desenvolvimento peculiar
As paredes celulares não possuem peptideoglicano, porém contêm lipopolisacarídeo gênero-específico
Procedimentos de coloração apropriados incluem as técnicas de Ziehl-Neelsen modificada e Giemsa
As espécies variam em virulência de acordo com o hospedeiro
Causam doenças no tratos respiratórios, digestório e reprodutivo em humanos e animais
• Bactérias intracelulares obrigatórias; incapazes de sintetizar ATP e replicam-se somente em células viáveis
• Podem sobreviver no ambiente por diversos dias
Espécies de Chlamydia
C. psittaci
Aves, porém também humanos
Pneumonia, aerossaculite
C. abortus
Ovinos
Aborto enzoótico em ovelhas
C. felis
Gatos
Conjuntivite
C. pecorum
Ovinos
Infecção intestinal
C. suis
Suínos
Infecção intestinal

As clamídias são bactérias intracelulares obrigatórias com um ciclo de desenvolvimento incomum, durante o qual formas infecciosas peculiares são produzidas. Replicam-se dentro de vacúolos citoplasmáticos nas células do hospedeiro. Devido a sua aparente incapacidade de gerar ATP, com resultante dependência do metabolismo das células do hospedeiro, têm sido chamadas de "parasitas de energia". A ordem *Chlamydiales* consiste em oito famílias incluindo *Chlamydiaceae*, *Parachlamydiaceae*, *Simkaniaceae* e *Waddliaceae*. *Waddia chondrophila* e espécies de *Parachlamydia* têm sido implicadas em aborto em bovinos, enquanto *Neochlamydia harmannellae*, um endossimbionte de amebas, tem sido associada à doença ocular em gatos. No entanto, de forma expressiva, as espécies mais significantes em termos de importância em medicina veterinária e para humanos estão na família *Chlamydiaceae*. Com base nas diferenças demonstradas em estudos de sequenciamento de ácidos nucleicos dos genes 16S e 23SrRNA, dois gêneros, *Chlamydia* e *Chlamydophila*, foram definidos. No entanto, tem sido proposto combinar esses dois gêneros em um único denomidado de gênero *Chlamydia*, contendo 11 espécies. Duas espécies, *C. trachomatis* e *C. pneumoniae*, são patógenos humanos importantes responsáveis por diversas doenças clínicas, incluindo tracoma, uretrite inespecífica, linfogranuloma venéreo e doença respiratória.

No ciclo de desenvolvimento das clamídias, formas infecciosas e reprodutivas são morfologicamente distintas. A forma extracelular infecciosa, chamada de corpúsculos elementares (CEs), é pequena (200 a 300 nm), metabolicamente inerte e osmoticamente estável. Cada CE é circundado por uma membrana citoplasmática bacteriana convencional, um espaço periplásmico e um envelope externo contendo LPS. O espaço periplásmico não contém uma camada de peptideoglicano detectável, embora o peptideoglicano tenha sido detectado em um septo de corpúsculos reticulares (CR) em divisão. Em vez disso, os CEs dependem de um envelope composto de proteínas com ligações dissulfeto para manter a estabilidade osmótica. Os CEs entram nas células do hospedeiro por endocitose mediada por receptor. A acidificação do endossoma e a fusão com lisossomas são prevenidas por mecanismos que não estão completamente esclarecidos. Um processo de reorganização estrutural dentro do patógeno, com várias horas de duração, resulta na conversão de um CE em um CR. O CR, com cerca de 1 µm de diâmetro, é metabolicamente ativo, osmoticamente

TABELA 39.1 Infeccções por clamídias de importância veterinária e humana.

Patógeno	Hospedeiro	Condições clínicas
Chlamydia psittaci	Aves	Pneumonia e aerossaculite, infecção intestinal e diarreia, conjuntivite, pericardite, encefalite
	Humanos	Psitacose/ornitose
C. avium	Aves	Tipicamente isolado de frangos assintiomáticos e pombos. Surtos de infecções respiratórias em pisitaciformes têm sido descritos
C. gallinacea	Aves	Isolado de aves domésticas assintomáticas. Possivelmente uma zoonose
C. abortus	Ovinos	Aborto enzoótico em ovelhas
	Caprinos	Aborto por clamídia
	Bovinos	Aborto por clamídia
	Suínos	Aborto por clamídia
	Humanos	Aborto
C. felis	Gatos	Conjuntivite (pneumonite felina)
	Humanos	Conjuntivite
C. cavium	Cobaios	Conjuntivite de inclusão de cobaios
C. pecorum	Ovinos	Infecção intestinal, conjuntivite, poliartrite
	Bovinos	Encefalomielite bovina esporádica, poliartrite, metrite
C. suis	Suínos	Infecção intestinal
C. muridarum	Camundongos	Infecção respiratória

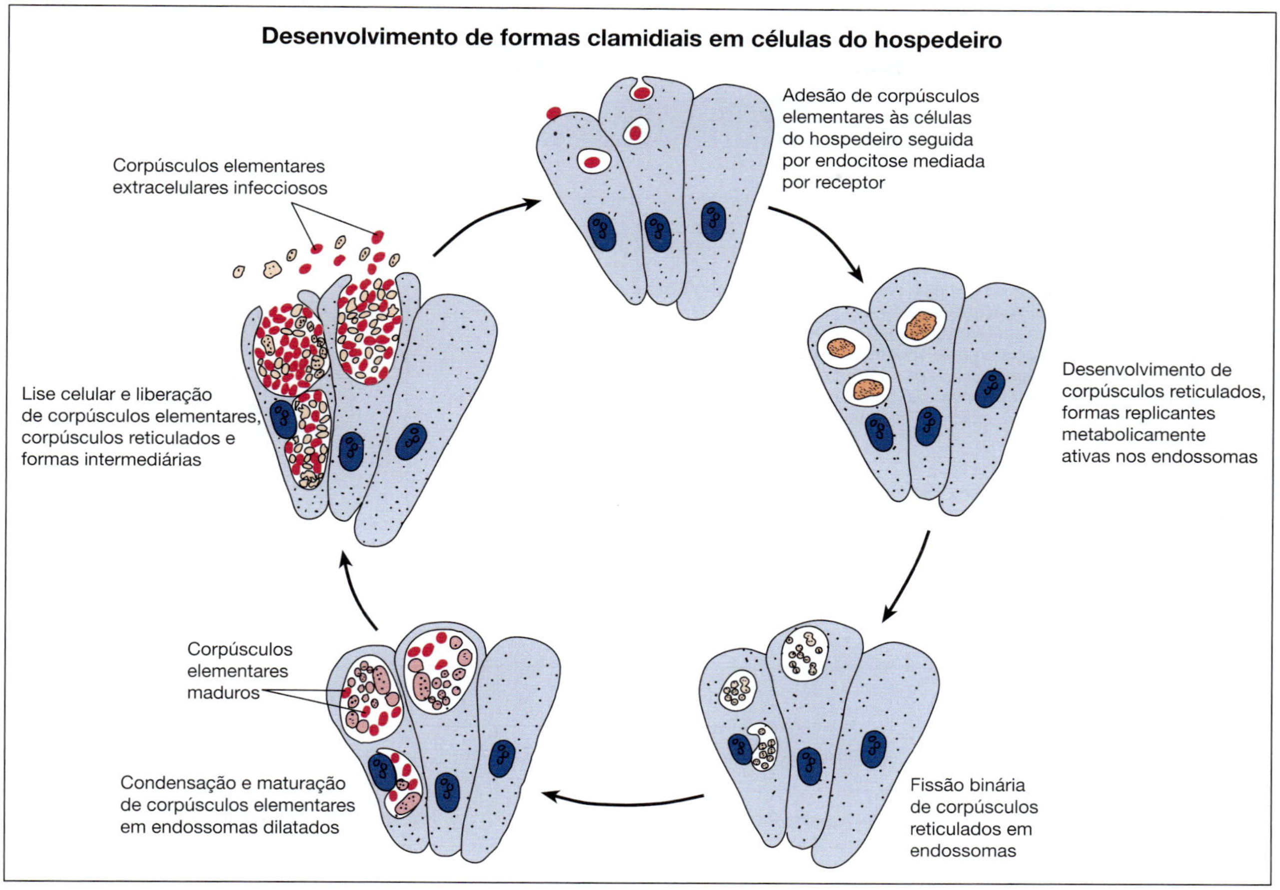
Desenvolvimento de formas clamidiais em células do hospedeiro
Adesão de corpúsculos elementares às células do hospedeiro seguida por endocitose mediada por receptor
Desenvolvimento de corpúsculos reticulados, formas replicantes metabolicamente ativas nos endossomas
Fissão binária de corpúsculos reticulados em endossomas
Condensação e maturação de corpúsculos elementares em endossomas dilatados
Corpúsculos elementares maduros
Lise celular e liberação de corpúsculos elementares, corpúsculos reticulados e formas intermediárias
Corpúsculos elementares extracelulares infecciosos

frágil e replica-se por fissão binária dentro do endossoma. Quando corado, o endossoma e seu conteúdo são chamados de inclusão. Cerca de 20 horas após a infecção, o ciclo de desenvolvimento torna-se assíncrono, com alguns CRs continuando a divisão, enquanto outros condensam e amadurecem, formando CEs. Em geral, a replicação continua até 72 horas após a infecção, quando as células do hospedeiro são lisadas e liberam várias centenas de corpos, que incluem CEs, CRs e formas intermediárias. A replicação de clamídias pode ser retardada pela presença de interferon-γ ou de penicilina, ou quando a disponibilidade de triptofano ou de cisteína está limitada, resultando em infecção persistente.

As clamídias infectam mais de 450 espécies de aves e grande número de espécies de mamíferos, incluindo os humanos (Tabela 39.1). Nos últimos anos, tem sido relatado isolamento a partir de espécies de invertebrados. As espécies de clamídias geralmente estão associadas a doenças específicas em hospedeiros definidos. Tanto a severidade quanto o tipo de doença produzida por clamídias são altamente variáveis, desde infecções inaparentes e infecções localizadas em superfícies epiteliais, até infecções sistêmicas severas. As doenças associadas com infecções por clamídias incluem conjuntivite, artrite, aborto, uretrite, enterite, pneumonia e encefalomielite. Os sinais clínicos e sua severidade são influenciados por fatores relacionados tanto ao hospedeiro quanto ao patógeno, e um tipo de apresentação clínica geralmente predomina em surtos da doença. A infecção por *C. pecorum* é associada à conjuntivite, artrite e infecção intestinal inaparente. O tipo de apresentação clínica relaciona-se à rota de infecção e ao grau de exposição. Fatores ambientais e práticas de manejo podem influenciar a prevalência de algumas infecções por clamídias, como o aborto enzoótico em ovelhas, o qual tende a ser mais prevalente em rebanhos manejados intensivamente e criados em regiões de planície.

O trato gastrintestinal parece ser o sítio usual de infecção com espécies de *Chlamydia* em animais. Infecções intestinais são muitas vezes subclínicas e persistentes. A eliminação dos microrganismos pelas fezes, a qual é geralmente prolongada, torna-se intermitente com o tempo. Os CEs podem sobreviver no ambiente durante muitos dias. Em ovinos, *C. abortus* é uma causa importante de aborto, enquanto infecções com *C. pecorum* são frequentemente inaparentes. A transmissão interespécie é incomum. Quando ocorre, o resultado da infecção no hospedeiro secundário pode ser tanto similar àquela do hospedeiro primário, como a transmissão de ovinos para bovinos, ou severa, como na transmissão de ovinos para mulheres grávidas.

Os métodos utilizados para o diagnóstico de infecções por clamídias incluem sua demonstração em esfregaços diretos, imuno-histoquímica, detecção de DNA clamidial por PCR e isolamento em cultivo celular suscetível ou em ovos embrionados. Infecções em animais podem ser confirmadas por sorologia. No entanto, a interpretação dos resultados é complicada uma vez que muitos dos testes sorológicos disponíveis detectam anticorpos contra o LPS clamidial e não diferenciam entre as espécies de clamídias envolvidas em uma determinada infecção. Uma limitação adicional é a reação cruzada que ocorre entre o LPS de clamídias e de algumas bactérias gram-negativas.

40 *Rickettsiales* e *Coxiella burnetii*

Ordem *Rickettsiales*

Bactérias gram-negativas minúsculas, pleomórficas
As colorações de Giemsa ou Leihman são utilizadas para demonstrar esses microrganismos em esfregaços sanguíneos
Membros da ordem *Rickettsiales* contêm peptideoglicano em suas paredes celulares e possuem tropismo pelo endotélio vascular ou leucócitos
Membros da família *Anaplasmataceae* parasitam os eritrócitos e leucócitos, possuem membranas citoplasmáticas, porém não possuem parede celular
Causam doença sistêmica, principalmente transmitidas por vetores artrópodes, em humanos e animais

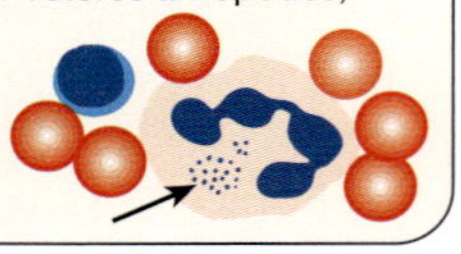

Anaplasma phagocytophilum em um esfregaço sanguíneo ovino (seta)

- Patógenos intracelulares obrigatórios; replicam somente em células de hospedeiros
- Requerem vetores invertebrados para sua transmissão

Rickettsia
- *R. rickettsii*

Anaplasmataceae
- ***Aegyptianella***
  - *A. pullorum*
- ***Anaplasma***
  - *A. bovis*
  - *A. marginale*
  - *A. ovis*
  - *A. phagocytophilum*
  - *A. platys*
- ***Ehrlichia***
  - *E. canis*
  - *E. ewingii*
  - *E. ruminantium*
  - '*E. ovina*'
  - '*E. ondiri*'
- ***Neorickettsia***
  - *N. helminthoeca*
  - *N. ristcii*
  - '*N. elokominica*'

Organismos pertencentes à ordem *Rickettsiales* formam um grupo diverso de bactérias gram-negativas imóveis, as quais replicam somente em células do hospedeiro. Além da dependência às células do hospedeiro e reduzida afinidade por corantes básicos, requerem um vetor invertebrado, o que lhes distingue da maioria das bactérias.

Até o momento, duas famílias, *Rickettisiacea* e *Anaplasmataceae*, formam a ordem *Rickettsiales*. O gênero *Rickettsia* e *Orienta* pertencem à família *Rickettisiacea*, sendo *Rickettsia rickettsii* o principal patógeno de importância de medicina veterinária. Membros da família *Anaplasmataceae* parasitam células do sistema hematopoiético e possuem membranas citoplásmicas, porém a parede celular está ausente (Tabela 40.1). O gênero *Haemobartonella* e *Eperythrozoon*, previamente classificados na família *Anaplasmataceae*, foram transferidos para o gênero *Mycoplasma*. *Coxiella burnetii* está atualmente classificada dentro da ordem *Legionellales* e está descrita em uma seção específica neste capítulo.

Hospedeiros animais e vetores artrópodes, frequentemente carrapatos, são os reservatórios da maioria das riquétsias. Em artrópodes, as riquétsias replicam em células epitelias do intestino antes de infectarem as glândulas salivares e os ovários, local onde podem replicar-se novamente. Os microrganismos são transmitidos quando o artrópode alimenta-se de sangue do hospedeiro. Algumas riquétsias são mantidas na população de carrapatos por meio da transmissão transovariana; *Ehrlichia canis* e *Anaplasma phagocytophilum* não são transmitidas de forma transovariana, apenas de forma transestadial. A transmissão de espécies de *Neorickettsia* foi confirmada por meio de uma espécie de trematódeo (*Nanophyetus salmincola*).

As riquétsias são geralmente microrganismos hospedeiro-específicos. Diante do envolvimento definitivo de vetores artrópodes ou trematódeos na transmissão da maioria das riquétsias, as doenças associadas a esses microrganismos têm sido reportadas de regiões geográficas definidas. Os sinais clínicos frequentemente refletem a predileção do agente por um determinado tipo celular.

A febre maculosa, causada pela *Rickettsia rickettsii*, é uma doença comum em humanos nas Américas e também afeta cães. Esses microrganismos altamente patogênicos possuem uma predileção por células endoteliais e pequenos vasos sanguíneos. Espécies de *Erlichia* têm predileção por leucócitos. Membros da família *Anaplasmataceae* têm afinidade por hemácias e neutrófilos. A febre transmitida por carrapato (anaplasmose), causada por *Anaplasma phagocytophilum*, afeta ruminantes domésticos e selvagens em muitos países europeus. O microrganismo pode persistir por meses a anos em uma proporção de animais infectados. A fauna silvestre constitui um reservatório importante da infecção. Febre, inapetência e redução na taxa de crescimento podem ser sinais evidentes em animais jovens, enquanto abortos e natimortos podem ocorrer em animais prenhes. Imunossupressão transitória é uma característica de doença. Variantes de *A. phagocytophilum* infectando diferentes espécies de animais têm sido reportadas, porém a sua significância epidemiológica ainda não está determinada.

Membros da ordem *Rickettsiales* podem ser reconhecidos e diferenciados pelas espécies de animais que afetam, predileção por determinados tipos celulares, aparência microscópica e por meio de técnicas moleculares. Esfregaços sanguíneos ou de tecidos corados pela técnica de Giemsa podem ser utilizados para demonstrar a morfologia de diversas riquétsias. Elas ocorrem como pequenos microrganismos azul/arroxeados isolados ou em agregados. Técnicas com anticorpos fluorescentes podem ser utilizadas para identificar riquétsias específicas em esfregaços. Algumas podem ser isoladas no saco vitelino de ovos embrionados ou em determinadas linhagens de células. No entanto, espécies de *Erlichia* e *Anaplasma*, que possuem como alvo os granulócitos, e espécies de *Anaplasma*, que afetam as hemácias, não foram cultivadas *in vitro*.

TABELA 40.1 Riquétsias de importância em medicina veterinária

Patógeno	Hospedeiros/ Vetores	Doença	Distruibuição geográfica
Rickettsia rickettsii	Humanos, cães / Carrapatos	Febre maculosa	Hemisfério ocidental, principalmente nas Américas
Aegyptianella pullorum	Aves domésticas / Carrapatos	Aegiptianelose	África, Ásia, região mediterrânea
Anaplasma bovis	Bovinos / Carrapatos	Erliquiose bovina	África, Oriente Médio, Ásia, América do Sul
A. marginale	Ruminantes / Carrapatos	Anaplasmose	Regiões tropicais e subtropicais
A. ovis	Ovinos, caprinos / Carrapatos	Anaplasmose	Ásia, África, Europa, Estados Unidos da América
A. phagocytophilum	Ruminantes, equinos, humanos / Carrapatos	Anaplasmose, anaplasmose granulocítica humana e equina	Mundialmente
A. platys	Cães / Suspeita-se de carrapatos	Anaplasmose trombocítica canina	Américas, Oriente Médio, Mediterrâneo
Erlichia canis	Cães / Carrapatos	Erliquiose monocítica canina	Regiões tropicais e subtropicais
E. ewingii	Cães / Carrapatos	Erliquiose granulocitica canina	Estados Unidos da América
E. ruminantium	Ruminates / Carrapatos	Hidropericárdio (*Heartwater*)	África subsaariana e ilhas do Caribe
'E. ondiri'[a]	Bovinos / Suspeita-se de carrapatos	Febre petequial bovina	Regiões montanhosas do leste da África
'E. ovina'[a]	Ovinos / Carrapatos	Erliquiose ovina	África, Ásia e Oriente Médio
'Neorickettsia elokominica'[a]	Cães, ursos, guaxinins / Trematódeos	Febre do trematódeo Elokomin	Costa oeste da América do Norte
N. helminthoeca	Cães, ursos / Trematódeos	Doença da intoxicação pelo salmão	Costa oeste da América do Norte
N. risticii	Equinos / Trematódeos	Febre do cavalo Potomac	América do Norte, Europa

[a] Estes microrganismos ainda não possuem um *status* taxonômico totalmente aprovado.

Métodos moleculares, incluindo sondas de ácidos nucleicos e técnicas de PCR, têm sido desenvolvidos para detectar a maioria das riquétsias.

Um número limitado de vacinas está disponível para controlar esses patógenos. Em diversos casos, vetores artrópodes, como os carrapatos, estão envolvidos na transmissão dos patógenos. Para doenças transmitidas desta maneira, o controle dos carrapatos é uma parte essencial da prevenção da doença. Tetraciclinas administradas em estágios iniciais da doença podem ser efetivas. Para algumas doenças causadas por riquétsias, como a febre maculosa, o tratamento deve ser mantido por ao menos duas semanas.

Coxiella burnetii

Embora as características biológicas e estratégias reprodutivas deste microrganismo atípico sejam similares às das riquétsias, análises do gene 16S rRNA resultou na sua reclassificação dentro da ordem *Legionellales*. Esse patógeno intracelular obrigatório produz formas semelhantes a endósporos, as quais podem sobreviver por longos períodos no ambiente. A transmissão de *C. burnetti* por aerossóis ocorre comumente em animais domésticos e humanos. *Coxiella burnetii* localiza-se em células do trato reprodutivo feminino e glândulas mamárias de ruminantes, e replica-se no ambiente ácido dos fagolisossomos. As infecções podem causar aborto em muitas espécies de ruminates, incluindo os pequenos ruminantes. A febre Q, causada por *C. burnetii*, é uma doença ocupacional, semelhante à influenza, de humanos em contato com animais de criação e seus produtos contaminados. Muitas infecções são contraídas por meio da inalação de aerossóis de ovelhas, cabras e vacas durante ou logo após o parto. O maior surto de febre Q reportado até o momento ocorreu em humanos, nos Países Baixos entre 2007 e 2010, com mais de 4 mil casos documentados. A infecção pode ser diagnosticada por meio de sorologia, isolamento em ovos embrionados, cultivo celular ou por métodos baseados em PCR. As medidas de controle incluem cuidados na destinação de produtos oriundos de partos em ruminantes a fim de prevenir a transmissão por aerossóis e atenção aos procedimentos de desinfecção. Vacinas estão disponíveis para uso em ruminantes. Uma vacina tem sido desenvolvida para uso em humanos que estejam sob elevado risco de infecção.

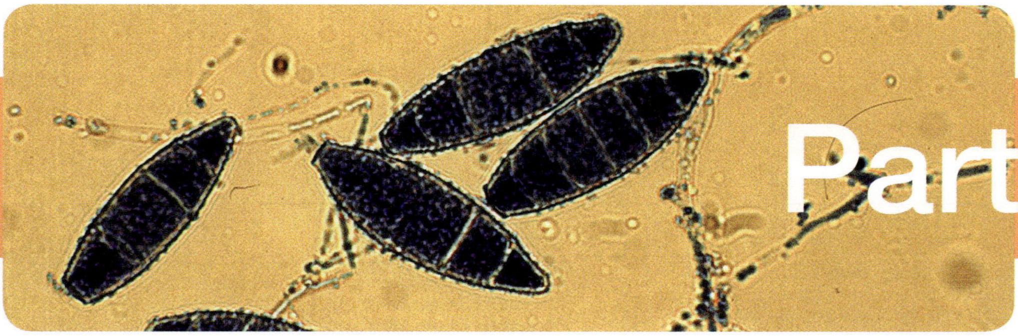

Parte III

Micologia

41 Características gerais de fungos associados a doenças em animais

Fungos

Microrganismos eucarióticos não fotossintéticos do reino Fungi estão amplamente distribuídos no ambiente
As paredes celulares contêm quitina e outros polissacarídeos

Hifas ramificadas e leveduras unicelulares são as duas principais formas morfológicas

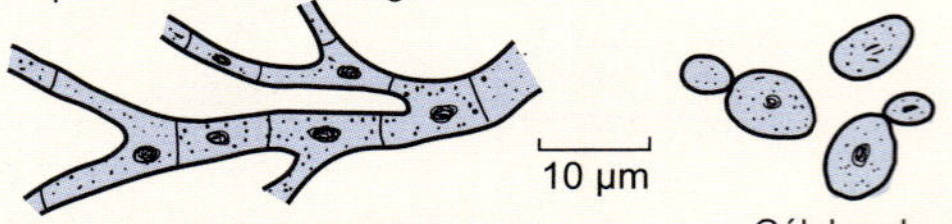

10 μm

Hifas ramificadas septadas (divididas por paredes cruzadas) de um fungo filamentoso (bolor). Uma massa de hifas entrelaçadas forma um micélio

Células de uma levedura em brotamento

- Reproduzem-se tanto de forma sexuada quanto assexuada, produzindo esporos
- A maioria cresce aerobicamente a 25°C; algumas leveduras são anaeróbias facultativas e alguns fungos do rúmen são anaeróbios estritos
- Toleram altas pressões osmóticas e baixo valor de pH
- São resistentes a fármacos antimicrobianos efetivos contra bactérias
- A maioria é saprófita; alguns causam infecções oportunistas.
- Alguns fungos produzem substâncias tóxicas denominadas de micotoxinas, as quais podem causar doenças em animais e humanos

Dermatófitos
Causam dermatofitose em animais e humanos

Espécies de *Aspergillus*
Um pequeno número causa infecções oportunistas; algumas espécies produzem micotoxinas

Leveduras
Muitas vezes ocorrem como comensais na pele ou membranas mucosas; algumas vezes causam infecção oportunista

Fungos dimórficos
Ocorrem como fungos filamentosos no ambiente e como leveduras em tecidos animais; produzem infecções oportunistas em animais e humanos

Zigomicetos
Saprófitos amplamente distribuídos que ocasionalmente causam infecções oportunistas

Espécies produtoras de micotoxinas
Certos fungos produzem micotoxinas (metabólitos tóxicos) em plantações, rações armazenadas e resíduos de pastagem

Os fungos são microrganismos eucariotos, heterotróficos, não fotossintéticos, que produzem exoenzimas e obtêm nutrientes por absorção. Aproximadamente há100 mil espécies de fungos descritas até o momento, somente algumas centenas são conhecidas por serem patogênicas para animais e humanos. A duas principais formas morfológicas de fungos são os fungos filamentosos (bolores) e as leveduras. Os fungos filamentosos crescem formando filamentos ramificados denominados de hifas. Os fungos classificados como leveduras unicelulares apresentam-se na forma oval ou esférica. Embora a maioria dos fungos cresça em aerobiose, algumas leveduras são anaeróbias facultativas e os fungos encontrados no rúmen de bovinos são anaeróbios. As temperaturas de incubação e o tempo necessário para o desenvolvimento de colônias com aparência distinta estão indicados na Tabela 41.1. Fungos dimórficos ocorrem tanto na forma filamentosa quanto na leveduriforme. A temperatura ambiental e outros fatores geralmente determinam a forma na qual um fungo dimórfico irá apresentar-se.

A classificação dos fungos tem sido tradicionalmente dependente de características relacionadas à sua morfologia e reprodução sexual. A forma de uma espécie de fungo durante seu ciclo de vida reprodutivo é denominada de teleomorfa, enquanto sua forma assexuada é denominada de anamorfa. Fungos que não possuem estágio de meiose são de-

TABELA 41.1 Condições apropriadas de incubação para o cultivo de fungos

	Condições de incubação	
Grupo de fungos	**Temperatura (°C)**	**Tempo**
Dermatófitos	25	2-4 semanas
Espécies de *Aspergillus*	35-37	1-4 dias
Leveduras (patogênicas)	37	1-4 dias
Fungos dimórficos		
Fase filamentosa	25	1-4 semanas
Fase de levedura	37	1-4 semanas
Zigomicetos	34	1-4 dias

Características morfológicas de duas espécies de fungos filamentosos comuns crescendo em ágar

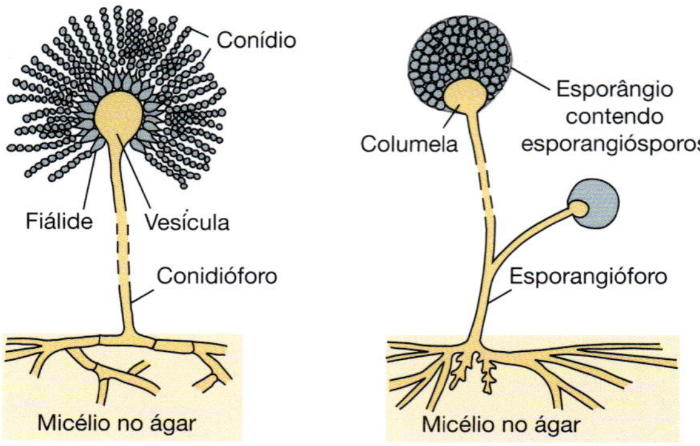

Conídio
Fiálide
Vesícula
Conidióforo
Micélio no ágar
Esporângio contendo esporangiósporos
Columela
Esporangióforo
Micélio no ágar

Espécies de *Aspergillus* **Espécies de *Rhizopus***

Esporos assexuados produzidos por fungos de importância veterinária

Artroconídios (artrósporos)
Esporos que são formados e subsequentemente liberados durante o processo de fragmentação de hifas. Os esporos podem ser formados sucessivamente como em dermatófitos (A), ou intercalados com células vazias como em *Coccidioides immitis* (B)

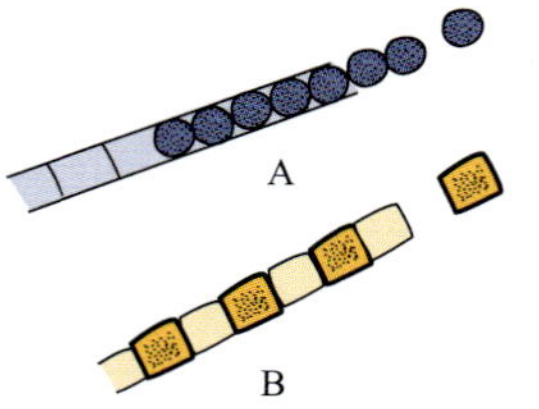
A
B

Macroconídios
Conídios grandes multisseptados que são produzidos por dermatófitos em cultivo

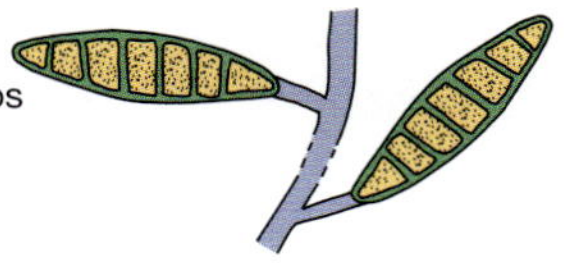

Microconídios
Conídios pequenos que são produzidos por determinados dermatófitos

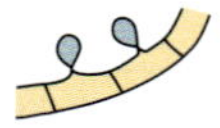

Blastoconídios (blastósporos)
Conídios (setas) que são produzidos por brotamento, como em *Candida albicans*, a partir de uma célula-mãe (A), de hifas (B) ou de pseudo-hifas (C)

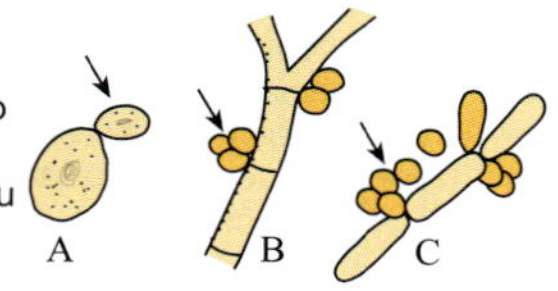
A
B
C

Fialoconídios
Conídios produzidos a partir de fiálides. As fiálides de espécies de *Aspergillus* surgem de uma vesícula

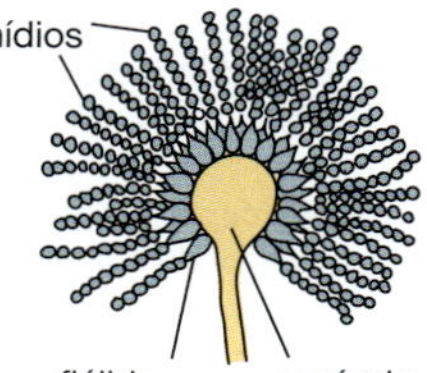
conídios
fiálide
vesícula

Clamidoconídios (clamidósporos)
Esporos resistentes com parede espessa que contêm produtos de armazenamento. Essas estruturas são formadas por alguns fungos em condições ambientais desfavoráveis

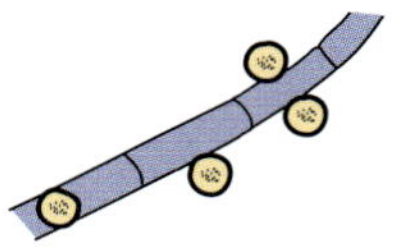

Esporangiósporos
Esporos (seta) formados por zigomicetos como espécies de *Rhizopus* são liberados quando um esporângio maduro se rompe

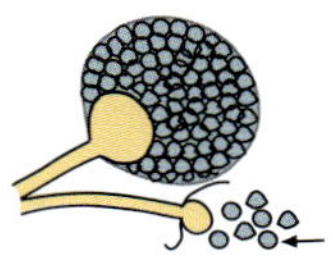

nominados de mitospóricos. Anteriormente, fungos com estágio sexual desconhecido foram incluídos em um grupo heterogêneo denominado de *Deuteromycota* ou "Fungos Imperfeitos". Métodos moleculares vêm sendo cada vez mais utilizados para identificar espécies de fungos e sua apropriada classificação. Um sistema de nomenclatura dual tem sido utilizado há muitos anos com nomes teleomórficos e anamórficos em separado; como exemplo o nome teleomórfico do dermatófito *Microsporum canis* é *Arthroderma otae*. Avanços nos métodos de diagnóstico molecular deverão substituir esse sistema de nomenclatura dual. Sete filos são reconhecidos dentro do reino Fungi: *Glomeromycota*, *Microsporidia*, *Blastocladiomycota*, *Chytridiomycota*, *Ascomycota*, *Basidiomycota* e *Neocallimastigomycota*. Os fungos de importância veterinária são encontrados em três filos: *Ascomycota*, *Basidiomycota* e *Zygomycota*. O *status* do filo *Zygomycota* é incerto e pode ainda ser dividido com espécies de importância veterinária classificadas no subfilo *Mucoromycotina* e *Entomophthoromycotina*, atualmente listados como *incertae sedis* (forma em latin para "de classificação incerta"). No entanto, o termo "zigomicetos" é ainda utilizado, compreendendo espécies de interesse previamente reconhecido dentro do filo.

Espécies de fungos podem ser saprófitas, simbiontes comensais ou parasitas. Fungos saprófitos, os quais estão amplamente disseminados no ambiente e estão envolvidos na decomposição de matéria orgânica, ocasionalmente causam infecções oportunistas em animais. Os dermatófitos parasitas causam micoses superficiais em animais. O crescimento exacerbado de leveduras, as quais são muitas vezes comensais na pele e membranas mucosas, pode causar lesões localizadas.

Paredes celulares de hifas são compostas principalmente de carboidratos incluindo macromoléculas de quitina com ligações cruzadas de celulose. Em leveduras, as paredes celulares contêm proteínas formando complexos com polissacarídeos. Tanto os fungos filamentosos quanto leveduras têm núcleo com membrana nuclear bem definida, mitocôndrias e redes de microtúbulos.

Fungos filamentosos tendem a formar grandes colônias com crescimento e extensão de hifas perifericamente. Diversos tipos de esporos assexuados são produzidos por fungos. Conídios são formados em conidióforos enquanto esporangiósporos são formados dentro de um esporângio similar a um "saco". Na maioria das leveduras, a divisão assexuada ocorre por meio de brotamento. Colônias de fungos do tipo leveduras são cremosas, lisas e arredondadas. Os mecanismos de patogenicidade por meio dos quais os fungos produzem doenças estão listados no Quadro 41.1. Fatores que predispõem a infecções fúngicas estão listados no Quadro 42.2.

Métodos de diferenciação de espécies de fungos incluem a verificação da forma de arranjo dos conídios ou da presença de um esporângio. Características de hifas vegetativas utilizadas para diferenciação incluem a presença ou ausência de septo ou pigmento. O tamanho, a aparência e a coloração de colônias de fungos são úteis para a diferenciação entre espécies. Por fim, as leveduras podem ser diferenciadas pela aparência das colônias e pelo tamanho e forma de células individuais.

Quadro 41.1 Mecanismos envolvidos em doenças causadas por fungos

- Invasão tecidual (micoses)
- Produção de toxina (micotoxicoses)
- Indução de hipersensibilidade

Quadro 41.2 Fatores os quais podem predispor à invasão por fungos em tecidos

- Imunossupressão
- Terapia antimicrobiana prolongada
- Defeitos imunológicos
- Imaturidade, envelhecimento, desnutrição
- Exposição a grande quantidade de esporos de fungos
- Tecidos traumatizados
- Umidade persistente na superfície da pele
- Algumas condições neoplásicas

42 Dermatófitos

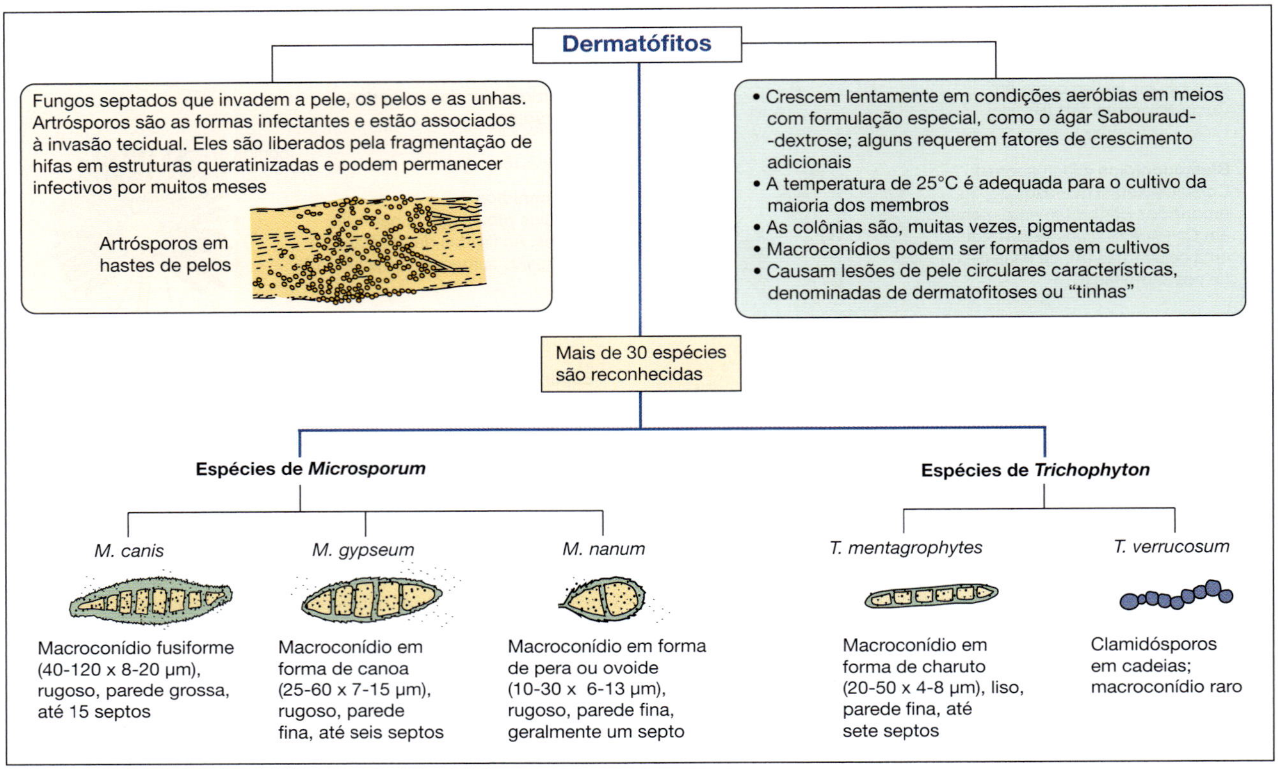
Dermatófitos
Fungos septados que invadem a pele, os pelos e as unhas. Artrósporos são as formas infectantes e estão associados à invasão tecidual. Eles são liberados pela fragmentação de hifas em estruturas queratinizadas e podem permanecer infectivos por muitos meses
Artrósporos em hastes de pelos
• Crescem lentamente em condições aeróbias em meios com formulação especial, como o ágar Sabouraud--dextrose; alguns requerem fatores de crescimento adicionais
• A temperatura de 25°C é adequada para o cultivo da maioria dos membros
• As colônias são, muitas vezes, pigmentadas
• Macroconídios podem ser formados em cultivos
• Causam lesões de pele circulares características, denominadas de dermatofitoses ou "tinhas"
Mais de 30 espécies são reconhecidas
Espécies de *Microsporum*
Espécies de *Trichophyton*
M. canis
M. gypseum
M. nanum
T. mentagrophytes
T. verrucosum
Macroconídio fusiforme (40-120 x 8-20 μm), rugoso, parede grossa, até 15 septos
Macroconídio em forma de canoa (25-60 x 7-15 μm), rugoso, parede fina, até seis septos
Macroconídio em forma de pera ou ovoide (10-30 x 6-13 μm), rugoso, parede fina, geralmente um septo
Macroconídio em forma de charuto (20-50 x 4-8 μm), liso, parede fina, até sete septos
Clamidósporos em cadeias; macroconídio raro

Os dermatófitos são um grupo de fungos septados que ocorrem mundialmente e invadem estruturas superficiais queratinizadas, como pele, cabelos e unhas. Mais de 30 espécies de dermatófitos são reconhecidas e classificadas em três gêneros anamórficos: *Microsporum*, *Trichophyton* e *Epidermophyton*. Quando um estágio sexuado de uma determinada espécie é identificado, essa é incluída no gênero teleomórfico *Arthroderma* (filo *Ascomycota)*. Artrósporos (artroconídios), forma infecciosa associada à invasão tecidual por este grupo de fungos, são liberados pela fragmentação de hifas em estruturas queratinizadas. Essas formas resistentes podem permanecer viáveis por mais de 12 meses em ambientes favoráveis. Macro e microconídios são produzidos em cultivo. As colônias de muitos dermatófitos são pigmentadas com uma aparência característica.

A dermatofitose (tinha) afeta diversas espécies de animais (Tabela 42.1). A doença é uma zoonose e muitas infecções em humanos são causadas por *Microsporum canis*. Os dermatófitos podem ser agrupados, com base em seus *habitats* e hospedeiros prefenciais, em geofílicos, zoofílicos ou antropofílicos (Tabela 42.2). Dermatófitos zoofílicos e antropofílicos são patógenos obrigatórios de animais e humanos, respectivamente. Dermatófitos geofílicos habitam e replicam no solo. Animais podem infectar-se com dermatófitos geofílicos a partir de solo contaminado ou por contato com animais infectados. Os dermatófitos invadem estruturas queratinizadas, como estrato córneo da epiderme, folículo piloso, haste do pelo e penas. As hifas crescem centrifugamente a partir de uma lesão inicial em direção à pele normal, produzindo lesões circulares típicas. Os produtos metabólicos do crescimento das hifas podem provocar uma resposta inflamatória local. Alopecia, reparo tecidual e hifas não viáveis ocorrem na região central de lesões em desenvolvimento. Animais jovens, idosos, debilitados e/ou imunocomprometidos são particularmente suscetíveis à infecção. Características clínicas da doença incluem lesões circulares clássicas, dermatite miliar e, raramente, lesões generalizadas em animais imunocomprometidos. Infecção bacteriana secundária, muitas vezes, ocorre posteriormente à foliculite micótica.

Microsporum canis é a causa mais comum de dermatofitose em cães e gatos em diversos países. Infecções inaparentes podem ocorrer em gatos. Cães podem também tornar-se infectados por *M. gypseum* e *Trichophyton mentagrophytes*. A doença, geralmente, apresenta-se como áreas de alopecia, descamação e pelos quebrados rodeados por zonas inflamatórias. Casos de infecções generalizadas podem estar associados com hiperadrenocorticismo e imunossupresssão. *Trichophyton verrucosum* é causa comum de dermatofitoses em bovinos. Terneiros são afetados com mais frequência e normalmente desenvolvem lesões características na face e ao redor dos olhos. Áreas ovais de pele afetada apresentam-se alopécicas, com crostas branco acinzentadas. A infecção é mais comum nos meses de inverno, e vários animais em geral são afetados. Uma vacina composta de uma linhagem atenuada de *T. verrucosum* tem sido utilizada para controle da dermatofitose bovina. Em equinos, *Trichophyton equinum* é a principal causa de dermatofitoses. A transmissão ocorre por contato direto ou por arreios, escovas e pentes contaminados. Equinos jovens, com menos de 4 anos de idade, são particularmente suscetíveis à dermatofitose.

O diagnóstico definitivo, baseado em sinais clínicos, é geralmente difícil, sendo a investigação laboratorial da dermatofitose, muitas ve-

TABELA 42.1 Dermatófitos de animais, seus principais hospedeiros e distribuição geográfica relatada

Dermatófito	Hospedeiro	Distribuição geográfica
Microsporum canis var. *canis*	Gatos, cães	Mundialmente
M. canis var. *distortum*	Cães	Nova Zelândia, Austrália e América do Norte
M. equinum (considerado idêntico ao *M. canis*)	Equinos	África, Australásia, Europa, América do Norte e do Sul
M. gallinae	Frangos, perus	Mundialmente
M. gypseum	Equinos, cães, roedores	Mundialmente
M. nanun	Suínos	América do Norte e do Sul, Europa, Australásia
Trichophyton equinum	Equinos	Mundialmente
T. equinum var. *autotrophicum*	Equinos	Austrália e Nova Zelândia
T. mentagrophytes var. *mentagrophytes*	Roedores, cães, equinos e muitas outras espécies animais	Mundialmente
T. mentagrophytes var. *erinacei*	Ouriço europeu, cães	Europa, Nova Zelândia
T. verrucosum	Bovinos	Mundialmente

zes, necessária. Como os dermatófitos tendem a infectar hospedeiros em particular, as espécies animais afetadas podem indicar o tipo de dermatófito envolvido (Tabela 42.1). Em cães e gatos com lesões suspeitas, o exame com lâmpada de Wood deve ser realizada, uma vez que pode detectar a infecção causada por *M. canis*. Uma fluorescência característica de cor verde pode estar evidente em pelos infectados exposto à luz UV em até 50% dos animais afetados. As amostras adequadas para exame laboratorial incluem pelos arrancados, raspados profundos de pele das bordas das lesões, raspados de unhas afetadas e material de biópsias. Raspados de pele e pelos tratados com hidróxido

TABELA 42.2 Dermatófitos agrupados conforme o hospedeiro preferencial ou *habitat*

Grupo Zoofílico	Grupo Geofílico	Grupo Antropofílico[a]
Microsporum canis	*Microsporum cookei*	*Epidermophyton floccosum*
M. gallinae	*M. gypseum*	*M. audouinii*
Trychophyton equinum	*M. nanum*	*M. ferrugineum*
T. mentagrophytes	*M. persicolor*	*T. rubrum*
T. verrucosum	*T. simii*	*T. schoenleinii*

[a] Dermatófitos antropofílicos raramente infectam animais.

de potássio a 10% devem ser examinados ao microscópio quanto à presença de artrósporos. Cortes histológicos de pele podem ser corados pela técnica PAS ou pela prata-metanamina a fim de demonstrar estruturas fúngicas. As amostras são cultivadas em ágar Sabouraud-dextrose, geralmente com adição de extrato de levedura, cloranfenicol e cicloeximida. As placas inoculadas são incubadas aerobiamente a 25°C e examinadas duas vezes por semana por até cinco semanas. A identificação baseia-se na morfologia das colônias e na observação microscópica de macroconídios e outras estruturas. A detecção molecular de dermatófitos em cães e gatos por meiode PCR em tempo real está disponível comercialmente.

O tratamento e o controle são particularmente importantes em carnívoros domésticos, uma vez que dermatófitos são zoonóticos. Os proprietários dos animais com dermatofitose e a equipe de veterinários que trabalha com animais suspeitos devem usar luvas. Animais com lesões suspeitas devem ser isolados e a confirmação laboratorial precoce é essencial. A remoção de pelos com equipamento de tosar é importante em áreas afetadas, seguida de tratamento tópico com xampu à base de miconazol. Uma solução de 0,2% de enilconazol está aprovada em muitos países para uso em cães, gatos, equinos e bovinos. Os pelos tosados devem ser descartados de forma apropriada. O tratamento oral com itraconazol ou outros fármacos antifúngicos disponíveis comercialmente pode ser necessário em casos de lesões extensas. "Camas" contaminadas devem ser queimadas e escovas e pentes devem ser desinfetados com hipoclorito de sódio a 0,5%.

O tratamento tópico com captan ou natamicina pode ser efetivo em bovinos. Equinos afetados devem ser tratados topicamente e arreios, escovas e pentes contaminados devem ser desinfetados com hipoclorito de sódio a 0,5%.

43 Espécies de *Aspergillus*

Espécies de *Aspergillus*

Fungos saprófitos com hifas hialinas septadas. Conidióforos não ramificados desenvolvem-se em ângulo reto a partir de células basais de hifas
Conídios pigmentados são formados a partir de fiálides originadas em vesículas

Cabeças aspergilares de duas espécies de *Aspergillus*:

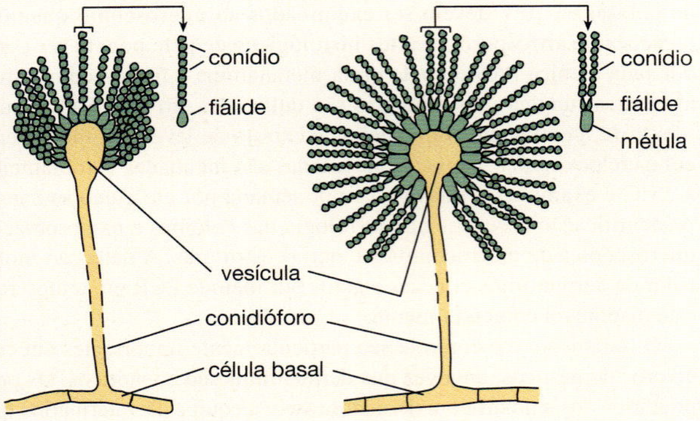
conídio
fiálide
conídio
fiálide
métula
vesícula
conidióforo
célula basal

Aspergillus fumigatus — *A. niger*

- Amplamente distribuídos no ambiente
- Colônias pigmentadas são produzidas após 3 dias sob condições aeróbias; as espécies de *Aspergillus* termotolerantes podem crescer em temperaturas de 20 a 50°C
- São patógenos respiratórios em diversas espécies de animais
- Toxinas elaboradas por *Aspergillus flavus* causam aflatoxicose

Existem mais de 190 espécies reconhecidas; um pequeno número está associado a infecções oportunistas em animais e humanos. Poucas espécies são produtoras de micotoxinas

Infecção oportunista

Aspergillus fumigatus
A. niger
A. flavus
A. nidulans
A. terreus
Outras espécies de *Aspergillus*

Produção de micotoxina

Aspergillus flavus
A. parasiticus
Outras espécies de *Aspergillus*

Embora o gênero *Aspergillus* contenha mais de 190 espécies, somente um número limitado tem sido implicado em infecções oportunistas em animais e humanos. As espécies de *Aspergillus* são saprófitas e amplamente distribuídas no ambiente. *Aspergillus fumigatus* é a principal espécie envolvida em invasão tecidual; outras espécies potencialmente invasivas incluem *A. niger*, *A. flavus*, *A. nidulans*, *A. flavipes*, *A. defectus* e *A. terreus*. Embora o estágio teleomórfico não seja conhecido em muitas espécies de *Aspergillus*, o ciclo reprodutivo sexuado de *Aspergillus fumigatus* tem sido demonstrado e seu teleomorfo *Neosartorya fumigata* tem sido descrito.

Os aspergilos são aeróbios e de crescimento rápido, formam colônias distintas após incubação durante 2 a 3 dias. A cor do reverso das colônias, a qual pode ser verde-azulada, preta, marrom ou amarelas, varia de acordo com as espécies e condições de cultivo. *Aspergillus fumigatus*, uma espécie termotolerante, cresce a uma faixa de temperatura de 20 a 50°C.

As hifas são septadas, hialinas e medem até 8 µm de diâmetro. Conidióforos não ramificados desenvolvem-se em ângulos retos a partir de células basais de hifas especializadas. As cabeças dos conídios aumentam formando uma vesícula que se torna parcial ou completamente coberta de fiálides em forma de garrafa. As fiálides produzem cadeias de conídios circulares e pigmentados com até 5 µm de diâmetro. Infecções respiratórias podem resultar da inalação de esporos. Em algumas situações a infecção pode resultar da ingestão de esporos ou da introdução desses em tecidos em virtude de traumas. A infecção sistêmica é invariavelmente associada à imunossupressão. Espécies como *A. flavus*, as quais elaboram potentes toxinas quando crescem em cereais e outras culturas, causam as chamadas micotoxicoses.

Espécies de *Aspergillus* crescem em meios de cultivo padrão, como ágar Sabouraud-dextrose. Uma vez que o gênero contém um grande número de espécies, a sua diferenciação é difícil. As colônias podem possuir até 5 µm de diâmetro após 5 dias de incubação. As colônias de *A. fumigatus* tornam-se aveludadas ou granulares e verde-azuladas com periferia estreita branca. As colônias de *A. niger* são pretas e granulares, características conferidas por sua grande cabeça de conídios muito pigmentadas. As colônias de *A. flavus* são amarelo-esverdeadas com textura felpuda.

As infecções por espécies de *Aspergillus*, principalmente *A fumigatus*, têm sido relatadas em muitas espécies animais. A aspergilose, que é primariamente uma infecção respiratória, ocorre após a inalação de esporos. A competência imunológica do hospedeiro determina o desfecho da infecção. Fatores que podem modificar a imunocompetência como terapia com corticosteroides, fármacos citotóxicos e infecções virais imunossupressivas podem predispor à invasão tecidual. A invasão de hifas em vasos sanguíneos leva à vasculite e à formação de trombos. Granulomas micóticos podem desenvolver-se nos pulmões e, ocasionalmente, em outros órgãos.

Casos clínicos de aspergilose são incomuns e em geral esporádicos. As doenças clínicas causadas por espécies de *Aspergillus* em animais domésticos estão resumidas na Tabela 43.1. A pneumonia de incubadora afeta aves recém-chocadas expostas a um grande número de esporos de *A. fumigatus*. Os frangos afetados apresentam sonolência e inapetência, e muitos podem morrer. Nódulos amarelados estão presentes nos pulmões, nos sacos aéreos e, ocasionalmente, em outros órgãos. Evidências histopatológicas da invasão tecidual pelo fungo e cultivo positivo de *A. fumigatus* das lesões são necessárias para confirmação.

TABELA 43.1 Doenças causadas por espécies de *Aspergillus* em animais domésticos

Hospedeiros	Doença	Comentários
Aves	Pneumonia de incubadora	Ocorre em aves recém-chocadas em incubadoras
	Pneumonia e aerossaculite	Frangos e perus com até seis semanas de idade são mais suscetíveis; aves mais velhas são afetadas eventualmente
	Aspergilose generalizada	Disseminação da infecção geralmente a partir do trato respiratório
Equinos	Micose nas bolsas guturais	Restrito às bolsas guturais, frequentemente unilateral
	Granuloma nasal	Produz corrimento nasal e interfere na respiração. Outros fungos, além de *Aspergillus* spp., podem iniciar essa doença
	Ceratite	Infecção localizada após trauma ocular
Bovinos	Aborto micótico	Ocorre esporadicamente; produz espessamento da placenta e placas na pele de fetos abortados
	Pneumonia micótica	Doença rara de terneiros estabulados
	Mastite micótica	Pode resultar do uso de antibióticos intramamários contaminados
	Aspergilose intestinal	Pode causar diarreia aguda ou crônica em bezerros
Cães	Aspergilose nasal	Invasão da mucosa nasal e dos ossos das conchas nasais; ocorre periodicamente
	Otite externa	Espécies de *Aspergillus* podem constituir parte de uma infecção mista.
	Aspergilose disseminada	Rara; pode resultar em osteomielite ou discoespondilite
Gatos	Aspergilose sistêmica	Raramente observada; animais imunodeprimidos são de risco

Higiene rigorosa e fumigação de rotina são medidas eficazes de controle. A aspergilose em aves adultas ocorre frequentemente após a inalação de esporos transportados pela poeira oriunda de "camas" ou de rações contaminadas. Aves domésticas, pinguins de cativeiro, aves de rapina e psitacídeos podem ser afetados. Os sinais clínicos, que são variáveis, incluem dispneia e emagrecimento. Nódulos amarelados semelhantes a lesões de tuberculose aviária podem ser observados nos pulmões e nos sacos aéreos. O diagnóstico é confirmado por exame histopatológico e por cultivo.

Em equinos, a micose das bolsas guturais, que frequentemente está associada à infecção por *A. fumigatus,* em geral é unilateral. Lesões, normalmente como placas, desenvolvem-se na mucosa das bolsas guturais. Quando hifas fúngicas penetram profundamente nos tecidos, causam necrose, trombose, erosão da parede dos vasos sanguíneos e lesão neural. Os sinais clínicos incluem epistaxe, disfagia e hemiplegia da laringe. O diagnóstico baseia-se nos sinais clínicos, em evidências radiográficas do acúmulo de fluido dentro da bolsa gutural e na demonstração de lesões características apresentadas na endoscopia. A confirmação está baseada na demonstração de hifas fúngicas em amostras de biópsia e no isolamento de *A. fumigatus* a partir de lesões. As opções terapêuticas incluem infusão de agentes antifúngicos, como o itraconazol, no interior das bolsas guturais e na intervenção cirúrgica em casos de hemorragia severa. Os esporos de *A. fumigatus* estão entre os alérgenos reportados como capazes de induzir uma condição alérgica recorrente de obstrução das vias aéreas em equinos, também conhecida como doença pulmonar obstrutiva crônica (DPOC).

A aspergilose nasal canina é encontrada em cães jovens e de meia idade de raças dolicocefálicas. Os sinais clínicos, que frequentemente são unilaterais, incluem descarga nasal sanguinopurulenta profusa e persistente, com espirros e crises de epistaxe. A radiografia pode revelar uma radioluminescência aumentada dos ossos das conchas nasais e a tomografia computadorizada é de alto valor diagnóstico. A rinoscopia também é útil para o exame clínico. Cultivo e exame histopatológico de material de biópsias são essenciais para confirmação. A lavagem com cotrimazol dos seios frontais e das câmaras nasais pode ser usada junto com tratamento sistêmico com itraconazol, fluconazol ou voriconazol. Um tratamento por seis a oito semanas pode ser necessário.

O aborto micótico em vacas ocorre esporadicamente, e sua prevalência pode ser influenciada por forragem contaminada de pouca qualidade coletada em épocas úmidas. *Aspergillus fumigatus* pode proliferar em feno úmido, em silagem de baixa qualidade e em grãos de cevada. As infecções, que atingem o útero por via hematógena, causam placentite, levando a aborto no final da gestação. Vacas afetadas geralmente não apresentam sinais clínicos de doença sistêmica. Áreas intercotiledonárias da placenta ficam espessas e rígidas e os cotilédones apresentam-se necróticos. Os fetos abortados podem ter placas cutâneas elevadas, semelhantes às lesões de dermatofitoses (tinha). O diagnóstico está baseado no cultivo de *A. fumigatus* a partir de conteúdo abomasal fetal e na evidência histopatológica de placentite micótica.

44 Leveduras e produção de doenças

Leveduras

Organismos eucarióticos, unicelulares, redondos ou ovais. Durante a reprodução assexuada, blastoconídios, denominados de brotamentos ou células-filhas, são produzidos

- Algumas vezes são encontradas no ambiente e em materiais de plantas em decomposição; algumas ocorrem como comensais na pele e membranas mucosas
- Crescem em diversos tipos de meios de cultivo a 37°C
- Causam infecções oportunistas em animais, muitas vezes relacionadas à terapia com antimicrobianos, a qual altera a flora residente em superfícies mucosas. A imunossupressão predispõe animais à infecção

Embora centenas de leveduras ocorram como comensais, poucas delas estão implicadas em doenças em animais

Gênero *Candida*

Contém mais de 200 espécies; *C. albicans* é a espécie mais implicada em doenças em animais

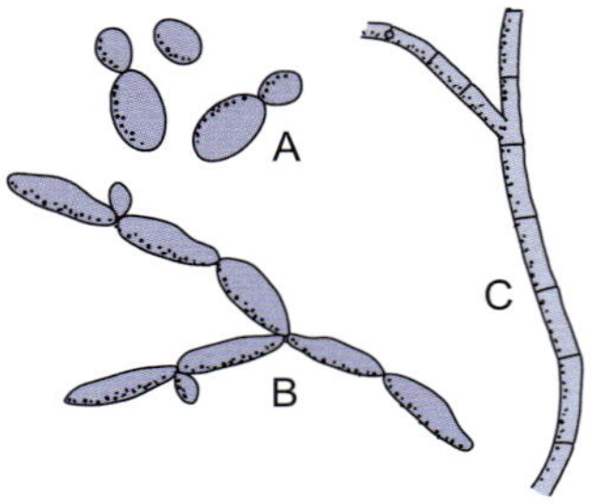
A
B
C

Há três formas das leveduras polimórficas de ***C. albicans:***
A. Célula leveduriforme brotando
B. Pseudo-hifa
C. Hifa verdadeira septada

Gênero *Cryptococcus*

Contém aproximadamente 37 espécies; *C. neoformans* produz infecção oportunista

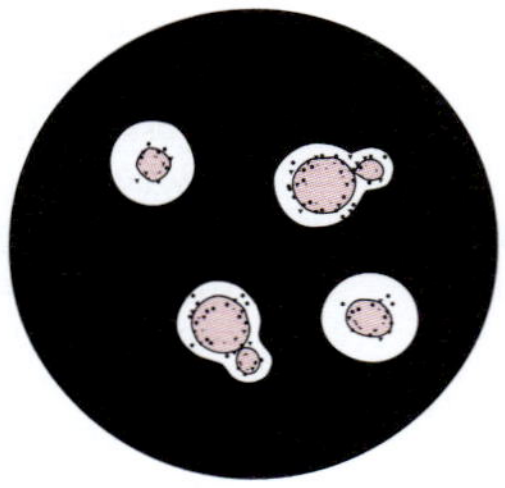

Células de ***Cryptococcus neoformans*** como aparecem em preparações com nanquim. A célula-mãe e seu brotamento possuem uma conexão estreita. Uma característica dessa levedura é sua cápsula mucopolissacarídica proeminente

Gênero *Malassezia*

Muitas espécies são reconhecidas; somente *M. pachydermatis* é de importância em veterinária

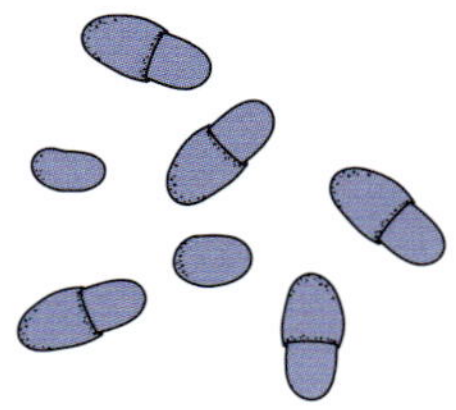

Células em forma de pegadas da levedura ***Malassezia pachydermatis***. Uma característica dessa levedura é o brotamento monopolar na base larga, com a formação de um colarinho proeminente

As leveduras são microrganismos eucariotos, unicelulares, redondos ou ovais que apresentam compartimento único. Durante a reprodução assexuada, desenvolvem-se blastoconídios, também chamados de brotamentos celulares ou células-filha. As leveduras crescem aerobiamente em ágar Sabouraud-dextrose, e as espécies capazes de invasão tecidual crescem bem a 37°C. As colônias, que geralmente são de textura cremosa e úmida, assemelham-se a grandes colônias bacterianas. Além de as leveduras serem encontradas no meio ambiente, em plantas ou em materiais de plantas, esses microrganismos também podem ocorrer como comensais na pele ou em membranas mucosas de animais. A imunossupressão ou fatores como terapia antimicrobiana, que alteram a microbiota residente nas superfícies mucosas, podem facilitar o crescimento excessivo de leveduras, levando à invasão tecidual. Entreas leveduras de importância em doenças de animais destacam-se as espécies de *Candida* (particularmente *C. albicans*), *Criptococcus neoformans* e *Malassezia pachydermatis*. *Macrorhabdus ornithogaster* (anteriormente classificada como "megabactéria") é uma levedura encontrada no proventrículo de diversas espécies de aves. Essa levedura está associada à síndrome "*Light Going*" em periquitos, uma doença fatal caracterizada por perda de peso progressiva.

Espécies de *Candida*

Embora existam mais de 200 espécies no gênero *Candida*, a espécie mais implicada em doença animal é *Candida albicans*. Essas leveduras crescem aerobiamente a 37°C em grande variedade de meios, incluindo ágar Sabouraud-dextrose. As colônias são compostas de células ovais em brotamento de aproximadamente 5×8 μm. Em tecidos animais, *C. albicans* pode exibir polimorfismo na forma de pseudo-hifas ou de hifas. A transição de brotamentos para forma de hifas provavelmente facilita a penetração em tecidos e aumenta a resistência à fagocitose devido ao grande tamanho das hifas.

Infecções oportunistas causadas por espécies de *Candida* ocorrem esporadicamente. A invasão tecidual mucocutânea localizada, também conhecida como "sapinho", pode ocorrer na cavidade oral ou no trato gastrintestinal e urogenital. Os fatores predisponentes incluem defeitos na imunidade mediada por células, doenças concomitantes, distúrbio da flora normal por uso prolongado de antimicrobianos e danos à superfície mucosa devido ao uso permanente de cateteres. As condições clínicas atribuídas a *C. albicans* estão descritas na Tabela 44.1. Amostras adequadas para cultivo e histopatologia incluem biópsia ou amostras de tecidos

TABELA 44.1 Doenças associadas à *Candida albicans*

Hospedeiros	Condições clínicas
Filhotes de cães e de gatos, potros	Estomatite micótica
Suínos, potros, bezerros	Úlceras gastroesofágicas
Bezerros	Rumenite
Cães	Enterite, lesões cutâneas
Frangos	Aftas no esôfago ou papo
Gansos, perus	Infecções da cloaca e das narinas
Vacas	Fertilidade reduzida, aborto, mastite
Éguas	Piometra
Gatos	Urocistite, piotórax
Gatos, equinos	Lesões oculares
Cães, gatos, suínos, bezerros	Doença disseminada

post-mortem e amostras de leite. Cortes de tecidos, corados pelos métodos de PAS ou prata-metanamina, podem revelar células leveduriformes em brotamento ou hifas. Os cultivos são realizados aerobiamente a 37°C por 2 a 5 dias em ágar Sabouraud-dextrose. Os critérios para identificação dos isolados de *C. albicans* incluem colônias características produzindo leveduras em brotamento, crescimento em meios contendo cicloeximida, perfil bioquímico, produção de tubos germinativos quando incubados por duas horas em soro a 37°C e produção de clamidósporos em ágar farinha de milho.

Cryptococcus neoformans

Embora o gênero *Criptococcus* contenha mais de 30 espécies, somente *C. neofonnans* produz infecções oportunistas. As células das leveduras são redondas a ovais com 3,5 a 8 μm de diâmetro. Uma célula-filha é formada como um brotamento, a partir de uma base estreita da célula-mãe. Quando colhidas diretamente de animais afetados, as leveduras apresentam uma cápsula mucopolissacarídica espessa. Espécies de *Cryptococcus* são aeróbias e formam colônias mucoides em uma variedade de meios, incluindo ágar Sabouraud-dextrose.

Cryptococcus neoformans é considerado uma espécie complexa, consistindo de *C. neoformans* var. *grubii* (sorovar A), *C. neoformans* var. *neoformans* (sorovar D) e subespécies *C. gatii* (sorovar B, C). As infecções com *C. neoformans* ocorrem pela inalação de células presentes em poeira contaminada. Os fatores de virulência de *C. neoformans* incluem uma cápsula, a qual é antifagocítica, a habilidade de crescer em temperatura corporal de mamíferos e a produção de fenol-oxidase. A infecção com *C. neoformans* geralmente está associada com imunidade celular defectiva.

As formas nasal, cutânea, neural e ocular de criptococose são reconhecidas em gatos. A doença em cães, a qual é menos comum que em gatos, é muitas vezes disseminada, cursando com sinais neurológicos e oculares. A remoção cirúrgica combinada com a aplicação de fármacos antifúngicos via parenteral é a principal forma de tratamento da criptococose cutânea. A terapia deve ser mantida por ao menos dois meses.

Em isolamento primário, as colônias de espécies de *Criptococcus* são mucoides devido à presença de material capsular. Elas podem apresentar coloração creme, castanha ou amarelada. Leveduras em brotamento com cápsula larga podem ser demonstradas em preparações com nanquin.Entre os critérios de identificação de *C. neoformans* está a sua habilidade de crescer a 37°C, colônias marrons em ágar-alpiste e melanina demonstrável na parede celular usando-se a coloração de Fontana-Masson em cortes de tecidos.

Malassezia pachydermatis

As espécies de *Malassezia*, comensais na pele de animais e humanos, são leveduras aeróbias, não fermentadoras, urease-positivas, que crescem entre 35 e 37°C. Uma espécie, *Malassezia pachydermatis*, é de importância em medicina veterinária. As células de *M. pachydermatis*, em forma de "pegadas", com parede grossa e até 6,5 μm de comprimento, reproduzem-se por brotamento monopolar sobre uma base larga.

Malassezia pachydermatis é um patógeno oportunista associado a duas condições clínicas, otite externa e dermatite em cães. A colonização e o crescimento do microrganismo nesses locais podem estar associados à imunossupressão e a outros fatores predisponentes, como dobras de pele persistentemente úmidas, conformação desfavorável da orelha e uso excessivo de antimicrobianos. Quando as leveduras estão presentes em grande número na pele, elas aparentemente induzem excessiva secreção sebácea, uma característica da dermatite seborreica. Os tratamentos com xampu à base de miconazol-clorexidina ou uma combinação de cetoconazol tópico e oral podem ser efetivos. Na otite externa, a produção de enzimas proteolíticas por *M. pachydermatis* resulta em lesão na mucosa do canal auditivo. Essa condição é caracterizada por uma secreção escura pungente a partir do canal auditivo e prurido intenso.

Inúmeras características de células de leveduras podem ser demonstradas em exsudatos ou impressões de esfregados corados com azul de metileno. *Malassezia pachydermatis* pode ser cultivada aerobicamente a 37°C por 4 dias em ágar Sabouraud-dextrose contendo cloranfenicol. Os critérios de identificação incluem a aparência das colônias, o crescimento sem a necessidade de suplementação com lipídeos e a aparência microscópica característica.

45 Fungos dimórficos

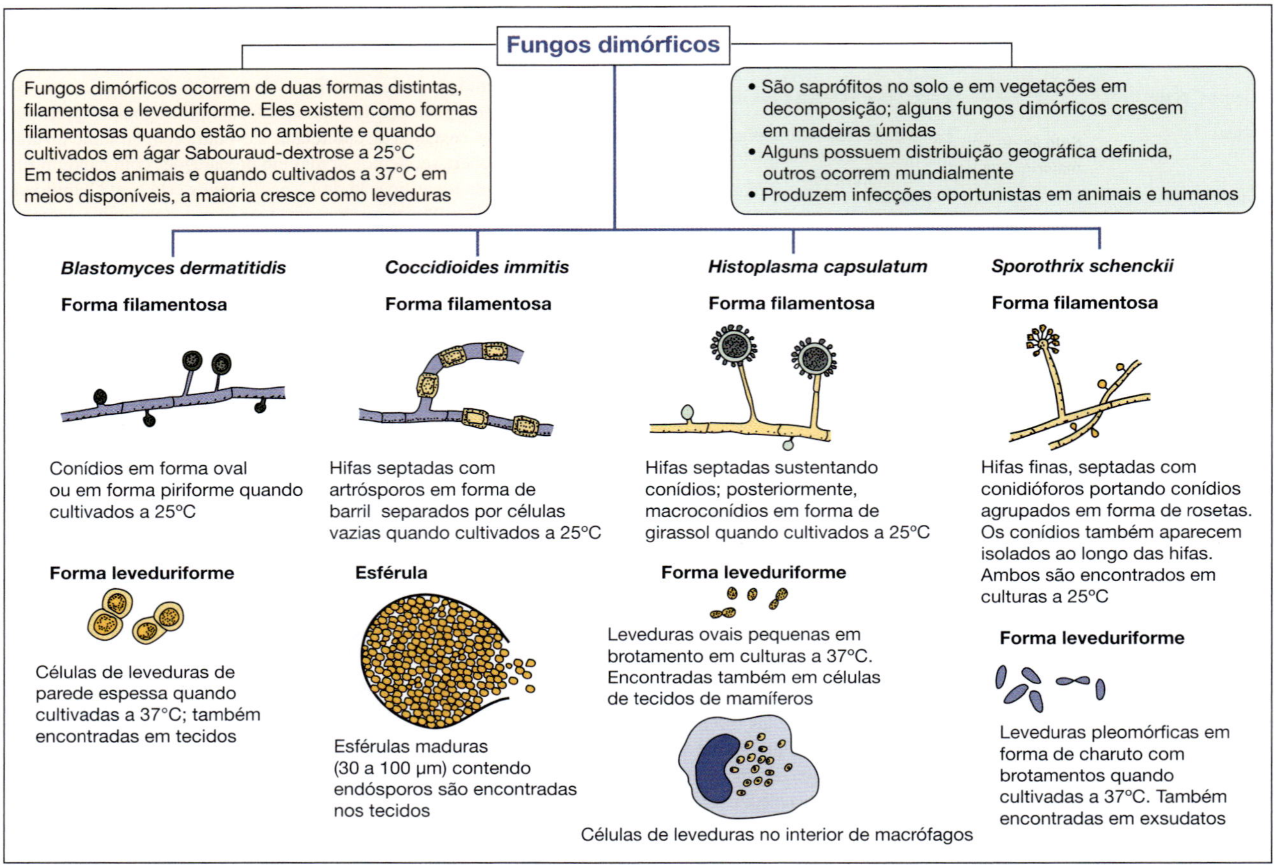
Fungos dimórficos
Fungos dimórficos ocorrem de duas formas distintas, filamentosa e leveduriforme. Eles existem como formas filamentosas quando estão no ambiente e quando cultivados em ágar Sabouraud-dextrose a 25°C
Em tecidos animais e quando cultivados a 37°C em meios disponíveis, a maioria cresce como leveduras
• São saprófitos no solo e em vegetações em decomposição; alguns fungos dimórficos crescem em madeiras úmidas
• Alguns possuem distribuição geográfica definida, outros ocorrem mundialmente
• Produzem infecções oportunistas em animais e humanos
Blastomyces dermatitidis
Forma filamentosa
Conídios em forma oval ou em forma piriforme quando cultivados a 25°C
Forma leveduriforme
Células de leveduras de parede espessa quando cultivadas a 37°C; também encontradas em tecidos
Coccidioides immitis
Forma filamentosa
Hifas septadas com artrósporos em forma de barril separados por células vazias quando cultivados a 25°C
Esférula
Esférulas maduras (30 a 100 µm) contendo endósporos são encontradas nos tecidos
Histoplasma capsulatum
Forma filamentosa
Hifas septadas sustentando conídios; posteriormente, macroconídios em forma de girassol quando cultivados a 25°C
Forma leveduriforme
Leveduras ovais pequenas em brotamento em culturas a 37°C. Encontradas também em células de tecidos de mamíferos
Células de leveduras no interior de macrófagos
Sporothrix schenckii
Forma filamentosa
Hifas finas, septadas com conidióforos portando conídios agrupados em forma de rosetas. Os conídios também aparecem isolados ao longo das hifas. Ambos são encontrados em culturas a 25°C
Forma leveduriforme
Leveduras pleomórficas em forma de charuto com brotamentos quando cultivadas a 37°C. Também encontradas em exsudatos

Alguns fungos, chamados de fungos dimórficos, ocorrem de duas formas distintas, filamentosa e leveduriforme. Eles existem como fungos filamentosos no meio ambiente e quando cultivados em ágar Sabouraud-dextrose entre 25 a 30°C. Nos tecidos animais, e quando cultivados a 37°C em ágar infusão de cérebro-coração, com adição de 5% de sangue, a maioria cresce como levedura, após conversão da forma filamentosa, mais estável. Os fungos dimórficos que frequentemente estão associados a doenças em animais domésticos são *Blastomyces dermatitidis*, *Histoplasma capsulatum* e *Coccidioides immitis*. Os esporos desses fungos dimórficos geralmente entram no hospedeiro pela via respiratória. Uma variante de *H. capsulatum*, denominada de *H. farciminosum*, geralmente penetra por meio de abrasões na pele e produz lesões linfocutâneas em equinos. Da mesma forma, *Sporothrix schenckii* também causa infecções oportunistas linfocutâneas em animais. A Tabela 45.1 resume as principais características dos fungos dimórficos causadores de doenças em animais e humanos.

Blastomyces dermatitidis

A blastomicose, causada por *B. dermatitidis*, afeta, na maioria das vezes, cães e humanos. O teleomorfo de *B. dermatitidis* é um membro do filo *Ascomycota* designado de *Ajellomyces dermatitidis*. A doença é encontrada na América do Norte, África, Oriente Médio e Índia. A infecção geralmente ocorre pela inalação e a blastomicose pulmonar é a forma mais comum da doença. Os sinais clínicos incluem tosse, intolerância ao exercício e dispneia. A anfotericina B, a qual pode ser combinada com cetoconazol, é eficaz se administrada na fase inicial da doença.

Quando incubados a 25-30°C em ágar Sabouraud-dextrose, colônias da forma filamentosa são brancas e algodonosas, geralmente tornam-se marrons com o tempo. Quando incubados a 37°C em ágar infusão de cérebro-coração, com adição de cisteína e 5% de sangue, as colônias da forma leveduriforme apresentam-se de cor creme a castanho-claro, enrugadas e cerosas. As células leveduriformes podem ser demonstradas em preparações citológicas e histopatológicas dos tecidos afetados. Ensaios sorológicos estão disponíveis.

Histoplasma capsulatum

Embora a histoplasmose, causada por *H. capsulatum*, ocorra em muitos países, é endêmica nos vales dos rios Mississipi e Ohio e em outras áreas dos Estados Unidos. A doença disseminada em cães e gatos está provavelmente associada com uma imunidade celular debilitada. Lesões granulomatosas podem ser encontradas em pulmões de cães e gatos. Os sinais clínicos em cães afetados incluem tosse crônica, diarreia persis-

TABELA 45.1 Fungos dimórficos associados a doenças em animais e humanos

	Blastomyces dermatitidis	*Histoplasma capsulatum*	*Histoplasma farciminosum*	*Coccidioides immitis* e *C. posadasii*	*Sporothrix schenckii*
Doença	Blastomicose	Histoplasmose	Linfagite epizoótica	Coccidioidomicose	Esporotricose
Distribuição geográfica	Regiões do leste da América do Norte, casos esporádicos na Índia e no Oriente Médio	Endêmica nos vales dos rios Mississipi e Ohio, casos esporádicos em alguns países	África, Oriente Médio, Ásia	Regiões semiáridas do sudoeste dos EUA, América Central e do Sul.	Muldialmente, mais comum em regiões tropicais e subtropicais
Habitat usual	Solo ácido rico em matéria orgânica	Solo enriquecido com fezes de aves e morcegos	Solo	Solos de deserto pouco elevados	Vegetações mortas, espinhos de roseiras, postes de madeira, esfagno (tipo de musgo)
Principais hospedeiros	Cães, humanos	Cães, gatos, humanos	Cavalos e outros *Equidae*	Cães, cavalos gatos, humanos	Cavalos, gatos, cães, humanos
Sítio das lesões	Pulmões, disseminação para pele e outros tecidos	Pulmões, disseminação para outros órgãos	Pele, vasos linfáticos, linfonodos	Pulmões, disseminação para ossos, pele e outros tecidos	Pele, vasos linfáticos

tente e emagrecimento. Cetoconazol e anfotericina B podem ser usados para tratamento.

Linfangite epizoótica, causada por *H. capsulatum* var. *farciminosum*, ocorre em equídeos na África, Oriente Médio e Ásia. Os equinos geralmente adquirem a infecção de fontes ambientais por pequenas abrasões na pele dos membros. Lesões linfocutâneas características consistem em nódulos ulcerados supurados, geralmente localizados ao longo do curso de vasos linfáticos espessos e endurecidos. As leveduras de *H. farciminosum* são encontradas em grande número nas lesões, principalmente no interior de macrófagos. Quando cultivados entre 25 e 30ºC em ágar Sabouraud-dextrose, as formas filamentosas crescem como colônias brancas a amareladas com hifas aéreas algodonosas. Hifas septadas sustentam pequenos conídios e em colônias maduras macroconídios semelhantes a girassol estão presentes. Quando cultivados a 37°C em ágar infusão de cérebro-coração com adição de cisteína e 5% de sangue, as colônias das leveduras são redondas, mucoides e de cor creme. As leveduras em brotamento são ovais a esféricas. O exame histopatológico dos tecidos afetados revela focos piogranulomatosos contendo a forma de levedura.

Coccidioides immitis

O fungo geofílico *C. immitis* pode infectar muitas espécies animais, incluindo os humanos. Embora agrupado com os fungos dimórficos, *C. immitis* é bifásico em vez de dimórfico, uma vez que a forma típica da levedura não é produzida. Grandes esférulas contendo endósporos desenvolvem-se nos tecidos. As infecções respiratórias podem ocorrer a partir da inalação de artrósporos.

Infecções clínicas causadas por espécies de *Coccidioides* estão limitadas a regiões áridas definidas, como no sudoeste dos Estados Unidos, México e nas Américas Central e do Sul. Isolados de fora da região endêmica do Vale de San Joaquin, na Califórnia (normalmente denominados de *C. immitis* do tipo "não Califórnia") foram considerados suficientemente diferentes, justificando-se seu novo *status*, com o nome de *C. posadasii*. A espécie animal mais afetada é a canina. A coccidioido micose canina pode estar presente com sinais clínicos inespecíficos, incluindo tosse, febre e inapetência. A disseminação das lesões pulmonares muitas vezes resulta em osteomielite e claudicação. O tratamento com azóis por ao menos seis meses pode ser eficaz.

O diagnóstico é geralmente fundamentado nos achados clínicos e histopatológicos. Esférulas de *C. immitis* podem ser demonstradas em exsudatos ou aspirados clarificados com KOH 10% e em cortes de tecidos corados. O cultivo de espécies de *Coccidioides* caracteriza risco biológico devido à produção de artroconídios de parede espessa e em forma de barril, os quais são facilmente aerolizados.

Sporothrix shenckii

Este fungo saprófito, o qual está amplamente distribuído no meio ambiente, cresce em vegetação morta ou em decomposição e em madeiras úmidas. As infecções causadas por *S. shenckii* ocorrem esporadicamente em equinos, gatos, cães e humanos.

A esporotricose é uma doença cutânea ou linfocutânea crônica que raramente se torna generalizada. A esporonicose linfocutânea é a forma mais comum da doença em equinos. Esporos fúngicos geralmente entram por lesões de pele na parte inferior dos membros e nódulos, os quais ulceram e secretam exsudato amarelado, desenvolvem-se ao longo do curso de vasos linfáticos superficiais. O edema subcutâneo no membro afetado pode ser resultado da obstrução linfática. Na esporotricose felina, lesões nodulares de pele ocorrem mais frequentemente nas extremidades dos membros, na cabeça e na cauda. Os nódulos ulceram e liberam um exsudato seropurulento. A esporotricose em cães frequentemente manifesta-se como lesões cutâneas múltiplas, ulceradas e lesões cutâneas crostosas e alopécicas são observadas sobre a cabeça e o tronco.

O exame microscópico direto de exsudatos de lesões felinas coradas geralmente revela um grande número de células leveduriformes com formato de charuto. Os gatos infectados carreiam os microrganismos em seu nariz e boca, bem como nas unhas, facilitando a transmissão por meio de mordeduras e arranhaduras. Em exsudatos de outros animais, células em formato leveduriforme são esparsas. A esporotricose pode ser trada com itraconazol, fluconazol e voriconazol.

46 Zigomicetos de importância veterinária

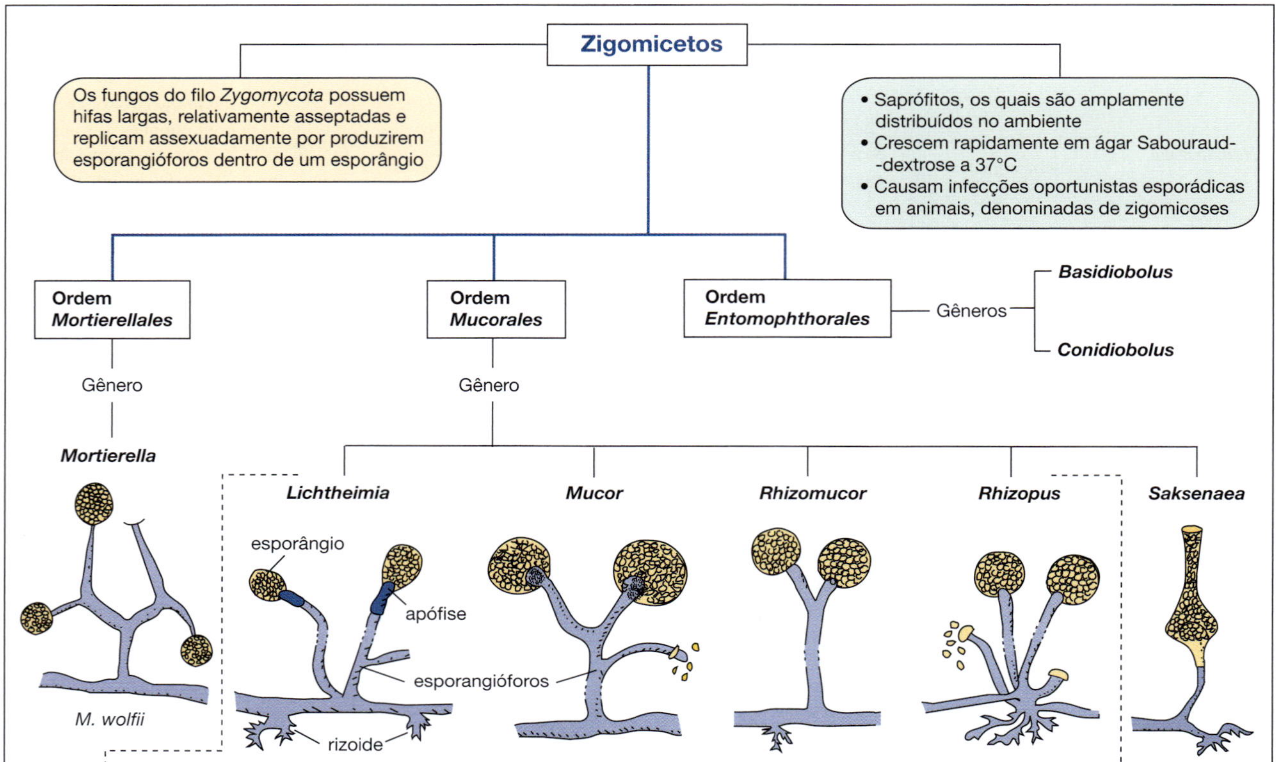
Zigomicetos
Os fungos do filo *Zygomycota* possuem hifas largas, relativamente asseptadas e replicam assexuadamente por produzirem esporangióforos dentro de um esporângio
• Saprófitos, os quais são amplamente distribuídos no ambiente
• Crescem rapidamente em ágar Sabouraud-dextrose a 37°C
• Causam infecções oportunistas esporádicas em animais, denominadas de zigomicoses
Ordem *Mortierellales*
Ordem *Mucorales*
Ordem *Entomophthorales*
Gêneros
Basidiobolus
Conidiobolus
Gênero
Mortierella
Gênero
Lichtheimia
Mucor
Rhizomucor
Rhizopus
Saksenaea
esporângio
apófise
esporangióforos
rizoide
M. wolfii
S. vasiformis

	Lichtheimia	*Mucor*	*Rhizomucor*	*Rhizopus*
Esporângio	Em forma de pera 20 a 120 mm	Redondo 50 a 300 mm	Redondo 60 a 100 mm	Redondo 40 a 350 mm
Esporangióforos	Ramificado	Ramificado	Ramificado	Ramificado
Localização dos rizoides	Entre os esporangióforos	Ausente	Poucos; entre os esporangióforos	Abaixo dos esporangióforos
Apófises	Presente	Ausente	Imperceptível	Imperceptível

Fungos do filo *Zygomycota* geralmente possuem hifas largas (até 15 μm de diâmetro) e coenocíticas (relativamente asseptadas) e replicam-se de forma assexuada produzindo esporangiósporos dentro de um esporângio. A reprodução sexuada envolve a fusão de gametângios de duas linhagens diferentes, resultando na produção de um zigósporo de parede espessa.

Três ordens na classe *Zygomycetes* – *Mucorales*, *Mortierellales* e *Entomophthorales* – são de importância em medicina veterinária. Os gêneros nessas ordens contêm espécies potencialmente patogênicas. Esses fungos de crescimento rápido, os quais são saprófitos amplamente distribuídos, podem causar infecções oportunistas em animais.

A infecção com esses fungos é incomum em animais imunocompetentes e saudáveis. Fatores que podem predispor à infecção estão listados no Quadro 46.1. Após a ingestão ou inalação de esporos localizados em ambiente contaminado, as hifas invadem a mucosa, a submucosa e a parede de vasos sanguíneos locais, produzindo vasculite trombótica necrosante aguda. Lesões crônicas são geralmente localizadas e granulomatosas.

Infecções clínicas

As zigomicoses dos animais domésticos estão apresentadas na Tabela 46.1. Excetuando-se *Mortierella wolfii*, a qual produz aborto seguido de pneumonia, membros da ordem *Mucorales* raramente causam manifestações clínicas em animais. As lesões micóticas causadas por membros desse gênero são menos comuns que as causadas por espécies de *Aspergillus*. Procedimentos laboratoriais, incluindo o isolamento dos fungos e a demonstração de hifas em tecidos afetados, são essenciais para o diagnóstico de zigomicoses.

Quadro 46.1 Fatores que podem predispor à zigomicose

- Imunodeficiência
- Terapia com corticosteroides
- Administração prolongada de antibióticos de amplo espectro
- Doenças virais imunossupressoras

TABELA 46.1 Zigomicoses de animais domésticos

Doença fúngica	Hospedeiros	Doenças clínicas
Mucormicose (fungo pertencente ao subfilo *Mucoromycotina*, ordem *Mucorales* e *Mortierellales*)	Bovinos	Linfadenite mediastinal e mesentérica Aborto Pneumonia após aborto causado por *Mortierella wolfii* Esofagite e enterite em bezerros Rumenite, úlcera de abomaso Mucormicose cerebral
	Suínos	Enterite em leitões Linfadenite mesentérica e mandibular Úlceras gastrintestinais
	Gatos	Pneumonia necrosante focal Enterite necrótica
	Cães	Enterite
Entomoftomicoses (fungos pertencentes à ordem *Entomophthorales*)	Equinos	Granulomas cutâneos causados por espécies de *Basidiobolus* Granulomas nasais causados por espécies de *Conidiobolus*
	Cães	Granulomas pulmonares, gastrintestinais e subcutâneos causados por espécies de *Basidiobolus* Granulomas subcutâneos causados por espécies de *Conidiobolus*
	Ovinos	Granulomas nasais causados por espécies de *Conidiobolus*

Embora as espécies de *Aspergillus* causem a maioria dos casos de aborto micótico em bovinos, *M. wolfii*, espécies de *Lichtheimia* (*Absidia*), espécies de *Mucor* e de *Rhizopus* também têm sido implicadas. O aborto micótico, o qual geralmente ocorre no final da gestação, está frequentemente ligado à alimentação com silagem ou feno mofados. A localização das lesões nos cotilédones sugere infecção hematógena do útero. Os cotilédones apresentam-se aumentados de volume e necróticos, e o tecido placentário intercotiledonário apresenta-se espessado e rígido. Algumas vezes, lesões podem ser observadas macroscopicamente na pele de fetos abortados.

A rumenite micótica em bovinos pode ocorrer após lesão na mucosa associada à acidose láctica do rúmen. A aparência microscópica do fungo causador das lesões no rúmen sugere que, na maioria dos casos, os zigomicetos estão envolvidos. Infartos devido à arterite trombótica, necrose e hemorragia são as principais características das lesões micóticas. A extensão do processo inflamatório ao longo de toda a parede ruminal resulta em peritonite fibrinótica. Abomasite zigomicótica em bezerros, a qual pode seguir-se a uma infecção neonatal, também pode produzir perfuração e peritonite.

Dois gêneros na ordem *Entomophthorales*, *Basidiobolus* e *Conidiobolus* estão ocasionalmente associados a infecções oportunistas em animais. As espécies de *Basidiobolus* e *Conidiobolus* são saprófitas do solo e vegetações em decomposição. A via de entrada desses fungos provavelmente ocorre por pequenas lesões de pele ou pela membrana da mucosa nasal, resultando em lesões granulomatosas. Espécies de *Basidiobolus* causam lesões cutâneas em equinos, enquanto espécies de *Conidiobolus* causam granulomas nasais em equinos, ovinos e lhamas.

As amostras para exame laboratorial devem incluir biópsia ou tecidos *post-mortem* para histopatologia e cultura. A cloração de cortes de tecidos pela técnica de PAS e metenamina de prata facilitam a detecção de hifas. O isolamento é realizado em ágar Sabouraud-dextrose sem cicloeximida. Os cultivos são incubados aerobicamente a 34°C por até 5 dias. O crescimento de espécies de *Lichtheimia* (*Absidia*), *Mucor*, *Rhizomucor* e *Rhizopus* é rápido, preenchendo a placa de Petri com colônias algodonosas acinzentadas ou marrom-acinzentadas dentro de poucos dias. *Mortierella wolfii* apresenta colônias características aveludadas e brancas, com contornos lobulados após incubação por 4 dias. A diferenciação ao nível de espécies é realizada em laboratórios de referência em micologia.

47 Micotoxinas e micotoxicoses

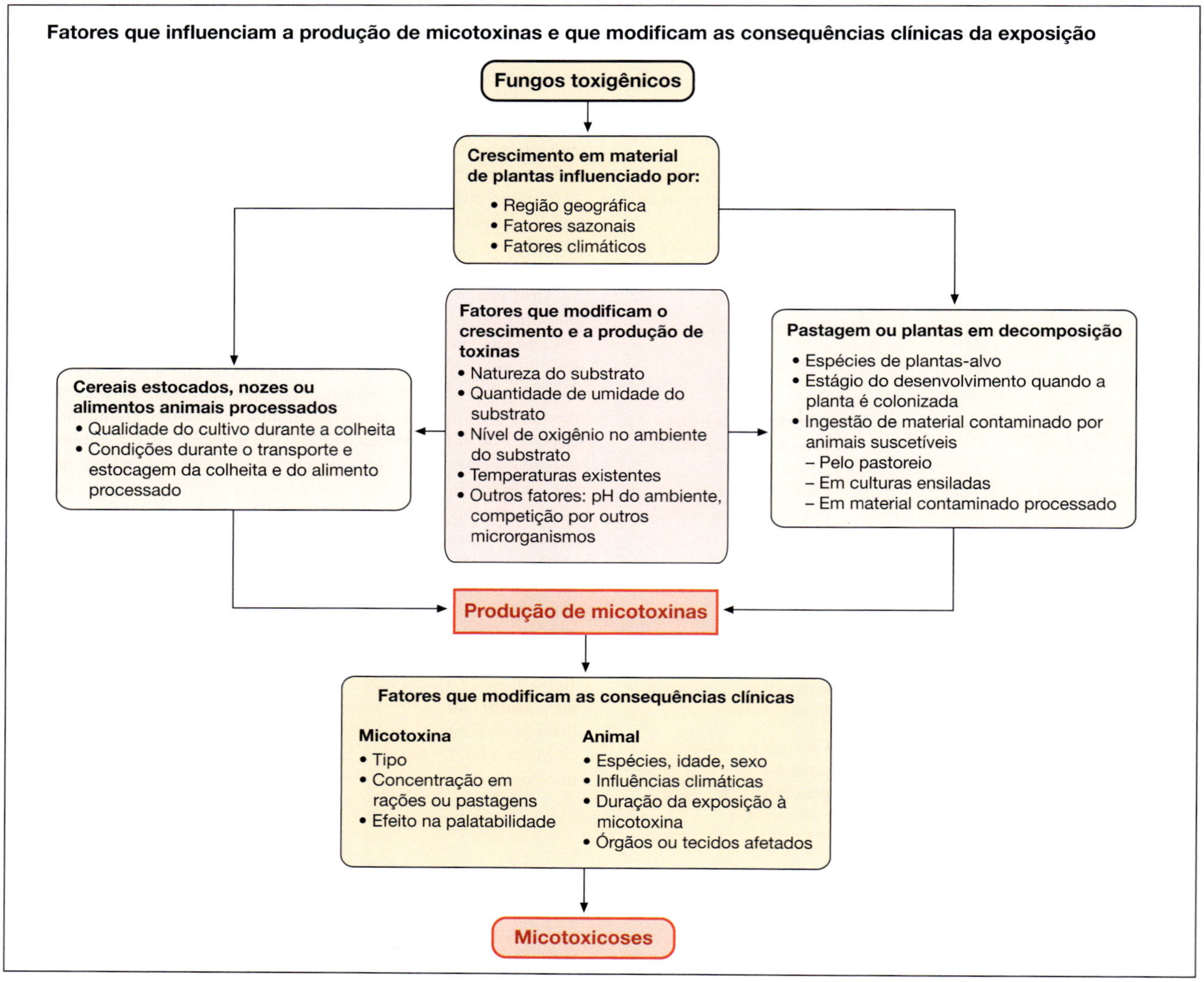
Fatores que influenciam a produção de micotoxinas e que modificam as consequências clínicas da exposição
Fungos toxigênicos
Crescimento em material de plantas influenciado por:
• Região geográfica
• Fatores sazonais
• Fatores climáticos
Cereais estocados, nozes ou alimentos animais processados
• Qualidade do cultivo durante a colheita
• Condições durante o transporte e estocagem da colheita e do alimento processado
Fatores que modificam o crescimento e a produção de toxinas
• Natureza do substrato
• Quantidade de umidade do substrato
• Nível de oxigênio no ambiente do substrato
• Temperaturas existentes
• Outros fatores: pH do ambiente, competição por outros microrganismos
Pastagem ou plantas em decomposição
• Espécies de plantas-alvo
• Estágio do desenvolvimento quando a planta é colonizada
• Ingestão de material contaminado por animais suscetíveis
– Pelo pastoreio
– Em culturas ensiladas
– Em material contaminado processado
Produção de micotoxinas
Fatores que modificam as consequências clínicas
Micotoxina
• Tipo
• Concentração em rações ou pastagens
• Efeito na palatabilidade
Animal
• Espécies, idade, sexo
• Influências climáticas
• Duração da exposição à micotoxina
• Órgãos ou tecidos afetados
Micotoxicoses

Micotoxinas, metabólitos secundários de certas espécies de fungos, são produzidas quando cepas toxigênicas de fungos crescem sob condições definidas em culturas, pastagens e alimentos estocados. A intoxicação aguda ou crônica que se segue à ingestão de material de plantas contaminadas é denominada de micotoxicose. Mais de 100 espécies de fungos, muitas delas pertencentes ao gênero *Penicillium*, *Aspergillus* e *Fusarium* são conhecidas por elaborarem micotoxinas. Para o crescimento de fungos e produção de toxinas, um substrato adequado deve estar disponível, juntamente com umidade e temperatura e níveis de oxigênio ótimos.

Micotoxinas não são antigênicas e são consideradas compostos de baixo peso molecular. Muitas são estáveis ao calor, mantendo a toxicidade após exposição a temperaturas de processamento utilizadas para peletização e outros procedimentos (Quadro 47.1). Algumas micotoxinas resultam em sinais clínicos relacionados a alterações no funcionamento de CNS. A imunossupressão, mutagênese, neoplasia ou teratogênese podem também ser resultados da exposição às micotoxinas. As características clínicas e epidemiológicas das micotoxicoses estão resumidas no Quadro 47.2.

Quadro 47.1 Características das micotoxinas

- Substâncias termoestáveis de baixo peso molecular
- Diferentemente de muitas toxinas bacterianas, não são antigênicas; a exposição não induz uma resposta imunológica protetora
- Muitas são ativas em níveis baixos na alimentação
- Tecidos ou órgãos-alvo específicos são afetados
- Efeitos tóxicos incluem imunossupressão, mutagênese, teratogênese e carcinogênese
- Acúmulo nos tecidos de animais destinados à produção de alimentos ou excreção no leite podem resultar em contaminação humana

Quadro 47.2 Características clínicas e epidemiológicas das micotoxicoses

- Surtos são geralmente sazonais e esporádicos
- Nenhuma evidência de transmissão horizontal entre animais em contato
- Certos tipos de pastagens ou rações armazenadas podem estar envolvidos
- A apresentação clinica geralmente é pouco definida
- A severidade dos sinais clínicos é influenciada pela quantidade de micotoxina ingerida; a recuperação está relacionada à duração da exposição
- Medicamento antimicrobiano não é eficaz
- A confirmação requer demonstração de níveis significativos da micotoxina em rações ou em tecidos de animais afetados

As micotoxicoses de importância em medicina veterinária estão apresentadas na Tabela 47.1. A severidade dos sinais clínicos é influenciada pela duração da exposição à ração ou pastagens contaminadas, o efeito da micotoxina na palatabilidade, a quantidade de micotoxina ingerida e os órgãos e tecidos afetados.

Aflatoxicose

A ingestão de aflatoxinas, um grande grupo de difuranocumarinas produzidas por linhagens toxigênicas de *Aspergillus flavus*, *A. parasiticus* e algumas outras espécies de *Aspergillus*, pode resultar em aflatoxicose. Aflatoxinas B_1, B_2, G_1 e G_2 são particularmente importantes na produção da doença. Após a absorção pelo trato gastrintestinal, as aflatoxinas são metabolizadas pelo fígado em uma série de produtos tóxicos e atóxicos. A toxicidade relaciona-se com a ligação dos metabólicos a macromoléculas, especialmente ácidos nucleicos e nucleoproteínas. Os efeitos tóxicos incluem redução da síntese proteica, hepatotoxicidade, carcinogênese, teratogênese e depressão da imunidade celular.

Os sinais clínicos da doença são geralmente inespecíficos. Características epidemiológicas e achados *post-mortem* podem ser de valor diagnóstico. As aflatoxinas podem ser demonstradas em tecidos obtidos *post-mortem*. Procedimentos para detecção de aflatoxinas incluem cromatografia em camada fina, cromatografia líquida de alta resolução, técnicas de imunoensaio e ensaios biológicos.

Ergotismo

A ingestão de níveis tóxicos de certos alcaloides ergopeptídeos encontrados no esclerócio de *Claviceps purpurea* pode causar ergotismo. Essa doença ocorre mundialmente em muitas espécies de animais domésticos e humanos. Os fungos colonizam as espigas do azevém e cereais como centeio e cevada. Os alcaloides ergopeptídeos mais importantes no esclerócio são ergotamina e ergometrina. Esses alcaloides desempenham vários efeitos farmacológicos, incluindo estimulação direta dos nervos adrenérgicos que suprem o músculo liso arteriolar.

Ergotismo convulsivo, uma forma aguda da doença, após a ingestão de uma grande quantidade de micotoxinas, é ocasionalmente observado em ruminantes. Pequenas quantidades de micotoxinas absorvidas durante um período de tempo prolongado resultam em constrição arteriolar persistente e lesão endotelial. Aumento de volume e vermelhidão das extremidades, acompanhados de claudicação, são seguidos por gangrena das extremidades. O ergotismo pode ser frequentemente diagnosticado clinicamente e a presença de esclerócitos (*ergots*) na pastagem de gramíneas ou em grãos fornece evidência diagnóstica. A presença de alcaloides pode ser confirmada por cromatografia.

Eczema facial

Esta é uma doença economicamente importante de ovinos e bovinos que ocorre na Austrália, Nova Zelândia e África do Sul. As lesões de pele desenvolvem-se como resultado da fotossensibilização após exposição à hepatotoxina esporidesmina presente em esporos do fungo saprofítico *Pithomyces chartarum*.

Em condições de umidade e calor, no final do verão e início do outono, o fungo esporula intensamente em palhas de pastagens usadas. As lesões hepatobiliares desenvolvem-se como resultado do acúmulo e da concentração de esporidesmina na bile. A necrose do epitélio biliar resulta na obstrução dos ductos intra-hepáticos. A capacidade reduzida do fígado para excretar filoeritrina, um composto fotodinâmico formado a partir da clorofila por meio de microrganismos entéricos, resulta em fotossensibilização. Em ovinos, as lesões desenvolvem-se em áreas não pigmentadas que não são cobertas pela lã. Icterícia está geralmente presente. Em bovinos, as lesões estão limitadas a áreas de pele não pigmentadas. A produção de leite pode ser seriamente afetada. Em ruminantes, a fotossensibilização acompanhada de icterícia é sugestiva da doença. Enzimas hepáticas elevadas são observadas em animais afetados. Por meio da técnica de ELISA competitivo, a esporidesmina pode ser detectada em diversos fluidos corporais.

Estrogenismo micótico

A zenarelona é um estrogênio não esteroide potente produzido por certas espécies de *Fusarium*, particularmente *F. graminearum*, quando crescem entre milho e outros cereais estocados. Em alguns países, os níveis de zenarelona nas pastagens podem ser suficientes para causar problemas reprodutivos em bovinos e ovinos. Os suínos, particularmente leitoas pré-púberes, podem ser afetados dentro de semanas após a ingestão de alimento contaminado. Edema vulvar e hipertrofia da glândula mamária e do útero são característicos em leitoas. Em porcas multíparas, anestro, pseudogestação e infertilidade podem ser sugestivos de estrogenismo. A micotoxina pode ser detectada por cromatografia. Atividade estrogênica em alimentos pode ser analisada por inoculação de extratos em camundongos sexualmente imaturos. Uma técnica de ELISA tem sido desenvolvida para detecção de zenarelona em amostras de pastagens e urina.

Intoxicações tremorgênicas

Os tremorgenos, grupo heterogêneo de micotoxinas, produzem efeitos neurológicos que incluem tremores musculares, ataxia, incoordenação e ataques convulsivos após a ingestão. O "cambaleio pelo azevém perene" é uma das micotoxicoses mais comuns de bovinos e equinos na Nova Zelândia, Austrália, Europa e Estados Unidos. *Acremonium lolii*, que cresce em azevém perene, produz lolitrema, a qual é responsável pelos sinais clínicos. Embora a morbidade possa ser elevada em rebanhos afetados, mortes são raras e a recuperação é rápida se os animais são removidos das pastagens contaminadas.

O "cambaleio pelo paspalo" é uma doença causada pela ingestão do tremorgeno presente no esclerócio de *Claviceps paspali*, que são encontrados nas espigas da gramínea paspalo. As micotoxinas paspalinina e paspalitremas A e B, produzem ataxia tremorgênica típica. Muitas espécies de *Penicillium* e algumas espécies de *Aspergillus* produzem tremorgenos quando crescem em forragens ou alimentos estocados. Os sinais clínicos assemelham-se aos observados na síndrome do "cambaleio pelo azevém".

PARTE III

TABELA 47.1 Micotoxicoses de animais domésticos

Doença / Micotoxinas	Fungos / Grão ou substrato	Espécies afetadas / Distribuição geográfica	Efeitos funcionais ou estruturais / Achados clínicos
Aflatoxicose / Aflatoxinas B_1, B_2, G_1,G_2	*Aspergillus flavus, A. parasiticus* / Milho, grãos de amendoim estocados, grãos de soja	Suínos, aves domésticas, bovinos, cães, trutas / Mundialmente	Hepatotoxicidade, imunossupressão, mutagênese, teratogênese, carcinogênese / Anorexia, queda na produção de leite, raramente morte em casos de toxicidade aguda
Toxicose por citrinina / Citrinina	*Penicillium citrinum, P. expansum, Aspergilus terreus* / Trigo, aveia, milho, cevada, arroz	Suínos, bovinos, aves domésticas / Mundialmente	Lesões renais em suínos, síndrome hemorrágica em bovinos / Aumento no consumo de água em suínos, urina diluída, hemorragias em bovinos
Toxicose por ácido ciclopiazônico / Ácido ciclopiazônico	Espécies de *Aspergillus*, algumas cepas de *Penicillium camembertii* / Grão armazenado, farinhas	Suíno, aves domésticas / Mundialmente	Interferência com o transporte de íons por membranas celulares / Fraqueza, inapetência
Diplodiose / Neurotoxina não identificada	*Diplodia maydis* / Espiga de milho	Ovinos, bovinos, caprinos, equinos / África do Sul, Argentina	Neurotoxicidade / Ataxia, paresia e paralisia em adultos, morte perinatal em cordeiros e bezerros
Ergotismo / Ergotamina, ergometrina, ergocristina	*Claviceps purpurea* / Espigas de azevém e outras gramíneas, cereais	Bovinos, ovinos, cervídeos,equinos, suínos, aves domésticas / Mundialmente	Neurotoxicidade e vasoconstrição / Convulsões, gangrena das extremidades, agalaxia, hipertermia em climas quentes
Eczema facial / Esporidesmina	*Pithomyces chartarum* / Palha pastagem de azevém e trevo branco	Bovinos, ovinos, caprinos / Nova Zelândia, Austrália, África do Sul, América do Sul, ocasionalmente EUA e partes da Europa	Hepatotoxicidade, oclusão biliar / Fotossensibilização, icterícia
Toxicose pela festuca / Ergovalina	*Neotyphodium coenophialum* / Gramínea festuca alta	Bovinos, ovinos,equinos / Nova Zelândia, Austrália, EUA, Itália	Vasoconstrição / Gangrena seca em temperaturas frias em bovinos e ovinos ("pé--de-festuca"); hipertermia e baixa produção de leite (toxicose da festuca de verão)
Toxicose por fumonisina / Fumonisinas, especialmente B_1 e B_2	*Fusarium verticillioides*, outras espécies de *Fusarium* / Milho estocado ou no pé	Equinos, outros equídeos, suínos / Egito, África do Sul, EUA, Grécia	Leucoencefalomalácea micotóxica em equinos, edema pulmonar em suínos / Sinais neurológicos em equinos incluindo fraqueza, andar cambaleante ou em círculos, apatia
Toxicose pelo mofo da batata-doce / Derivado do 4-ipomeanol	*Fusarium solani, F. semitectum* / Batata-doce	Bovinos / EUA, Austrália, Nova Zelândia	Citotoxicidade causando pneumonia intersticial e edema pulmonar / Dificuldade respiratória, pode ocorrer morte súbita
Lupinose micotóxica / Fomopsinas A, B, C, D, e E	*Diaporthe toxica* / Tremoço em crescimento com ferrugem no caule	Ovinos, ocasionalmente bovinos, equinos, suínos / Mundialmente	Hepatotoxicidade / Inapetência, letargia, icterícia, estase ruminal, frequentemente fatal
Ocratoxicose / Ocratoxinas A, B, C e D	*Aspergillus alutaceus*, outras espécies de *Aspergillus*, *Penicillium verrucosum*, outras espécies de *Penicillium* / Cevada, milho e trigo estocados	Suíno, aves domésticas / Mundialmente	Alterações renais degenerativas / Polidipsia e poliúria em suínos, diminuição na produção de ovos em aves
Estrogenismo / Zenarelona	*Fusarium graminearum*, outras espécies de *Fusarium* / Milho e cevada estocados, cereais peletizados, silagem de milho	Suínos, bovinos, ocasionalmente ovinos / Mundialmente	Atividade estrogênica / Hiperemia e edema da vulva e desenvolvimento mamário precoce em leitoas jovens; anestro e tamanho reduzido da leitegada em porcas; fertilidade reduzida em bovinos e ovinos
Toxicose por patulina / Patulina	*Penicillum expansum*, espécies de *Aspergillus* / Frutas podres, especialmente maçãs, suco de maçã, pão mofado	Bovinos, ovinos, suínos / Mundialmente	Efeito similar a antibióticos na flora ruminal, acidose, vômito e anorexia em suínos / Má absorção alimentar em ruminantes, perda de peso em suínos

(Continua)

PARTE III

TABELA 47.1 Micotoxicoses de animais domésticos (*Continuação*)

Doença / Micotoxinas	Fungos / Grão ou substrato	Espécies afetadas / Distribuição geográfica	Efeitos funcionais ou estruturais / Achados clínicos
Toxicose pela eslaframina / Eslaframina	*Rhizoctonia leguminicola* / Leguminosas, especialmente trevo vermelho, em pastagens ou no feno	Ovinos, bovinos, equinos / EUA, Canadá, Japão, França, Países Baixos	Atividade colinérgica / Salivação, lacrimejamento, timpanismo, diarreia, algumas vezes, morte
Toxicose por Esterigmatocistina / Esterigmatocistina	*Aspergillus versicolor*, *A. flavus*, outras espécies de *Aspergillus* / Farinha de trigo armazenada, cereais, amendoins e feijões secos	Bovinos, aves domésticas / Muitos países	Hepatotoxocidade, lesões entéricas / Diminuição na produção de leite, disenteria
Intoxicações tremorgênicas			
Cambaleio pelo azevém perene / Lolitrema B	*Neotyphodium lolii* / Azevém perene	Bovinos, suínos, aves domésticas, ovinos, equinos, cervídeos / EUA, Austrália, Nova Zelândia, Europa	Neurotoxicidade / Tremores musculares, incoordenação, ataques convulsivos, colapso
Cambaleio pelo paspalo / Paspalina, paspalitremas A, B, C	*Claviceps paspali* / Espigas da gramínea paspalo	Bovinos, ovinos, equinos / EUA, Austrália, Nova Zelândia, América do Sul	Neurotoxicidade / Tremores musculares, incoordenação, ataques convulsivos, colapso
Cambaleio pelo penitrema / Peritrema A, Verruculógeno, outras micotoxinas	*Penicillium crustosum*, algumas espécies de *Aspergillus* / Alimentos estocados e pastagens	Ruminantes, outros animais domésticos / Provavelmente mundial	Neurotoxicidade / Tremores musculares, incoordenação, ataques convulsivos, colapso
Tremores induzidos por *Aspergillus clavatus* / Neurotoxina não identificada	*Aspergillus clavatus* / Brotos de trigo e subproduto de cevada	Bovinos / China, África do Sul, Europa	Neurotoxicidade / Degeneração de neurônios, espuma na boca e rigidez de membros quando forçados a se moverem
Toxicoses por tricoteceno			
Toxicose por desoxinivalenol / Desoxinivalenol	*Fusarium graminearum, Fusarium culmorum* / Cultura de cereais	Suínos, raramente outras espécies / Países de clima temperado ou frio	Neurotoxidade / Rações contaminadas são recusadas, vômito, crescimento deficiente
Toxicose T-2 / Toxina T-2	*Fusarium sporotrichioides*, *F. poae*, outras espécies de *Fusarium* / Trigo mofado, outros cereais	Bovinos, suínos, aves domésticas / EUA	Citotoxicidade, imunossupressão / Recusa da ração em suínos, rumenite em bovinos, lesões de bico em aves
Toxicose por Diacetoxiscirpenol / Diacetoxiscirpenol	*Fusarium tricinctum*, outras espécies de *Fusarium* / Cereais	Bovinos, suínos, aves domésticas / América do Norte, algumas outras regiões	Lesões necróticas, mucosas hemorrágicas, vômito / Lesões necróticas no trato alimentar, hemorragias na pele
Estaquibotriotoxicose / Satratoxina, Roridina, verrucarina	*Stachybotrys chartarum* / Cereais estocados, palha, feno	Equinos, bovinos, suínos, ovinos / Antiga União Soviética, Europa, África do Sul	Citotoxicidade, coagulopatia, imunossupressão / Estomatite, lesões necróticas no trato alimentar, hemorragias
Miroteciotoxicose / Roridinas	*Myrothecium verrucaria, M. roridium* / Azevém, restolho do centeio, palha	Ovinos, bovinos, equinos / Antiga União Soviética, Nova Zelândia, sudeste europeu	Inflamação de muitos tecidos, congestão pulmonar / Emagrecimento, morte súbita.

48 Algas e cianobactérias patogênicas

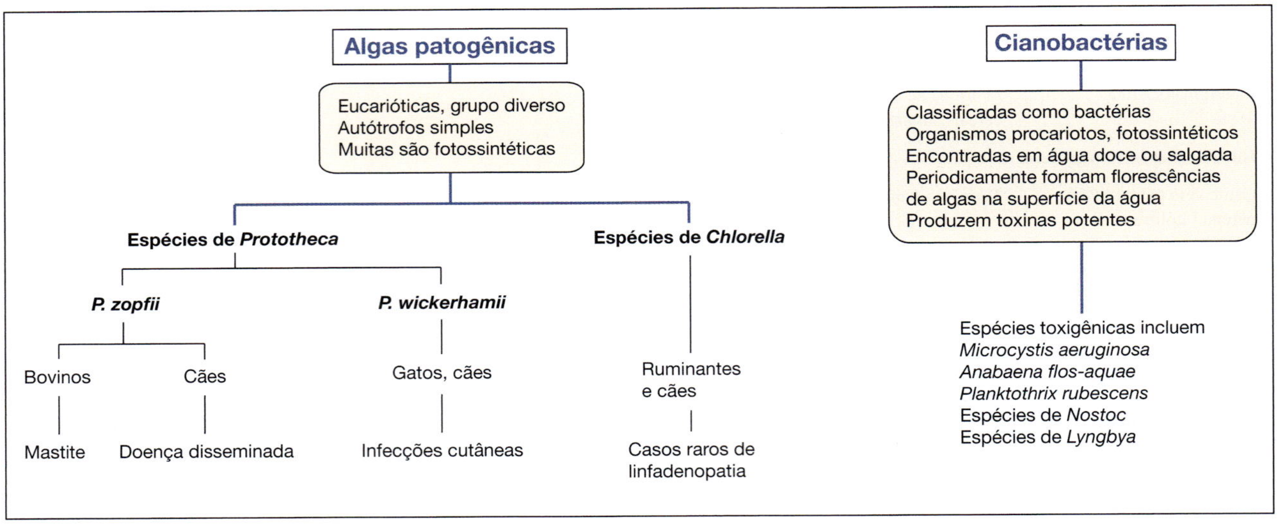
Algas patogênicas
Eucarióticas, grupo diverso
Autótrofos simples
Muitas são fotossintéticas
Espécies de *Prototheca*
P. zopfii
Bovinos
Cães
Mastite
Doença disseminada
P. wickerhamii
Gatos, cães
Infecções cutâneas
Espécies de *Chlorella*
Ruminantes e cães
Casos raros de linfadenopatia
Cianobactérias
Classificadas como bactérias
Organismos procariotos, fotossintéticos
Encontradas em água doce ou salgada
Periodicamente formam florescências de algas na superfície da água
Produzem toxinas potentes
Espécies toxigênicas incluem
Microcystis aeruginosa
Anabaena flos-aquae
Planktothrix rubescens
Espécies de *Nostoc*
Espécies de *Lyngbya*

As algas são organismos saprófitos e eucarióticos amplamente distribuídos no ambiente, especialmente na água. Muitas contêm clorofila. Raramente, algumas espécies de algas têm sido implicadas em doença de animais domésticos. Algas eucariotas sem coloração pertencentes ao gênero *Prototheca* podem invadir tecidos, causando doença cutânea e disseminada em várias espécies, além de mastite em bovinos. Algas verdes pertencentes a espécies de *Chlorella* raramente têm sido associadas à invasão tecidual em ruminantes. As cianobactérias procarióticas (antigamente conhecidas como algas verde-azuladas) produzem potentes toxinas, as quais podem afetar as funções neurológica e hepática.

Espécies de *Prototheca*

Espécies de *Prototheca* são algas saprófitas sem coloração, amplamente distribuídas. Acredita-se que espécies de *Prototheca* possam ser descendentes acrofiladas de espécies de *Chlorella*. *Prototheca zopfii* tem sido associada com prototecose disseminada em cães e com mastite em vacas. Três biotipos de *P. zopfii* têm sido descritos. Estudos subsequentes baseados em análises de sequências do gene 18S rRNA têm sugerido a reclassificação de *P. zopfii* como genótipo 1 (biotipo 1), 2 (biotipo 2), e uma nova espécie, *P. blaschkeae* (biotipo 3). A maioria dos casos de mastite bovina por algas é devido à infecção por *P. zopfii* genótipo 2. A prototecose cutânea em gatos e cães é causada por *P. wickerhamii*. Espécies de *Prototheca* crescem aerobicamente formando colônias similares a leveduras em ágar Sabouraud-dextrose e em ágar-sangue. Durante a reprodução assexuada, dois a dezesseis esporangiósporos desenvolvem-se dentro de um esporângio.

As infecções devido a espécies de *Prototheca* são classificadas como oportunistas e infrequentes. Os organismos podem penetrar nos tecidos por locais com pequenos traumas na pele e nas membranas mucosas, ou pelo canal do teto. Alguns surtos em bovinos têm sido associados ao uso de produtos intramamários contaminados. Uma forma da prototecose, causada por *P. wickerhamii*, é a única manifestação da doença reportada em gatos caracterizada por nódulos bem delimitados, grandes e firmes nos membros e patas. A infecção em cães por *P. zopfii* provavelmente ocorre pela mucosa intestinal, uma vez que a disseminação é muitas vezes precedida de colite hemorrágica. Cães afetados apresentam diarreia sanguinolenta protraída juntamente com sinais de distúrbios oculares ou neurológicos. Pode-se observar perda de peso progressiva e debilidade. *Prototheca zopfii* pode causar lesões piogranulomatosas progressivas crônicas em glândulas mamárias de bovinos e linfonodos associados. Mastite indurativa pode afetar diversos quartos mamários. *Prototheca zopfii* pode persistir nos tecidos mamários mesmo durante o período seco e pode ser excretada durante a lactação subsequente. O tratamento da prototecose é difícil e ao final pode ser inefetivo.

Amostras adequadas para diagnóstico laboratorial incluem leite e tecido de biópsias *post-mortem*. Um *kit* de ELISA indireto foi descrito para detecção de anticorpos no soro sanguíneo e em soro de leite. As técnicas de prata-metanamina e PAS podem ser usadas para demonstrar células de algas e esporângios em cortes histológicos de lesões granulomatosas. Técnicas de imunofluorescência são utilizadas para identificar *P. zopfii* e *P. wickerhamii* em tecidos. Os microrganismos crescem em ágar-sangue e ágar Sabouraud-dextrose sem cicloeximida. As placas de cultivo devem ser incubadas aerobiamente entre 35-37°C por dois a 5 dias.

Espécies de *Chlorella*

Esta alga verde causa doenças em ruminantes em raras situações. Espécies de *Chlorella* são morfologicamente semelhantes a espécies de *Prototheca*. Todavia, são fotossintéticas e possuem cloroplastos contendo pigmento verde, que dá cor aos tecidos infectados. Na Austrália, os microrganismos têm sido recuperados a partir do fígado e de linfonodos associados em ovinos e de bovinos com linfadenite. A infecção disseminada, por espécies de *Chlorella*, foi descrita em um cão.

As cianobactérias

Estes micorganismos procarióticos fotossintéticos são encontrados no mundo todo em águas doces e salgadas e no solo. Florescências (*blooms*) de algas verde-azuladas podem formar-se quando condições permitirem uma replicação rápida das cianobactérias. Podem ocorrer na água enriquecida com fosfatos ou nitrogênio, quando a temperatura estiver entre 15 e 30ºC, com pH neutro ou alcalino, e se sob regime de ventos normal. Animais domésticos e silvestres que beberem água contaminada estão provavelmente expostos à toxina liberada por esses microrganismos. Mais de 40 espécies de cianobactérias são conhecidas por produzirem potentes hepatotoxinas ou neurotoxinas. *Microcystis aeruginosa* é hepatotóxica e a espécie incriminada com mais frequência em episódios de intoxicação. Algumas espécies, como *Anabaena flos-aquae*, podem produzir tanto hepatotoxina quanto neurotoxina.

As toxinas das cianobactérias, seus modos de ação e seus efeitos clínicos estão apresentados na Tabela 48.1. Embora a morte possa ocorrer dentro de curto período após a ingestão de uma dose letal da toxina, a curva de resposta à dose é relativamente acentuada, podendo os animais ingerir aproximadamente 90% da dose letal sem efeitos clínicos perceptíveis. Aves e ruminantes geralmente são mais suscetíveis às toxinas que animais monogástricos.

Os animais afetados podem ter um histórico de ingestão de água contaminada por florescências de algas, e sua boca e pernas podem estar coradas de verde. Amostras da florescência devem ser examinadas microscopicamente quanto à presença das cianobactérias. A toxina deve ser demonstrada na florescência das algas ou no conteúdo estomacal mediante técnicas químicas, biológicas ou de imunoensaio em um laboratório de referência.

Equinos e ruminantes afetados devem ser removidos da fonte da toxina e mantidos ao abrigo da luz solar direta. A administração de eméticos a cães recém expostos pode auxiliar na recuperação. Pasta de carvão ativado ou resinas que promovam a troca de íons podem ser administradas para adsorção das toxinas no trato gastrintestinal. O acesso dos animais a águas contaminadas deve ser restringido. O tratamento da florescência de algas por meio de algicidas resulta na liberação de toxinas das células mortas, contaminado a água.

TABELA 48.1 Toxinas das cianobactérias, seus modos de ação e efeitos clínicos

Toxinas	Modo de ação	Efeitos clínicos
Microcistinas e nodularinas	Hepatotóxicas; inibição de fosfatases proteicas	Hepatomegalia e hepatoencefalopatia; fotossensibilização; aumento dos níveis de enzimas hepáticas no soro; toxicidade grave que resulta em hemorragia intra-hepática e morte por choque hipovolêmico
Anatoxina-a	Neurotóxica; agonista colinérgico pós-sináptico; imita a atividade da acetilcolina	Contrações musculares involuntárias, convulsões; toxicidade grave resulta em morte
Anatoxina-a(s)	Neurotóxica; atividade antiacetilcolinesterase	Semelhante aos efeitos da anatoxina-a; hipersalivação
Saxitoxinas e neos-saxitoxinas	Bloqueio do sinal de transmissão nos neurônios motores	Paralisia flácida; morte por falência respiratória

49 Quimioterapia antifúngica

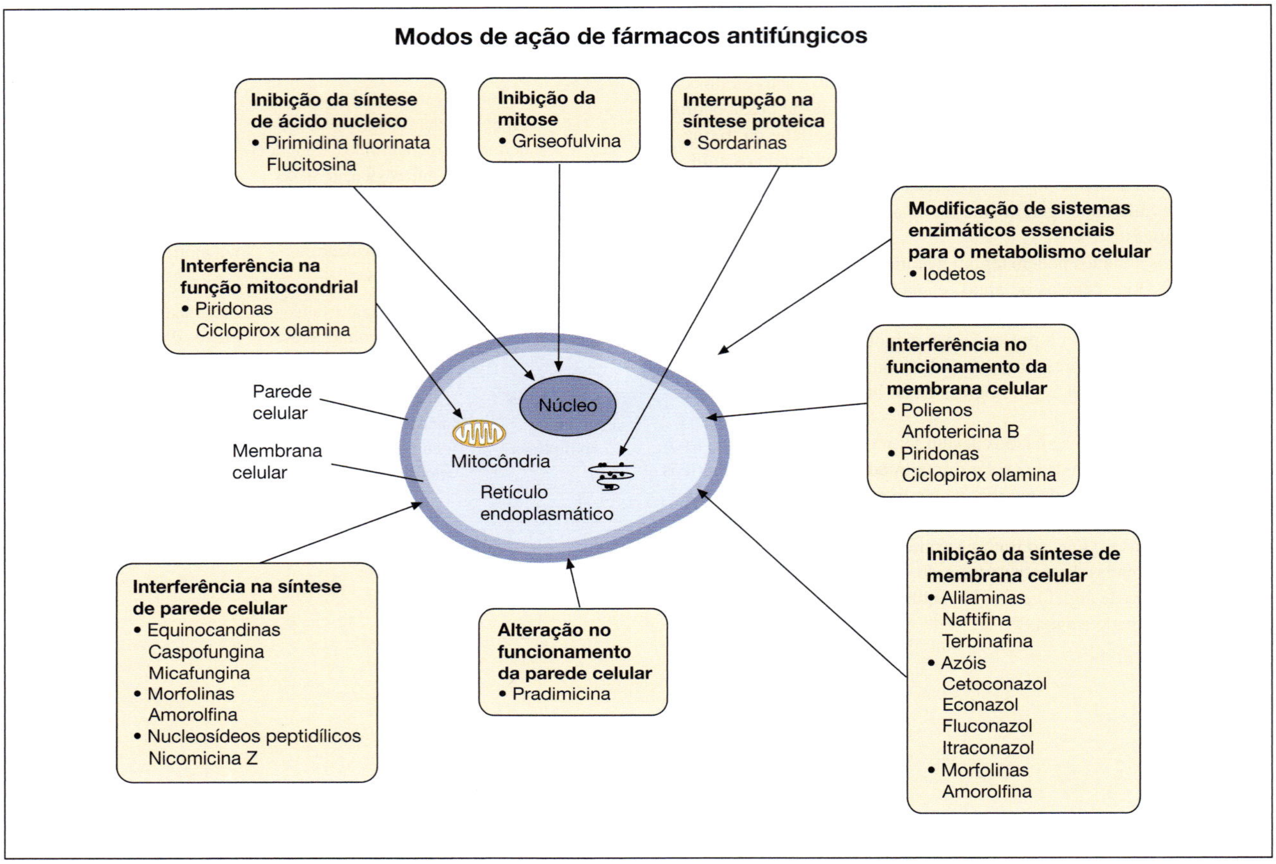
Modos de ação de fármacos antifúngicos
Inibição da síntese de ácido nucleico
• Pirimidina fluorinata
Flucitosina
Inibição da mitose
• Griseofulvina
Interrupção na síntese proteica
• Sordarinas
Modificação de sistemas enzimáticos essenciais para o metabolismo celular
• Iodetos
Interferência na função mitocondrial
• Piridonas
Ciclopirox olamina
Interferência no funcionamento da membrana celular
• Polienos
Anfotericina B
• Piridonas
Ciclopirox olamina
Parede celular
Membrana celular
Núcleo
Mitocôndria
Retículo endoplasmático
Interferência na síntese de parede celular
• Equinocandinas
Caspofungina
Micafungina
• Morfolinas
Amorolfina
• Nucleosídeos peptidílicos
Nicomicina Z
Alteração no funcionamento da parede celular
• Pradimicina
Inibição da síntese de membrana celular
• Alilaminas
Naftifina
Terbinafina
• Azóis
Cetoconazol
Econazol
Fluconazol
Itraconazol
• Morfolinas
Amorolfina

Considerando a localização das lesões, as infecções fúngicas podem ser classificadas em três categorias: micoses superficiais, micoses subcutâneas e micoses sistêmicas. As micoses superficiais limitam-se à pele, além de outras estruturas queratinizadas, como pelos e unhas/cascos, e membranas mucosas. As micoses subcutâneas afetam a derme, os tecidos subcutâneos e, ocasionalmente, as estruturas adjacentes. As micoses sistêmicas de forma geral originam-se a partir da infecção pulmonar, a qual dissemina-se para outros órgãos. Fatores que predispõem a infecções fúngicas oportunistas incluem a alteração da microbiota normal, como consequência de tratamento prolongado com antimicrobianos, imunodeficiência primária ou secundária, imunossupressão medicamentosa, infecções virais agudas e exposição a elevadas doses de esporos fúngicos infectantes. Uma vez que a maiorias dos fármacos antifúngicos possui uma ação fungiostática, na qual a eliminação do agente fúngico é dependente da resposta imune do hospedeiro, é inviável esperar pela eliminação de infecções, por meio de terapias antifúngicas, em tecidos de animais imunocomprometidos ou em animais com imunodeficiência primária ou secundária. Desta forma, a resposta imune do hospedeiro deve ser considerada cuidadosamente no momento da escolha do protocolo de tratamento de doenças fúngicas.

Existem quatro classes principais de fármacos antifúngicos: alilaminas, azóis, equinocandinas e polienos. Outros compostos antifúngicos incluem griseofulvina, flucitosina, iodetos e morfolina. Os modos e os sítios de ação de fármacos antifúngicos variam de compostos que interferem na síntese da perece celular de fungos até compostos que inibem o processo de mitose de células fúngicas (Tabela 49.1).

Alilaminas

Dois compostos nesta categoria de fármacos sintéticos, naftifina e terbinafina, são utilizados terapeuticamente. As alilaminas inibem a atividade da esqualeno epoxidase, uma enzima necessária para produção de ergosterol, o principal esterol da membrana de células fúngicas. A diminuição na síntese de ergosterol e o acúmulo de esqualeno produzem um efeito tóxico no fungo patogênico. A terbinafina, um fármaco lipofílico, concentra-se na derme, epiderme, tecidos adiposos e unhas. Além disso, possui um amplo espectro de ação, o qual inclui dermatófitos, espécies de *Aspergillus*, alguns fungos dimórficos e leveduras.

Griseofulvina

Embora a griseofulvina tenha sido utilizada de maneira extensiva no tratamento de infecções por dermatófitos, ela vem sendo substituída por outros fármacos antifúngicos, os quais são mais seguros e efetivos. Esse

TABELA 49.1 Fármacos antifúngicos e seus mecanismos de ação

Fármaco antifúngico/ Exemplo	Modo de ação	Comentários
Alilaminas		
Naftifina Terbinafina	Estes fármacos inibem a atividade da esqualeno epoxidase, uma ezima necessária para a síntese do ergosterol, principal esterol presente na membrana celular de células fúngicas	Alilaminas são particularmente efetivas contra dermatófitos. A terbinafina pode ser administrada oral ou topicamente, sendo absorvida satisfatoriamente
Fármaco antimitótico		
Griseofulvina	Este fármaco fungiostático liga-se às proteínas microtubulares e interfere com a mitose de células fúngicas	Embora tenha sido amplamente utilizado no tratamento da dermatofitose, tem sido definitivamente substituído por fármacos antifúngicos mais efetivos em pequenos animais, porém ainda é indicado para o tratamento de infecções em equinos
Azóis		
Imidazóis Cotrimazol Cetoconazol Miconazol Econazol Triazóis Itraconazol Fluconazol Voriconazol	Os imidazóis e triazóis interferem na biossíntese de ergosterol para membrana citoplasmática e resulta no acúmulo de 14-α-metil esterol. Essas mudanças impossibilitam as atividades da membrana celular e inibem o crescimento da célula fúngica	Fluconazol e o itraconazol são amplamente utilizados no tratamento de infecções fúngicas sistêmicas. O itraconazol é ativo contra espécies de *Aspergillus* e fungos dimórficos
Equinocandinas		
Caspofungina Micafungina Anidulafungina	As equinocandinas são lipopeptídeos semi-sintéticos que interferem na 1,3-β-glucano sintetase, a qual é necessária para a síntese de 1,3-β-glucano, o principal componente da parede celular de diversos fungos	Caspofungina é efetiva contra espécies de *Aspergillus* e contra a maioria das espécies de *Candida*
Pirimidina fluorada		
Flucitosina	Esta pirimidina fluorada entra na célula pela ação da citosina desaminase e é convertida em 5-fluorouracil, o qual interfere na síntese de RNA e proteínas	Flucitosina é ativa contra *Cryptococcus neoformans* e espécies de *Candida*. Geralmente é administrada junto com a anfotericina B a fim de frear a emergência de resistência fúngica à flucitosina
Iodetos		
Iodeto de potássio Iodeto de sódio	Embora utilizados por muitos anos, a atividade antifúngica dos iodetos ainda é indefinida. Um efeito antifúngico direto e aumento da resposta imune podem contribuir para sua atividade antifúngica	Tratamentos prolongados são muitas vezes necessários. O iodeto de sódio tem sido utilizado no tratamento de esporotricose e aspergilose nasal em cães. Existe um risco de intoxicação por iodetos se o tratamento for muito longo
Morfolinas		
Amorolfina	Este composto antifúngico é um inibidor da biossíntese de esterol	Amorolfina é considerada altamente eficaz como agente antifúngico no tratamento de onicomicoses em paciente humanos
Polienos		
Anfotericina B	Os polienos são fármacos do grupo dos macrolídeos com amplo espectro de ação antifúngica. Eles ligam-se preferencialmente aos esteróis, especialmente ao ergosterol. A anfotericina B liga-se ao ergosterol e desregula a atividade osmótica da célula, bem como a membrana celular	Devido aos efeitos tóxicos da suspensão micelar, três formulações de base lipídica, as quais são menos tóxicas que a formulação micelar, estão disponíveis comercialmente
Sordarinas	Derivados da sordarina inibem seletivamente o crescimento fúngico por bloquearem o fator 2 da elongação e interromperem a síntese proteica	Sordarinas são conhecidas por desempenharem um amplo espectro de ação antifúngica, sendo ativas contra dermatófitos, espécies de *Aspergillus*, fungos dimórficos e *Pneumocystis carinii*
Piridonas		
Ciclopirox olamina	Esta piridona exerce sua atividade antifúngica por alterar o transporte ativo de membrana, integridade de membrana celular e processos respiratórios	Ciclopirox olamina é um composto antifúngico de amplo espectro e de uso tópico. É conhecido por ser efetivo contra dermatófitos, leveduras e saprófitos

fármaco fungiostático interfere na formação de microtúbulos e inibe o processo de mitose em células fúngicas suscetíveis. A griseofulvina tem sido utilizada no tratamento de infecções por dermatófitos em grandes e pequenos animais. Um tratamento por diversas semanas pode ser necessário. Devido aos seus efeitos teratogênicos, a griseofulvina é contraindicada em animais prenhes, especialmente gatas e éguas.

Azóis

Dois grupos quimicamente diferentes de compostos azóis, imidazóis e triazóis, são utilizados terapeuticamente devido à sua atividade fungiostática. A atividade antifúngica desses compostos deriva da sua capacidade em inibir a citocromo 14-α-desmetilase, uma enzima fúngica envolvida na conversão do lanosterol ao ergosterol. A diminuição do ergosterol e o consequente acúmulo de 14-α-metil esterol em membranas de fungos prejudica a sua função e o crescimento da célula é inibido. A ação fungiostática dos compostos azóis é lenta; sendo assim, protocolos de tratamento mais longos são necessários para assegurar a recuperação clínica dos animais afetados. O itraconazol e o fluconazol apresentam um espectro de ação maior que o cetoconazol. O fluconazol é efetivo contra dermatófitos, espécies de *Candida*, *Cryptococcus neoformans*, *Histoplasma capsulatum*, *Coccidioides immitis* e *Sporothrix schenckii*, porém é inefetivo contra espécies de *Aspergillus*. O itraconazol possui em espectro de ação maior que o fluconazol, sendo também ativo contra espécies de *Aspergillus*. Por este motivo, é o fármaco de escolha no tratamento de aspergilose invasiva. Diante do risco de teratogenicidade, os azóis são contraindicados no tratamento de animais prenhes.

Equinocandinas

Este grupo de glicopeptídeos semissintéticos inibe a síntese de 1,3-β-glucano, o principal componente da parede celular de diversos fungos. Uma vez que esses compostos agem como inibidores não competitivos da enzima 1,3-β-glucano sintetase, os fármacos desse grupo interferem na divisão celular de fungos e também no crescimento celular. Já que as células de mamíferos não contêm 1,3-β-glucano, as equinocandinas apresentam toxicidade seletiva para fungos. Três equinocandinas, a caspofungina, a micafungina e a anidulafungina, parecem ter um espectro de ação antifúngico similar. A caspofungina é efetiva contra espécies de *Candida*, diversas espécies de *Aspergillus* e *Pneumocystis carinii*, porém não contra *Crytococcus neoformans* ou zigomicetos.

Flucitosina

Esta pirimidina fluorada penetra em fungos suscetíveis por meio de uma citosina permease. No interior de célula, o composto é convertido em 5-fluorouracil e posteriormente em ácido 5-fluorouridílico, o qual compete com a base nitrogenada uracila durante a síntese de RNA. Isso resulta em uma codificação incorreta na sequência de RNA, inibição da síntese de DNA e proteínas. A flucitosina apresenta um espectro de ação reduzido, principalmente contra leveduras, espécies de *Candida* e *Cryptococcus neoformans*. Uma vez que a resistência à flucitosina pode desenvolver-se rapidamente durante o tratamento, esse fármaco é utilizado em combinação com a anfotericina B ou fluconazol. A terapia combinada é utilizada para o tratamento de criptococose, especialmente em gatos.

Iodetos

Os iodetos de sódio e de potássio vêm sendo utilizados nos tratamentos de infecções fúngicas há muitos anos. Seus modos de ação podem estar associados à interferência no metabolismo celular de fungos. Uma grande porcentagem de paciente humanos com esporotricose recuperam-se após a administração oral de iodeto de potássio. O iodeto de sódio vem sendo utilizado com sucesso contra a esporotricose em animais. O tratamento prolongado com iodetos pode ser necessário, resultando em risco de iodismo (intoxicação por compostos à base de iodo).

Polienos

Os polienos são antimicrobianos do grupo dos macrolídeos, os quais apresentam um amplo espectro de ação antifúngica. Muitos desses compostos são demasiadamente tóxicos para uso terapêutico, porém a anfotericina B é adequada para o tratamento de infecções fúngicas. A anfotericina B liga-se preferencialmente aos esteróis, especificamente ao ergosterol na membrana celular de fungos, resultando em alteração na permeabilidade celular e morte da célula. O espectro de ação desse fármaco antifúngico inclui leveduras patogênicas, fungos dimórficos, espécies de *Aspergillus* e zigomicetos. Devido aos problemas associados com a anfotericina B na sua formulação original, novas formulações surgiram oferecendo maior eficácia e toxicidade reduzida.

Resistência aos fármacos antifúngicos

Fungos patogênicos podem ser intrinsecamente resistentes, ou tornarem-se resistentes a fármacos que interferem na sua replicação ou alteram seu metabolismo. A resistência primária indica uma resistência natural de um gênero de fungos em particular ou de certas espécies. A resistência secundária significa o desenvolvimento de resistência após a pressão seletiva exercida pelos fármacos antifúngicos. Os processos de mutação e seleção contribuem significativamente para a ocorrência de resistência secundária observada em fungos patogênicos.

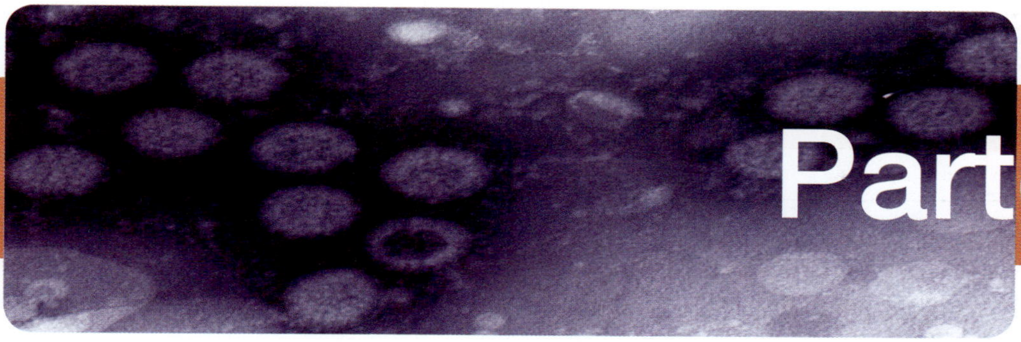

Parte IV

Vírus e príons

50 Natureza, estrutura e classificação dos vírus

Natureza, morfologia e classificação dos vírus

Pequenos agentes infecciosos medindo de 20 a 400 nm
São compostos de ácido nucleico circundado por um envoltório proteico; além disso, alguns são envelopados
Cada vírus contém apenas um tipo de ácido nucleico; DNA ou RNA

- Células viáveis são necessárias para replicação
- Alguns possuem afinidade por certos tipos celulares
- Um determinado número é estável no ambiente; muitos vírus lábeis são sensíveis ao calor, dessecação, detergentes e desinfetantes

Famílias de vírus DNA

DNA de dupla-fita, envelopados

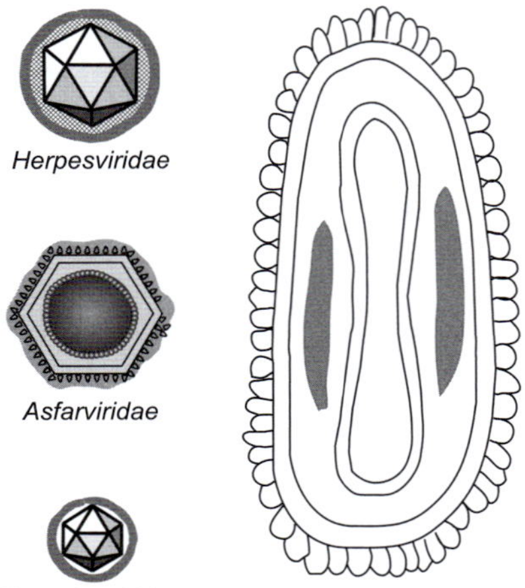

Herpesviridae, *Asfarviridae*, *Hepadnaviridae*, *Poxviridae*

DNA de dupla-fita, não envelopados

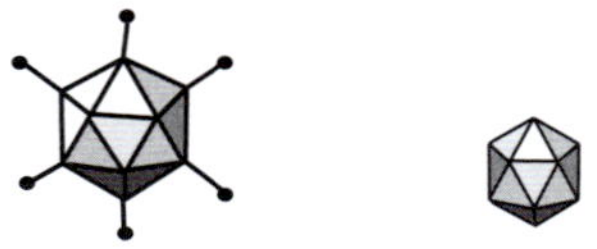

Adenoviridae, *Papillomaviridae*

DNA de fita simples, não envelopados

Parvoviridae, *Circoviridae*

100 nm

Famílias de vírus RNA

RNA de fita simples, envelopados

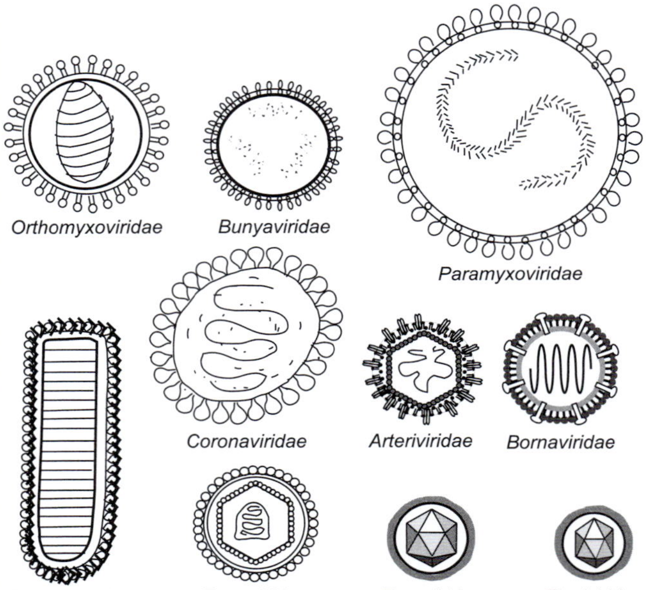

Orthomyxoviridae, *Bunyaviridae*, *Paramyxoviridae*, *Coronaviridae*, *Arteriviridae*, *Bornaviridae*, *Rhabdoviridae*, *Retroviridae*, *Togaviridae*, *Flaviviridae*

RNA de fita simples, envelopados

Picornaviridae, *Caliciviridae*

RNA de dupla-fita, não envelopados

Reoviridae, *Birnaviridae*

100 nm

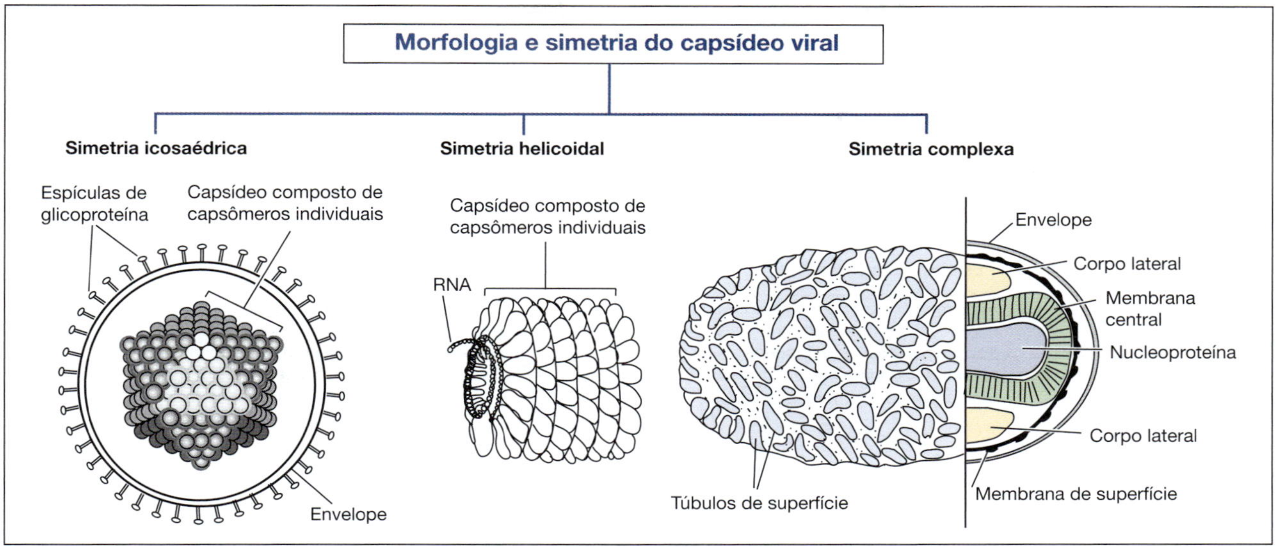
Morfologia e simetria do capsídeo viral
Simetria icosaédrica
Simetria helicoidal
Simetria complexa
Espículas de glicoproteína
Capsídeo composto de capsômeros individuais
Envelope
Capsídeo composto de capsômeros individuais
RNA
Envelope
Corpo lateral
Membrana central
Nucleoproteína
Corpo lateral
Membrana de superfície
Túbulos de superfície

O termo vírus (do latim *virus* – veneno) refere-se a membros de uma classe única de agentes infecciosos, os quais são extremamente pequenos, contêm somente um tipo de ácido nucleico (DNA ou RNA) e são dependentes de uma célula viva para sua replicação (Quadro 50.1). Os genomas dos vírus que infectam animais são menores que aqueles de células procarióticas, contendo 2 a 800 kb (quilobases). Na maioria dos vírus, o ácido nucleico está presente como uma molécula de fita simples; em alguns vírus RNA o ácido nucleico ocorre de forma fragmentada, em segmentos. Embora o ácido nucleico de genomas virais seja geralmente linear, em alguns vírus ele é circular. Os genomas de vírus DNA podem ser de fita simples ou de dupla-fita.

Um vírus infectivo completamente formado é chamado de vírion. O componente fundamental de um vírion é uma nucleoproteína central com a habilidade de infectar células do hospedeiro e replicar-se no seu interior, assegurando, assim, sua sobrevivência. O genoma de vírus que infectam vertebrados é circundado por uma camada de proteínas, chamada de capsídeo. Cada subunidade é composta de uma cadeia polipeptídica dobrada. Coleções dessas subunidades constituem unidades estruturais ou protômeros, os quais se agrupam e formam subunidades maiores, chamadas de capsômeros. O termo "capsômero" ou "unidade morfológica" é utilizado para descrever características como as protrusões observadas na superfície de partículas virais em micrografia eletrônica. Essas estruturas, muitas vezes, correspondem a grupos de subunidades proteicas distribuídas conforme um eixo local de simetria. Capsídeos são compostos de múltiplos de um ou mais tipos de subunidades proteicas. O fato de os vírus utilizarem um pequeno número de subunidades proteicas repetidas lhes assegura um custo mínimo de espaço codificante. O arranjo ordenado de interfaces proteína-proteína resulta em uma estrutura simétrica. As formas icosaédricas e helicoidais são os tipos de simetria de capsídeos descritas em vírus.

Os vírus isométricos fechados têm uma estrutura baseada na simetria icosaédrica, a qual oferece uma capacidade máxima de resistência e armazenamento para uma determinada superfície de área. O capsídeo helicoidal-protetivo de muitos vírus RNA é formado pela inserção de subunidades proteicas entre cada volta da hélice do ácido nucleico.

Em muitos tipos de vírus, o nucleocapsídeo é coberto por um envelope composto de uma dupla camada de lipídeos e associado a glicoproteínas. O envelope é adquirido quando o nucleocapsídeo emerge pela membrana da célula. Proteínas, codificadas por ácido nucleico viral e integradas como glicoproteínas, no interior de membranas por meio de mecanismos de compartimentalização da célula do hospedeiro, são uma parte integral do envelope viral. Peplômeros, ou espículas, são projeções arredondadas do envelope de certos vírus. Essas estruturas são formadas a partir dos oligômeros das glicoproteínas de superfície.

Taxonomicamente, os vírus são classificados em cinco níveis hierárquicos principais, denominados de ordem, família, subfamília, gênero e espécie. O táxon "espécie" é o nível mais importante de classificação. Uma espécie viral é definida pela combinação de múltiplas propriedades e características; não há uma única ou singular propriedade que seja essencial para definição de uma espécie. No presente esquema de taxonomia viral, os critérios primários para a classificação são tipo e natureza do genoma, além de modo e local de replicação viral e estrutura do vírion. Atualmente, mais de 1.900 espécies de vírus são reconhecidas pelo Comitê Internacional de Taxonomia de Vírus (ICTV, do inglês *International Committee on Taxonomy of Viruses*), com adição periódica de novas espécies. Além disso, grupos internacionais de especialistas monitoram um grande número de cepas e subtipos. Até o momento, não há um consenso universal sobre a terminologia apropriada para a descrição de cepas e subtipos de espécies virais.

Quadro 50.1 Características dos vírus patogênicos para animais

- Agentes infecciosos pequenos, com tamanho variando entre 20 e 400 nm
- Compostos de ácido nucleico envolto por uma capa proteica; além disso, alguns contêm envelope
- Contêm somente um tipo de ácido nucleico (DNA ou RNA)
- Diferentemente das bactérias e fungos, os vírus não podem replicar-se em meios inertes; células viáveis de hospedeiro são requeridas para sua replicação
- Certos vírus têm afinidade por determinados tipos celulares

PARTE IV

51 Replicação dos vírus

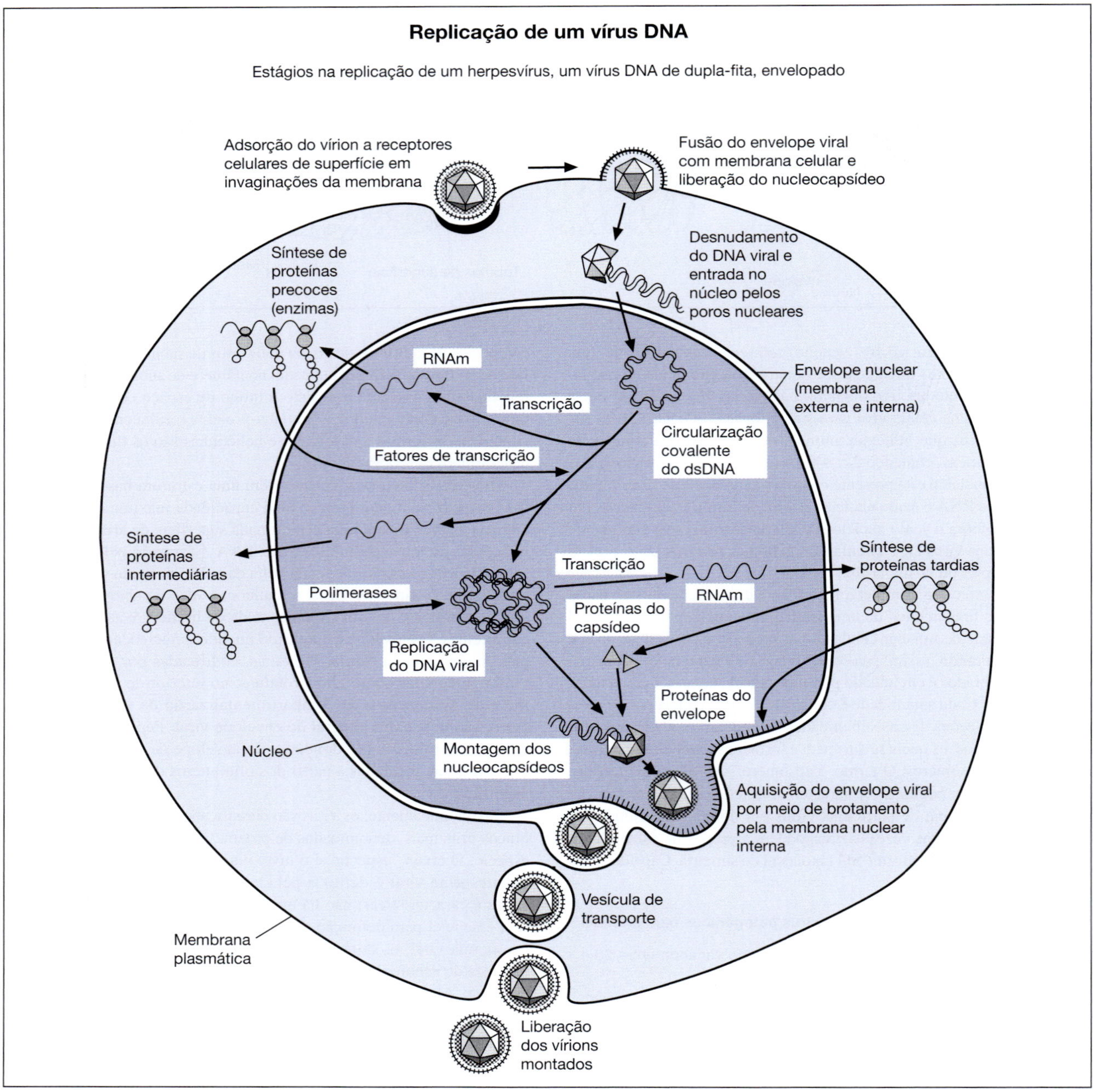

Replicação de um vírus DNA
Estágios na replicação de um herpesvírus, um vírus DNA de dupla-fita, envelopado
Adsorção do vírion a receptores celulares de superfície em invaginações da membrana
Fusão do envelope viral com membrana celular e liberação do nucleocapsídeo
Desnudamento do DNA viral e entrada no núcleo pelos poros nucleares
Síntese de proteínas precoces (enzimas)
RNAm
Transcrição
Envelope nuclear (membrana externa e interna)
Circularização covalente do dsDNA
Fatores de transcrição
Síntese de proteínas intermediárias
Transcrição
Síntese de proteínas tardias
Polimerases
RNAm
Proteínas do capsídeo
Replicação do DNA viral
Proteínas do envelope
Núcleo
Montagem dos nucleocapsídeos
Aquisição do envelope viral por meio de brotamento pela membrana nuclear interna
Vesícula de transporte
Membrana plasmática
Liberação dos vírions montados

Diferentemente das bactérias, que podem crescer em meios inertes, os vírus são parasitas intracelulares obrigatórios e podem multiplicar-se somente em células viáveis. Esse requerimento surge da sua composição genômica limitada, que os obriga a utilizar organelas da célula hospedeira, enzimas e outras macromoléculas para sua replicação. Os efeitos da multiplicação viral nas células hospedeiras variam de pequenas alterações no metabolismo celular até citólise (lise celular).

O ciclo replicativo de um vírus pode ser didaticamente dividido em vários estágios (Quadro 51.1). Um vírion deve primeiramente ligar-se a receptores na superfície celular a fim de produzir infecção. A interação inicial, vírus-célula, é um evento que ocorre ao acaso e que está relacionado ao número de partículas virais presentes e à disponibilidade de moléculas receptoras apropriadas. A interação vírus-célula determina tanto a variedade de hospedeiros como o tropismo tecidual das espécies virais.

Replicação de um vírus RNA

Estágios na replicação de um rhabdovirus, um vírus RNA de fita simples, envelopado

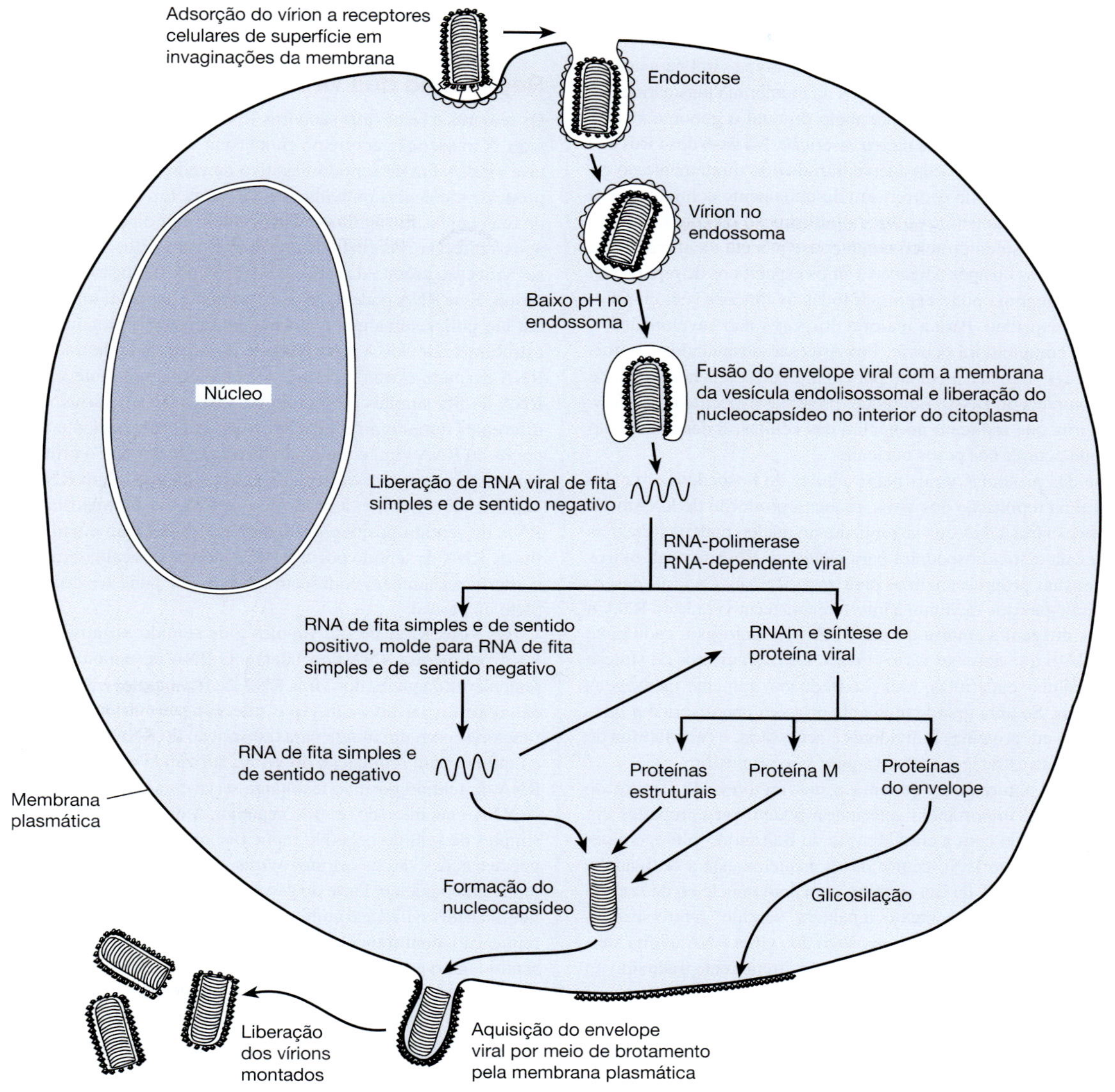

Adsorção do vírion a receptores celulares de superfície em invaginações da membrana
Endocitose
Vírion no endossoma
Baixo pH no endossoma
Fusão do envelope viral com a membrana da vesícula endolisossomal e liberação do nucleocapsídeo no interior do citoplasma
Núcleo
Liberação de RNA viral de fita simples e de sentido negativo
RNA-polimerase RNA-dependente viral
RNA de fita simples e de sentido positivo, molde para RNA de fita simples e de sentido negativo
RNAm e síntese de proteína viral
RNA de fita simples e de sentido negativo
Proteínas estruturais
Proteína M
Proteínas do envelope
Membrana plasmática
Formação do nucleocapsídeo
Glicosilação
Liberação dos vírions montados
Aquisição do envelope viral por meio de brotamento pela membrana plasmática

Os vírus evoluíram ao ponto em que podem utilizar ampla variedade de proteínas superficiais da célula do hospedeiro como receptores. Muitas dessas moléculas de superfície são altamente conservadas e essenciais para as funções celulares fundamentais. Alguns vírus possuem mais de um tipo de molécula de ligação e podem, assim, ligar-se a diferentes tipos de receptores de superfície celular em ordem sequencial durante a etapa de adsorção. Algumas espécies virais podem desligar-se e adsorver-se a outro tipo de célula quando a infecção inicial de uma célula não for bem sucedida. Nos casos dos ortomixovírus e paramixovírus, a separação das células do hospedeiro é mediada pela neuraminidase viral, uma enzima que destrói o receptor de superfície.

A entrada ou penetração do vírus é um processo dependente da energia que pode ocorrer de duas formas principais, endocitose ou penetração direta. Diversos mecanismos endocíticos estão descritos, incluindo a mediação por clatrina, caveolina, agrupamentos de lipídeos (conhecidos como *lipid rafts*) e macropinocitose. A acidificação do interior do endossoma resulta em mudanças estruturais nos vírus internalizados, o que facilita sua liberação no citoplasma celular. O envelope de alguns vírus,

Quadro 51.1 Estágios da replicação viral

- Adsorção em um receptor de superfícies de uma célula suscetível do hospedeiro
- Entrada na célula
- Desnudamento do ácido nucleico viral
- Replicação do ácido nucleico viral e síntese de proteínas codificadas pelo vírus
- Montagem das partículas virais recém-formadas e liberação a partir da célula do hospedeiro

como ortomixovírus, rabdovírus e flavivírus, funde-se com a membrana dos endossomas, liberando o nucleocapsídeo diretamente dentro do citoplasma. Uma estratégia adicional utilizada por alguns vírus envelopados, incluindo os paramixovírus, retrovírus e herpesvírus, envolve a fusão do envelope viral com a membrana celular. Isso permite a liberação do nucleocapsídeo diretamente dentro do citoplasma da célula hospedeira. A penetração de alguns vírus não envelopados, como os picornavírus, envolve a introdução direta ou translocação do genoma viral para dentro do citoplasma por meio de canais ou poros na membrana plasmática.

O desnudamento é o processo por meio do qual o genoma viral é liberado em uma forma adequada para transcrição. No caso dos vírus envelopados, nos quais o nucleocapsídeo é introduzido diretamente no citoplasma, a transcrição pode ocorrer sem desnudamento completo. Para outros vírus, o desnudamento resulta da interrupção da conexão entre ácido nucleico e capsídeo proteico como consequência da atividade de enzimas proteolíticas ou após a ligação a sítios específicos de replicação. Nos reovírus, o genoma pode expressar todas as funções sem completa liberação do capsídeo. Para a maioria dos vírus não envelopados, o desnudamento completo irá ocorrer. Poxvírus são desnudados em dois estágios. O estágio inicial é mediado por enzimas da célula hospedeira, e a liberação completa do DNA viral requer proteínas especificas do vírus. Em alguns vírus que replicam no núcleo das células, o desnudamento completo pode ocorrer nos poros nucleares.

A síntese das proteínas virais pelas células do hospedeiro, que é o evento central na replicação dos vírus, requer a produção de RNAm viral. Enquanto os vírus DNA que se replicam no núcleo podem utilizar as transcriptases da célula hospedeira para sintetizar RNAm viral, outros vírus utilizam suas próprias enzimas para gerar RNAm. Os vírus desenvolveram estratégias que facilitam a interferência na atividade do RNAm celular. Vírus dirigem a síntese de um RNAm distinto para cada gene ou de um RNAm que abrange vários genes. Os mecanismos de síntese proteica das células eucariotas, todavia, traduzem somente mensagens monocistrônicas. Se uma grande molécula proteica precursora é produzida, a clivagem em proteínas individuais é necessária, e cada família de vírus emprega uma estratégia exclusiva para esse propósito.

Com base na natureza do genoma e nos métodos de síntese de RNAm, os vírus de importância veterinária podem ser agrupados em sete classes, de acordo com a classificação de Baltimore (biólogo americano, David Baltimore). No centro desse esquema está a designação do genoma de vírus RNA de fita simples, com ácido nucleico de sentido positivo ou negativo. Nesse contexto, a palavra "sentido" refere-se à polaridade do ácido nucleico. O ácido nucleico dos vírus RNA de fita simples sentido positivo é um RNAm que pode ser diretamente traduzido no ribossomos, formando as proteínas virais.

Replicação dos vírus DNA

Os vírus DNA de dupla-fita, tais como os herpesvírus, papovavírus e adenovírus, os quais replicam no núcleo das células, têm uma estratégia de replicação relativamente direta. O DNA viral é transcrito pela RNA-polimerase DNA-dependente (transcriptase) celular para formar o RNAm. Em contraste, os vírus DNA de fita simples, parvovírus e circovírus, que também replicam no núcleo celular, utilizam a DNA-polimerase celular para sintetizar DNA de dupla fita, a qual é então transcrita em RNAm pelas transcriptases celulares. Devido aos seus requerimentos para replicação, parvovírus e circovírus necessitam de células em divisão. A replicação de grandes vírus DNA (poxvírus e vírus da peste suína africana), os quais codificam todas as enzimas necessárias para sua replicação, ocorre primariamente no citoplasma.

Uma sequência temporal definida de eventos ocorre durante a transcrição e a replicação dos vírus DNA. Genes específicos codificam proteínas iniciais, que incluem as enzimas e outras proteínas necessárias para replicação do vírus e para supressão da síntese das proteínas da célula hospedeira. Posteriormente, ocorre a replicação do ácido nucleico viral e a transcrição de genes que codificam as proteínas tardias. Essas proteínas tardias, as quais são muitas vezes transcritas a partir do ácido nucleico viral recém-formado, são componentes estruturais sintetizados tardiamente no ciclo da infecção. Essa sequência temporal não é claramente demonstrável nos ciclos replicativos dos vírus RNA, nos quais a maior parte da informação genética é expressa ao mesmo tempo.

Replicação dos vírus RNA

Os reovírus e birnavírus são vírus RNA de dupla-fita e genoma segmentado. A transcrição ocorre no citoplasma sob a direção de uma transcriptase viral.A fita de sentido negativo de cada segmento é transcrita para produzir moléculas individuais de RNAm. Em contraste, os vírus RNA de fita simples de sentido positivo podem agir diretamente como RNAm após a infecção. As enzimas necessárias para replicação do genoma desses vírus são produzidas após a infecção por tradução direta do RNA do vírion. Esse RNA pode ligar-se diretamente aos ribossomos e é traduzido em um poliproteína que é clivada para produzir proteínas funcionais e estruturais. Devido à possibilidade de ocorrência da tradução direta, o RNA desnudo extraído desses vírus é considerado infeccioso. Os vírus RNA de fita simples de sentido positivo utilizam várias vias sintéticas diferentes durante a replicação. Nos togavírus, somente cerca de dois terços do RNA viral é traduzido diretamente durante o primeiro ciclo da síntese proteica. Subsequentemente, é sintetizado um RNA de sentido negativo completo, e, a partir dele, é sintetizada uma fita completa de RNA de sentido positivo destinado à encapsidação e mais um terço de fita de RNA de sentido positivo. Os genomas dos calicivírus, coronavírus e arterivírus também codificam RNAm, que pode ser de tamanho completo ou parcial.

Os vírus RNA de fita simples e de sentido negativo possuem uma RNA polimerase RNA-dependente. O RNA desnudo desses vírus, diferentemente daqueles dos vírus RNA de fita simples e de sentido positivo, não pode iniciar infecção. Após infecção pelo vírion, o RNA genômico funciona como um molde para transcrição do RNAm de sentido positivo e também para replicação do vírus, utilizando a mesma polimerase. O RNA de sentido positivo resultante serve como um molde para a síntese de RNA genômico de sentido negativo. A maioria dos vírus RNA de fita simples de sentido negativo replica-se no citoplasma das células. Notáveis exceções são os ortomixovírus e o vírus da doença de Boma, que replicam no núcleo. Parte do genoma segmentado de alguns membros da família *Bunyaviridae* é ambissenso, utilizando uma estratégia mista para replicação, com fatores característicos de vírus RNA de fita simples de sentido tanto positivo quanto negativo.

O genoma dos retrovírus consiste em RNA de fita simples de sentido positivo que não funciona como RNA mensageiro. Por sua vez, uma cópia de DNA de fita simples é produzida pela DNA-polimerase RNA-dependente (transcriptase reversa) usando o RNA viral como molde. Quando uma segunda fita de DNA é formada, o RNA parental é removido da molécula híbrida RNA-DNA. O DNA de dupla-fita é integrado dentro do genoma da célula hospedeira como um provírus e pode ser transcrito em um novo RNA viral.

Síntese proteica

No interior da célula, os locais onde proteínas específicas são sintetizadas relacionam-se ao tipo e à função da proteína. Proteínas e glicoproteínas de membrana são sintetizadas nos ribossomos ligados à membrana, enquanto proteínas solúveis, incluindo as enzimas, são sintetizadas nos ribossomos livres no citoplasma. Sequências curtas de aminoácidos específicos, conhecidas como "sequências-sinal", facilitam a incorporação das proteínas em várias regiões celulares onde elas são requeridas para atividade metabólica. A maior parte das proteínas virais sofre modificações após a tradução, incluindo clivagem proteolítica, fosforilação e glicosilação. Durante a glicosilação, cadeias laterais de açúcares são adicionadas às proteínas virais de uma maneira programada conforme as proteínas vão sendo transferidas do retículo endoplasmático rugoso ao aparelho de Golgi. Esse evento ocorre como preparação para a montagem final dos vírions intactos antes da sua liberação da célula.

Montagem e liberação dos vírions

Os mecanismos para montagem e liberação de vírus envelopados e não envelopados são diferentes. Vírus não envelopados de animais apresentam estrutura icosaédrica. As proteínas estruturais desses vírus associam-se espontânea, gradual e simetricamente para formar os procapsídeos. Subsequentemente, ácido nucleico viral é incorporado dentro do procapsídeo. A clivagem proteolítica de polipeptídeos específicos do procapsídeo pode ser requerida para a formação final das partículas infecciosas. Vírus não envelopados geralmente são liberados após a desintegração celular. A montagem dos picornavírus e dos reovírus ocorre no citoplasma das células, enquanto os parvovírus, adenovírus e papovavírus são montados no núcleo.

Em vírus envelopados, o passo final no processo de montagem do vírion envolve a aquisição de um envelope por brotamento a partir de membranas celulares. Antes do brotamento, membranas celulares são modificadas pela inserção de glicoproteínas-transmembrana específicas do vírus, que se agregam em segmentos da membrana celular. A presença de glicoproteínas virais altera a composição antigênica das células infectadas que se tornam alvo de linfócitos T citotóxicos. No caso dos vírus icosaédricos, as proteínas de seus nucleocapsídeos ligam-se aos domínios hidrofílicos de espículas glicoproteicas vírus-específicas na membrana, as quais se projetam levemente para dentro do citoplasma. Como resultado, o nucleocapsídeo torna-se circundado pela porção alterada da membrana durante o brotamento. Os nucleocapsídeos dos vírus helicoidais se ligam a uma matriz proteica específica ao vírus (M), a qual, em contrapartida, liga-se ao domínio hidrofílico de glicoproteínas específicas do vírus que reveste o lado citoplasmático de segmentos da membrana.

O brotamento dos vírus através da membrana plasmática geralmente não rompe a integridade da membrana, e, como resultado, muitos vírus envelopados não são citolíticos e podem estar associados a infecções persistentes. No entanto, diferentemente da maioria dos outros vírus envelopados, os togavírus, paramixovírus e rabdovírus são citolíticos. Os flavivírus, coronavírus, arterivírus e buniavírus adquirem seus envelopes dentro das células, por brotamento por meio da membrana do retículo endoplasmático rugoso ou do aparelho de Golgi. Esses vírus são então transportados em vesículas até a superfície da célula, onde a vesícula se funde com a membrana celular liberando os vírions por exocitose. Os herpesvírus, que replicam no núcleo, são os únicos que brotam por meio da lamela interna e da membrana nuclear e acumulam no espaço entre as lamelas, nas cisternas do retículo endoplasmático e em vesículas citoplásmicas.

A liberação dos vírions pode ocorrer por exocitose ou por citólise. Células epiteliais exibem polaridade e vírus infectivos apresentam uma tendência de brotar tanto pela superfície apical, facilitando a sua excreção a partir do hospedeiro, ou pela superfície basolateral, a qual facilita sua disseminação sistêmica. A montagem e liberação dos poxvírus é um processo complexo que leva várias horas. Embora a replicação ocorra inteiramente no citoplasma da célula hospedeira em locais distintos, chamados de viroplasmas ou "fábricas-virais", fatores nucleares podem estar envolvidos na transcrição e na montagem. A maturação prossegue para a formação do vírus intracelular maduro infeccioso. Partículas virais saem da área de montagem e tornam-se envelopadas em uma membrana dupla derivada da passagem destes pelo aparelho de Golgi. Na periferia da célula, a fusão com a membrana celular resulta em perda da camada externa da membrana dupla e liberação do vírus envelopado no meio extracelular.

52 Diagnóstico laboratorial de doenças virais

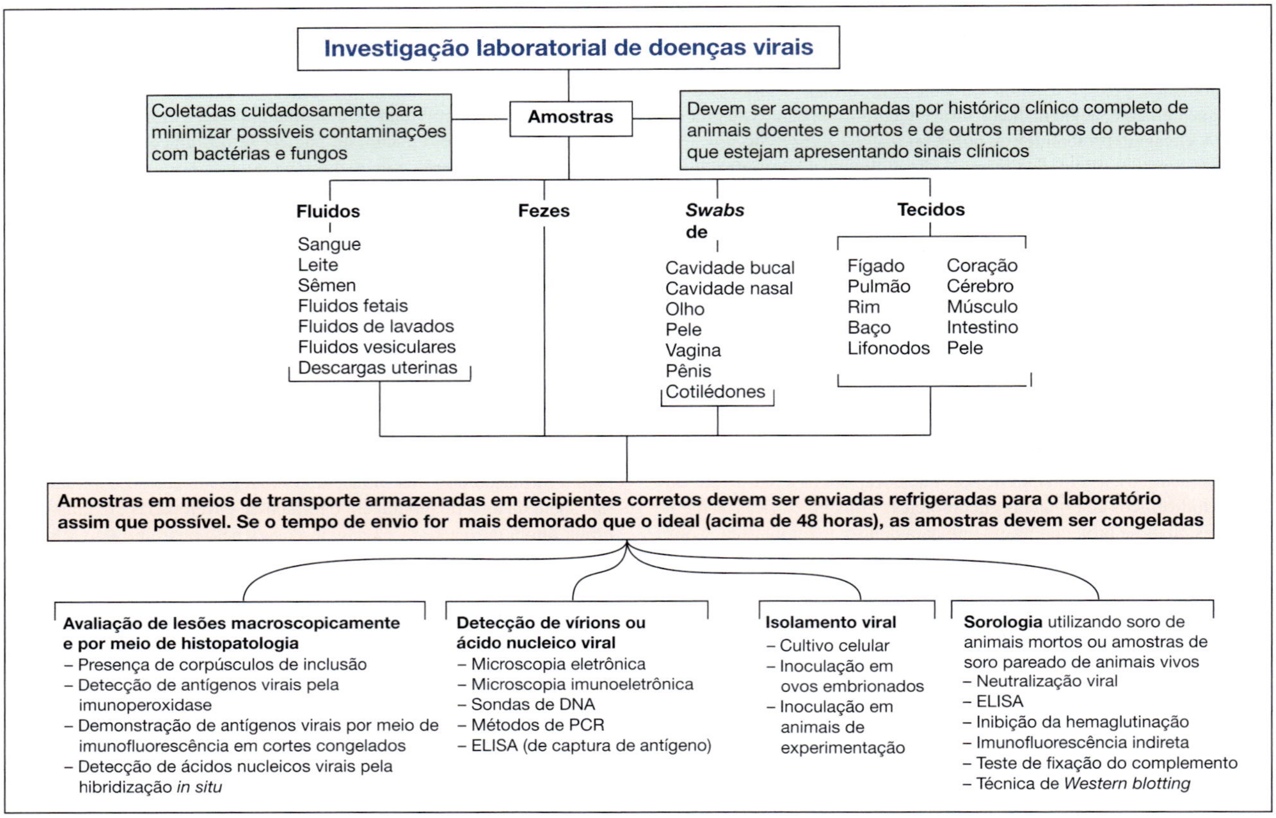

Investigação laboratorial de doenças virais
Coletadas cuidadosamente para minimizar possíveis contaminações com bactérias e fungos
Amostras
Devem ser acompanhadas por histórico clínico completo de animais doentes e mortos e de outros membros do rebanho que estejam apresentando sinais clínicos
Fluidos
Sangue
Leite
Sêmen
Fluidos fetais
Fluidos de lavados
Fluidos vesiculares
Descargas uterinas
Fezes
Swabs de
Cavidade bucal
Cavidade nasal
Olho
Pele
Vagina
Pênis
Cotilédones
Tecidos
Fígado
Pulmão
Rim
Baço
Lifonodos
Coração
Cérebro
Músculo
Intestino
Pele
Amostras em meios de transporte armazenadas em recipientes corretos devem ser enviadas refrigeradas para o laboratório assim que possível. Se o tempo de envio for mais demorado que o ideal (acima de 48 horas), as amostras devem ser congeladas
Avaliação de lesões macroscopicamente e por meio de histopatologia
– Presença de corpúsculos de inclusão
– Detecção de antígenos virais pela imunoperoxidase
– Demonstração de antígenos virais por meio de imunofluorescência em cortes congelados
– Detecção de ácidos nucleicos virais pela hibridização in situ
Detecção de vírions ou ácido nucleico viral
– Microscopia eletrônica
– Microscopia imunoeletrônica
– Sondas de DNA
– Métodos de PCR
– ELISA (de captura de antígeno)
Isolamento viral
– Cultivo celular
– Inoculação em ovos embrionados
– Inoculação em animais de experimentação
Sorologia utilizando soro de animais mortos ou amostras de soro pareado de animais vivos
– Neutralização viral
– ELISA
– Inibição da hemaglutinação
– Imunofluorescência indireta
– Teste de fixação do complemento
– Técnica de Western blotting

Muitas doenças virais de animais podem ser diagnosticadas com base nos sinais clínicos, juntamente com achados *post-mortem* e alterações histopatológicas. No entanto, a confirmação do envolvimento de patógenos virais específicos frequentemente requer procedimentos laboratoriais especiais. A vigilância quanto a um vírus específico é um aspecto importante no manejo de animais de elevado valor econômico, como touros utilizados para inseminação artificial e garanhões, os quais têm potencial para disseminar uma infecção a muitos outros animais. Como parte de regulamentos internacionais de comércio, o certificado de "livre" de certas doenças virais deve acompanhar animais exportados a países no quais as doenças em questão são consideradas exóticas. Além disso, uma confirmação laboratorial rápida e precisa de doenças virais exóticas, incluindo aquelas com potencial zoonótico, é essencial para políticas de erradicação e à proteção da saúde humana. A vigilância da população animal quanto a doenças virais novas ou emergentes é uma responsabilidade importante dos serviços nacionais de veterinária.

Mais de 200 doenças virais relevantes afetam espécies animais de importância veterinária. Devido aos consideráveis recursos requeridos ao fornecimento abrangente de serviços diagnósticos em virologia, os serviços nacionais de diagnóstico estão concentrados naquelas doenças prevalentes em um país. Além disso, os laboratórios com frequência proporcionam um serviço diagnóstico para espécies animais específicas. Instalações laboratoriais especiais são obrigatórias para alguns vírus que causam doenças altamente contagiosas, como o vírus da febre aftosa. O *Office International des Épizooties* (OIE), em Paris, também conhecido como Organização Mundial para Saúde Animal (WOAH/OIE, do inglês World Organization for Animal Health) monitora e publica informações detalhadas sobre surtos significativos de doenças animais no mundo todo. Esse trabalho é possível somente por meio de cooperação internacional e de uma rede de laboratórios que pesquisa doenças virais de importância internacional.

Coleta, preservação e transporte de amostras

Falhas na obtenção de amostras adequadas para o diagnóstico laboratorial é a causa mais importante de resultados laboratoriais não confiáveis. De maneira ideal, as amostras para exames laboratoriais devem ser coletadas de animais afetados tão logo possível, antes que se estabeleçam infecções bacterianas secundárias. É aconselhável coletar amostras de animais aparentemente normais que estejam em contato com animais doentes, uma vez que esses animais podem estar eliminando ativamente os vírus. As amostras selecionadas para exames laboratoriais devem estar relacionadas aos sinais clínicos ou com a distribuição das lesões *post-mortem*.

A preservação da infecciosidade ou da antigenicidade dos vírus pode ser necessária para alguns testes. Como muitos vírus são lábeis, as amostras para isolamento dos vírus devem ser coletadas e transferidas para meios de transporte, refrigeradas e enviadas ao laboratório o mais rápido possível. As amostras devem ser congeladas a –70ºC se for prevista alguma demora na entrega. O congelamento em freezer doméstico (–20ºC) diminui de forma importante a infectividade da maioria dos vírus. O meio de transporte consiste em solução salina isotônica tamponada contendo alta concentração de proteína, como albumina bovina ou soro fetal bovino, que prolongam a sobrevivência dos vírus. Antibióticos e antifúngicos são adicionados a fim de inibir o crescimento de contaminantes. As amostras para microscopia eletrônica, nas quais a demonstração da morfologia do vírion é o objetivo primário, requerem condições menos exigentes de estocagem e de transporte. Esfregaços secados ao ar para coloração por anticorpos fluorescentes (AF) devem ser fixados em acetona ou metanol por até 10 minutos a fim de preservar os antígenos virais. Esse processo de fixação permite a penetração de AF conjugados no interior das células. Um procedimento de fixação similar é necessário para cortes de criostato provenientes de tecidos congelados antes da colocação com AF. As amostras de tecidos fixadas pela formalina e embebidas em parafina podem ser estocadas por muitos anos e usadas para demonstrar a presença de antígenos virais mediante técnicas de imuno-histoquímica.

Informações fornecidas pelo médico-veterinário acerca da possível etiologia da doença sob investigação são essenciais para que se obtenha benefício máximo dos testes laboratoriais. Isso requer uma avaliação acurada do histórico e dos sinais clínicos, juntamente com um diagnóstico presuntivo ou suspeita clínica. Algumas vezes, exame *post-mortem* e histopatológico dos tecidos podem ser suficientes para a obtenção do diagnóstico, sobretudo se corpúsculos de inclusão específicos forem encontrados nos tecidos infectados.

Detecção de vírus, de antígenos virais ou de ácido nucleico

A presença de vírus nos tecidos pode ser confirmada pelo isolamento do vírus vivo, pela demonstração de partículas virais ou de antígenos virais e pela detecção de ácido nucleico viral. O isolamento viral por meio de cultivos celulares, ovos embrionados ou animais de experimentação é o padrão frente aos quais os outros métodos diagnósticos geralmente são comparados. Em geral, os laboratórios de diagnóstico têm uma série limitada de linhagens celulares apropriadas para os tipos de amostras recebidas. Ovos embrionados são muito usados para isolamento do vírus da influenza A e de outros vírus aviários. Atualmente, devido a razões éticas e ao custo, o isolamento de vírus em animais de experimentação é raramente usado.

O isolamento viral é um procedimento de elevada sensibilidade quando as condições de cultivo são ótimas para determinado vírus, além de fornecer vírus para estudos posteriores. Todavia, é muito trabalhoso, demorado e caro. Várias passagens podem ser necessárias antes de um vírus tornar-se adaptado a uma linhagem celular especifica, e, como consequência, o resultado do teste pode não estar disponível antes de algumas semanas. Como alguns vírus não produzem efeito citopático, procedimentos adicionais de detecção, como hemadsorção e coloração com AF, para demonstrar a presença viral em cultivos celulares, podem ser necessários. Mesmo quando um vírus produz um efeito citopático pronunciado, testes adicionais frequentemente são requeridos para a sua identificação definitiva.

A sensibilidade e a versatilidade de métodos para detecção de ácido nucleico viral têm melhorado muito nos últimos anos, e agora estão se tornando os métodos de escolha para identificação viral. Esses métodos são particularmente valiosos durante o diagnóstico de vírus de difícil crescimento ou incapazes de crescer *in vitro*. São úteis para infecções latentes nas quais o vírus infeccioso está ausente e também para amostras contendo vírus inativado. O DNA viral clonado está disponível para sondagem de amostras e de tecidos por meio de hibridização de ácido nucleico. Essa técnica, todavia, tem sido largamente substituída, nos últimos anos, pela PCR, que tem a vantagem de amplificar a sequência do gene-alvo. A aplicação dessa técnica tem sido estendida para detecção de vírus RNA por meio da enzima transcriptase reversa. Devido à sua extraordinária sensibilidade, as técnicas de PCR necessitam de padronização rigorosa a fim de eliminar contaminação cruzada e assegurar reprodutibilidade e confiabilidade.

Diagnóstico sorológico

Procedimentos sorológicos podem ser utilizados para diagnósticos retrospectivos de doenças virais e para levantamentos epidemiológicos. Esses procedimentos podem ser automatizados, e os reagentes diagnósticos para muitos patógenos virais estão disponíveis comercialmente. Amostras individuais de sangue de animais em populações suscetíveis são suficientes para o estabelecimento da prevalência da doença. Quando se utilizam procedimentos sorológicos para diagnóstico de doenças endêmicas em rebanhos ovinos e bovinos, são necessárias amostras de soro pareado coletadas a intervalos de, pelo menos, três semanas para demonstrar aumento no título de anticorpos. A primeira amostra deve ser coletada assim que os sinais clínicos são evidenciados, e a segunda, durante a convalescença. Uma única amostra pode ser adequada para diagnóstico se existirem os reagentes disponíveis para demonstração de anticorpos da classe das IgMs, que são indicativos de uma resposta imunológica primária. Dificuldades na interpretação de testes sorológicos podem surgir devido a reações cruzadas entre vírus antigenicamente relacionados. Em animais jovens, anticorpos maternos adquiridos passivamente, os quais são capazes de persistir por vários meses, podem levar à dificuldade na interpretação dos resultados.

Interpretação dos resultados dos testes

Diante da possibilidade de ocorrência de resultados falso-positivos e falso-negativos em muitos testes, é necessária a inclusão de controles negativo e positivo. A sensibilidade e a especificidade de um teste diagnóstico particular devem ser previamente determinadas. A sensibilidade de um teste diagnóstico, expressa como uma porcentagem, é o número de animais identificados como positivos, do número total de animais com a doença. A especificidade de um teste é a porcentagem de animais não infectados, nos quais o resultado é negativo. Com objetivo de detectar todos os animais com uma infecção viral importante, é necessário um teste com alta sensibilidade. Para a confirmação laboratorial de uma infecção viral em um único animal, é essencial um teste de alta especificidade.

O isolamento do vírus ou a demonstração de anticorpos para um vírus especifico não confirmam necessariamente uma ligação etiológica com o desenvolvimento da doença. Para confirmação conclusiva do resultado do teste, pode ser necessário demonstrar a correlação entre o local da recuperação do vírus e a natureza e a extensão das lesões. Evidências circunstanciais para o envolvimento etiológico de um vírus em um animal clinicamente afetado são suportadas pela sua recuperação a partir dos animais suscetíveis que estiveram em contato. Além disso, o aumento no título de anticorpos para o vírus em questão é de importância diagnóstica. Publicações científicas que apontem a importância de uma síndrome semelhante e sua etiologia podem indicar a adequação de um método laboratorial específico para chegar ao diagnóstico da infecção viral sob investigação.

53 Quimioterapia antiviral

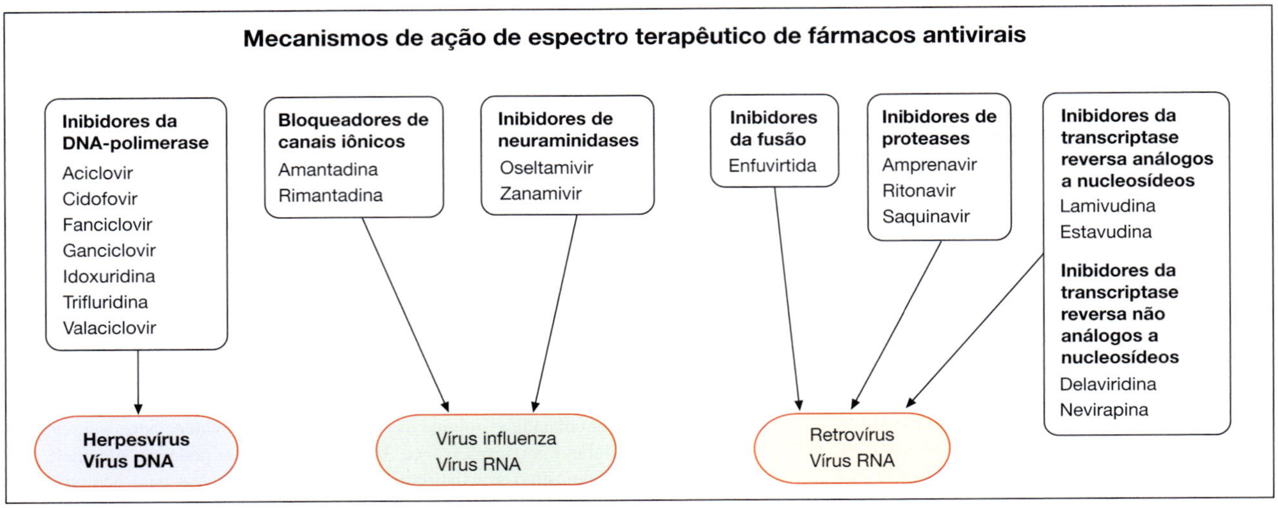

Mecanismos de ação de espectro terapêutico de fármacos antivirais
Inibidores da DNA-polimerase
Aciclovir
Cidofovir
Fanciclovir
Ganciclovir
Idoxuridina
Trifluridina
Valaciclovir
Bloqueadores de canais iônicos
Amantadina
Rimantadina
Inibidores de neuraminidases
Oseltamivir
Zanamivir
Inibidores da fusão
Enfuvirtida
Inibidores de proteases
Amprenavir
Ritonavir
Saquinavir
Inibidores da transcriptase reversa análogos a nucleosídeos
Lamivudina
Estavudina
Inibidores da transcriptase reversa não análogos a nucleosídeos
Delaviridina
Nevirapina
Herpesvírus
Vírus DNA
Vírus influenza
Vírus RNA
Retrovírus
Vírus RNA

A replicação viral ocorre em passos sequenciais. A adsorção e a penetração ocorrem após a ligação de proteínas virais de adesão aos receptores de superfície da célula. Uma vez dentro da célula, ocorre o desnudamento viral e a consequente liberação do genoma. A expressão e replicação do genoma viral, bem como a tradução de suas proteínas, são seguidas de modificações pós-translacionais de proteínas virais; por fim, ocorre a montagem dos componentes do vírion e a liberação por meio de brotamento ou lise celular.

Fármacos antivirais são utilizados com a finalidade de inibir preferentemente eventos decorrentes da replicação viral, ao invés de às atividades de síntese celular do hospedeiro. A maioria dos fármacos antivirais interfere com enzimas virais ou estruturas virais essenciais para a replicação. Diversos fármacos antivirais são análogos do ácido nucleico, os quais interferem na síntese de DNA e RNA. Outros mecanismos de ação incluem a interferência com a ligação entre vírus e célula-alvo, interrupção do desnudamento viral e interferência com a liberação dos vírions a partir das células infectadas. Algumas substâncias antivirais, como os interferons, desempenham atividade imunomodulatória. Estágios da replicação viral e possíveis vias em que fármacos antivirais ou componentes do sistema imunológico possam interromper eventos replicativos estão apresentados na Tabela 53.1. Um importante obstáculo para o desenvolvimento de fármacos antivirais é a toxicidade inerente de compostos inibitórios para as células do hospedeiro. Outro fator limitante na quimioterapia antiviral é o desenvolvimento de resistência por parte dos vírus.

Interferons

Diversos fármacos imunomodulatórios induzem a produção de interferons e promovem respostas imunes contra patógenos virais. Interferons são proteínas produzidas por células infectadas por vírus ou por células sentinelas do sistema imunológico, as quais atuam em células adjacentes, inibindo a replicação viral. Essas moléculas protetivas se ligam a receptores específicos de superfície celular e iniciam eventos intracelulares, incluindo enzimas específicas, as quais promovem a resistência de células do hospedeiro à invasão viral. Interferons produzidos pela tecnologia recombinante e também pela síntese química estão disponíveis para o tratamento de inúmeras infecções virais em humanos a animais. Recentemente, o interferon-α2a recombinante, modificado pela ligação de polietilenoglicol, está disponível comercialmente. Esse interferon

TABELA 53.1 Categorias de fármacos antivirais e componentes do sistema imune, bem como a indicação do estágio no qual esses atuam durante a replicação viral

Categorias de fármacos ou componentes do sistema imunológico com atividade antiviral	Estágio da replicação, no qual fármacos antivirais ou componentes do sistema imunológico atuam
Análogos de peptídeos de proteínas de adsorção; inibidores de proteínas de fusão; anticorpos neutralizantes	Adsorção às células do hospedeiro
Bloqueadores de canais iônicos	Desnudamento
Inibidores de DNA e RNA polimerase e transcriptase reversa virais	Transcrição do genoma viral
Análogos de nucleosídeos	Replicação do genoma viral
Interferons, oligonucleotídeos antissense	Tradução de proteínas virais
Inibidores de proteases	Mudanças pós-translacionais em proteínas
Interferons	Montagem de componentes virais
Inibidores de neuraminidase; anticorpos específicos juntamente com sistema do complemento; células T citotóxicas e células NK	Liberação dos vírions por meio de brotamento ou lise celular

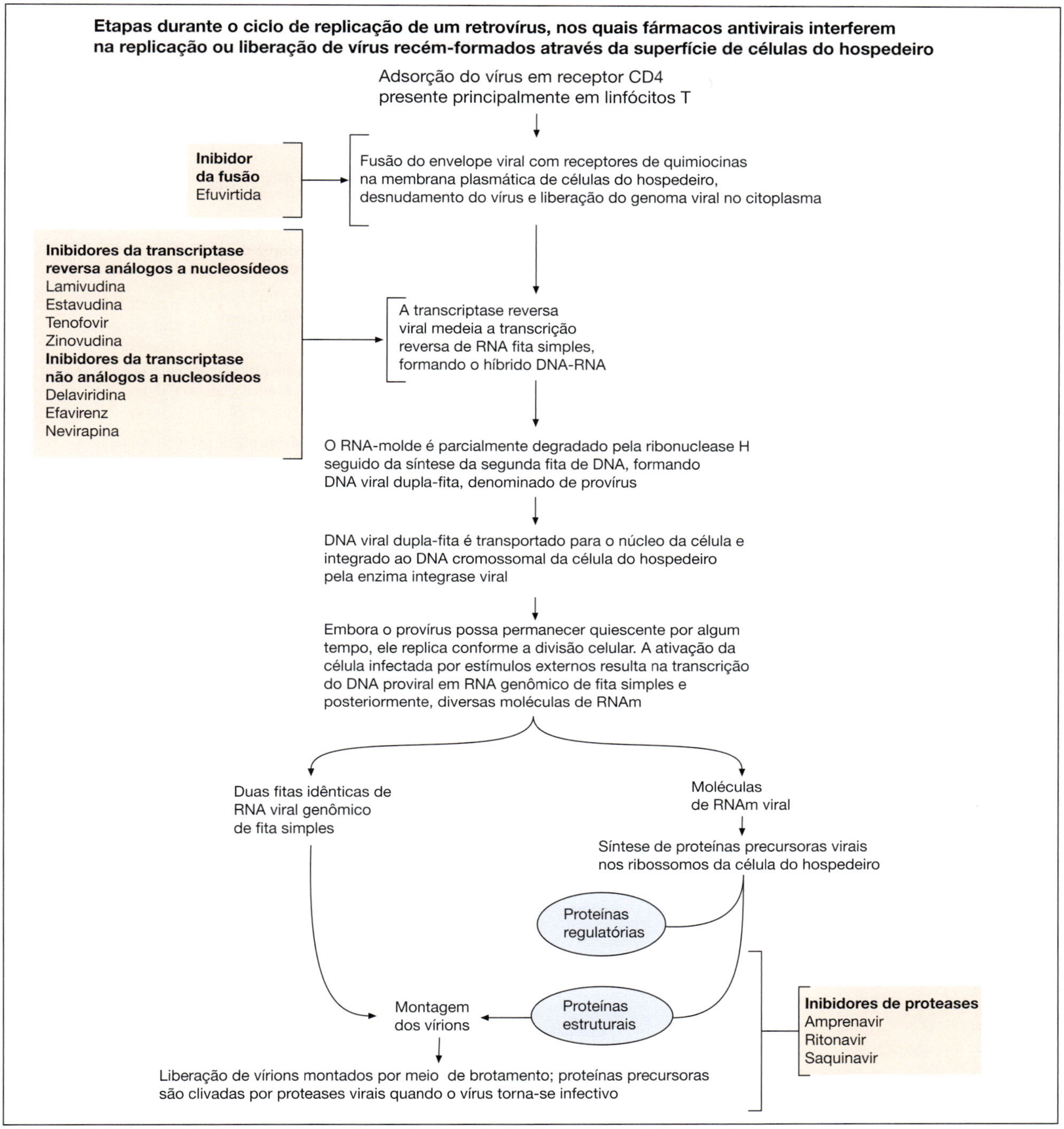
Etapas durante o ciclo de replicação de um retrovírus, nos quais fármacos antivirais interferem na replicação ou liberação de vírus recém-formados através da superfície de células do hospedeiro
Adsorção do vírus em receptor CD4 presente principalmente em linfócitos T
Inibidor da fusão
Efuvirtida
Fusão do envelope viral com receptores de quimiocinas na membrana plasmática de células do hospedeiro, desnudamento do vírus e liberação do genoma viral no citoplasma
Inibidores da transcriptase reversa análogos a nucleosídeos
Lamivudina
Estavudina
Tenofovir
Zinovudina
Inibidores da transcriptase não análogos a nucleosídeos
Delaviridina
Efavirenz
Nevirapina
A transcriptase reversa viral medeia a transcrição reversa de RNA fita simples, formando o híbrido DNA-RNA
O RNA-molde é parcialmente degradado pela ribonuclease H seguido da síntese da segunda fita de DNA, formando DNA viral dupla-fita, denominado de provírus
DNA viral dupla-fita é transportado para o núcleo da célula e integrado ao DNA cromossomal da célula do hospedeiro pela enzima integrase viral
Embora o provírus possa permanecer quiescente por algum tempo, ele replica conforme a divisão celular. A ativação da célula infectada por estímulos externos resulta na transcrição do DNA proviral em RNA genômico de fita simples e posteriormente, diversas moléculas de RNAm
Duas fitas idênticas de RNA viral genômico de fita simples
Moléculas de RNAm viral
Síntese de proteínas precursoras virais nos ribossomos da célula do hospedeiro
Proteínas regulatórias
Proteínas estruturais
Montagem dos vírions
Inibidores de proteases
Amprenavir
Ritonavir
Saquinavir
Liberação de vírions montados por meio de brotamento; proteínas precursoras são clivadas por proteases virais quando o vírus torna-se infectivo

modificado, denominado de interferon peguilado, é absorvido lentamente a partir do sítio de inoculação e possui uma meia-vida muito mais longa que os interferons convencionais.

Fármacos antivirais

Compostos químicos são selecionados devido à sua habilidade de atuar em pontos particulares do ciclo replicativo de um vírus, onde exercerá sua atividade inibitória. Os nomes desses compostos químicos refletem seus mecanismos de ação ou sua natureza química. Bloqueadores de canais iônicos, inibidores de neuraminidades, inibidores de transcriptase reversa, inibidores de fusão e inibidores de replicação genômica são as classificações de fármacos antivirais (Tabela 53.2).

Compostos bloqueadores de canais iônicos inibem a dissociação mediada por ácido do complexo ribonucleoproteína na fase inicial da replicação dos vírus influenza, um processo essencial para o desnudamento do genoma RNA de fita simples. Quando os vírus influenza completam seu ciclo replicativo, eles brotam através da membrana celular. A liberação dos vírions recém-formados a partir de células infectadas requer neuraminidase para a clivagem de resíduos de ácido siálico do envelope proveniente

TABELA 53.2 Natureza química, mecanismo de ação e espectro antiviral de alguns fármacos antivirais

Fármaco antiviral	Natureza química/ Mecanismos de ação	Espectro antiviral	Comentários
Aciclovir	Nucleosídeo guanina acíclico / Inibe a DNA-polimerase viral	Herpesvírus	Utilizado para o tratamento de infecções por herpesvírus em aves e gatos; ineficaz contra infecções virais latentes
Amprenavir	Inibidor não peptídico de protease amino sulfonamida / Inibidor de sítio ativo de protease de HIV	HIV	O papel terapêutico de inibidores de proteases em doenças virais de animais é ainda pouco conhecido
Cidofovir	Análogo ao nucleotídeo citidina / Inibe a síntese de DNA viral	Herpesvírus, poxvírus, papilomavírus, adenovírus	Meia-vida tecidual prolongada permite a redução no número de doses
Delaviridina	Composto bis(heteroaril) piperazina / Interrompe a atividade catalítica da transcriptase reversa de HIV-1	HIV-1	Resistência cruzada a outros fármacos nesta classe é relativamente comum
Enfuvirtida	Peptídeo sintético / Previne a fusão de HIV-1 com a membrana da célula-alvo	HIV-1	Apresenta atividade contra vírus que se tornaram resistentes a outras classes de fármacos antivirais
Fanciclovir e penciclovir	Análogos de nucleotídeos / Inibe a DNA polimerase viral	Herpesvírus	O desenvolvimento de resistência durante o tratamento terapêutico é considerado baixo
Ganciclovir	Análogo ao nucleotídeo guanina acíclico / Inibe a síntese de DNA viral e inibe preferencialmente as polimerases virais em detrimentos da polimerases da célula	Herpesvírus	Este fármaco é especialmente ativo contra citomegalovírus
Idoxuridina	Análogo à timidina iodinatada / Incorporado ao DNA viral com interferência na síntese de ácido nucleico e expressão gênica viral	Herpesvírus e poxvírus	Devido aos seus efeitos tóxicos quando utilizado sistemicamente, é utilizado apenas de forma tópica, soluções oftalmológicas contendo idoxuridina são utilizadas para tratamento de ceratite por herpesvírus em animais
Imunomoduladores, incluindo-se os interferons	Proteínas e outros compostos novos / Estimulam resposta imunológica antiviral protetiva	A maioria dos vírus RNA é inibida por interferons; muitos vírus DNA são tolerantes aos seus efeitos antivirais	Interferons produzidos por tecnologia recombinante e também por síntese química estão disponíveis para o tratamento de infecções virais em humanos e animais
Lamivudina	Análogo à citosina / Inibe a atividade da transcriptase reversa de retrovírus e também a DNA polimerase do vírus da hepatite B	Retrovírus e vírus da hepatite B	Resistência ocorre rapidamente em pacientes com HIV; quando combinada com zidovudina, observa-se um efeito sinérgico significativo
Oseltamivir	Análogo do ácido siálico / Inibidor seletivo potente de neuraminidase	Vírus influenza A e B	Pode ser utilizado profilaticamente e terapeuticamente
Rimantadina	Amina tricíclica / Bloqueador de canais iônicos com interferência no desnudamento viral	Vírus influenza A	Resistência primária é incomum, no entanto tem sido reportada em alguns vírus influenza de aves e suínos
Trifluridina	Análogo fluorado da timidina / Inibidor competitivo durante a incorporação de timidina ao DNA	Utilizado topicamente para ceratoconjuntivite em humanos e infecções oculares por herpesvírus em animais	Devido à sua toxicidade, está indisponível para uso sistêmico
Valaciclovir	L-valil éster de aciclovir, um análogo de nucleosídeo / Inibe a síntese de DNA viral	Herpesvírus	Biodisponibilidade oral elevada oferece muitas vantagens em relação aos aciclovir

da membrana celular presente em vírus em brotamento. Se esse processo não ocorrer, a ligação de protrusões de hemaglutinina da superfície viral com resíduos de ácido siálico persistentes nos víriones recém-montados e liberados irá resultar em aglutinação destes na superfície celular. Inibidores de neuraminidase são análogos ao ácido siálico, que inibem a atividade de neuraminidade de vírus influenza A e B, especificamente.

Muitos fármacos antivirais, os quais inibem a replicação do genoma viral, são análogos de nucleosídeos. Esses compostos inibem as polimerases virais, especialmente as DNA polimerases. Antes desses fármacos exercerem seu efeito antiviral, eles devem ser submetidos à fosforilação intracelular, resultando em sua forma ativa de trifosfatos. Análogos de nucleosídeos fosforilados inibem polimerases por competirem com substratos naturais e são normalmente incorporados na cadeia de DNA sintetizada, finalizando sua elongação. Análogos de nucleosídeos são amplamente utilizados em infecções causadas por herpesvírus em humanos e animais.

A atividade de fármacos antirretrovirais inclui a prevenção da fusão do envelope viral com receptores da membrana plasmática de células do hospedeiro, a interferência com a atividade da transcriptase reversa e a inibição da atividade de protease viral. Antirretrovirais inibidores da fusão são fármacos que interferem diretamente na adsorção e penetração dos vírus nas células do hospedeiro, prevenindo, assim, os estágios subsequentes à infecção. Esses fármacos também possibilitam que componentes do sistema imunológico atuem na eliminação de vírus presentes em fluidos corporais e tecidos do hospedeiro.

Inibidores da transcriptase reversa, do tipo não nucleosídeos, induzem mudanças conformacionais na enzima transcriptase reversa, interrompendo, assim, sua atividade catalítica. Os inibidores da transcriptase reversa do tipo nucleosídeo são ativados intracelularmente pelo processo de fosforilação com quinases celulares. Por fim, suas formas trifosfato inibem de forma competitiva a ação da transcriptase reversa. A forma trifosfato desses agentes antivirais atua finalizando a elongação da cadeia de DNA do provírus. Juntamente com a replicação genômica, a produção de proteínas virais é uma parte essencial do ciclo replicativo de todos os vírus. Para um grande número de vírus, incluindo o vírus da imunodeficiência adquirida (HIV-1), a montagem de proteínas e ácidos nucleicos em partículas virais não produz um vírus infectivo. Um passo adicional, denominado de maturação, é necessário. Novas proteínas virais requerem clivagem por proteases virais específicas para tornarem-se funcionais. Quando introduzidos em uma célula infectada antes que o brotamento dos vírions inicie, os inibidores de proteases previnem o processo de clivagem de proteínas, resultando na produção de partículas virais não infectivas.

Resistência a fármacos antivirais

Todas as formas de microrganismos, incluindo os vírus, são capazes de se tornarem resistentes a fármacos inibitórios, sendo o desenvolvimento de resistência aos compostos antivirais uma consequência inevitável da quimioterapia antiviral. Uma vez que os fármacos antivirais disponíveis inibem a replicação ativa, a replicação viral provavelmente será retomada quando o tratamento for interrompido. Respostas imunológicas antivirais efetivas são fundamentais para recuperação clínica de uma infecção viral. Falhas em terapias antivirais podem estar associadas à incapacidade do sistema imunológico do hospedeiro atuar frente à infecção ou à emergência de variantes resistentes aos fármacos utilizados. Entre as diversas estratégias que podem ser utilizadas para o controle de doenças virais em humanos e animais, a vacinação é a preferível. Na ausência de uma vacinação efetiva, a quimioterapia antiviral oferece a possibilidade de tratamento profilático ou terapêutico para um determinado número de patógenos virais.

54 *Herpesviridae*

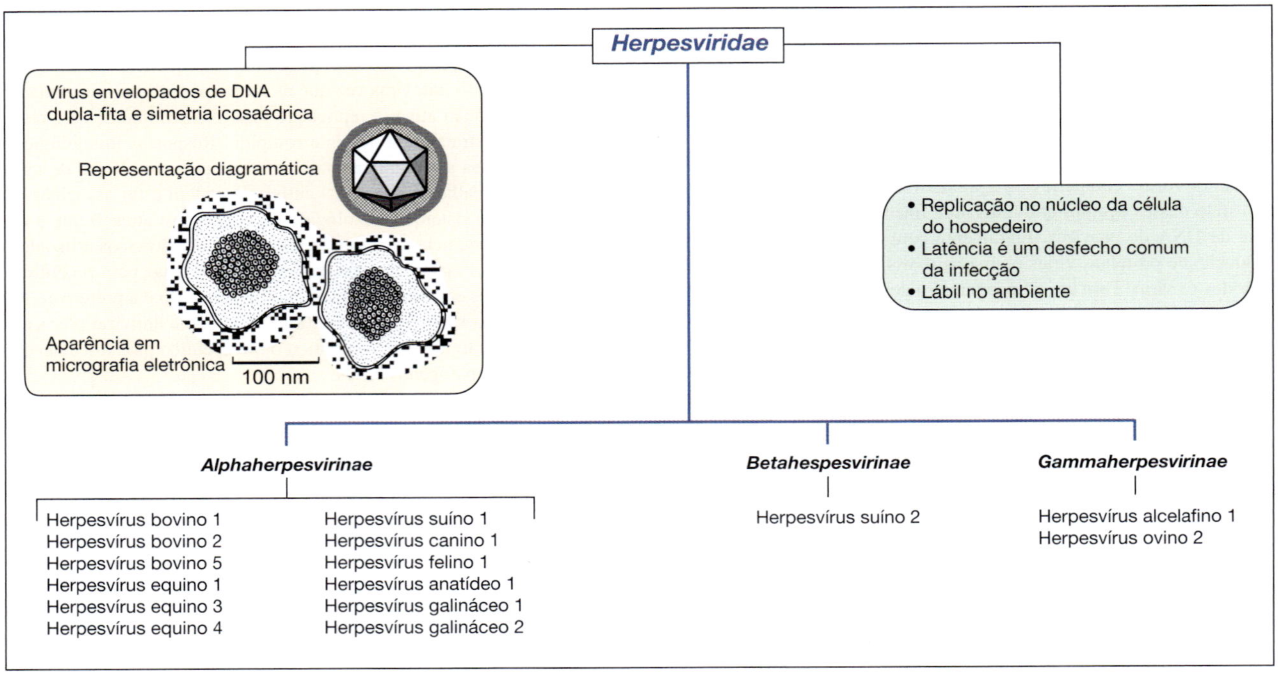

Herpesviridae
Vírus envelopados de DNA dupla-fita e simetria icosaédrica
Representação diagramática
Aparência em micrografia eletrônica
100 nm
• Replicação no núcleo da célula do hospedeiro
• Latência é um desfecho comum da infecção
• Lábil no ambiente
Alphaherpesvirinae
Herpesvírus bovino 1
Herpesvírus bovino 2
Herpesvírus bovino 5
Herpesvírus equino 1
Herpesvírus equino 3
Herpesvírus equino 4
Herpesvírus suíno 1
Herpesvírus canino 1
Herpesvírus felino 1
Herpesvírus anatídeo 1
Herpesvírus galináceo 1
Herpesvírus galináceo 2
Betahespesvirinae
Herpesvírus suíno 2
Gammaherpesvirinae
Herpesvírus alcelafino 1
Herpesvírus ovino 2

A família *Herpesviridae* contém mais de 100 vírus. Peixes, anfíbios, répteis, aves e mamíferos, incluindo seres humanos, são suscetíveis à infecção por herpesvírus. Esses vírus são de especial importância por causa de sua ocorrência generalizada, sua diversidade evolutiva e seu envolvimento em muitas doenças importantes de animais domésticos e humanos. O nome, herpesvírus (do grego *herpein*, rastejar), refere-se ao aparecimento sequencial e à extensão local das lesões na infecção humana. Herpesvírus são envelopados e variam de 200 a 250 nm de diâmetro. Eles contêm DNA de cadeia dupla dentro de um capsídeo icosaédrico. Os herpesvírus penetram nas células pela sua fusão com a membrana plasmática. A replicação ocorre no núcleo da célula. O envelope é provavelmente derivado da membrana nuclear da célula hospedeira, incorporando pelo menos 10 glicoproteínas codificadas pelo vírus. A liberação da célula é por exocitose. A infecção ativa resulta na morte celular. As inclusões intranucleares são características de infecções por herpesvírus. A disseminação da infecção viral ocorre por meio de pontos de contato celular sem exposição do vírus a anticorpos neutralizantes presentes no sangue ou fluidos intersticiais. As respostas protetoras de anticorpos são geralmente dirigidas contra as glicoproteínas do envelope. Os vírions de herpesvírus, que são frágeis e sensíveis a detergentes e solventes lipídicos, são instáveis no meio ambiente.

A família é dividida em três subfamílias compreendendo 13 gêneros: os alfa-herpesvírus, que replicam e se espalham rapidamente, destruindo as células hospedeiras e, muitas vezes, estabelecendo infecções latentes nos gânglios sensoriais; os beta-herpesvírus, que replicam e se disseminam lentamente, fazendo com que as células infectadas aumentam de tamanho, daí o seu nome comum, citomegalovírus (esses vírus podem ficar latentes em células da série de monócitos) e os gama-herpesvírus, que infectam linfócitos, podendo produzir infecções latentes nessas células. Quando os linfócitos se tornam infectados, existe uma expressão mínima do antígeno viral. Algumas espécies de gama-herpesvírus também replicam em células epiteliais e fibroblásticas, causando citólise. Vários herpesvírus estão implicados na transformação neoplásica de linfócitos.

Infecções clínicas

Os herpesvírus estabelecem infecções ao longo da vida com reativação periódica, resultando em novas manifestações clínicas da doença. A eliminação dos vírus pode ser periódica ou contínua. Durante a latência, o genoma viral epissomal torna-se circular e a expressão genética é limitada. A reativação da infecção está associada a vários fatores estressantes, incluindo transporte, condições climáticas adversas, superlotação e infecção intercorrente. Infecções naturais com herpesvírus específicos são geralmente restritas a espécies hospedeiras definidas. Como esses vírus são altamente adaptados aos seus hospedeiros naturais, as infecções podem ser inaparentes ou leves. No entanto, em animais muito jovens ou imunossuprimidos, a infecção pode ser fatal.

Herpesvírus podem causar doenças respiratórias, genitais, mamárias e do SNC em bovinos (Tabela 54.1). A doença de Aujeszky, que afeta suínos e outras espécies domésticas, é a principal infecção causada por herpesvírus suíno (Tabela 54.2). As infecções pelo herpesvírus equino são apresentadas na Tabela 54.3; as infecções de carnívoros domésticos estão listadas na Tabela 54.4 e as de aves na Tabela 54.5.

TABELA 54.1 Infecções por herpesvírus em ruminantes

Vírus	Gênero	Comentários
Herpesvírus bovino 1	*Varicellovirus*	Causa infecção respiratória (rinotraqueíte infecciosa bovina) e genital (balanopostite, vulvovaginite pustular infecciosa). Ocorre mundialmente
Herpesvírus bovino 2	*Simplexvirus*	Causa mamilite ulcerativa em regiões de clima temperado e doença pseudonodular cutânea em regiões tropicais e subtropicais
Herpesvírus bovino 5	*Varicellovirus*	Causa encefalite em terneiros; descrito em diversos países
Herpesvírus ovino 2	*Macavirus*	Causa infecção subclínica em ovinos e caprinos mundialmente. Causa febre catarral maligna em bovinos e alguns ruminantes silvestres
Herpesvírus alcelafino 1	*Macavirus*	Causa infecção subclínica em gnus na África e em zoológicos. Causa febre catarral maligna em bovinos, veados e outros ruminantes suscetíveis

TABELA 54.3 Infecções por herpesvírus em equinos

Vírus	Gênero	Comentários
Herpesvírus equino 1	*Varicellovirus*	Causa aborto, doença respiratória, infecção neonatal e doença neurológica. Ocorre mundialmente
Herpesvírus equino 3	*Varicellovirus*	Causa infecção venérea moderada (exantema coital equino) em éguas e garanhões
Herpesvírus equino 4	*Varicellovirus*	Causa rinopneumonite em equinos jovens. Ocorre mundialmente

TABELA 54.4 Infecções por herpesvírus em carnívoros domésticos

Vírus	Gênero	Comentários
Herpesvírus canino 1	*Varicellovirus*	Causa infecção fatal generalizada em filhotes neonatos
Herpesvírus felino 1	*Varicellovirus*	Causa rinotraqueíte viral em gatos jovens

Rinotraqueíte infecciosa bovina e vulvovaginite pustular

A infecção por herpesvírus bovino 1 (HVB-1) é uma causa importante de perdas em bovinos em todo o mundo. Está associada a várias doenças clínicas, incluindo rinotraqueíte bovina infecciosa (RIB), vulvovaginite pustular infecciosa (VPI), balanopostite, conjuntivite e doença generalizada em bezerros recém-nascidos. Os isolados de HVB-1 podem ser divididos em subtipos 1.1 (tipo RIB) e 1.2 (tipo VPI), utilizando-se endonucleases de restrição para análise do genoma viral.

O vírus geralmente é adquirido por meio de aerossóis (subtipo 1.1) ou secreções genitais (subtipos 1.2a e 1.2b). A transmissão por aerossóis é mais eficiente em pequenas distâncias e é facilitada pela proximidade dos animais. A replicação ocorre nas mucosas do trato respiratório superior e grandes quantidades de vírus são eliminadas nas secreções nasais. O vírus também penetra nas terminações das células nervosas locais e é transportado intra-axonalmente para o gânglio trigeminal, onde permanece latente. Na maioria dos casos, a infecção é controlada após duas semanas devido a uma forte resposta imune. No entanto, a necrose tecidual pode facilitar a infecção bacteriana secundária, com efeitos sistêmicos graves e, possivelmente, a morte. Raramente a viremia em vacas prenhes pode produzir infecção fetal e aborto. Após a infecção genital, o vírus replica na mucosa da vagina ou no prepúcio, e a infecção latente pode se estabelecer nos gânglios sacrais. As lesões necróticas focais na mucosa genital eventualmente unem-se, formando grandes úlceras.

Nos surtos de doença, geralmente a forma respiratória ou genital predomina. Os *swabs* nasais e genitais coletados de animais severamente afetados durante a fase aguda da doença são adequados para o isolamento do vírus, detecção de DNA viral ou preparação de esfregaços para a demonstração rápida de antígeno viral pela imunofluorescência. Vacinas inativadas, subunidades, modificadas vivas e diferenciais estão disponíveis para controle. A vacinação reduz a gravidade dos sinais clínicos, mas pode não prevenir a infecção ou alterar o estado de portador.

TABELA 54.2 Infecção por herpesvírus em suínos

Vírus	Gênero	Comentários
Herpesvírus suíno 1 (vírus da doença de Aujeszky)	*Varicellovirus*	Causa a doença de Aujeszky em suínos. Encefalite, pneumonia e aborto são características da doença. Em algumas outras espécies diferentes dos suínos, a pseudorraiva se manifesta como uma doença neurológica com marcado prurido. Ocorre mundialmente, no entanto EUA (ocorre em suínos silvestres), Canadá, Nova Zelândia e vários estados da União Europeia erradicaram esta doença
Herpesvírus suíno 2	Desconhecido	Causa doença do trato respiratório superior em leitões (rinite de corpúsculos de inclusão)

Doença de Aujeszky (pseudorraiva)

Esta doença é causada pelo herpesvírus suíno 1, também conhecido como vírus da doença de Aujeszky (VDA). O suíno é o hospedeiro natural do vírus e a infecção é endêmica na população de suínos em muitos países. O vírus é eliminado nas secreções oronasais, leite e sêmen. A transmissão geralmente ocorre por contato entre focinhos ou por aerossóis. Após a

TABELA 54.5 Infecções por herpesvírus de aves

Vírus	Gênero	Comentários
Herpesvírus galináceo 1	*Iltovirus*	Causa laringotraqueíte infecciosa. Presente em muitos países
Herpesvírus galináceo 2 (Vírus da Doença de Marek)	*Mardivirus*	Causa doença de Marek, uma condição linfoproliferativa em aves com 12 a 24 semanas de idade. Ocorre mundialmente
Herpesvírus anatide 1	*Mardivirus*	Causa doença aguda em patos (*Duck plague*), gansos e cisnes, caracterizada por descarga oculonasal, diarreia e alta mortalidade Ocorre mundialmente

PARTE IV

infecção, o vírus se replica no epitélio da nasofaringe e das tonsilas. O vírus dissemina-se para os linfonodos regionais e para o SNC ao longo dos axônios dos nervos cranianos. As cepas virulentas produzem uma breve viremia e se distribuem amplamente em todo o corpo, especialmente no trato respiratório. A transferência transplacentária resulta em infecção generalizada de fetos. A latência ocorre em uma alta porcentagem de animais infectados, com vírus localizados nos gânglios trigeminais e tonsilas.

A idade e a suscetibilidade dos suínos infectados e a virulência da cepa infectante influenciam na gravidade dos sinais clínicos. Os suínos jovens são mais severamente afetados; a mortalidade pode aproximar-se de 100% nos leitões lactentes. Os sinais neurológicos predominam em suínos jovens. A mortalidade é muito menor nos suínos desmamados, embora os sinais neurológicos e respiratórios estejam frequentemente presentes. A infecção nas porcas pode resultar em reabsorção fetal, aborto ou natimortos. Nos rebanhos com infecção endêmica por VDA os neonatos são protegidos por anticorpos maternos.

Amostras de cérebro, baço e pulmão de animais afetados agudamente são adequadas para isolamento do vírus e detecção de ácido nucleico viral, enquanto cortes congelados de fragmentos de tonsilas ou cérebro são adequados para detecção de antígeno viral por imunofluorescência. Se usada estrategicamente, a vacinação pode prevenir o desenvolvimento de doença clínica. Vacinas vivas modificadas, inativadas e as vacinas diferencias, produzidas a partir da deleção de genes, estão disponíveis.

A doença em outros animais domésticos ocorre esporadicamente e é caracterizada por sinais neurológicos que se assemelham aos da raiva, daí o nome de pseudorraiva. O prurido intenso é uma característica da doença. O curso clínico é curto, e a maioria dos animais afetados morre dentro de poucos dias.

Rinopneumonite equina e aborto por herpesvírus equino

A infecção por herpesvírus equino 1 (HVE-1) está associada à doença respiratória, aborto, doença generalizada fatal em potros neonatos e encefalomielite. O contato próximo facilita a transmissão desses vírus frágeis. A transmissão geralmente ocorre pela via respiratória após o contato com secreções nasais infectadas, fetos abortados, placenta ou fluidos uterinos. Os vírus replicam inicialmente no trato respiratório superior e nos linfonodos regionais com disseminação, em alguns casos, para o trato respiratório inferior e nos pulmões.

O aborto causado por HVE-1 ocorre várias semanas ou meses após a exposição, geralmente durante os últimos quatro meses de gestação. O herpesvírus equino 1 apresenta predileção pelo endotélio vascular. Vasculite e trombose na placenta, juntamente com infecção transplacentária, resultam em aborto. As éguas infectadas raramente abortam durante as gestações subsequentes e sua fertilidade não é afetada. A infecção próxima ao parto pode resultar no nascimento de um potro infectado que geralmente morre devido à pneumonia intersticial e em outros tecidos, às vezes complicado por infecção bacteriana secundária. Vasculite e trombose durante infecções por HVE-1 podem afetar o SNC, especialmente a medula espinal. Alterações neurológicas parecem estar relacionadas à infecção por cepas específicas de HVE-1. Embora os sinais neurológicos associados à infecção por HVE-1 sejam relativamente incomuns, podem apresentar-se em vários equinos durante um surto de aborto ou doença respiratória em uma fazenda. Os sinais variam de ligeira incoordenação à paralisia, decúbito e morte.

A doença respiratória causada pelo herpesvírus equino 4 (HVE-4) ocorre em potros com mais de dois meses de idade, desmamados e potros sobreanos. Após um período de incubação de 2 a 10 dias, há sinais de febre, faringite e secreção nasal serosa. A infecção bacteriana secundária é comum, dando origem à secreção nasal mucopurulenta, tosse e, em alguns casos, broncopneumonia. Surtos de doença respiratória causada por HVE-1 são clinicamente indistinguíveis de infecções respiratórias causadas por HVE-4, porém ocorrem com menos frequência.

O isolamento do vírus e a detecção de ácido nucleico viral são ferramentas utilizadas rotineiramente para a confirmação laboratorial de infecção por herpesvírus em equinos. O antígeno viral pode ser demonstrado em cortes congelados de amostras de pulmão, fígado e baço de fetos abortados por meio de imunofluorescência.

Práticas de manejo adequadas e vacinação são essenciais para o controle. Os animais que retornam de exposições, corridas ou outros eventos de aglomeração devem ser isolados por até quatro semanas. Em grandes haras, os cavalos devem ser mantidos em pequenos grupos fisicamente separados. As vacinas vivas de vírus modificado e inativado estão comercialmente disponíveis. Como a vacinação não é considerada totalmente protetora, recomendam-se reforços frequentes. A vacinação parece diminuir a gravidade dos sinais clínicos e a probabilidades de aborto.

Infecção por herpesvírus canino

A infecção em *Canidae* doméstico e selvagem causada pelo herpesvírus canino 1 (HVC-1) é comum em todo o mundo. A doença clínica ocorre em filhotes neonatos e é caracterizada por infecção generalizada e alta mortalidade.

A infecção geralmente ocorre pela via oronasal após contato direto entre animais infectados e suscetíveis. Durante períodos de estresse, as infecções latentes podem ser reativadas, com eliminação de vírus. Os locais de latência incluem os gânglios sensoriais. O vírus é eliminado nas secreções oronasais e vaginais. Os filhotes recém-nascidos, que podem adquirir a infecção durante o parto ou no útero, podem transmitir o vírus para os companheiros de ninhada.

Após a infecção, HVC-1 replica na mucosa nasal, faringe e tonsilas. O vírus replica de forma mais eficaz a temperaturas abaixo da temperatura corporal normal do adulto. Como o centro regulatório hipotalâmico não está totalmente funcional em cães com menos de quatro semanas de idade, eles são particularmente dependentes da temperatura ambiente e do contato materno para manter a temperatura corporal normal. Uma viremia associada a células e replicação viral generalizada em vísceras pode ocorrer em neonatos infectados com temperaturas corporais abaixo do fisiológico. Os filhotes afetados param de mamar, apresentam sinais de dor abdominal, gemem incessantemente e morrem em poucos dias. As taxas de morbidade e mortalidade em ninhadas afetadas são altas. As cadelas cujos filhotes são afetados tendem a produzir ninhadas subsequentes saudáveis.

Os achados *post-mortem* significativos incluem áreas focais de necrose e hemorragia, particularmente nos rins. As inclusões intranucleares estão geralmente presentes. As amostras de fígado, rim, pulmão e baço são adequadas para isolamento ou detecção de ácido nucleico viral. Está disponível uma vacina comercial. As cadelas afetadas e suas ninhadas devem ser isoladas para prevenir a infecção de outras cadelas prenhes.

Rinotraqueíte viral felina

Esta infecção aguda do trato respiratório superior de gatos jovens é causada pelo herpesvírus felino 1 (HVF-1). O vírus, que ocorre em todo o mundo, é responsável por cerca de 40% das infecções respiratórias em gatos.

É necessário um contato próximo para a transmissão. A maioria dos gatos que se recuperam ficam infectados de forma latente. A reativação com replicação e eliminação de vírus está associada a períodos de estresse, como parto, lactação ou mudança de casa. Inicialmente, o HVF-1 replica em tecidos oronasais ou conjuntivais antes de infectar o epitélio do trato respiratório superior. As infecções bacterianas secundárias, que comumente ocorrem, exacerbam os sinais clínicos. Os gatos jovens apresentam sinais de infecção aguda do trato respiratório superior, incluindo febre, espirros, inapetência, hipersalivação, conjuntivite e descarga oculonasal. Na forma mais grave da doença, pneumonia ou ceratite ulcerativa podem ocorrer. A taxa de mortalidade é baixa, exceto em animais jovens ou imunossuprimidos.

PARTE IV

A diferenciação clínica da rinotraqueíte viral felina da infecção por calicivírus felino é difícil. O vírus pode ser isolado a partir de amostras de tecido ou o DNA viral pode ser detectado em esfregaços orofaríngeos ou conjuntivais. O antígeno viral específico pode ser demonstrado em esfregaços nasais e conjuntivais fixados em acetona por meio de imunofluorescência. As boas práticas de criação e os procedimentos de controle de doenças devem ser empregados em gatis juntamente com a vacinação, a fim de minimizar o impacto da doença clínica. As vacinas comerciais também contêm calicivírus felino em sua formulação. A proteção fornecida pela vacinação contra esses dois vírus é incompleta, pois não impede a infecção, apenas os sinais clínicos tendem a ser significantemente reduzidos.

Doença de Marek

Esta doença linfoproliferativa contagiosa de frangos é causada pelo herpesvírus galináceo 2 (vírus da doença de Marek), o qual é um vírus oncogênico. A doença, que é de grande importância econômica na indústria avícola, ocorre em todo o mundo. A replicação produtiva, com liberação de vírus infeccioso, ocorre apenas no epitélio dos folículos de penas. O vírus é liberado dos folículos, juntamente com células descamadas. Esse material pode permanecer infeccioso por vários meses em poeira e "cama" de aviários. As aves infectadas permanecem portadoras durante toda a vida, e os pintos, que são protegidos inicialmente por anticorpos maternos, adquirem a infecção dentro de algumas semanas, geralmente pela via respiratória. Além da virulência da cepa infectante de herpesvírus, os fatores do hospedeiro que contribuem para a gravidade da doença incluem o sexo, a idade no momento da infecção e o genótipo. As fêmeas são mais suscetíveis do que os machos, enquanto a resistência ao desenvolvimento da doença aumenta com a idade. O genótipo da ave influencia a suscetibilidade dos linfócitos T à transformação e desenvolvimento de tumores linfoides. As aves entre 12 e 24 semanas de idade são mais comumente afetadas e apresentam paralisia parcial ou completa das pernas e asas.

O diagnóstico da doença de Marek baseia-se em sinais clínicos e achados patológicos. A diferenciação da leucose linfoide baseia-se na idade das aves afetadas, na incidência de casos clínicos e nos achados histopatológicos. O uso de estratégias de manejo apropriadas, como lotes geneticamente resistentes e vacinação reduziram as perdas devido à doença de Marek. Desinfecção, vazio sanitário e criação de aves jovens longe de aves mais velhas, durante os dois ou três primeiros meses de vida, reduz a exposição à infecção, diminuindo a probabilidade de doença grave. Uma grande diversidade de vacinas vivas modificadas está disponível comercialmente. Embora uma única dose de vírus inoculada em pintos de um dia forneça uma boa proteção ao longo da vida, esta não previne a superinfecção com vírus de campo (virulentos). Vacinação automatizada *in ovo* é utilizada em grandes unidades comerciais.

55 *Papillomaviridae*

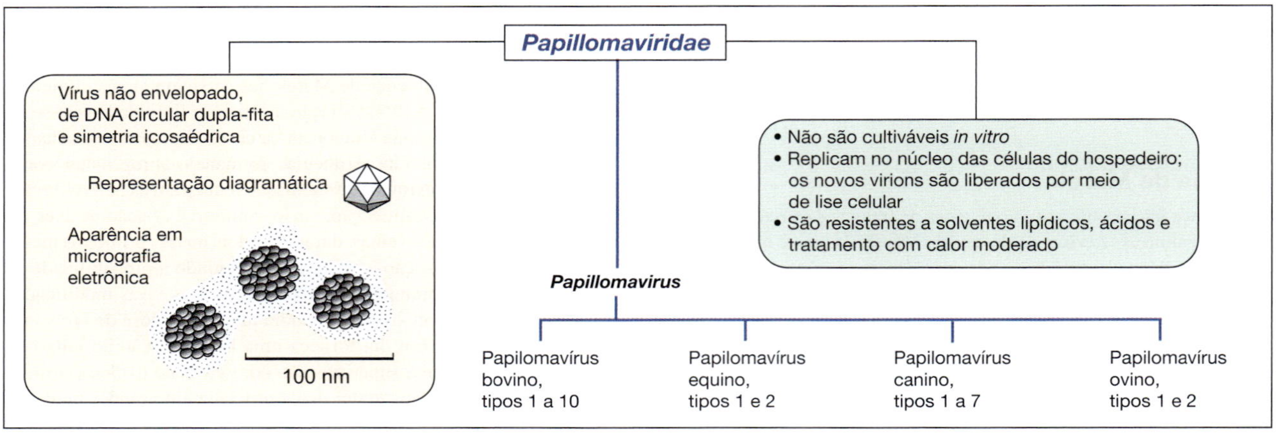

Papillomaviridae
Vírus não envelopado, de DNA circular dupla-fita e simetria icosaédrica
Representação diagramática
Aparência em micrografia eletrônica
100 nm
• Não são cultiváveis in vitro
• Replicam no núcleo das células do hospedeiro; os novos virions são liberados por meio de lise celular
• São resistentes a solventes lipídicos, ácidos e tratamento com calor moderado
Papillomavirus
Papilomavírus bovino, tipos 1 a 10
Papilomavírus equino, tipos 1 e 2
Papilomavírus canino, tipos 1 a 7
Papilomavírus ovino, tipos 1 e 2

Inicialmente, os papilomavírus foram agrupados juntamente com os poliomavírus na família *Papovaviridae*. Infecções por poliomavírus são de pouca significância em medicina veterinária, concentrando em casos de doença em psitaciformes e animais de laboratório. Cerca de 30 gêneros são reconhecidos na família *Papillomaviridae* (do latim *papilla*, mamilo, combinado com o sufixo grego, *oma*, utilizado para referir-se a estruturas tumorais). A taxonomia dos papilomavírus é confusa, particularmente no nível de espécie e taxons inferiores. Uma maior definição em relação à classificação dos papilomavírus está em andamento pelo Comitê Internacional de Taxonomia de Vírus, incluindo a criação de novo gênero, a concordância do genótipo e nomenclatura e organização do nome de espécies. Os papilomavírus tipicamente infectam as células basais do epitélio escamoso como resultado de pequenas abrasões. As células infectadas proliferam e a diferenciação celular é retardada. A expressão de genes virais é restrita durante essa fase proliferativa. A expressão gênica total resulta na produção de capsídeos virais somente após o início da diferenciação celular na camada superior do epitélio. A liberação dos vírus ocorre durante a descamação das células infectadas a partir da superfície epitelial de lesões.

Infecções clínicas

Os papilomavírus epiteliotrópicos e hospedeiro-específicos causam lesões proliferativas (verrugas) em muitas espécies de mamíferos e aves. Embora os papilomavírus não cresçam em cultivos celulares convencionais, as sequências de DNA de muitos papilomavírus têm sido elucidadas, permitindo sua detecção específica em lesões. Em células infectadas, o DNA viral geralmente é epissomal. Os papilomavírus podem ser utilizados de forma experimental para inserção de DNA exógeno em cultivos celulares.

Cada papilomavírus tende a ser hospedeiro-específico e produzir lesões proliferativas em determinados locais anatômicos. Embora as infecções por papilomavírus ocorram em muitas espécies animais, somente aquelas que afetam humanos, bovinos, equinos e cães são de importância clínica. As infecções, as quais são geralmente persistentes, surgem comumente nos primeiros meses de vida dos animais. Desta forma, as lesões são mais observadas em animais jovens e geralmente regridem de forma espontânea após semanas ou meses. A regressão é atribuída ao desenvolvimento de imunidade celular. Os papilomas típicos são compostos de projeções em forma de dedos, de epitélio proliferativo, sustentadas por um centro fino de tecido fibroso maduro. Nos fibropapilomas, o tecido fibroso é o componente predominante. Mais de 100 genótipos já foram identificados em humanos, enquanto em bovinos há pelo menos 10 tipos reconhecidos. Diversos tipos de papilomavírus têm sido descritos nos últimos anos em diferentes espécies, incluindo equinos e cães. Tipos individuais de vírus compartilham menos de 50% de homologia entre suas sequências e exibem diferenças em ensaios sorológicos recíprocos. A progressão dos papilomas para tumores malignos tem sido documentada em humanos, bovinos e coelhos.

Papilomatose cutânea bovina

Os fibropapilomas que surgem de infecções pelos papilomavírus bovinos (PVB) tipos l ou 2 são frequentemente encontrados na cabeça e no pescoço de bovinos com menos de 2 anos de idade. A regressão espontânea das lesões geralmente ocorre dentro de um ano. Papilomas cutâneos causados por PVB-3 tendem a persistir. Como a infecção por PVB em geral é autolimitante, o tratamento raramente é necessário. Os fibropapilomas localizados nos tetos associados à infecção pelo PVB-5 apresentam uma superfície lisa e são descritos como tipo "grão de arroz". Em contrapartida, papilomas nos tetos tipo "copa de árvore" surgem de infecções por PVB-6. Genótipos recentemente descritos, PVB-7-10, estão associados a papilomas nos tetos de vacas. A remoção cirúrgica de grandes lesões nos tetos pode ser necessária se houver interferência na ordenha.

Complexo carcinoma-papiloma alimentar bovino

Papilomas do esôfago, do rúmen e do retículo estão associados a infecções por PVB-4. As lesões, que comumente são solitárias e relativamente pequenas, são achados incidentais no exame *post-mortem*. Estudos epidemiológicos e experimentais têm demonstrado que há aumento na frequência de transformação de papilomas alimentares induzidos por vírus em carcinoma de células escamosas quando os animais estão ingerindo brotos de samambaia. Tais lesões malignas podem causar dificuldade na deglutição, timpanismo ruminal e perda de peso. Fibropapilomas nodulares causados por PVB-2, ocasionalmente encontrados em localizações semelhantes no trato alimentar superior que as lesões induzidas por PVB-4, não parecem tornar-se malignos.

Hematúria enzoótica

A hematúria enzoótica tem ocorrência mundial em bovinos que estejam em pastagens pobres, onde há crescimento abundante de brotos de samambaia. A hemorragia origina-se a partir de tumores na parede da bexiga. Lesões neoplásicas individuais derivam do tecido epitelial ou mesenquimal. Estudos experimentais sugerem que o PVB-2 e compostos tóxicos da samambaia contribuam para a oncogênese. É provável que a imunossupressão após a ingestão da samambaia possa permitir ativação do PVB-2 latente nos tecidos da bexiga, e que seu efeito, em conjunto com carcinógenos também presentes na samambaia, seja responsável pela indução e progressão de lesões neoplásicas.

Papilomatose equina

Papilomas são comumente encontrados em equinos de 1 a 3 anos de idade. A partir de estudos moleculares, dois tipos de papilomavírus equino foram identificados. O tipo 1está associado a papilomas no focinho e nas pernas, enquanto o tipo 2 está associado a papilomas no trato genital. A disseminação do vírus pode ocorre por contato direto ou indireto. As lesões em geral regridem espontaneamente após vários meses, e os animais recuperados tornam-se imunes a possíveis reinfecções.

Sarcoide equino

O sarcoide equino, um tumor fibroblástico de pele e localmente invasivo, é a neoplasia mais comum em cavalos, burros e mulas. DNA viral com alto grau de homologia com o PVB tem sido identificado em tecidos de sarcoide usando-se hibridização *in situ* e PCR. A inoculação experimental PVB tipos 1 e 2 resulta em lesões fibromatosas que assemelham-se ao sarcoide, porém regridem espontaneamente.

As lesões geralmente se desenvolvem em equinos entre 3 e 6 anos de idade. Múltiplos casos podem ocorrer em animais de uma mesma família ou que estão em contato próximo. Todavia, a incidência de sarcoide equino (estimada em 0,5 a 2%) é comparativamente baixa para uma doença viral, indicando que o equino pode ser um hospedeiro não permissivo. Os sarcoides podem ocorrer em qualquer parte do corpo, isolados ou em lesões múltiplas. Os locais mais comumente afetados são cabeça, parte ventral do abdome e membros. As lesões têm aparência muito variável, mas podem ser arbitrariamente classificadas como verrucosas ou fibroblásticas. O diagnóstico clínico deve ser confirmado histologicamente. A remoção cirúrgica é a forma usual de tratamento. Recorrência é comum após cirurgia convencional, e a criocirurgia tem obtido mais sucesso. Terapia com radiação, cirurgia a *laser* com CO_2 e quimioterapia também têm sido empregadas com vários graus de sucesso. A imunoterapia que visa estimular a imunidade celular pode ser eficaz em alguns casos. Essa terapia é feita pela inoculação de BCG ou extrato de parede celular de *Mycobacterium bovis* em equinos previamente sensibilizados à tuberculina diretamente na lesão.

Papilomatose oral canina

Papilomas transmissíveis múltiplos na região orofaringeana de cães são frequentemente encontrados. A doença, que é causada pelo papilomavírus canino tipo 1, é comum em cães jovens. O papilomavírus oral canino é facilmente transmitido por contato direto e indireto. O período de incubação é de até oito semanas. As lesões em geral são múltiplas e, embora comumente confinadas à mucosa oral, algumas vezes são encontradas na conjuntiva, nas pálpebras e no focinho. Os papilomas inicialmente aparecem como lesões lisas, brancas e elevadas, mas, mais tarde, tornam-se rugosas e com aspecto de couve-flor. A disseminação pode ocorrer para dentro da cavidade oral. Há regressão espontânea dentro de meses. Remoção cirúrgica geralmente é desnecessária, a menos que os papilomas persistam ou causem desconforto físico. Vacinas inativadas têm sido usadas, mas não parecem ser eficazes. Vacinas vivas não atenuadas, que são eficazes, podem produzir lesões neoplásicas no local da inoculação.

Diagnóstico

A aparência clínica dos papilomas (verrugas) é característica. Desta forma, a confirmação laboratorial geralmente não é requerida para lesões papilomatosas típicas. Exame histopatológico pode ser necessário para determinar a natureza de algumas lesões, especialmente em casos suspeitos de sarcoide equino. Exame por microscopia eletrônica de amostras de epiderme pode revelar partículas virais características. Ensaios de hibridização e métodos de PCR estão disponíveis para detecção de DNA do papilomavírus, porém não são utilizados na rotina. Isolados podem ser tipificados pela técnica de análise por endonucleases de restrição, a partir da extração do DNA e/ou por *Southern blotting*.

56 *Adenoviridae*

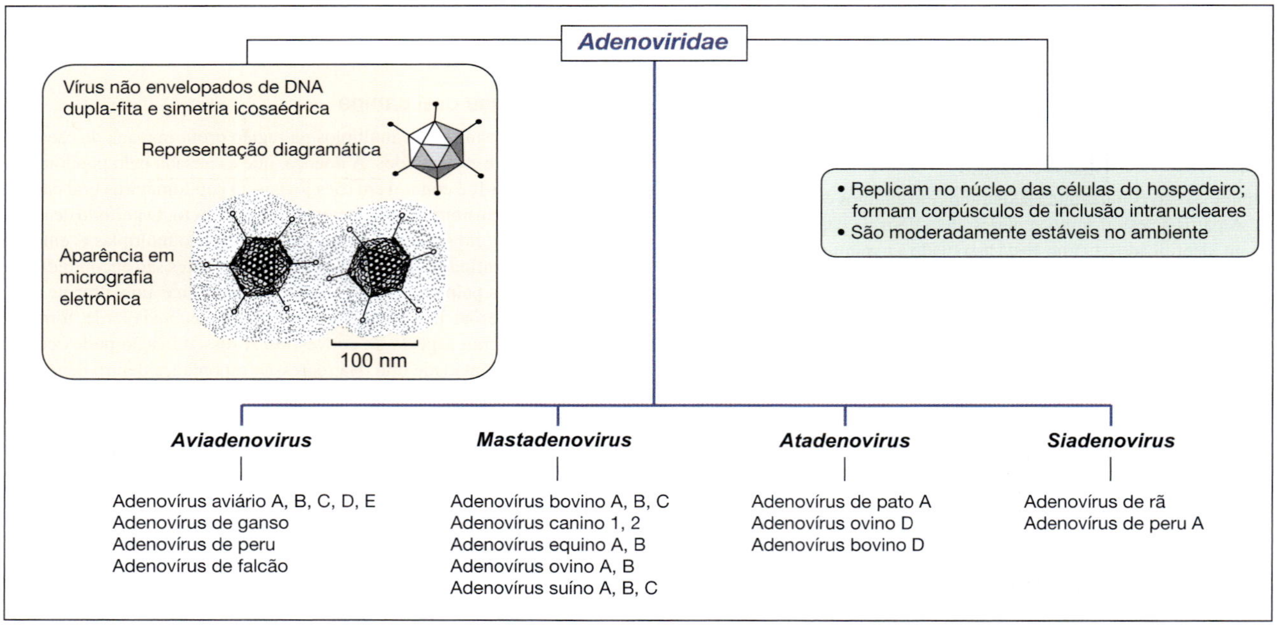

Adenoviridae
Vírus não envelopados de DNA dupla-fita e simetria icosaédrica
Representação diagramática
Aparência em micrografia eletrônica
100 nm
• Replicam no núcleo das células do hospedeiro; formam corpúsculos de inclusão intranucleares
• São moderadamente estáveis no ambiente
Aviadenovirus
Adenovírus aviário A, B, C, D, E
Adenovírus de ganso
Adenovírus de peru
Adenovírus de falcão
Mastadenovirus
Adenovírus bovino A, B, C
Adenovírus canino 1, 2
Adenovírus equino A, B
Adenovírus ovino A, B
Adenovírus suíno A, B, C
Atadenovirus
Adenovírus de pato A
Adenovírus ovino D
Adenovírus bovino D
Siadenovirus
Adenovírus de rã
Adenovírus de peru A

Os adenovírus (do grego *adenos*, glândula) foram inicialmente isolados de cultivos de células oriundas de adenoides de humanos. Esses vírus não envelopados, de DNA dupla-fita, compreendem cinco gêneros: *Mastadenovirus* (adenovírus de mamíferos), *Aviadenovirus* (adenovírus de aves), *Atadenovirus* (adenovírus de vertebrados), *Siadenovirus* (adenovírus de anfíbios e aves) e *Ichtadenovirus* (adenovírus de peixes). Sorogrupos e sorovares são determinados por meio de ensaios de neutralização.

Infecções clínicas

Os adenovírus possuem hospedeiros naturais geralmente restritos a uma única espécie ou espécies fortemente relacionadas. A infecção é comum em animais e humanos. Os adenovírus de importância em medicina veterinária estão listados na Tabela 56.1. As infecções por adenovírus podem ser severas em cães e frangos. Em muitos animais domésticos, as infecções por adenovírus estão ocasionalmente associadas com distúrbios entéricos e respiratórios. Os adenovírus aviários ocorrem mundialmente em uma grande variedade de espécies. A infecção é extremamente comum em lotes de frangos. Muitas infecções são subclínicas ou associadas com doença relativamente moderada. No entanto, casos de doença severa podem ocorrer após a infecção por adenovírus A de patos (síndrome da queda da postura) e por adenovírus A de perus (enterite hemorrágica).

Hepatite infecciosa canina

Essa doença viral de cães manifesta-se de forma generalizada, ocorre em todo o mundo, e afeta principalmente o fígado e o endotélio vascular. A hepatite infecciosa canina tem se tornado relativamente rara devido ao amplo uso de vacinas eficazes. Embora os cães sejam as espécies mais comumente afetadas, raposas, lobos, coiotes, jaritataca e ursos também são suscetíveis. A transmissão pode ocorrer após ingestão de urina, fezes ou saliva de animais infectados. A resposta imune elimina o vírus dos tecidos do hospedeiro geralmente 14 dias após a infecção inicial. Contudo, o vírus pode persistir nos rins e ser excretado na urina por mais de seis meses.

Após a ingestão, o adenovírus canino 1 (AVC-1) localiza-se nas tonsilas e nas placas de Peyer. Devido à viremia, a replicação no endotélio vascular provoca rápida distribuição do vírus no organismo. A replicação do vírus também ocorre nas células parenquimatosas do fígado e dos rins. Na maioria dos cães, a recuperação clínica coincide com a produção de anticorpos neutralizantes cerca de 10 dias após a infecção. Glomerulonefrite, edema de córnea e uveíte anterior, atribuídas à deposição de imunocomplexos, podem desenvolver-se em alguns animais infectados.

O período de incubação é de até 7 dias. Cães de todas as idades são suscetíveis e infecções subclínicas são comuns. A doença clínica é mais frequentemente encontrada em filhotes. A taxa de mortalidade varia de 10 a 30% em cães adultos e até 100% em filhotes. Na doença hiperaguda, a morte ocorre tão rapidamente que pode haver suspeita de envenenamento. Na doença aguda, os cães afetados apresentam febre, depressão, anorexia, sede intensa, vômito e diarreia. Palpação abdominal pode demonstrar dor e, embora hepatomegalia possa ser detectada, a ocorrência de icterícia é rara. Opacidade de córnea, unilateral ou bilateral, que pode ocorrer dentro de semanas após a recuperação clínica em cerca de 20% dos animais afetados, geralmente é autolimitante. Os animais que se recuperam têm imunidade duradoura.

Recorrência de febre, colapso súbito e dor abdominal em cães jovens não vacinados pode sugerir hepatite infecciosa canina. Em animais mortos, a demonstração de corpúsculos de inclusão basofílica intranuclear nos hepatócitos, nas células de Kupffer e nas células endoteliais é confirmatória. Antígenos virais podem ser demonstrados mediante imunoflu-

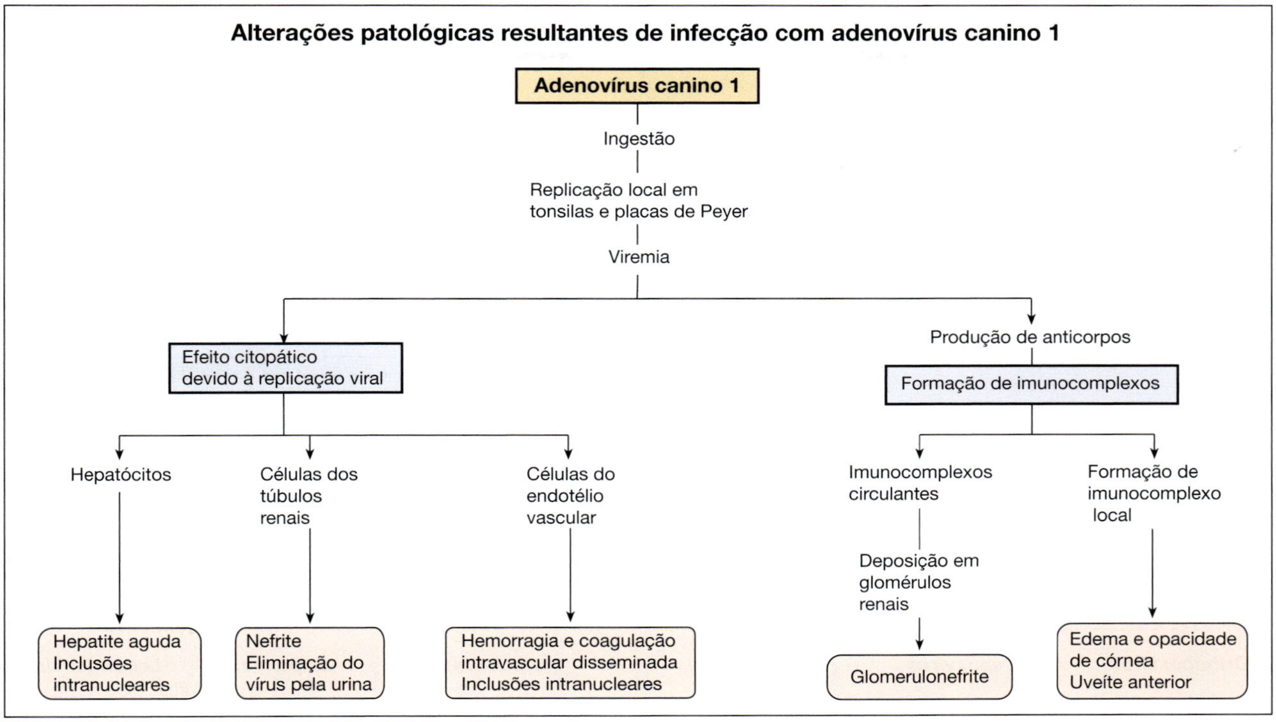
Alterações patológicas resultantes de infecção com adenovírus canino 1
Adenovírus canino 1
Ingestão
Replicação local em tonsilas e placas de Peyer
Viremia
Efeito citopático devido à replicação viral
Produção de anticorpos
Formação de imunocomplexos
Hepatócitos
Células dos túbulos renais
Células do endotélio vascular
Imunocomplexos circulantes
Formação de imunocomplexo local
Deposição em glomérulos renais
Hepatite aguda
Inclusões intranucleares
Nefrite
Eliminação do vírus pela urina
Hemorragia e coagulação intravascular disseminada
Inclusões intranucleares
Glomerulonefrite
Edema e opacidade de córnea
Uveíte anterior

TABELA 56.1 Adenovírus de importância veterinária

Vírus	Comentários
Adenovírus canino	Duas cepas são reconhecidas, adenovírus canino (AVC)-1 e AVC-2. AVC-1 causa hepatite infecciosa canina, com lesões resultantes de efeitos citopáticos diretos e da formação de complexo imune. AVC-2 está associada à traqueobronquite infecciosa (tosse dos canis), uma doença respiratória altamente contagiosa
Adenovírus equino	Geralmente infecção respiratória moderada ou subclínica; associada à pneumonia em potros árabes com imunodeficiência, geralmente fatal.
Adenovírus bovino	Associado a surtos ocasionais de doença respiratória e entérica
Adenovírus ovino	Associado a surtos ocasionais de doença respiratória e entérica
Adenovírus suíno	Em geral causa infecções subclinicas; ocasionalmente causa diarreia
Adenovírus aviário	Frequentemente isolado a partir de aves sadias ou após doença respiratória. Associado à bronquite em codornas, hepatite por corpúsculos de inclusão e síndrome hepatite-hidropericárdio
Adenovírus A de pato	Causa a síndrome da queda de postura em aves poedeiras
Adenovírus A de peru	Causa enterite hemorrágica em perus (disenteria em filhotes de peru de quatro a 12 semanas de idade; atinge taxas de mortalidade de até 60%) e doença do "baço de mármore" em faisões (caracterizada por morte súbita, edema pulmonar e necrose esplênica em pássaros de 2 a 8 meses de idade)

orescência em cortes congelados de fígado. Um protocolo de PCR para detecção de DNA viral em amostras clínicas tem sido utilizado.

A vacinação com vacinas vivas modificadas contra AVC-1 resulta em nefropatia moderada, com eliminação de vírus na urina e, algumas vezes, em opacidade de córnea. Esses efeitos colaterais não ocorrem no caso das vacinas com vírus AVC-2 vivo modificado, as quais estimulam imunidade efetiva de longa duração contra o AVC-1.

Infecção por adenovírus canino tipo 2

O adenovírus canino tipo 2, que é facilmente transmitido por aerossóis, replica-se nos tratos respiratórios superior e inferior. Os sinais clínicos geralmente são moderados ou inaparentes. Os cães afetados podem se apresentar com sinais clínicos semelhantes aos observados durante a traqueobronquite infecciosa canina (tosse dos canis). A maioria dos cães recupera-se e torna-se imunes a desafios subsequentes. Casos ocasionais de broncopneumonia podem desenvolver-se devido à infecção bacteriana secundária. Os vírus são eliminados continuamente por cerca de 9 dias após a infecção.

57 *Poxviridae*

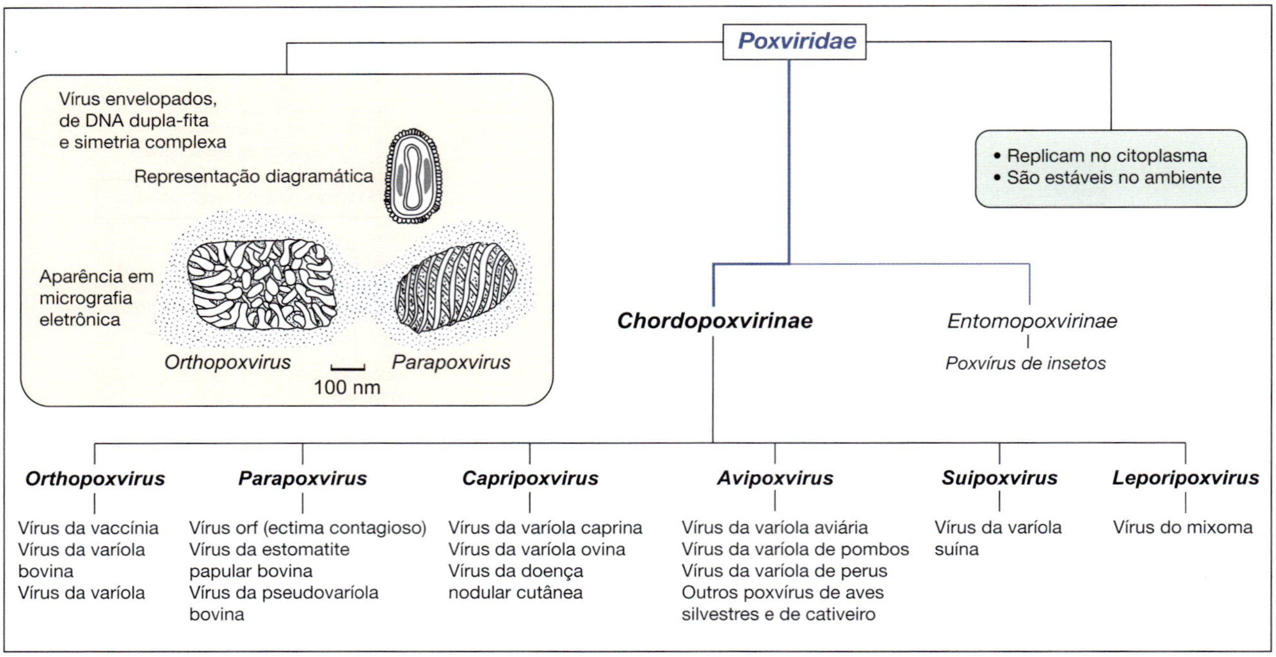

Poxviridae
Vírus envelopados, de DNA dupla-fita e simetria complexa
Representação diagramática
Aparência em micrografia eletrônica
Orthopoxvirus
Parapoxvirus
100 nm
• Replicam no citoplasma
• São estáveis no ambiente
Chordopoxvirinae
Entomopoxvirinae
Poxvírus de insetos
Orthopoxvirus
Vírus da vaccínia
Vírus da varíola bovina
Vírus da varíola
Parapoxvirus
Vírus orf (ectima contagioso)
Vírus da estomatite papular bovina
Vírus da pseudovaríola bovina
Capripoxvirus
Vírus da varíola caprina
Vírus da varíola ovina
Vírus da doença nodular cutânea
Avipoxvirus
Vírus da varíola aviária
Vírus da varíola de pombos
Vírus da varíola de perus
Outros poxvírus de aves silvestres e de cativeiro
Suipoxvirus
Vírus da varíola suína
Leporipoxvirus
Vírus do mixoma

A família *Poxviridae* inclui os maiores vírus que causam doenças em animais domésticos. A família está dividida em duas subfamílias, *Chordopoxvirinae,* os poxvírus de vertebrados, e *Entomopoxvirinae,* os poxvírus de insetos. Recombinações genéticas dentro dos gêneros resultam em extensiva reação sorológica cruzada e em proteção imunológica cruzada. Esses vírus de DNA dupla-fita replicam no citoplasma e são estáveis no ambiente em condições de baixa umidade. As infecções pelos poxvírus geralmente resultam em lesões vesiculares na pele (Tabela 57.1). A varíola foi no passado reconhecida como uma doença humana de grande importância mundial. O uso do vírus da vaccínia para a prevenção da varíola, primeiramente introduzido por Jenner no final do século XVIII, levou à erradicação dessa doença altamente contagiosa no final do século XX.

Infecções clínicas

A transmissão dos poxvírus pode ocorrer por aerossóis, por contato direto, por transmissão mecânica por artrópodes e por meio de fômites. As lesões de pele são a principal característica dessas infecções. Várias proteínas codificadas pelo vírus são liberadas das células infectadas, incluindo um homólogo do fator de crescimento epidérmico, que estimula a proliferação celular. Tipicamente, as lesões de varíola iniciam como máculas e progridem para pápulas, vesículas e pústulas formando crostas que se descamam e deixam cicatrizes. Em infecções generalizadas, há uma viremia associada à célula, e os animais recuperados têm imunidade duradoura. Algumas infecções localizadas induzem imunidade transitória, podendo ocorrer reinfecção.

Três parapoxvírus estreitamente relacionados, chamados vírus da pseudovaríola bovina, vírus da estomatite papular bovina e orf vírus, infectam ruminantes. Esses vírus são transmissíveis para humanos e produzem lesões clinicamente semelhantes. Além disso, os três vírus são morfologicamente indistinguíveis, sendo a confirmação do agente baseada na análise de ácidos nucleicos.

Os poxvírus caprinos são vírus economicamente importantes, produzindo infecções generalizadas com mortalidade significativa em ruminantes domésticos. Poxvírus ovino, poxvírus caprino e vírus da doença nodular cutânea estão estreitamente relacionados e compartilham uma proteína estrutural grupo-específica (p32), permitindo que a mesma vacina seja utilizada na prevenção de infecção por todos esses vírus.

Muitas espécies de aves são suscetíveis à infecção por membros do gênero *Avipoxvirus*. Embora exista relação antigênica entre os poxvírus de aves, a mesma é variável. As espécies de vírus dentro do gênero, denominadas de acordo com sua afinidade por uma espécie de hospedeiro em particular, incluem o poxvírus aviário, o poxvírus de canários, o poxvírus de pombos e o poxvírus de perus. A espécie típica do gênero é o poxvírus aviário.

Diagnóstico

O diagnóstico pode ser muitas vezes fundamentado apenas nos sinais clínicos. Biópsias de pele ou amostras coletadas *post-mortem* podem ser utilizadas para confirmação laboratorial. Inclusões intracitoplasmáticas eosinofílicas podem ser observadas histologicamente em células epidérmicas. Microscopia eletrônica pode ser utilizada para a identificação rápida de partículas de poxvírus em material de lesões. Parapoxvírus podem ser facilmente distinguidos de membros de outros gêneros. Para algumas espécies, os vírus podem ser isolados em mononocamadas de células oriundas de testículo ou de rim. Um ELISA de captura foi desen-

TABELA 57.1 Membros da família *Poxviridae* de importância veterinária

Vírus	Gênero	Espécies hospedeiras	Significância da infecção
Vírus da vaccínia	*Orthopoxvirus*	Ampla variedade de hospedeiros	Infecções em ovinos, búfalos, coelhos. Bovinos, equinos e humanos. Utilizado como vetor viral recombinante para a vacina da raiva.
Vírus da varíola bovina	*Orthopoxvirus*	Roedores, gatos, bovinos	Espécies de pequenos roedores são os reservatórios mais prováveis. Gatos são os principais hospedeiros acidentais; a infecção resulta em lesões de pele. Causa rara de lesões nos tetos em bovinos. Transmissível a humanos.
Vírus *uasin gishu*	*Orthopoxvirus*	Reservatórios de vida silvestre desconhecidos, equinos	Doença rara, relatada no Quênia e em países africanos vizinhos. Em equinos causa lesões de pele semelhantes a papilomas
Vírus da varíola de camelos	*Orthopoxvirus*	Camelos	Amplamente distribuída na Ásia e na África. Causa infecção sistêmica com lesões típicas de pox; infecção severa em camelos jovens
Vírus da pseudovaríola bovina	*Parapoxvirus*	Bovinos	Causa comum de lesões nos tetos de vacas leiteras; causa nódulo do ordenhador em humanos
Vírus da estomatite papular bovina	*Parapoxvirus*	Bovinos	Produz lesões papulares moderadas no focinho e na cavidade oral de bovinos jovens. Transmissível a humanos
Orf vírus (vírus do ectima contagioso)	*Parapoxvirus*	Ovinos, caprinos	Afeta primariamente cordeiros jovens; causa lesões proliferativas no focinho e nos lábios. Transmissível a humanos
Vírus da varíola ovina / Vírus da varíola caprina	*Capripoxvirus*	Ovinos, caprinos	Endêmica na África, no Oriente Médio e na Índia. Causa infecção generalizada, com lesões características na pele e mortalidade variável.
Vírus da doença nodular cutânea	*Capripoxvirus*	Bovinos	Endêmica na África. Causa infecção generalizada com lesões severas e mortalidade variável
Vírus da varíola suína	*Suipoxvirus*	Suínos	Causa doença de pele moderada. Ocorre mundialmente. Transmitida pelo piolho do suíno (*Haematopinus suis*)
Vírus da varíola aviária	*Avipoxvirus*	Frangos, perus	Causa lesões na cabeça e na membrana mucosa oral. Ocorre mundialmente. Transmitida pela picada de artrópodes
Vírus do mixoma	*Leporipoxvirus*	Coelhos	Causa doença branda em coelhos do Novo Mundo, o hospedeiro natural, e doença severa em coelhos europeus (mixomatose). Introduzida na Europa, na Austrália e no Chile como medida de controle biológico.
Vírus da varíola dos esquilos	Desconhecido	Esquilo vermelho e esquilo-cinzento	Causa importante do declínio de esquilos vermelhos nativos (*Sciurus vulgaris*) na Grã-Bretanha; por meio dos esquilo-cinzentos (*Sciurus carolinensis*) a doença foi introduzida a partir da América do Norte.
Vírus da varíola do crocodilo do Nilo	*Crocodylidpoxvirus*	Crocodilo do Nilo	Causa de lesões de pele em crocodilos silvestres e criados em cativeiro

volvido para detecção de antígenos de poxvírus de caprinos. Também estão disponíveis protocolos de PCR para detecção de DNA viral.

Controle

Vacinas estão disponíveis para diversos poxvírus, sendo o controle baseado em vacinação anual. Vacinas inativadas são menos efetivas que vacinas vivas modificadas, uma vez que a imunidade mediada por células é a resposta protetiva dominante. Uma vacina recombinante fornecendo proteção contra doença nodular cutânea e peste de pequenos ruminantes foi desenvolvida. Em rebanhos endemicamente infectados com vírus orf (ectima contagioso), o controle está baseado no uso de uma vacina viva completamente virulenta obtida a partir de crostas de pele infectadas ou de cultivos celulares. As ovelhas devem ser vacinadas por escarificação na axila no mínimo oito semanas antes do parto. Na época do parto, as ovelhas devem ser removidas para uma nova área de pasto, com o objetivo de minimizar a exposição dos cordeiros ao material infeccioso vacinal das crostas.

58 *Asfaviridae*

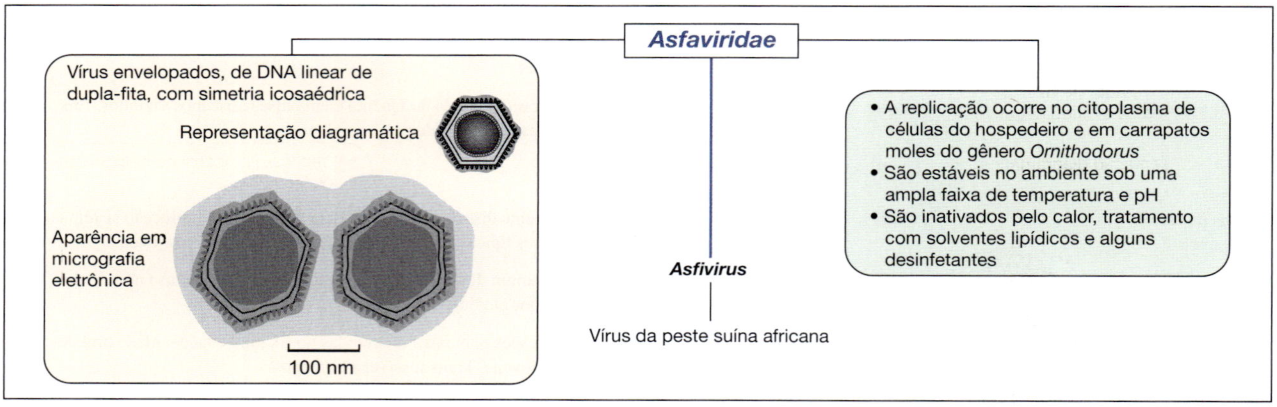

Asfaviridae
Vírus envelopados, de DNA linear de dupla-fita, com simetria icosaédrica
Representação diagramática
Aparência em micrografia eletrônica
100 nm
Asfivirus
Vírus da peste suína africana
• A replicação ocorre no citoplasma de células do hospedeiro e em carrapatos moles do gênero Ornithodorus
• São estáveis no ambiente sob uma ampla faixa de temperatura e pH
• São inativados pelo calor, tratamento com solventes lipídicos e alguns desinfetantes

O vírus da peste suína africana (VPSA) é o único membro do gênero *Asfivirus* pertence à família *Asfaviridae*. Os vírions têm 175 a 215 nm de diâmetro e consistem em um cerne nucleoproteico ligado a uma membrana no interior de um capsídeo icosaédrico rodeado por um envelope externo contendo lipídeos. O genoma consiste em uma única molécula de DNA linear de dupla-fita. Após a replicação no citoplasma da célula hospedeira, o vírus é liberado por brotamento através da membrana celular ou após a lise celular. O vírus da peste suína africana é estável no meio ambiente em ampla faixa de temperatura (4 a 20°C) e valores de pH. O vírus pode persistir por meses na carne.

Peste suína africana

A peste suína africana (PSA) é uma doença vírica economicamente importante para a suinocultura. Caracteriza-se por febre, hemorragias em muitos tecidos e alta taxa de mortalidade. É endêmica na África subsaariana, em Madagascar e na Sardenha. Um grande surto iniciou na Geórgia em 2007 e espalhou-se pela Rússia, Bielorrússia e Ucrânia. Suínos domésticos e silvestres são as únicas espécies suscetíveis à infecção. Na África, o VPSA é mantido em um ciclo silvestre que envolve a participação direta de carrapatos moles do gênero *Ornithodorus* e infecções inaparentes de javalis-africanos e porcos-do-mato. A replicação do vírus ocorre nos carrapatos, e a transmissão ocorre forma transovariana quanto transestadial. Os carrapatos moles alimentam-se por um curto período de tempo em hospedeiros antes de cair e se abrigar dentro de frestas nas paredes ou de fendas no solo. A presença de carrapatos infectados em uma determinada região torna difícil a erradicação da doença. Linhagens virulentas de VPSA, que produzem alta mortalidade em animais infectados, estão amplamente distribuídas na África. Muitos isolados provenientes de outras partes do mundo são menos virulentos, e as taxas de mortalidade, em geral, são menores do que 50%.

A ingestão de carne crua é um importante meio de transmissão de PSA internacionalmente, com surtos comumente iniciando em rebanhos próximos a aeroportos e portos. Suínos que tenham sobrevivido à doença clínica podem permanecer infectados por longos períodos. Suínos portadores são considerados uma importante fonte de disseminação viral.

A infecção em suínos domésticos é normalmente adquirida por via oronasal. O vírus replica inicialmente em células do sistema linforreticular. As lesões incluem esplenomegalia, edema hemorrágico gastrepático e de linfonodos renais, petéquias subcapsulares nos rins, hemorragias petequiais e equimóticas nas superfícies serosas, edema dos pulmões e hidrotórax. As hemorragias disseminadas resultam da coagulação intravascular disseminada, lesão endotelial e destruição de megacariócitos. Os sinais clínicos da PSA, que variam de inaparentes a superagudos, manifestam-se de acordo com a dose infectante, a virulência do vírus e a via de infecção. O período de incubação é geralmente de 5 a 7 dias em casos agudos. As taxas de mortalidade, as quais são variáveis, dependem da idade e da saúde geral dos suínos infectados. Os animais podem recuperar-se clinicamente ou desenvolver uma forma crônica da doença, que em geral ocorre em regiões onde o VPSA é endêmico.

A confirmação laboratorial da PSA é baseada na detecção do vírus por meio de testes como a PCR, imunofluorescência direta e hemadsorção. As amostras adequadas para exames laboratoriais incluem sangue, soro, tonsilas, baço e linfonodos. Os anticorpos persistem por longos períodos em animais que se recuperam e testes sorológicos podem ser a única forma de detectar animais infectados com cepas de baixa virulência.

A restrição na movimentação de suínos, o monitoramento sorológico de suínos portadores e a prevenção do contato entre suínos domésticos e porcos-africanos ou carrapatos são importantes medidas de controle em países onde a doença é endêmica. A erradicação de espécies de carrapato que agem como vetores do VPSA é uma parte essencial de um programa de controle. Uma vacina efetiva ainda não está disponível comercialmente. A ocorrência de cepas de baixa virulência é um dos fatores que dificultam o processo de erradicação.

59 *Bornaviridae*

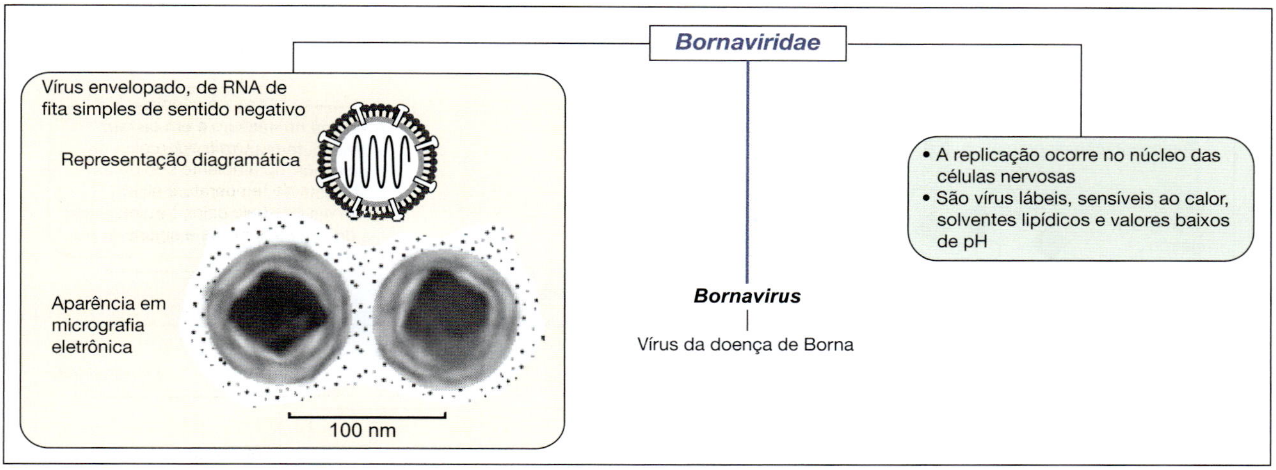

Bornaviridae
Vírus envelopado, de RNA de fita simples de sentido negativo
Representação diagramática
Aparência em micrografia eletrônica
100 nm
• A replicação ocorre no núcleo das células nervosas
• São vírus lábeis, sensíveis ao calor, solventes lipídicos e valores baixos de pH
Bornavirus
Vírus da doença de Borna

A família *Bornaviridae* contém um único gênero, *Bornavirus*. O único membro do gênero é vírus da doença de Borna (VDB). Esse vírus envelopado, que recentemente foi demonstrado por microscopia eletrônica, é esférico e possui cerca de 90 nm de diâmetro. O envelope envolve um núcleo interno de 50 a 60 nm de diâmetro. O genoma consiste em uma única molécula de RNA de fita simples de sentido negativo. A replicação ocorre no núcleo das células hospedeiras com brotamento na superfície celular. Esse vírus lábil é sensível ao calor, aos solventes lipídicos e a baixos valores de pH.

Doença de Borna

Essa doença neurológica fatal em equinos foi denominada de Borna, devido ao nome de uma cidade da Saxônia onde um grande surto da doença ocorreu em 1985. A doença ocorre esporadicamente na Alemanha, na Suíça e em outras partes da Europa. Contudo, estudos soroepidemiológicos indicam ampla distribuição geográfica. A doença neurológica atribuída ao VDB tem sido descrita em equinos, ovinos e gatos. Evidência sorológica da infecção tem sido relatada em outras espécies animais, como coelhos bovinos e avestruzes. Acredita-se que o vírus possa ser transmitido por meio de ingestão ou inalação. A maioria dos casos da doença de Borna ocorre na primavera e no início do verão, sendo a prevalência variável de ano para ano. Sugere-se que roedores, como o musaranho, possam agir como hospedeiros reservatórios. Infecções persistentes podem ser estabelecidas experimentalmente em ratos. Acredita-se a doença da dilatação proventricular, um distúrbio fatal de papagaios, seja causada por um bornavírus aviário. A "doença cambaleante" em gatos tem sido associada com a infecção pelo VDB.

Após a infecção oronasal, o vírus atinge o SNC por via intra-axônica, disseminando-se pelo nervo olfatório ou pelos nervos das regiões orofaringeana e intestinal. A disseminação no SNC e nos nervos periféricos também ocorre dentro dos axônios. Uma encefalite não supurativa com infiltrado linfocítico perivascular está basicamente confinada à substância cinzenta, e há degeneração neuronal importante. A doença de Borna tem sido descrita principalmente em equinos jovens. O período de incubação é bastante variável, podendo ser de semanas a muitos meses. Os fatores que podem influenciar na gravidade dos sinais clínicos incluem a idade e o estado imunológico do animal infectado, bem como a linhagem do vírus infectante. Em propriedades onde a infecção em equinos está presente, a doença clínica em geral está restrita a animais individuais. Os sinais clínicos incluem febre, sonolência e evidência de distúrbio neurológico. Podem estar presentes ataxia, paralisia faringeana e hiperestesia. O curso da doença é de até três semanas, e a taxa de mortalidade pode chegar a 100%. Os equinos sobreviventes apresentam lesões permanentes no SNC e podem exibir episódios recorrentes de distúrbios neurológicos.

A doença de Borna pode assemelhar-se vagamente a outras doenças neurológicas de equinos. Contudo, a distribuição das lesões no SNC difere das observadas em outras encefalomielites equinas, e caso inclusões eosinofílicas intranucleares (corpúsculos de Joest-Degen) estejam presentes, podem ser confirmatórias. O antígeno viral pode ser demonstrado no cérebro por meio de métodos imuno-histoquímicos. A demonstração de anticorpos no soro ou em fluido cerebroespinal por imunofluorescência, *immunoblotting* ou por ELISA pode auxiliar no diagnóstico. A técnica de RT-PCR é um teste de valor diagnóstico para demonstração de RNA de bornavírus. O controle é difícil devido à natureza esporádica da doença. Embora o VDB não pareça ser transmitido facilmente por equinos infectados, os animais soropositivos devem ser isolados. Medidas higiênicas adequadas devem ser aplicadas em animais suspeitos.

60 *Parvoviridae*

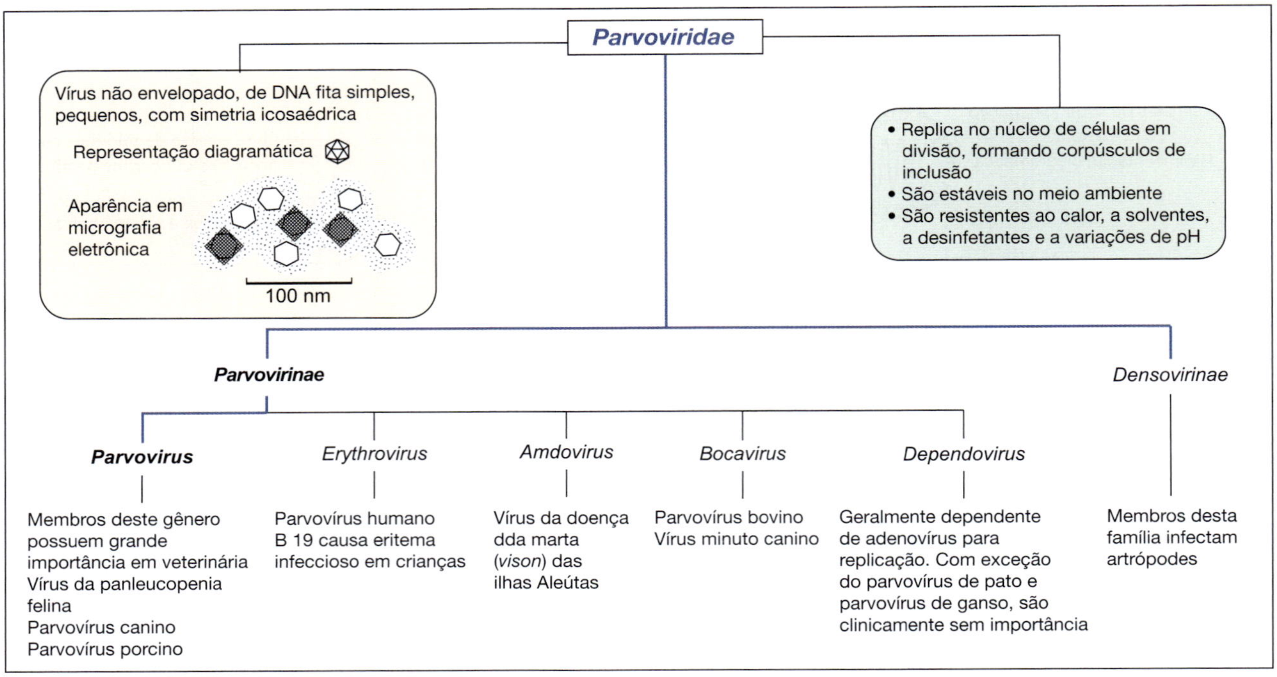

Parvoviridae
Vírus não envelopado, de DNA fita simples, pequenos, com simetria icosaédrica
Representação diagramática
Aparência em micrografia eletrônica
100 nm
• Replica no núcleo de células em divisão, formando corpúsculos de inclusão
• São estáveis no meio ambiente
• São resistentes ao calor, a solventes, a desinfetantes e a variações de pH
Parvovirinae
Densovirinae
Parvovirus
Erythrovirus
Amdovirus
Bocavirus
Dependovirus
Membros deste gênero possuem grande importância em veterinária
Vírus da panleucopenia felina
Parvovírus canino
Parvovírus porcino
Parvovírus humano B 19 causa eritema infeccioso em crianças
Vírus da doença dda marta (*vison*) das ilhas Aleútas
Parvovírus bovino
Vírus minuto canino
Geralmente dependente de adenovírus para replicação. Com exceção do parvovírus de pato e parvovírus de ganso, são clinicamente sem importância
Membros desta família infectam artrópodes

Os vírus pertencentes à família *Parvoviridae* (do latim, *parvus*, pequeno) variam de 18 e 26 nm de diâmetro e possuem um genoma de DNA de fita simples linear. Os parvovírus replicam somente no núcleo de células hospedeiras em divisão, uma característica que determina os tecidos-alvo. Após a entrada na célula, o vírion é desnudado, e no núcleo o seu DNA de fita simples é convertido em DNA de dupla-fita pela DNA-polimerase. Após a replicação viral, ocorre a lise celular para liberação dos vírions. Muitos parvovírus de vertebrados aglutinam eritrócitos e a inibição da hemaglutinação (IHA) por anti-soro específico é amplamente utilizada para sua identificação. Os parvovírus são muito estáveis no meio ambiente.

Infecções clínicas

Os parvovírus podem infectar muitos animais domésticos e selvagens (Tabela 60.1). Os vírus da enterite da marta (*vison*), o parvovírus canino e o parvovírus do guaxinim são considerados mutantes do vírus da panleucopenia felina com ampla variedade de hospedeiros. Embora a maioria dos membros do grupo produzam doenças sistêmicas agudas, alguns, como o vírus minuto dos cães e o parvovírus bovino, são de significância patogênica incerta.As doenças mais importantes causadas pelos parvovírus em animais domésticos são a panleucopenia felina, a infecção por parvovírus canino e a infecção por parvovírus suíno.

Panleucopenia felina

A panleucopenia felina, também conhecida como enterite infecciosa felina ou cinomose felina, é uma doença generalizada altamente contagiosa de gatos domésticos e silvestres. A doença, que tem distribuição mundial, é uma das mais comuns infecções virais felinas.

A infecção é geralmente endêmica em populações de gatos não vacinados, e ocorre, sobretudo, em gatos jovens recém-desmamados, quando os níveis de anticorpos maternos diminuem. A doença pode ter um padrão cíclico ou sazonal que está relacionado ao nascimento dos filhotes. A infecção transplacentária ocorre em gatas totalmente suscetíveis, com efeitos no feto, desde hipoplasia cerebelar até morte fetal. Altas taxas de excreção viral ocorrem durante o estágio agudo da doença, principalmente nas fezes. Em ambientes frios, úmidos e escuros, a infectividade pode permanecer por mais de um ano geralmente cinco.

O período de incubação é geralmente 5 dias. Muitas infecções são subclínicas, particularmente em gatos velhos e em filhotes parcialmente protegidos por anticorpos maternos. Após a ingestão ou inalação, ocorre a replicação na orofaringe e nos tecidos linfáticos associados. A viremia desenvolve-se dentro de 24 horas, produzindo infecção de células mitoticamente ativas em outros tecidos, em especial nas células das criptas intestinais e nas células linfopoiéticas da medula óssea, timo, linfonodos e baço. A destruição desses tecidos-alvo resulta em panleucopenia e atrofia das vilosidades. A doença é caracterizada por início repentino de sinais clínicos como depressão pronunciada, anorexia e febre. Segue-se vômito, algumas vezes acompanhado por diarreia ou disenteria. A taxa de mortalidade varia de 25 a 90%.

O diagnóstico geralmente é baseado na demonstração de partículas virais por microscopia eletrônica ou detecção de vírus por ELISA, PCR ou hemaglutinação, usando amostras fecais de gatos com doença aguda. Alterações histopatológicas típicas podem estar presentes nos cortes do íleo e do jejuno.

A vacinação é a principal medida de controle. Há um único sorotipo do vírus da panleucopenia felina, e a imunidade que se segue à infecção natural é forte e duradoura. Uma vez que as infecções clínicas causam

TABELA 60.1 Parvovírus de importância em veterinária

Vírus	Hospedeiros	Consequências da infecção
Vírus da panleucopenia felina	Gatos domésticos e silvestres	Doença entérica e sistêmica altamente contagiosa mais comum em gatos recém-desmamados, manifesta-se como depressão, vômito e diarreia. Infecção intrauterina: aborto ou ataxia cerebelar em gatos recém-nascidos
Parvovírus canino (Parvovírus canino 2)	Cães	Doença entérica altamente contagiosa, com depressão, vômito, disenteria e imunossupressão. Infecção intrauterina ou perinatal: miocardite em filhotes (agora rara)
Parvovírus suíno	Suínos	Principal causa de natimortos, fetos mumificados, morte embrionária e infertilidade (síndrome SMEDI)
Vírus da enterite da marta	Marta	Doença generalizada em filhotes de marta, análogo ao vírus da panleucopenia felina
Vírus da doença da marta das ilhas Aleútas	Marta, furão	Doença progressiva crônica de martas homozigóticas para a cor clara do pelo. Viremia persistente, plasmocitose, hipergamaglobulinemia e lesões relacionadas a complexos imunes
Parvovírus de ganso (vírus da peste dos gansos)	Gansos	Doença altamente contagiosa e fatal de gansos com oito a 30 dias de vida (doença de Derzsy): hepatite, miosite, incluindo miocardite
Vírus minuto canino (parvovírus canino 1)	Cães	Testes sorológicos sugerem que esteja amplamente disseminado; a habilidade do vírus em produzir doença é ainda incerta
Parvovírus bovino	Bovinos	Associado a surtos esporádicos de diarreia em bezerros

grande contaminação ambiental, as instalações devem ser completamente desinfetadas com hipoclorito de sódio 1% ou formalina 2%.

Infecção pelo parvovírus canino

A infecção pelo parvovírus canino (PVC) emergiu no final da década de 1970 como uma doença de abrangência mundial, com alta morbidade e mortalidade. A falência cardíaca aguda ou subaguda em filhotes infectados no útero ou durante o período perinatal era uma manifestação comum da doença. Com o desenvolvimento gradual da imunidade na população de cães adultos, o padrão clínico da doença alterou-se. Atualmente, a apresentação clínica mais comumente encontrada é a doença entérica aguda em cães jovens entre o desmame e os seis meses de idade. Muitas espécies caninas são suscetíveis à infecção, e a transmissão ocorre predominantemente pela via fecal-oral. Desde a descoberta do PVC, posteriores mutações continuaram a ocorrer e resultaram em três subtipos do vírus atualmente reconhecidos (2a, 2b e 2c). A infecção ou a correspondente vacinação por um subtipo confere imunidade contra os demais.

O vírus replica inicialmente nos tecidos linfoides da faringe e nas placas de Peyer. A viremia desenvolve-se, e os principais tecidos-alvo são aqueles com população de células em multiplicação rápida. Durante as duas primeiras semanas de vida, há divisão ativa de miócitos cardíacos, permitindo a replicação viral, com necrose e miocardite resultantes. Em filhotes mais velhos, o vírus invade células epiteliais em divisão ativa das criptas do intestino delgado. Pode haver hemorragia extensiva para dentro do lúmen intestinal em filhotes severamente afetados. A destruição dos tecidos linfoides contribui para a imunossupressão, que permite a proliferação de bactérias gram-negativas, podendo resultar em endotoxemia.

Após curto período de incubação, de 4 a 7 dias, os animais com doença entérica apresentam início súbito de vômito e anorexia. Diarreia, frequentemente com sangue, desenvolve-se dentro de 48 horas. Os cães afetados pioram rapidamente devido à desidratação e à perda de peso. O diagnóstico definitivo precoce em animais afetados está baseado na demonstração do vírus ou dos antígenos virais nas fezes pela microscopia eletrônica, ELISA, PCR ou hemaglutinação. Em casos fatais, a natureza e a distribuição das lesões entéricas macroscópicas e microscópicas podem apontar para a infecção por parvovírus canino.

A vacinação é a principal medida de controle. No entanto, como não se pode confiar apenas na vacinação para controlar o ciclo de infecção por parvovírus endêmico em canis, a limpeza e desinfecção completas das instalações devem ser realizadas após surtos da doença.

Infecção pelo parvovírus suíno

O parvovírus suíno é uma causa importante de falência reprodutiva em suínos mundialmente. Em propriedades onde a doença é endêmica, muitas porcas são imunes. A imunidade materna geralmente persiste por cerca de quatro meses, mas pode perdurar em alguns suínos até os seis ou nove meses de idade. Durante esse período, os anticorpos maternos podem interferir no desenvolvimento de imunidade ativa proveniente da vacinação ou infecção natural. Como resultado, algumas leitoas podem ser soronegativas e suscetíveis à infecção na época de cobertura ou durante a prenhez. O vírus tem predileção por células mitoticamente ativas dos tecidos fetais. Infecções transplacentárias em porcas prenhes ocorrem de 10 a 14 dias após exposição ao vírus. A principal lesão no feto surge antes do início da imunocompetência, cerca de 60 a 70 dias de gestação. Infecção nos embriões na primeira semana de gestação resulta em morte e reabsorção. Quando a infecção ocorre mais tardiamente, mas antes do 70º dia de gestação, os fetos morrem e tomam-se mumificados. A infecção após o 70º dia de gestação em geral resulta no nascimento de leitões soropositivos e saudáveis. A demonstração do antígeno viral por imunofluorescência em cortes congelados de tecidos fetais, sobretudo dos pulmões é confiável e sensível. O controle está baseado na exposição das leitoas e das porcas suscetíveis ao parvovírus suíno antes da época de cobertura. Isto pode ser alcançado por vacinação ou por exposição de animais a fezes contaminadas ou ao tecido placentário ou fetal de porcas infectadas.

61 Circoviridae

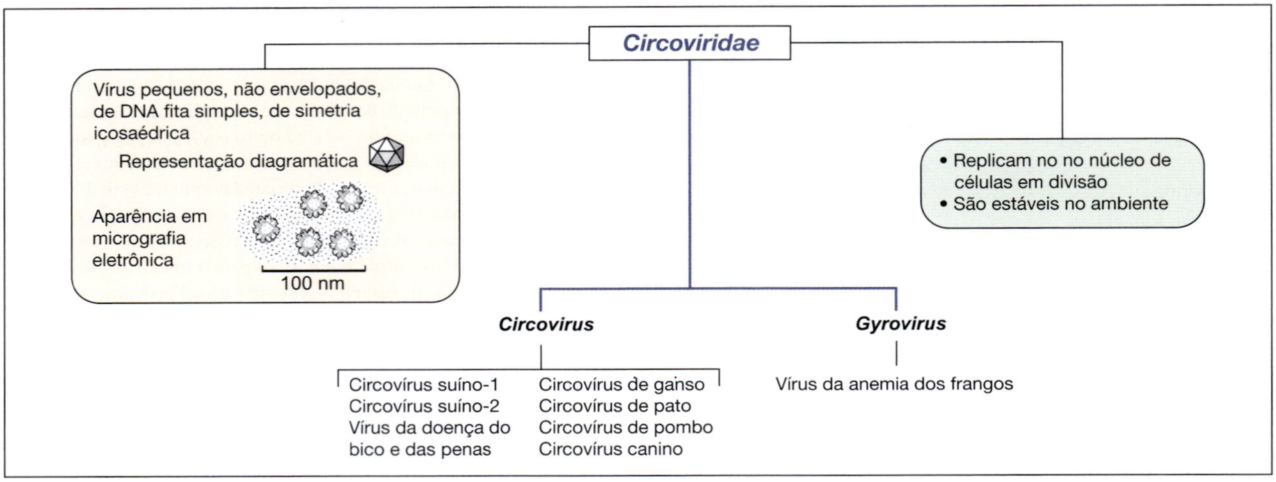
Circoviridae
Vírus pequenos, não envelopados, de DNA fita simples, de simetria icosaédrica
Representação diagramática
Aparência em micrografia eletrônica
100 nm
• Replicam no no núcleo de células em divisão
• São estáveis no ambiente
Circovirus
Gyrovirus
Circovírus suíno-1
Circovírus suíno-2
Vírus da doença do bico e das penas
Circovírus de ganso
Circovírus de pato
Circovírus de pombo
Circovírus canino
Vírus da anemia dos frangos

Os circovírus (20 a 25 nm de diâmetro) são vírus não envelopados, com simetria icosaédrica, cujo genoma consiste em uma molécula de DNA fita simples. A replicação ocorre no núcleo de células em divisão e esses vírus são estáveis no ambiente. Os circovírus são hospedeiro-específicos, possuem uma distribuição mundial e infectam células do sistema hemolinfático. A maioria dos circovírus identificados foi isolada de espécies aviárias. As infecções com o vírus da anemia dos frangos e com o circovírus suíno são de particular interesse em medicina veterinária. O vírus da doença do bico e das penas está associada a uma doença debilitante imunossupressiva de psitacídeos jovens, particularmente cacatuas. O circovírus canino tem sido identificado em cães acometidos por gastrenterite hemorrágica severa, vasculite e linfadenite granulomatosa.

Infecção pelo vírus da anemia dos frangos

Aves jovens infectadas pelo vírus da anemia dos frangos (VAF) desenvolvem anemia aplástica e atrofia linfoide generalizada. Esse vírus está presente em criações de frangos no mundo todo. Ocorre transmissão horizontal e vertical, sendo a rota de infecção fecal-oral. Uma vez que a infecção esteja presente em um matrizeiro, muitos animais irão desenvolver anticorpos antes do início da postura. Anticorpos maternos não previnem que pintos se tornem infectados e eliminem o vírus. Todavia, previnem o desenvolvimento da doença clínica. Por volta das 2 semanas de vida, desenvolve-se resistência à doença clínica, mas não à infecção. Apesar da resistência associada à idade e do efeito protetivo de anticorpos maternos, a presença de vírus imunossupressores, como o vírus da doença infecciosa da bursa ou herpesvírus galináceo 2, predispõe a manifestação de sinais clínicos. As principais células-alvo encontram-se no timo e na medula óssea. Os frangos afetados desenvolvem sinais clínicos com aproximadamente duas semanas de vida. A taxa de mortalidade é geralmente cerca de 10%. Infecções subclínicas em lotes de frangos de corte para procriação podem afetar desfavoravelmente o ganho de peso.

O diagnóstico presuntivo está baseado nos sinais clínicos e nas lesões macroscópicas *post-mortem*. A confirmação laboratorial baseia-se na detecção de antígenos virais por técnicas de imuno-histoquímica. O DNA viral pode ser demonstrado na medula óssea e no timo por hibridização *in situ*, por hibridização por meio de *dot blot* ou por PCR. Anticorpos no soro podem ser detectados pelos testes de vírus neutralização, imunofluorescência indireta e ELISA. Vacinas vivas estão disponíveis comercialmente para prevenção da transmissão vertical do vírus; no entanto, não previnem as perdas econômicas decorrentes da infecção subclínica em frangos de corte.

Infecção por circovírus suíno

O circovírus suíno 2 (PCV2) é amplamente isolado de leitões apresentando a síndrome multissistêmica do definhamento pós-desmame (SMDPD). Estudos soro-epidemiológicos indicam que a infecção está disseminada em suínos mundialmente. O vírus tem sido relacionado à dermatite suína, síndrome nefropática e problemas reprodutivos.

Cofatores parecem ser necessários para o desenvolvimento da doença clínica. Acredita-se que a estimulação do sistema imunológico possa ser um importante fator desencadeante. A depleção generalizada de linfócitos, que resulta em imunossupressão, é uma característica marcante dessa doença.

O diagnóstico da SMDPD está baseado nos sinais clínicos e nos achados patológicos. Um diagnóstico definitivo requer a demonstração de antígenos de PCV2 ou ácido nucleico viral em lesões. Devido à natureza disseminada do vírus, seu controle está largamente associado à eliminação de fatores predisponentes que possam estar presentes em determinadas granjas. Boas práticas de manejo, remoção imediata de animais afetados e o controle e erradicação de outros agentes infecciosos auxiliam no controle. Vacinas inativadas e de subunidade estão disponíveis comercialmente.

62 *Astroviridae*

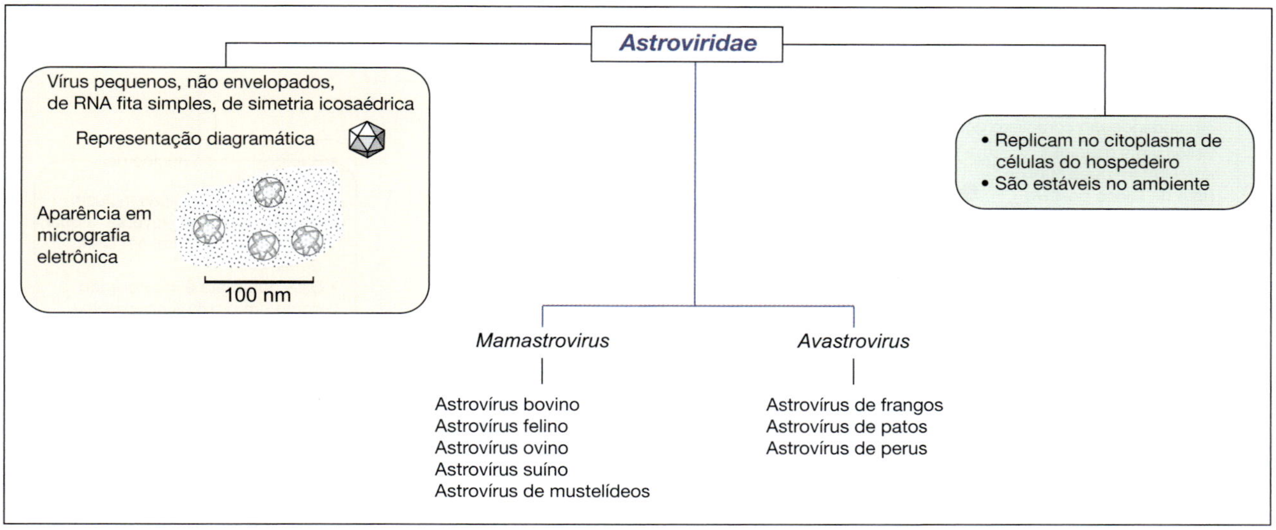

Astroviridae
Vírus pequenos, não envelopados, de RNA fita simples, de simetria icosaédrica
Representação diagramática
Aparência em micrografia eletrônica
100 nm
• Replicam no citoplasma de células do hospedeiro
• São estáveis no ambiente
Mamastrovirus
Astrovírus bovino
Astrovírus felino
Astrovírus ovino
Astrovírus suíno
Astrovírus de mustelídeos
Avastrovirus
Astrovírus de frangos
Astrovírus de patos
Astrovírus de perus

A família *Astroviridae* (do grego *aster*, estrela) contém vírus com uma estrutura de superfície semelhante a uma estrela. Os astrovírus, com 28 a 30 nm de diâmetro, são não envelopados e apresentam simetria icosaédrica. O genoma consiste em apenas uma molécula linear de RNA de fita simples de sentido positivo. Esses vírus suportam baixos valores de pH, diversos tipos de detergentes e aquecimento por cinco minutos em 60ºC. A replicação ocorre no citoplasma das células hospedeiras e os vírions são liberados por lise celular. A tripsina é necessária para o cultivo desses vírus.

A família compreende dois gêneros: avastrovírus, cujos membros infectam aves, e mamastrovírus, cujos membros infectam mamíferos. As espécies do vírus são designadas de acordo com a espécie do hospedeiro, enquanto os sorotipos são determinados por testes de neutralização cruzada.

Infecções clínicas

Os astrovírus, ao quais estão distribuídos mundialmente, têm sido detectados em fezes de humanos, bovinos, suínos, ovinos, cães, gatos, cervos, frangos, patos e perus. A transmissão ocorre pela rota fecal-oral. As infecções são pouco severas na maioria das espécies. Em geral, os isolados de diferentes espécies hospedeiras são antigenicamente distintos e espécie-específicos. No entanto, novas pesquisas indicam que a classificação com base no hospedeiro de origem não é completamente confiável, em especial em relação aos astrovírus de aves e morcegos. O Comitê Internacional de Taxonomia de Vírus aprovou um novo sistema de classificação com base em critérios genéticos: mamastrovírus 1 ao 19 e avastrovírus 1 ao 3. São reconhecidos dois sorotipos de astrovírus bovino. A transmissão ocorre pela rota fecal-oral.

Os mamastrovírus estão associados com gastrenterites autolimitante em animais e humanos. Após um período de incubação de até 4 dias, pode haver o desenvolvimento de diarreia. Infecções, particularmente com os avastrovírus, podem ser mais severas, envolvendo diversos órgãos. Infecções em filhotes de patos, causadas pelo astrovírus 3, podem causar hepatite severa. A síndrome de nanismo e raquitismo (RSS, do inglês *runting-stunting syndrome*) acompanhada de lesões de nefrite intersticial é associada à infecção por astrovírus de aves. Os astrovírus de perus são associados com a síndrome da enterite e mortalidade de peruzinhos.

O diagnóstico tem por base a detecção de astrovírus nas fezes pela microscopia eletrônica ou ELISA. A detecção do RNA viral mediante RT-PCR e isolamento do vírus em cultura de células primárias ou em ovos embrionados também são possíveis. Como as infecções por astrovírus tendem a ser brandas, apenas vacinas contra o astrovírus de patos têm sido desenvolvidas. O controle está fundamentado em práticas de manejo apropriadas à prevenção de enterite neonatal, incluindo práticas de higiene, vazio sanitário e desinfecção efetiva e adoção de medidas estritas de biossegurança.

63 Retroviridae

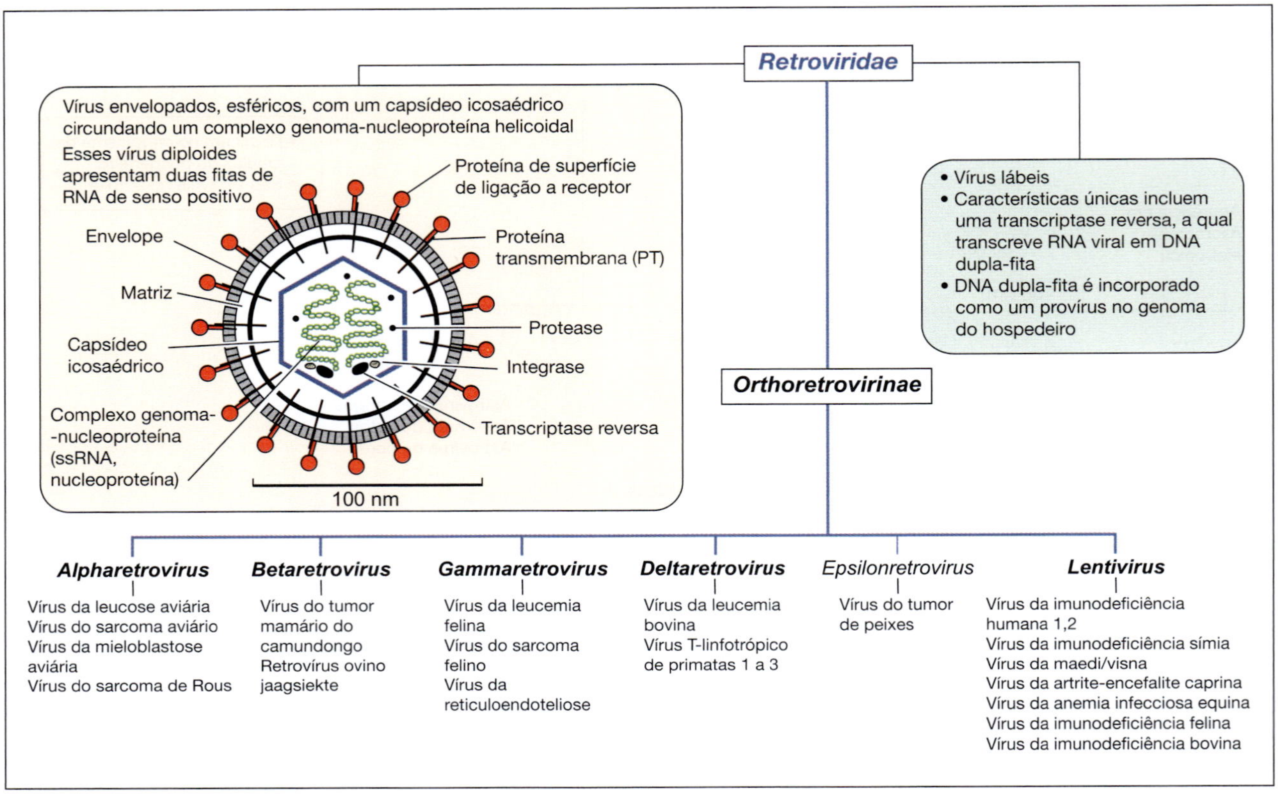
Retroviridae
Vírus envelopados, esféricos, com um capsídeo icosaédrico circundando um complexo genoma-nucleoproteína helicoidal
Esses vírus diploides apresentam duas fitas de RNA de senso positivo
Proteína de superfície de ligação a receptor
Envelope
Proteína transmembrana (PT)
Matriz
Protease
Capsídeo icosaédrico
Integrase
Complexo genoma--nucleoproteína (ssRNA, nucleoproteína)
Transcriptase reversa
100 nm
• Vírus lábeis
• Características únicas incluem uma transcriptase reversa, a qual transcreve RNA viral em DNA dupla-fita
• DNA dupla-fita é incorporado como um provírus no genoma do hospedeiro
Orthoretrovirinae
Alpharetrovirus
Vírus da leucose aviária
Vírus do sarcoma aviário
Vírus da mieloblastose aviária
Vírus do sarcoma de Rous
Betaretrovirus
Vírus do tumor mamário do camundongo
Retrovírus ovino jaagsiekte
Gammaretrovirus
Vírus da leucemia felina
Vírus do sarcoma felino
Vírus da reticuloendoteliose
Deltaretrovirus
Vírus da leucemia bovina
Vírus T-linfotrópico de primatas 1 a 3
Epsilonretrovirus
Vírus do tumor de peixes
Lentivirus
Vírus da imunodeficiência humana 1,2
Vírus da imunodeficiência símia
Vírus da maedi/visna
Vírus da artrite-encefalite caprina
Vírus da anemia infecciosa equina
Vírus da imunodeficiência felina
Vírus da imunodeficiência bovina

Os retrovírus (do latim *retro* – para trás) são vírus RNA envelopados, lábeis, com 80 a 100 nm de diâmetro. O nome da família refere-s e à presença de uma transcriptase reversa no vírion, a qual é codificada no genoma viral. A transcriptase reversa age como DNA-polimerase RNA-dependente, transcrevendo o RNA em DNA. Sob a influência da transcriptase reversa, são sintetizadas cópias de DNA de dupla-fita do genoma viral no citoplasma das células hospedeiras. Durante esse processo, sequências de bases repetidas, contendo centenas de pares de bases, chamadas de repetições terminais longas (LTR, do inglês *long terminal repeats*), são adicionadas às extremidades dos DNA transcritos. Os transcritos são integrados como provírus no DNA cromossomal sob a ação da integrase viral. Esse processo ocorre em sítios aleatórios do DNA, sendo a localização dos sítios em que o provírus foi integrado um fator determinante para a extensão e a natureza das alterações celulares decorrentes. As LTRs contêm importantes sequências promotoras e acentuadoras. Os vírus infectivos possuem quatro genes principais: *5'-gag-pro-pol-env-3'*, conforme ilustrado.

Uma alta taxa de mutação é uma característica da replicação dos retrovírus, pois a incorporação errônea de bases nitrogenadas é um evento frequente durante a transcrição reversa. Além disso, a recombinação entre genomas de retrovírus em células infectadas por duas variantes virais pode ocorrer, uma vez que a transcriptase reversa pode transferir-se do RNA-molde de um vírus para o de outro. Como consequência, retrovírus antigenicamente diferentes emergem com frequência, e a classificação de espécies e de subtipos em geral se mostra difícil.

Os retrovírus podem ser classificados como exógenos ou endógenos. Os retrovírus exógenos são capazes de transmissão horizontal entre membros de espécies hospedeiras. Os retrovírus endógenos ocorrem amplamente entre os vertebrados, podendo constituir até 10% do DNA genômico do hospedeiro. Esses retrovírus infectam frequentemente as células da linhagem germinativa e são transmitidos (herdados de forma mendeliana) somente como provírus em DNA de células germinativas, de pais para sua prole. Eles são regulados por genes celulares, sendo em geral silenciosos, porém podem recombinar-se com retrovírus exógenos.

Os retrovírus no gênero *Alpharetrovirus*, *Betaretrovirus*, *Gammaretrovirus* e *Deltaretrovirus* são muitas vezes referidos como retrovírus oncogênicos, uma vez que podem induzir transformação neoplásica nas células que infectam (Tabela 63.1). Com base no intervalo entre a exposição ao vírus e o desenvolvimento de tumores, os retrovírus oncogênicos exógenos são designados como vírus de transformação lenta (*cis*-ativantes) ou como vírus de transformação rápida (transducentes). Os retrovírus de transformação lenta induzem tumores de células B, células T ou tumores mieloides após longos períodos de incubação. Para que ocorra transformação maligna, os provírus devem ser integrados ao DNA da célula hospedeira próximo a um oncogene celular (*c-onc*, proto-oncogene), interferindo, assim, na regulação da divisão celular (mutagênese por inserção). Inserções múltiplas de provírus no genoma da célula hospedeira resultam em uma expressão genética exacerbada e superprodução de uma proteína associada à transformação. Os retrovírus de transformação rápida, que podem induzir a formação de tumor

TABELA 63.1 Retrovírus oncogênicos de importância veterinária

Gênero	Vírus	Hospedeiros	Comentários
Alpharetrovirus	Vírus da leucose aviária	Frangos, faisões, perdizes, codornas	Endêmica em criações comerciais de frangos. Pode ocorrer transmissão exógena e endógena do vírus. Causa leucose linfoide em aves com 5 a 9 meses de idade
Betaretrovirus	Retrovírus ovino *jaagsiekte*	Ovinos	Causa adenomatose pulmonar ovina, uma doença pulmonar neoplásica lentamente progressiva em ovinos adultos, sendo invariavelmente fatal. Ocorre no mundo todo, exceto na Australásia
	Vírus do tumor nasal enzoótico	Ovinos, caprinos	Estreitamente relacionado ao retrovírus ovino *jaagsiekte*. Causa adenocarcionoma de baixo grau de malignidade, o qual afeta as narinas
Gammaretrovirus	Vírus da leucemia felina	Gatos	Importante causa de doença crônica e de morte em gatos adultos jovens. Causa imunossupressão, enterite, falha reprodutiva, anemia e neoplasia. Distribuição mundial
	Vírus da reticuloendoteliose	Perus, patos, frangos, codornas, faisões	Infecções geralmente subclínicas. Doença esporádica pode apresentar-se com anemia, defeitos na emplumação, crescimento prejudicado ou neoplasia. Surtos da doença têm ocorrido após uso de vacinas contaminadas com vírus da reticuloendoteliose
Deltaretrovirus	Vírus da leucemia bovina	Bovinos	Causa leucose enzoótica bovina em bovinos adultos. Uma pequena porcentagem de bovinos infectados desenvolve linfossarcoma

após curtos períodos de incubação, contêm oncogenes virais (*v-onc*). Mais de 12 oncogenes já foram identificados em retrovírus aviários transformantes. Oncogenes virais são considerados oncogenes celulares adquiridos por recombinação durante a evolução de vírus. Se o oncogene está integrado no genoma viral sem perda dos genes replicativos do vírus, como no vírus do sarcoma de Rous, o retrovírus é descrito como "competentes para replicação". Frequentemente, como consequência da integração do oncogene celular, sequências virais existentes para replicação sofrem deleção. Tais retrovírus defectivos para replicação, que não podem multiplicar-se sem um vírus auxiliar, raramente são transmitidos sob condições normais de campo. As proteínas codificadas por oncogenes podem exercer diferentes funções, como receptores de hormônios ou fatores de crescimento, fatores de controle de transcrição e cinases, em vias de transdução de sinal. Um terceiro método para indução de tumor é exemplificado pelo vírus da leucemia bovina, que depende do gene *tax* que codifica uma proteína capaz da regulação positiva tanto de LTRs virais quanto das sequências promotoras celulares, mesmo quando o provírus está integrado em um cromossomo distinto (transativação).

Leucemia felina e doenças clínicas associadas

A infecção pelo vírus da leucemia felina (FeLV) não somente resulta na leucemia felina, mas também está associada a uma variedade de outras doenças clínicas. Isolados de FeLV são classificados em quatro subgrupos (A, B, C e T) com base nas diferenças da glicoproteína de envelope, gp70. O vírus da leucemia felina A (FeLV-A), o subgrupo predominante, é isolado a partir de todos os gatos infectados pelo FeLV. Os vírus do subgrupo B, que surgem da recombinação entre os genes *env* e o DNA proviral do FeLV endógeno, estão presentes em infecção conjunta em cerca de 50% das vezes. Os gatos infectados com a ambos FeLV-A e FeLV-B têm maior risco de desenvolver tumores do que aqueles infectados apenas pelo FeLV-A. Cada isolado FeLV-C é único, surgindo *de novo* em um gato infectado com uma cepa de FeLV-A por meio de mutações na sequência que codifica a região de ligação ao receptor do gene *env* do VLFe-A. Uma vez gerado, o vírus FeLV-C rapidamente causa uma anemia fatal e, por conseguinte, não é transmitido a outros gatos. A conversão do FeLV-A em FeLV-T requer a combinação de uma inserção e uma única mudança de aminoácido na proteína do envelope, resultando em vírus citopáticos, com tropismo por células T, capazes de induzir imunodeficiência.

O contato estreito é necessário para transmissão desse vírus lábil, e a incidência da infecção está relacionada à densidade populacional. Elevadas taxas de infecção são encontradas em gatis e em casas com muitos gatos. Grandes quantidades de vírus são eliminadas na saliva. A infecção geralmente é adquirida pela ação de lamber e por meio de ferimentos causados por mordidas. Os gatos jovens são mais suscetíveis à infecção do que os adultos e uma proporção significativa dos que são expostos antes da 14ª semana de idade torna-se persistentemente infectada. Esses animais constituem o principal reservatório do VLFe e são propensos a desenvolver uma doença associada. Uma vez que a produção de partículas virais requer síntese de DNA celular, os alvos são os tecidos com alta atividade mitótica, como a medula óssea e os epitélios. Os vírus causam tumores, particularmente linfossarcoma, de diferentes formas, incluindo a mutagênese por inserção e a recombinação com diversos proto-oncogenes celulares, resultando em vírus de transformação rápida e replicação defectiva. Como exemplos desses vírus, destacam-se os VLFe isolados de lifomas de timo e os vírus do sarcoma felino (VSFe), que são isolados de fibrossarcomas multicêntricos raros, em gatos jovens. Esses vírus não são transmitidos sob condições naturais. A maioria dos gatos persistentemente infectados morre dentro de 3 anos de infecção. Cerca de 80% desses gatos morrem de doença não neoplásica associada ao VLFe. Anemia, redução no desempenho reprodutivo, enterite e uma variedade de infecções secundárias são características importantes da doença.

A detecção do antígeno viral no sangue ou na saliva é o método comumente utilizado para diagnóstico laboratorial da leucemia felina. Um ELISA comercial e testes de imunomigração rápida estão disponíveis. Uma política de teste e de remoção de animais positivos tem-se mostrado eficaz para erradicar a infecção em gatis. Diversas vacinas comerciais estão disponíveis. A vacinação não assegura uma proteção completa e não é capaz de alterar a evolução da infecção em gatos persistentemente infectados.

Leucose enzoótica bovina

Essa doença retroviral de bovinos adultos é caracterizada por linfocitose persistente e pelo desenvolvimento de linfossarcoma de células B em grande parte dos animais infectados. O vírus lábil está intimamente associado a células, e a transmissão ocorre geralmente pela transferência de sangue ou secreções, como o leite, contendo linfócitos infectados.

Representação esquemática de importantes genes presentes em retrovírus oncogênicos e as proteínas codificadas

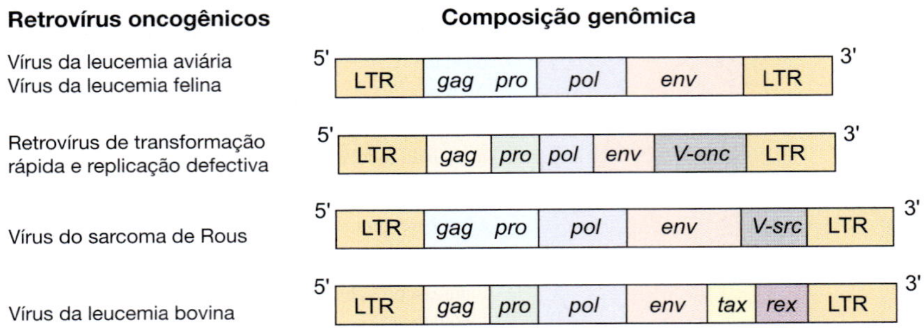
Retrovírus oncogênicos
Composição genômica
Vírus da leucemia aviária
Vírus da leucemia felina
5' LTR gag pro pol env LTR 3'
Retrovírus de transformação rápida e replicação defectiva
5' LTR gag pro pol env V-onc LTR 3'
Vírus do sarcoma de Rous
5' LTR gag pro pol env V-src LTR 3'
Vírus da leucemia bovina
5' LTR gag pro pol env tax rex LTR 3'

Gene	Proteína codificada
gap	Nucleocapsídeo
pro	Protease
pol	Enzimas: transcriptase reversa, integrase
env	Glicoproteínas de envelope
v-onc	Oncoproteína
v-src	Oncoproteína (tirosina-fosfocinase)
tax	Ativador transcricional
rex	Ativador pós-transcricional

LTR: repetições terminais longas

Menos de 10% dos bezerros nascidos de vacas positivas infectam-se ao nascimento. Os animais são geralmente infectados no período entre 6 meses a 3 anos de vida. A transmissão iatrogênica é importante e deve-se à práticas como reutilização de agulhas, frascos injetores de doses múltiplas, instrumentos cirúrgicos contaminados e procedimentos para exame retal. A célula-alvo primária é o linfócito B. Embora a infecção seja persistente por toda a vida, a maioria dos animais permanece infectada de forma subclínica. Cerca de 30% dos animais infectados desenvolvem linfocitose persistente sem sinais clínicos da doença. Aproximadamente 1 a 5% dos animais infectados irá desenvolver linfossarcoma quando adultos. Os sinais clínicos presentes relacionam-se ao local de formação dos tumores.

Vários testes sorológicos, incluindo imunodifusão em gel de ágar (IDGA) e ELISA, são adequados para detecção de anticorpos contra o VLB. A vacinação não é utilizada no controle da doença. Testes e estratégias de descarte de animais infectados são aplicadas em programas de erradicação.

Jaagsiekte

Esta doença causada por lentivírus, também chamada adenomatose pulmonar ovina, é uma doença neoplásica de progressão lenta em ovinos adultos e causada pelo retrovírus ovino *jaagsiekte* (RVOJ). Exsudatos respiratórios de ovinos afetados são infecciosos e a transmissão ocorre por via respiratória. O contato próximo facilita a disseminação da infecção, sendo a incidência da doença mais elevada em animais estabulados. Em um rebanho afetado, a incidência da doença pode chegar a 20%. Múltiplas cópias de retrovírus endógenos associados ao RVOJ (enRVOJ) têm sido encontradas no genoma de ovinos e caprinos.

O vírus replica-se em dois tipos de células pulmonares, células alveolares tipo II e células bronquiais não ciliadas. Os tumores que surgem desses tipos de células substituem progressivamente o tecido pulmonar normal, levando à morte por asfixia. O período de incubação pode variar de diversos meses até 2 anos. Os animais afetados têm de 3 a 4 anos de idade, apresentam-se fisicamente debilitados e com dificuldade respiratória. Pasteurelose secundária é uma complicação frequente. O diagnóstico clínico é comumente confirmado por meio de histopatologia. A incidência da doença em um rebanho pode ser reduzida pelo isolamento estrito, particularmente durante a criação de cordeiros, e pela eliminação de animais suspeitos logo após a confirmação clínica ou laboratorial.

Lentivírus

Os lentivírus (do latim, *lentus*, "lentos"), que causam infecções persistentes ao longo de toda a vida e estão associados a infecções de longo período de incubação e de curso clínico insidioso. Os lentivírus de animais domésticos estão apresentados na Tabela 63.2.

Infecção pelo vírus da imunodeficiência felina

O vírus da imunodeficiência felina (FIV) de gatos domésticos foi pela primeira vez reportado em 1987 e é atualmente reconhecido como uma importante causa de doença em gatos. Cinco subtipos de FIV (A ao E) já foram identificados. O vírus é eliminado principalmente pela saliva e a transmissão ocorre geralmente por meio de mordidas. Por conseguinte, a taxa de infecção é mais elevada em gatos machos com acesso à rua. Os animais permanecem infectados por toda a vida, porém nem todos irão desenvolver doença clínica.

O vírus replica-se principalmente nos linfócitos T $CD4^+$ (auxiliares), produzindo um declínio progressivo na imunidade mediada por células devido à depleção desses linfócitos. A prevalência da doença clínica é mais alta em gatos com mais de 6 anos de idade. O curso da doença pode ser dividido em uma fase aguda, uma fase assintomática prolongada, uma fase caracterizada por sinais clínicos inespecíficos e uma fase terminal, com imunodeficiência acentuada. Os sinais clínicos são muito inespecíficos e variáveis, incluindo febre recorrente, leucopenia, anemia, perda de peso, linfadenite, gengivite crônica e mudanças de comportamento. Infecções oportunistas são frequentes na fase terminal da doença. Estomatite crônica e gengivite são achados comuns. Outras manifestações incluem infecções respiratória, entérica e de pele crônicas. Sinais

TABELA 63.2 Lentivírus de animais domésticos

Vírus	Hospedeiros	Comentários
Vírus da imunodeficiência felina	Gatos	Causa infecção duradoura, com viremia persistente e imunossupressão em gatos com mais de 5 anos de idade. Distribuição mundial
Vírus da anemia infecciosa equina	Equinos, mulas, burros	Causa infecção duradoura com episódios febris recorrentes. Anemia é um sinal clínico proeminente
Vírus da maedi/visna	Ovinos	Causa infecções duradouras, com doença respiratória progressiva (maedi) e mastite indurativa em ovinos mais velhos. Os sinais clínicos desenvolvem-se em uma pequena porcentagem dos animais infectados. Alguns ovinos infectados desenvolvem doença neurológica progressiva (visna)
Vírus da artrite-encefalite caprina	Caprinos	Causa infecção duradoura. Associado à poliartrite e à mastite indurativa em adultos e à doença nervosa progressiva em jovens. Comum em criações de caprinos leiteiros. Distribuição mundial.
Vírus da imunodeficiência bovina	Bovina	Amplamente distribuído; patogenicidade ainda é incerta

neurológicos, geralmente devidos à lesão viral direta, desenvolvem-se em pequeno número de gatos infectados.

O diagnóstico é baseado em testes sorológicos para pesquisa de anticorpos. *Kits* de imunoconcentração e ELISA estão disponíveis comercialmente. O tratamento visa ao controle de infecções secundárias. O controle está baseado na prevenção da exposição separando-se gatos infectados de não infectados em casas com vários gatos, em evitar que gatos permaneçam soltos na rua, na utilização de gatas soronegativas para cruzamentos e pela triagem de todos os gatos antes da sua introdução em populações soronegativas. Vacinas comerciais estão disponíveis, porém existe certa preocupação em relação ao nível de proteção contra cepas heterólogas.

Anemia infecciosa equina

Esta doença, também chamada de febre do pântano, afeta equinos, mulas e burros em muitos países. O vírus é transmitido de forma mecânica por insetos hematófagos, sobretudo espécies de *Tabanus* e de *Stomoxys*. A transmissão ocorre com mais frequência no verão, durante períodos de alta atividade de insetos, em áreas pantanosas baixas próximas a florestas. A transmissão iatrogênica pode ocorrer por meio de agulhas ou instrumentos cirúrgicos contaminados.

O vírus replica-se em macrófagos, em monócitos e em células de Kupffer. Os equinos infectados não são capazes de eliminar o vírus, apesar da forte resposta imunológica presente. No curso da replicação viral, as mutações, que ocorrem de forma frequente podem resultar na emergência de novas linhagens virais que exibem variações antigênicas nas glicoproteínas do envelope (variações antigênicas menores). Episódios febris e acentuada estimulação imunológica sinalizam a emergência dessas novas linhagens. Anticorpos não neutralizantes produzidos contra o vírus no início do curso da infecção levam à formação de imunocomplexos. Esses complexos anticorpo-antígeno ativam o complemento, contribuindo para ocorrência de febre, anemia e trombocitopenia, além de glomerulonefrite. Hemólise, eritrofagocitose aumentada e eritropoiese diminuída são responsáveis pela anemia em equinos infectados de forma crônica. Na maioria dos animais, os episódios clínicos cessam após algum tempo, provavelmente como consequência de uma ampla resposta baseada na neutralização contra uma grande variedade de epítopos virais.

A confirmação laboratorial da infecção está baseada na demonstração de anticorpos séricos para as proteínas p26 do cerne viral. O teste sorológico reconhecido para comércio internacional é o teste IDGA (teste de Coggins). A restrição ao deslocamento de animais, a detecção e a remoção de animais positivos são utilizadas para minimizar o risco de disseminação da doença.

Grupo de lentivírus de pequenos ruminantes

Dois lentivírus diferentes foram descritos em ovinos e caprinos, o vírus da maedi/visna (VMV) e o vírus da artrite-encefalite dos caprinos (CAEV). Esses vírus estão relacionados e causam infecções persistentes e doenças similares. Cada vírus pode infectar ambas as espécies. Análises genômicas desses lentivírus isolados a partir de ovinos e de caprinos sugerem que tenham evoluído de um genótipo ancestral em comum. Atualmente, acredita-se que eles compreendem um grupo heterogêneo com uma abrangência variável de hospedeiros e diferentes capacidades patogênicas.

A infecção é frequentemente subclínica. A severidade clínica da doença é influenciada pela virulência viral, pela idade do hospedeiro quando exposto e por outros fatores relacionados ao hospedeiro. A multiplicação viral é desencadeada a partir da transformação de monócitos em macrófagos. A resposta imunológica não é totalmente efetiva e provavelmente contribui para a patogênese da doença.

A confirmação laboratorial depende da detecção de anticorpos vírus-específicos. Os testes mais comuns utilizados são ELISA e IDGA. O controle é baseado em programas de diagnóstico sorológico e segregação dos animais positivos. O leite de animais infectados é uma importante fonte de infecção, sendo que animais recém-nascidos devem ser isolados e criados separados das mães infectadas.

64 Reoviridae

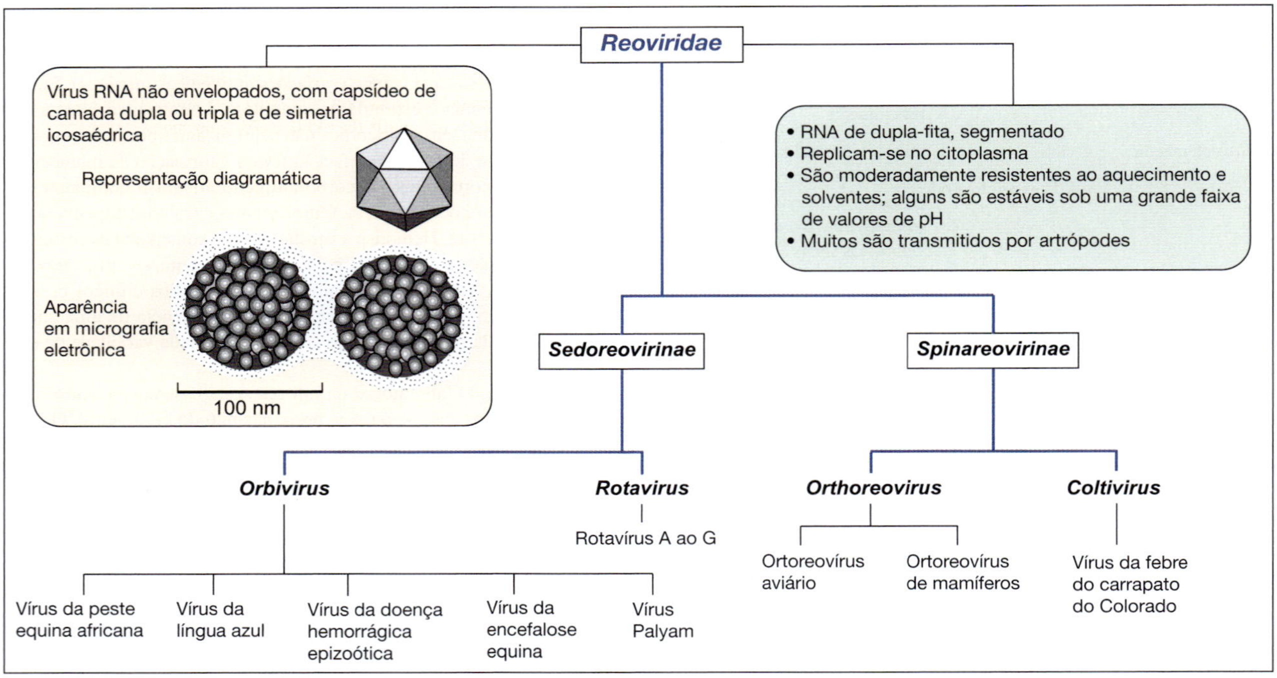

Reoviridae
Vírus RNA não envelopados, com capsídeo de camada dupla ou tripla e de simetria icosaédrica
Representação diagramática
Aparência em micrografia eletrônica
100 nm
• RNA de dupla-fita, segmentado
• Replicam-se no citoplasma
• São moderadamente resistentes ao aquecimento e solventes; alguns são estáveis sob uma grande faixa de valores de pH
• Muitos são transmitidos por artrópodes
Sedoreovirinae
Spinareovirinae
Orbivirus
Rotavirus
Orthoreovirus
Coltivirus
Rotavírus A ao G
Ortoreovírus aviário
Ortoreovírus de mamíferos
Vírus da febre do carrapato do Colorado
Vírus da peste equina africana
Vírus da língua azul
Vírus da doença hemorrágica epizoótica
Vírus da encefalose equina
Vírus Palyam

O nome da família *Reoviridae* é baseado no acrônimo "reo", devido ao fato que os primeiros isolados foram provenientes de tecidos **r**espiratório e **e**ntérico sem uma doença associada; constituindo os vírus denominados **ó**rfãos. Estes vírus icosaédricos, com 60 a 80 nm de diâmetro, não são envelopados e possuem um capsídeo composto por camadas de "capas" proteicas concêntricas. O genoma do vírion é composto de nove a 12 segmentos de RNA de dupla-fita. O rearranjo genético ocorre nas células coinfectadas por vírus da mesma espécie (*genetic shift*). Também se observa uma elevada taxa de mutações (*genetic drift*). Como resultado, existe um número significativo de sorovares e cepas de cada espécie viral. A replicação ocorre no citoplasma da célula hospedeira, muitas vezes com a formação de inclusões intracitoplasmáticas. A família contém 15 gêneros distribuídos em duas subfamílias, *Sedoreovirinae* (seis gêneros) e *Spinareovirinae* (nove gêneros). Membros dos gêneros *Orthoreovirus*, *Rotavirus* e *Orbivirus* infectam animais e humanos. Membros do gênero *Coltivirus* e *Seadornavirus* são arbovírus que podem ocasionalmente causar doença em humanos. Outros gêneros na família contém vírus de plantas, artrópodes e peixes. Os vírus dessa família são moderadamente resistentes ao aquecimento, solventes orgânicos e a detergentes não iônicos.

Infecções clínicas

Os reovírus, amplamente distribuídos na natureza, têm sido isolados a partir de várias espécies animais (Tabela 64.1). Os ortoreovírus de aves têm sido implicados em artrite, tenossinovite, doença respiratória crônica e enterite. Os rotavírus causam diarreia aguda em animais criados de forma intensiva. A transmissão dos ortoreovírus e dos rotavírus dá-se pelo contato com fezes contaminadas.

A peste equina africana e a língua azul são doenças particularmente importantes causadas por orbivírus. A doença hemorrágica epizoótica de cervídeos e a doença Ibaraki em bovinos, ambas causadas por membros do sorogrupo dos vírus da doença hemorrágica epizoótica (VDHE), apresentam sinais clínicos semelhantes àqueles da língua azul em ovinos. Peste equina africana, língua azul e doença hemorrágica epizoótica de cervídeos são transmitidas por artrópodes hematófagos, especialmente por espécies de *Culicoides*.

Doença entérica causada por rotavírus em animais jovens

Os rotavírus causam diarreia em animais jovens de criações intensivas em propriedades no mundo todo. Os isolados são divididos em vários sorogrupos antigenicamente diferentes (A até G), também chamados espécies, tendo-se por base diferenças na principal proteína do capsídeo, VP6. A maioria dos isolados pertence ao grupo A. Títulos altos de vírus (10^9 partículas virais por grama de fezes) são excretados por animais clinicamente afetados. Como o vírus é estável no meio ambiente, as instalações podem estar altamente contaminadas, e animais criados de forma intensiva são afetados com mais frequência. O diagnóstico é baseado em microscopia eletrônica ou demonstração de antígenos virais nas fezes pelo ELISA ou aglutinação em látex. O controle envolve medidas que visem à redução dos níveis de desafio viral em animais jovens, enquanto a vacinação de fêmeas prenhes pode ser utilizada visando ao aumento dos níveis de anticorpos no leite.

TABELA 64.1 Vírus da família *Reoviridae* de importância em medicina veterinária

Gênero	Vírus	Comentários
Orbivirus	Vírus da peste equina africana	Infecções de *Equidae* transmitidas por artrópodes, sendo que os principais vetores são espécies de *Culicoides*. Endêmica na África. Alta taxa de mortalidade
	Vírus da língua azul	Infecção de ovinos, bovinos, caprinos e ruminantes silvestres transmitida por artrópodes. Os principais vetores são espécies de *Culicoides*. Doença grave em ovinos. Doença clínica é incomum em bovinos, exceto se causada pelo sorovar 8. Efeitos teratogênicos
	Vírus da doença hemorrágica epizoótica	Infecção de cervídeos, bovinos e búfalos, transmitida por artrópodes. São reconhecidos ao menos sete sorovares. Os principais vetores são espécies de *Culicoides*. Clinicamente semelhante à língua azul. Doença importante em cervídeos na América do Norte. Geralmente observa-se infecção subclínica a moderada em bovinos, exceto quando causadas pelo vírus Ibaraki (EHDV-2) no sudeste Asiático, o qual causa uma doença febril aguda
	Vírus da encefalose equina	Relatado na África do Sul e Israel. A maioria das infecções é subclínica. Casos esporádicos de doença aguda fatal. Edema cerebral, degeneração gordurosa hepática e enterite são características proeminentes
	Vírus Palyam	Doença de bovinos transmitida por artrópodes. Causa aborto e efeitos teratogênicos. Relatada no sul da África, no sudeste da Ásia e na Austrália. Muitos vírus no sorogrupo
	Vírus da peste equina peruana	Isolado a partir de equinos (com doença neurológica) no Peru e territórios do norte da Austrália (vírus Elsey). O vetor é um mosquito
Rotavirus	Rotavírus	Surtos ocorrem em animais recém-nascidos criados intensivamente. Diarreia moderada a grave, severidade influenciada pela virulência da linhagem, idade, ingestão de colostro e fatores relacionados ao manejo
Orthoreovirus	Ortoreovírus aviário	Causa importante de artrite/tenossinovite viral em frangos. Descritos múltiplos sorovares. Perus e outras espécies de aves são suscetíveis
	Ortoreovírus de mamíferos	Associado à doença respiratória e entérica branda em muitas espécies, a severidade depende de infecções secundárias. São reconhecidos quatro sorovares
Coltivirus	Vírus da febre do carrapato do Colorado	Espécies de roedores agem como reservatórios. Transmitido por artrópodes, principalmente por carrapatos e também por mosquitos. É de significância para humanos

Peste equina africana

É uma doença não contagiosa, listada pela OIE, que afeta *Equidae*, causada pelo vírus da peste equina africana (VPEA). Nove sorovares desse orbivírus constituem o sorogrupo da peste equina africana. A doença é endêmica na África Subsaariana. O vírus é transmitido por insetos hematófagos, principalmente *Culicoides imicola*. São conhecidas quatro formas dessa doença febril. Uma forma pulmonar superaguda é caracterizada por depressão e secreção nasal, com rápida progressão para dificuldade respiratória grave. A taxa de mortalidade pode aproximar-se de 100%. Uma forma cardíaca subaguda manifesta-se como conjuntivite, dor abdominal e dispneia progressiva. Edema subcutâneo da cabeça e do pescoço é comumente observado na fossa supraorbitária, na conjuntiva palpebral e no espaço intermandibular. Nessa forma da doença, a taxa de mortalidade é de cerca de 50%. Uma forma mista, de severidade intermediária (com até 70% de mortalidade), apresenta tanto características da forma cardíaca com pulmonar. Por fim, uma forma branda ou subclínica, chamada de febre da doença do cavalo, pode ser observada em zebras e em burros. O controle do vetor, quarentena de animais afetados e vacinação são os principais métodos de prevenção da transmissão dessa doença.

Língua azul

Essa doença viral não contagiosa, listada pela OIE, afeta ovinos e outros ruminantes domésticos e silvestres e é transmitida por diversas espécies de *Culicoides*. Vinte e seis sorovares do vírus da língua azul (BTV) já foram descritos. A doença é extremamente significante em ovinos e cervídeos. Em 2006, BTV-8 surgiu no norte da Europa e causou uma epizootia grave. A doença clínica em bovinos foi uma característica marcante dessa epizootia, com sinais clínicos similares, porém mais suaves, que os observados em ovinos. A apresentação clínica varia muito, manifestando-se como doença subclínica até grave, com elevada taxa de mortalidade. Os animais afetados ficam febris e apáticos, com congestão vascular nos lábios e no focinho. Desenvolve-se edema nos lábios, face, pálpebras e orelhas. Claudicação pode resultar da coronite e laminite. A taxa de mortalidade pode ser de até 30%. Um diagnóstico presuntivo de língua azul pode estar baseado nos achados clínicos e nas lesões *post-mortem*. A confirmação geralmente baseia-se na detecção do RNA viral por meio de RT-PCR ou demonstração de anticorpos específicos ao BTV. As vacinas vivas atenuadas têm sido utilizadas com sucesso há muitos anos e proporcionam proteção contra vírus virulentos de sorovares homólogos. As vacinas polivalentes são essenciais em regiões onde vários sorovares estão presentes. Vacinas de vírus inativados com adjuvantes podem induzir proteção, mas os custos para sua produção são elevados e requerem duas inoculações.

65 *Orthomyxoviridae*

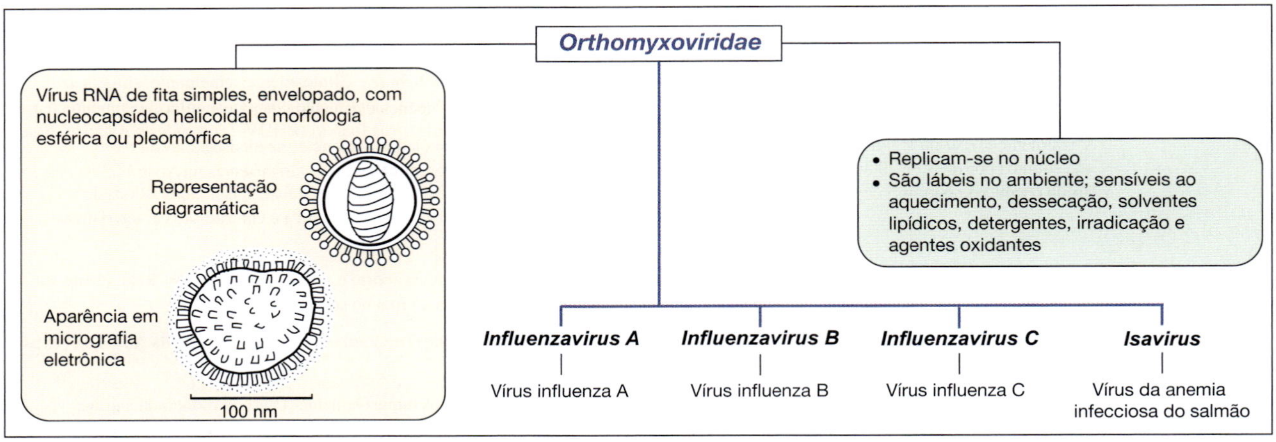

Orthomyxoviridae
Vírus RNA de fita simples, envelopado, com nucleocapsídeo helicoidal e morfologia esférica ou pleomórfica
Representação diagramática
Aparência em micrografia eletrônica
100 nm
• Replicam-se no núcleo
• São lábeis no ambiente; sensíveis ao aquecimento, dessecação, solventes lipídicos, detergentes, irradicação e agentes oxidantes
Influenzavirus A
Vírus influenza A
Influenzavirus B
Vírus influenza B
Influenzavirus C
Vírus influenza C
Isavirus
Vírus da anemia infecciosa do salmão

A família *Orthomyxoviridae* (do grego *orthos*, verdadeiro, e *myxa*, muco) contém os vírus que causam influenza em humanos e em animais. Os ortomixovírus são esféricos ou pleomórficos, envelopados, com 80 a 120 nm de diâmetro. Também podem ocorrer formas filamentosas longas. O envelope, que é derivado de lipídeos da membrana das células hospedeiras, contém proteínas virais glicosiladas e não glicosiladas. Projeções superficiais de glicoproteínas formam "espículas" ou peplômeros que, nos vírus influenza A e B, são de dois tipos: a hemaglutinina (H), responsável pela ligação do vírus e pela fusão do envelope, e a neuraminidase (N), capaz de clivar receptores virais e promover tanto a entrada do vírus nas células como a liberação dos vírions a partir das células infectadas.

Os vírus da influenza aglutinam hemácias de várias espécies. Anticorpos contra a glicoproteína H são responsáveis pela neutralização do vírus. O nucleocapsídeo apresenta uma simetria helicoidal. O genoma, que é composto de seis a oito segmentos, consiste em RNA linear de fita simples de sentido negativo. A replicação ocorre no núcleo, com liberação dos vírions por brotamento através da membrana celular. Os vírions são lábeis no meio ambiente e sensíveis ao aquecimento, aos solventes lipídicos, aos detergentes, à irradiação e aos agentes oxidantes.

A família contém seis gêneros, chamados *Influenzavirus A*, *Influenzavirus B*, *Influenzavirus C*, *Thogotovirus*, *Quaranjavirus* e *Isavirus*. Os vírus influenza B e C são patógenos de humanos; togotovírus e vírus de Dhori são arbovírus transmitidos por picadas de carrapato e isolados a partir de camelos, bovinos e humanos em partes da África, da Europa e da Ásia; a anemia infecciosa do salmão afeta fazendas de criação de salmão. O vírus influenza A, o mais importante membro da família, é um patógeno importante de animais e de humanos.

Os isolados do vírus influenza A estão agrupados em subtipos com base nos seus antígenos H e N. Atualmente, são reconhecidos 18 antígenos H e 11 antígenos N, desta forma, novos subtipos do vírus da influenza A emergem periodicamente. Diversos mecanismos – mutação pontual e recombinação (rearranjo genético) – são responsáveis pela emergência de novas cepas e subtipos, respectivamente. As mutações pontuais dão origem à variação antigênica, na qual ocorre variação dentro de um subtipo. Rearranjo genético é um processo mais complexo, no qual segmentos de genomas de vírus relacionados, infectando a mesma célula, são trocados entre os vírus, resultando no desenvolvimento de novos subtipos (mudanças antigênicas). Para avaliar o risco apresentado pela emergência de novas variantes virais, a Organização Mundial da Saúde vem adotando uma classificação precisa de cada isolado. Esse sistema está fundamentado no tipo de vírus influenza, no hospedeiro, na origem geográfica, no número da linhagem, no ano do isolamento e no subtipo. Um exemplo desse sistema de classificação, vírus da influenza A/equino/Praga/1/56 (H7N7), indica que esse vírus foi isolado a partir de um equino em Praga no ano de 1956. Subtipos antigênicos do vírus influenza A que causam doença em humanos e em animais estão apresentados na Tabela 65.1.

Infecções clínicas

Os vírus influenza A causam infecções importantes em humanos, suínos, equinos e aves. Todos os subtipos conhecidos (exceto H17N10 e H18N11, os quais têm sido encontrados apenas em morcegos) podem infectar aves. Aves aquáticas, particularmente patos, servem de reservatórios do vírus influenza A e fornecem uma fonte genética à geração de novos subtipos capazes de infectar mamíferos. A existência de aves aquáticas migratórias, a comercialização de aves domésticas e seus produtos derivados, contribuem para disseminação dos vírus aviários através de fronteiras internacionais. Embora isolados de vírus influenza A geralmente sejam espécie-específicos, há casos bem documentados de transferência entre espécies. Os vírus replicam-se no trato intestinal das aves, e a transmissão de vírus influenza de baixa patogenicidade ocorre principalmente pela via fecal-oral. Casos de infecção de humanos com vírus da influenza aviária têm sido atribuídos aos efeitos combinados de higiene precária e de associação estreita de elevadas densidades populacionais humanas com suínos e aves domésticas. O rearranjo genético nessas populações de animais pode resultar na emergência de novos subtipos virulentos de vírus influenza, os quais podem ser capazes de infectar humanos, iniciando, assim, pandemias. Em geral, o vírus da influenza aviária replica-se de forma deficiente em humanos. No entanto, tanto os subtipos do vírus influenza de aves como de humanos replicam-se em suínos, nos quais o rearranjo genético ocorre rapidamente. Os novos subtipos resultantes dos rearranjos podem ser implicados nas grandes pandemias, as quais ocorrem em intervalos de aproximadamente 20 anos. Uma vez que há uma imunidade limitada em humanos frente aos novos subtipos, a disseminação entre países tende a ocorrer rapidamente.

TABELA 65.1 Subtipos antigênicos de vírus influenza A isolados de humanos e animais

Hospedeiros	Subtipos antigênicos	Comentários
Humanos	H1N1 (1918, 1977, 2009)* H2N2 (1957) H3N2 (1968)	Subtipos encontrados em suínos, como o H1N1, têm sido implicados em pandemias humanas. Transmissão esporádica ou limitada de infecções causadas por H5N1, H7N2, H7N3, H7N7, H7N9, H9N2 e H10N8 têm sido reportadas em anos recentes
Aves	Têm-se reconhecido muitos subtipos antigênicos representados por combinações diferentes de peplômeros de hemaglutinina (H) e de neuraminidase (N)	A doença em geral está associada a subtipos que expressam H5 ou H7. Aves silvestres, sobretudo patos migratórios, atuam como reservatórios
Suínos	Predominantemente H1N1, H1N2 e H3N2	A gravidade da doença é determinada pelo subtipo antigênico
Equinos	Geralmente H7N7 ou H3N8 (H7N7 não tem sido detectado em equinos por mais de 20 anos. H3N8 tem subtituído H7N7 como o subtipo predominante)	Os subtipos associados a doenças, os quais são amplamente distribuídos geograficamente, estão ausentes na Austrália, na Nova Zelândia e Islândia
Cães	H3N8 (originário de um linhagem H3N8 de equinos), H3N2	H3N8 foi primeiramente reportado na Flórida em 2004. Houve um grande surto de influenza (H3N2) em cães nos EUA, em 2014

*Ano em que foi reconhecido.

Os subtipos de vírus influenza A, os quais estão estabelecidos como patógenos em determinadas populações animais, também tem sido responsáveis por infectar outras espécies animais, sem que tenha havido rearranjo genético. Um subtipo aviário, H1N1, foi reportado em suínos na Europa em 1979. Em 1997, após uma grande epidemia de influenza aviária em frangos, uma versão altamente patogênica da influenza aviária (HPAI), o subtipo H5N1 (primeiramente isolada de um ganso no sul da China, em 1996) foi isolado de um caso fatal em uma criança em Hong Kong. Esse subtipo não havia sido isolado previamente em outra espécie, além de aves. O temor frente a uma possível pandemia em humanos resultou no abate de 1,2 milhões de aves em Hong Kong. No entanto, o vírus foi novamente isolado em membros de uma família de Hong Kong em 2003 e também encontrado circulando no sudeste asiático disseminando-se pelo Oriente Médio, África e Europa. Felizmente, a transmissão entre humanos não tem sido significativa até o momento, embora casos em humanos (taxa de mortalidade de aproximadamente 60%) ocorram periodicamente devido ao contato com aves infectadas. Outros subtipos de origem aviária têm causado infecções em humanos (Tabela 65.1), particularmente na China, onde fatores de risco como mercados livres de comércio de aves parecem contribuir para a transmissão da doença.

Influenza aviária (peste aviária)

Os subtipos aviários A ocorrem mundialmente. Surtos de doença clínica severa, de forma geral, causados por subtipos expressando os determinantes H5 e H7, ocorrem periodicamente em frangos e perus. Nessas espécies, a infecção aguda é muitas vezes denominada de peste aviária ou HPAI e é categorizada como uma doença listada pela OIE. É provável que os vírus da HPAI, em surtos agudos, surjam a partir de mutações em vírus influenza de baixa patogenicidade. A disseminação do vírus influenza em tecidos é dependente do tipo de proteases presentes em um determinado tecido e a estrutura da molécula hemaglutinina viral. A produção de vírus infectivos requer a clivagem da hemaglutinina viral. Na maioria dos subtipos de vírus influenza A, a clivagem da hemaglutinina ocorre somente em células epiteliais do trato respiratório e digestório. Devido à composição de aminoácidos nos seus sítios de clivagem, hemaglutininas de subtipos virulentos são passíveis de clivagem em muitos tecidos, facilitando o desenvolvimento de infecção generalizada. Subtipos altamente virulentos causam surtos explosivos de doença com alta mortalidade. Sinais clínicos são mais aparentes em aves que sobrevivem por alguns dias. Problemas respiratórios, diarreia, edema na região cranial, cianose, sinusite e lacrimejamento são características da doença clínica. Em países livres da doença, políticas de teste e abate de animais são executadas. A vacinação é permitida em países com surtos recorrentes da doença, porém não deve ser realizada em países que estejam implementando uma política de abate sanitário.

Influenza equina

A influenza equina é uma doença respiratória de equinos de grande importância econômica. Surtos da doença estão associados à participação em eventos de aglomeração envolvendo equinos, como corridas, remates ou centros de treinamento. Animais afetados apresentam febre, descarga nasal e tosse seca. Diversas vacinas inativadas estão disponíveis comercialmente, porém, como não induzem uma imunidade duradoura, a vacinação de reforço deve ser aplicada regularmente. Equinos vacinados, expostos a cepas de campo, exibem doença moderada quando comparados a animais não vacinados.

66 *Paramyxoviridae*

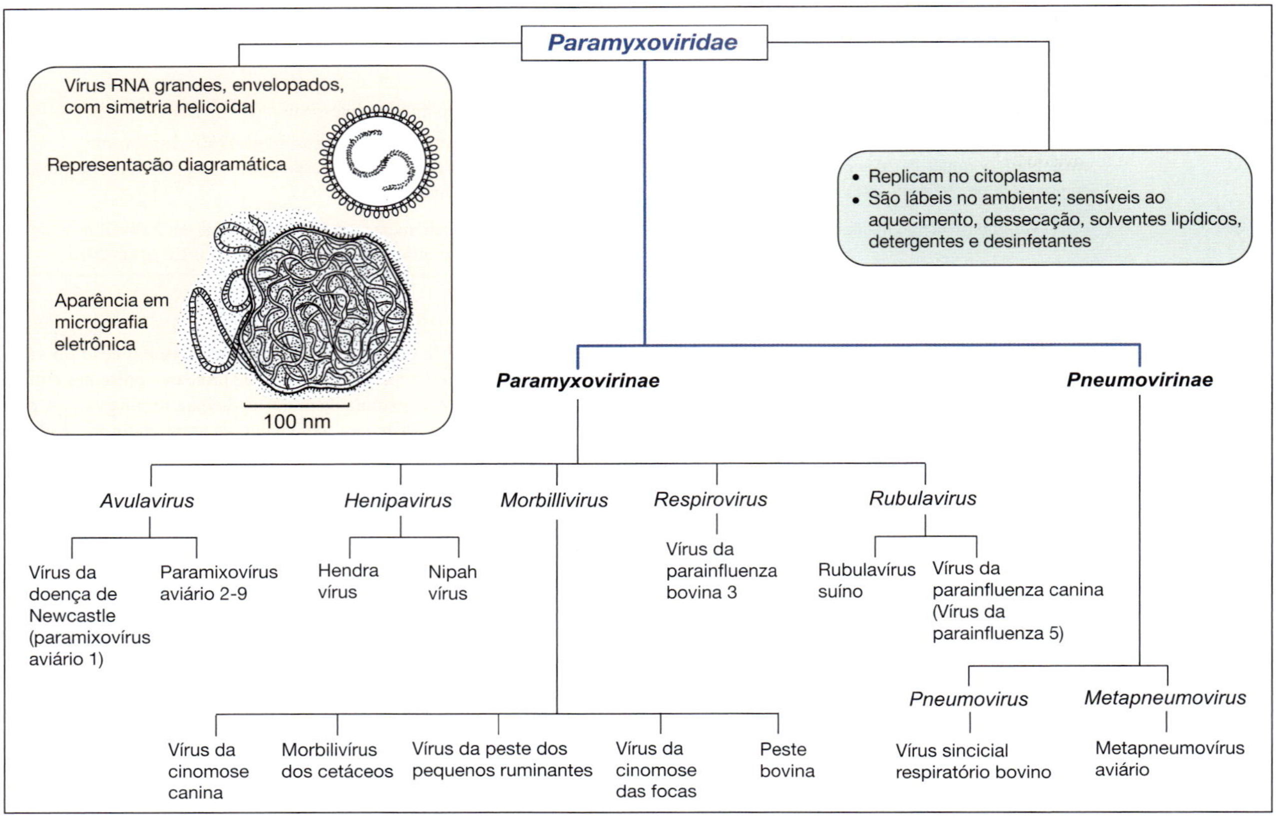

Paramyxoviridae
Vírus RNA grandes, envelopados, com simetria helicoidal
Representação diagramática
Aparência em micrografia eletrônica
100 nm
• Replicam no citoplasma
• São lábeis no ambiente; sensíveis ao aquecimento, dessecação, solventes lipídicos, detergentes e desinfetantes
Paramyxovirinae
Pneumovirinae
Avulavirus
Henipavirus
Morbillivirus
Respirovirus
Rubulavirus
Vírus da doença de Newcastle (paramixovírus aviário 1)
Paramixovírus aviário 2-9
Hendra vírus
Nipah vírus
Vírus da parainfluenza bovina 3
Rubulavírus suíno
Vírus da parainfluenza canina (Vírus da parainfluenza 5)
Pneumovirus
Metapneumovirus
Vírus da cinomose canina
Morbilivírus dos cetáceos
Vírus da peste dos pequenos ruminantes
Vírus da cinomose das focas
Peste bovina
Vírus sincicial respiratório bovino
Metapneumovírus aviário

Os paramixovírus e os ortomixovírus foram inicialmente agrupados juntos como "myxovírus" (do grego *myxo*, muco), nome que descreve sua afinidade por membranas mucosas. Paramixovírus são pleomorfos, envelopados e com diâmetro de 150 nm ou mais. Esses vírus contêm uma única molécula de RNA de fita simples de sentido negativo. Dois tipos de "espículas" ou peplômeros de glicoproteínas estão presentes no envelope, uma proteína de ligação e uma proteína de fusão (F). A proteína de ligação pode ser uma proteína hemaglutinina-neuraminidase (HN) ou uma proteína sem atividade de neuraminidase (G ou H). A proteína de ligação permite que o vírus se ligue a receptores celulares superficiais, e a proteína de fusão faz o vírus envelopado se fundir com a membrana da célula hospedeira. No entanto, há significante variação entre diferentes paramixovírus em relação ao mecanismo de adesão viral, estimulação da proteína de fusão e o processo de penetração do vírus a célula. Os dois tipos de peplômeros podem induzir a produção de anticorpos neutralizantes. Os paramixovírus podem exibir atividades hemaglutinante, hemolítica e de neuraminidase. O nucleocapsídeo, o qual apresenta simetria helicoidal, tem 13 a 18 nm de diâmetro e aparência característica de "espinha de peixe". A replicação ocorre no citoplasma da célula e inclusões acidófilas são uma característica das infecções por paramixovírus. Os vírions são liberados por brotamento através da membrana celular em locais contendo proteínas do envelope viral. Esses vírions lábeis são sensíveis ao calor, à dessecação, aos solventes lipídicos, aos detergentes não iônicos e aos desinfetantes.

A família é dividida em duas subfamílias, *Paramyxovirinae* e *Pneumovirinae*, contendo sete e dois gêneros, respectivamente. O gênero *Aquaparamyxovirus* (vírus de peixes) e *Ferlavirus* (vírus de répteis) são os membros mais recentes dessa família, a qual continua a expandir-se conforme novas espécies de vírus são descobertas em animais silvestres. Embora os paramixovírus sejam geneticamente estáveis e não apresentem recombinação, alguma variação antigênica pode ocorrer por meio de mutações e seleção genética.

Infecções clínicas

Os paramixovírus, que têm uma estreita variedade de hospedeiros, infectam, sobretudo, mamíferos e aves (Tabela 66.1). Após a transmissão por contato direto ou por aerossóis, ocorre a replicação primária no trato respiratório. Surtos da doença em mamíferos marinhos têm resultado na identificação de novos morbilivírus, vírus da cinomose de focas e morbilivírus dos cetáceos. Morcegos frugívoros são os hospedeiros reservatórios dos henipavírus zoonóticos. O Hendra vírus foi isolado durante um surto de doença respiratória severa em equinos na Austrália, em 1994. Dois humanos em contato com equinos infectados foram também afetados; 14 equinos e seus treinadores morreram. Um vírus relacionado, o Nipah vírus, foi isolado na Malásia, em 1999, após surtos da doença em suínos e humanos que trabalhavam em granjas de suínos infectados. A doença, a qual causou uma encefalite febril, resultou na morte de mais

TABELA 66.1 Paramixovírus de importância em medicina veterinária

Gênero	Vírus	Comentários
Morbillivirus	Vírus da peste bovina	Causa da peste bovina, uma doença altamente contagiosa em ruminantes domésticos e em silvestres, caracterizada por altas taxas de morbidade e mortalidade. Sua erradicação mundial foi anunciada pela FAO em 2011
	Vírus da peste dos pequenos ruminantes	Causa doença grave em pequenos ruminantes, particularmente ovinos e caprinos, semelhante à peste bovina, com altas taxas de morbidade e mortalidade
	Vírus da cinomose canina	Causa doença aguda em cães e em carnívoros silvestres, caracterizada por envolvimento multissistêmico, incluindo sinais clínicos neurológicos, e mortalidade variável
Avulavirus	Vírus da doença de Newcastle (paramixovírus aviário 2)	Infecção generalizada caracterizada por sinais respiratórios, intestinais e nervosos em aves domésticas e silvestres. Os isolados variam muito em relação à virulência; linhagens velogênicas, mesogênicas e lentigênicas são reconhecidas
	Paramixovírus aviário 2-9	Reportado mundialmente a partir de uma ampla gama de aves domésticas e silvestres. Embora a infecção a partir da maioria dos paramixovírus esteja associada à infecção branda ou inaparente, as infecções com PMVA-2 e PMVA-3 têm sido relacionadas a infecções respiratórias aparentes em perus
Rubulavirus	Rubulavírus suíno	Causa a doença do olho azul, caracterizada por marcada mortalidade em suínos jovens, opacidade de córnea e problemas reprodutivos; descrita somente no México
	Vírus da parainfluenza canina	Causa doença branda ou inaparente em cães; algumas vezes associada à tosse dos canis; também conhecida como vírus da parainfluenza 5 (previamente denominado de vírus símio 5)
Respirovirus	Vírus da parainfluenza bovina 3	Causa doença respiratória subclínica ou branda em bovinos e em ovinos. Algumas vezes está associada à febre dos transportes em bovinos. Predispõe à infecção bacteriana secundária, particularmente por *Mannheimia haemolytica*
Pneumovirus	Vírus sincicial respiratório bovino	Infecção subclínica comum em bovinos adultos. Associada a surtos de doença respiratória de gravidade variada em bovinos jovens. Ovinos e caprinos também são suscetíveis
Metapneumovirus	Metapneumovírus aviário	Causa infecção grave no trato respiratório superior de perus, com coriza e inchaço dos seios nasais. Em frangos, a doença é conhecida como síndrome da cabeça inchada

de 100 pessoas. Novos paramixovírus continuam a ser identificados em morcegos, particularmente em morcegos frugívoros, incluindo os vírus Menengle, Tioman, Mapuera e vírus da parainfluenza dos morcegos. Os vírus Menegle e Tioman podem causar doença em suínos, enquanto o vírus Mapuera é estreitamente relacionado ao rubulavírus suíno.

Peste bovina

Esta doença aguda, listada pela OIE, ocorre primariamente em ruminantes e tem sido reportada há séculos como a maior causa de mortalidade de bovinos e búfalos domésticos. Embora originariamente tenha sido uma doença asiática, surtos devastadores ocorreram na Europa, resultando na fundação da primeira escola de veterinária, em Lyon, na França, em 1761. Após a sua introdução no Nordeste Africano (Chifre da África) um surto devastador abrangeu a África subsaariana durante a última década do século XIX. Devido à natureza lábil do vírus, a transmissão, a qual ocorre por meio de aerossóis, requer o contato próximo entre os animais. Epidemias ocorrem geralmente após a introdução de animais suscetíveis em áreas endêmicas ou devido à introdução de animais infectados em populações de risco. Animais infectados desenvolvem febre e tornam-se anoréxicos e apáticos. Erosões na mucosa das cavidades oral e nasal tornam-se evidentes dentro de 5 dias. Salivação profusa é acompanhada por corrimento oculonasal. Cerca de 3 dias após o aparecimento de úlceras nas mucosas, a febre regride, e desenvolve-se uma diarreia profusa. Normalmente, as fezes líquidas e escuras contêm muco, restos necróticos e sangue. As taxas de morbidade podem atingir 90% e mortalidade pode chegar a 100%. Após diversas iniciativas locais, a Organização das Nações Unidas para Alimentação e Agricultura (FAO, do inglês Food and Agriculture Organization) lançou um esquema global de erradicação em 1994, o qual envolveu a restrição de movimento de animais, vacinação, vigilância ativa e abate sanitário.

Ao final no século XX a peste bovina foi considerada endêmica apenas no ecossistema pastoral da Somália, o qual chega até a fronteira do Quênia, Etiópia e Somália. No entanto, o vírus não tem sido verificado nessa área desde 2001. Em 2011, a FAO declarou a *rinderpest* mundialmente erradicada. Esse foi o segundo vírus que foi considerado erradicado no mundo, tendo sido o primeiro o vírus da varíola humana.

Peste dos pequenos ruminantes (*peste des petits ruminants*)

Esta doença, também conhecida como peste das cabras, é uma doença aguda contagiosa de pequenos ruminantes, particularmente cabras. É uma doença listada na OIE que ocorre na África subsaariana, ao norte da linha do equador, no Oriente Médio, na Índia e no Paquistão. É necessário o contato direto para haver a transmissão desse vírus lábil, a qual se dá por aerossóis. A introdução da infecção em um rebanho está invariavelmente associada ao deslocamento dos animais. As taxas de infecção são similares em ovinos e caprinos, mas a doença costuma ser mais severa em cabras. A doença tende a ser mais severa em animais jovens, na qual os animais infectados apresentam febre, focinho seco e descarga nasal serosa que se torna mucopurulenta. Erosões na cavidade bucal são acompanhadas por marcada salivação. Úlceras desenvolvem-se na mucosa do trato digestório, respiratório e urinário.Conjuntivite com secreção ocular é uma característica da doença. Uma diarreia profusa, que resulta em desidratação, desenvolve-se dentro de poucos dias da infecção. Sinais de traqueíte e de pneumonia são comuns. Infecções pulmonares causadas por espécies de *Pasteurella* são comuns em estágios tardios da doença. Animais prenhes podem abortar. A taxa de mortalidade em surtos graves pode ser superior a 70%.

A confirmação laboratorial é baseada primariamente em RT-PCR. Anticorpos podem ser detectados por meio de vírus neutralização ou por

ELISA competitivo. Em regiões onde a doença é endêmica, quarentena e vacinação são utilizadas como controle.

Cinomose canina

Esta doença altamente contagiosa de cães e de outros carnívoros apresenta distribuição mundial. Surtos da doença têm sido documentados em diversas espécies de animais silvestres, incluindo leões. O vírus da cinomose canina (VCC), um morbilivírus pantrópico, produz uma infecção generalizada que envolve vários sistemas de órgãos, incluindo a pele, o sistema respiratório, o gastrintestinal, o urinário e o nervoso central. O vírus é relativamente lábil, sendo a transmissão possível pelo contato direto ou por meio de aerossóis. A infecção dissemina-se de forma rápida entre cães jovens, normalmente com três a seis meses, idade em que a imunidade materna declina. A severidade e a duração da doença são variáveis e influenciadas pela virulência do vírus infectante, idade e condição imunológica do hospedeiro e a rapidez com que o sistema imune controla a infecção. A doença aguda, a qual pode perdurar por poucas semanas, é seguida tanto de recuperação e imunidade por toda vida, como por desenvolvimento de sinais neurológicos e morte. Vacinas vivas modificadas proporcionam proteção adequada quando administradas em filhotes depois da imunidade materna ter declinado a níveis baixos, em geral após 12 semanas de idade. Casos clínicos são comparativamente raros em países onde a vacinação é amplamente praticada.

Encefalite em cães idosos, caracterizada por deterioração motora e comportamental, muitos anos após a recuperação da infecção pelo VCC, é sempre fatal. Está provavelmente associada com uma disseminação não citolítica do vírus de célula para célula, evadindo, assim, o sistema imunológico.

Doença de Newcastle

Cepas virulentas do vírus da doença de Newcastle (VDN), também conhecido como paramixovírus aviário 1 (PMVA-1), causam doença em frangos em todo o mundo. Diversas espécies de aves são suscetíveis, incluindo frangos, pombos, faisões, patos e gansos. Aves silvestres, especialmente pombos e aves aquáticas, são reservatórios do VDN.

Linhagens do VDN diferem quanto á sua virulência, e os isolados estão classificados em cinco patotipos a partir da virulência e do tropismo tecidual em frangos:

- Isolados velogênicos viscerotrópicos que causam doença grave, fatal e caracterizada por lesões intestinais hemorrágicas (forma de Doyle).
- Isolados velogênicos neurotrópicos que causam doença aguda, caracterizada por sinais nervosos e respiratórios, com alta mortalidade (forma de Beach).
- Isolados mesogênicos que causam doença branda, com mortalidade restrita a aves jovens (forma de Beaudette).
- Isolados lentogênicos que causam infecção respiratória branda ou inaparente (forma de Hitchner).
- Isolados entéricos assintomáticos associados com infecção intestinal subclínica.

A abrangência da disseminação pelo corpo relaciona-se à virulência da linhagem, a qual é determinada pela sequência de aminoácidos da glicoproteína F. A glicoproteína de fusão (F) do VDN é sintetizada, em uma célula infectada, como molécula precursora (F_0), a qual é clivada por proteases da célula hospedeira em subunidades F_1 e F_2. Se a clivagem não ocorre, são produzidas partículas não infecciosas. As moléculas F_0 de linhagens virulentas do VDN possuem diversos aminoácidos básicos em posições críticas que facilitam a clivagem por proteases, como a furina, presente em ampla variedade de tecidos do hospedeiro. Em contrapartida, a replicação de linhagens lentogênicas está restrita aos epitélios respiratório e intestinal, onde são produzidas proteases adequadas, do tipo das tripsinas.

O vírus é eliminado em todas as secreções e excreções. A transmissão ocorre comumente por meio de aerossóis ou pela ingestão de água ou comida contaminada. A taxa de mortalidade em uma criação totalmente suscetível pode chegar a 100%. Um diagnóstico clínico presuntivo pode ser feito quando estão presentes sinais característicos e lesões associadas à virulência das linhagens. É necessária a confirmação laboratorial por meio de isolamento do vírus e de sua identificação. Técnicas moleculares têm sido cada vez mais utilizadas para detecção do VDN em amostras clínicas. Oligonucleotídeos iniciadores são selecionados normalmente visando como alvo o sítio de clivagem do gene que codifica a proteína F_0, provendo, assim, informação a respeito da virulência do vírus detectado. A atual definição da OIE para reportar um surto de doença de Newcastle é a infecção de aves pelo sorotipo 1 do paramixovírus aviário, tanto com índice de patogenicidade intracerebral (ICPI) $\geq 0,7$ em pintos de um dia de vida ou com vários (ao menos três) aminoácidos básicos na região C-terminal da proteína F_2 e fenilalanina no resíduo 117 (N-terminal da proteína F_1). Uma combinação de vacinação e abate sanitário é frequentemente utilizada para o controle de surtos da doença. Vacinação é particularmente importante para aves em rebanhos reprodutores. Cepas lentogênicas do VDN propagadas em ovos ou cultura de tecidos são utilizadas em vacinas vivas.

Pombos são suscetíveis a todas as cepas de VDN e podem desempenhar um papel na transmissão da doença de Newcastle. Isolados de pombos, muitas vezes denominados de paramixovírus do pombo 1 (PMVP-1), estão associados com à doença clínica em pombos de corrida, assemelhando-se à forma neurotrópica da doença de Newcastle. Muitos PMVP-1 são também patogênicos para criação comercial de frangos.

Infecção causada pelo vírus da parainfluenza bovina 3

A infecção pelo vírus da parainfluenza bovina 3 (VPIB-3) ocorre em todo o mundo, sendo muitas vezes subclínica. A doença clínica é mais comum em bezerros com baixos níveis de anticorpos maternos. A transmissão dá-se por aerossóis e por contato direto, sendo facilitada pela superlotação em condições precárias de ventilação. Embora as infecções sejam frequentemente subclínicas, doença respiratória branda pode ser observada. Em geral, o vírus é isolado a partir de animais durante surtos de doença respiratória grave, tal como pneumonia enzoótica dos bezerros e febre dos transportes, condições nas quais outros vírus e bactérias respiratórias estão envolvidos. Vários fatores estressantes, como transporte e condições ambientais adversas, podem contribuir para a gravidade da doença.

Estão disponíveis contra o VPIB-3 tanto vacinas inativadas como vivas modificadas, frequentemente combinadas com outros vírus respiratórios. As vacinas vivas modificadas podem ser administradas tanto por via intranasal quanto por injeção intramuscular. A imunidade tende a ser de curta duração, e a reinfecção pode ocorrer após alguns meses.

Infecção causada pelo vírus sincicial respiratório bovino

A doença pulmonar, causada pelo vírus sincicial respiratório bovino (VSRB), ocorre em animais de corte e leite do mundo todo. O vírus replica principalmente em células epiteliais ciliadas do trato respiratório superior. O vírus é assim chamado devido a sincícios característicos induzidos em células infectadas. A infecção com VSRB estimula a produção de citocinas pró-inflamatórias e uma reação inflamatória excessiva que resulta em doença respiratória. Em animais adultos, a infecção é geralmente branda ou subclínica com infecção persistente considerada responsável pela manutenção da infecção nos rebanhos. Sinais respiratórios moderados a severos geralmente desenvolvem-se em animais entre três e nove meses de idade. Sinais clínicos, os quais variam de brandos a severos, incluem febre, secreção nasal e lacrimal, tosse e polipneia. Um padrão bifásico é encontrado em surtos em rebanhos de corte. Uma fase de doença respiratória branda é seguida de recuperação aparente e, em poucos dias, dispneia e enfisema pulmonar desenvolvem-se. A mortalidade nesses surtos pode atingir 20%.

Sinais clínicos e achados patológicos podem permitir um diagnóstico presuntivo. No entanto, a confirmação laboratorial, por meioda detecção de antígenos virais, RT-PCR ou testes sorológicos, é necessária para um diagnóstico definitivo. Medidas adequadas de controle incluem a redução de fatores estressantes, a manutenção de boas práticas de higiene em instalações de criação de bezerros, os quais devem ser mantidos separadamente de animais mais velhos, e a implementação de uma política de rebanho fechado. Vacinas vivas modificadas podem ser administradas parenteralmente ou intranasal. Embora a vacinação tenda a reduzir a probabilidade de doença clínica em animais expostos, a duração da proteção é curta e reforços vacinais são necessários com frequência.

67 Rhabdoviridae

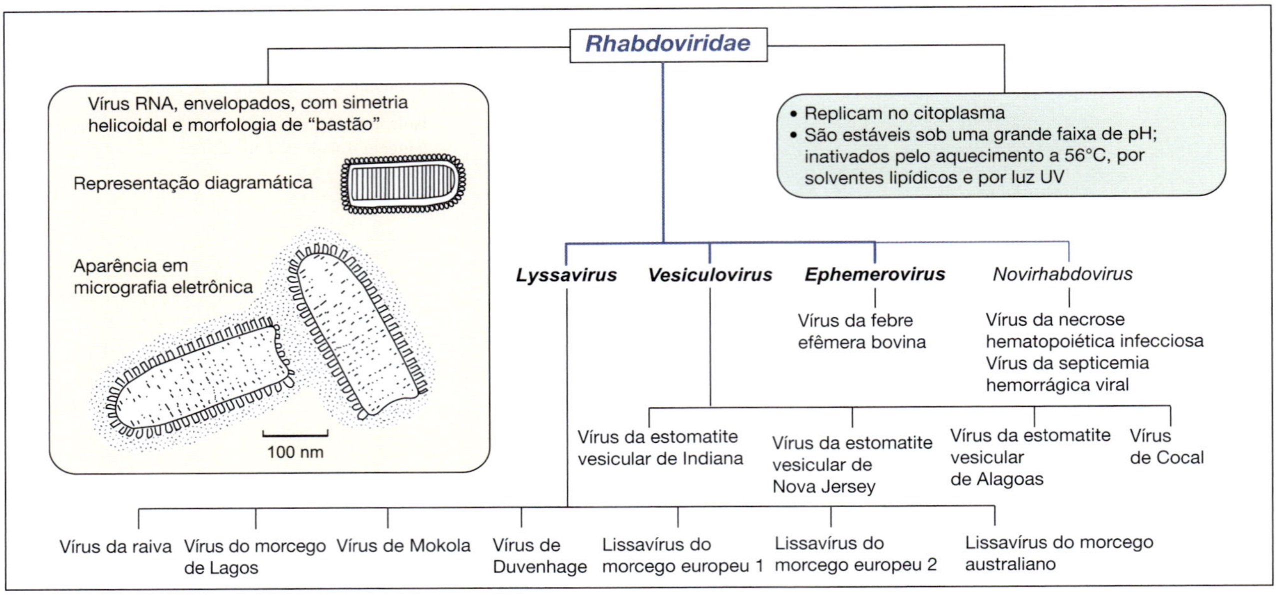
Rhabdoviridae
Vírus RNA, envelopados, com simetria helicoidal e morfologia de "bastão"
Representação diagramática
Aparência em micrografia eletrônica
100 nm
• Replicam no citoplasma
• São estáveis sob uma grande faixa de pH; inativados pelo aquecimento a 56°C, por solventes lipídicos e por luz UV
Lyssavirus
Vesiculovirus
Ephemerovirus
Novirhabdovirus
Vírus da febre efêmera bovina
Vírus da necrose hematopoiética infecciosa
Vírus da septicemia hemorrágica viral
Vírus da estomatite vesicular de Indiana
Vírus da estomatite vesicular de Nova Jersey
Vírus da estomatite vesicular de Alagoas
Vírus de Cocal
Vírus da raiva
Vírus do morcego de Lagos
Vírus de Mokola
Vírus de Duvenhage
Lissavírus do morcego europeu 1
Lissavírus do morcego europeu 2
Lissavírus do morcego australiano

Membros da família *Rhabdoviridae* (do grego *Rhabdos*, vara ou bastão) possuem formas de bastão características. Os rabdovírus possuem um genoma de RNA linear não segmentado de polaridade negativa, envolvido por um complexo de ribonucleoproteínas. Essa família contém vírus de vertebrados, invertebrados e plantas. Rabdovírus de vertebrados apresentam-se em forma de projétil ou em forma de cone. A família *Rhabdoviridae* compreende 11 gêneros. Os gêneros *Vesiculovirus*, *Lyssavirus* e *Ephemerovirus* contêm vírus de importância veterinária. Rabdovírus de importância para peixes pertencem aos gêneros *Novirhabdovirus*, *Vesiculovirus*, *Perhabdovirus*. A replicação ocorre no citoplasma (com exceção dos nucleorrabdovírus de plantas). Os nucleocapsídeos recém-sintetizados adquirem os envelopes da membrana plasmática quando os vírus brotam da célula. Os vírions (100 a 430 nm X45 a 100 nm) são estáveis na faixa de pH entre 5 a 10, porém, são inativados rapidamente por aquecimento a 56ºC, por tratamento com solventes lipídicos e por exposição a luz UV.

Infecções clínicas

Rabdovírus de importância em veterinária estão apresentados nas Tabelas 67.1 e 67.2. Eles podem ser transmitidos por mordeduras de animais, vetores artrópodes ou contato direto. A infecção também pode ser adquirida pela contaminação ambiental. O mais conhecido e importante membro da família *Rhabdoviridae* é o vírus da raiva, um *Lyssavirus* (do grego *lyssa*, raiva ou fúria). Uma série de *Lyssavirus* distintos, muitos isolados de morcegos, produzem sinais clínicos indistinguíveis da raiva. Novos lissavírus continuam sendo isolados de fontes silvestres. Os mais importantes vesiculovíus que infectam animais domésticos são os vírus de Indiana e Nova Jersey, que causam estomatite vesicular. O vírus da febre efêmera bovina, de significância nos trópicos e subtrópicos da África, Ásia e Austrália, é a espécie característica do gênero *Ephemerovirus*.

Raiva

Esta infecção viral, que afeta o sistema nervoso central de muitos mamíferos, incluindo os humanos, é invariavelmente fatal. Entretanto, as espécies de mamíferos variam de forma significativa quanto à sua suscetibilidade. A maioria dos casos clínicos é devido à infecção com o vírus da raiva (genótipo 1). Uma série de outros lissavírus neurotrópicos, estreitamente relacionados ao vírus da raiva, produzem sinais clínicos indistinguíveis da raiva. A raiva clássica, causada pelo vírus da raiva, é endêmica em territórios continentais, com exceção da Austrália e Antártida. Muitos países insulares são também livres da doença.

Vários genótipos adaptados a espécies ou cepas do vírus da raiva têm sido descritos. Cepas que afetam uma espécie em particular são transmitidas mais prontamente aos membros daquela espécie do que a outras espécies animais. Em uma determinada região geográfica, a raiva é geralmente mantida e transmitida por mamíferos hospedeiro-reservatórios específicos. Dois ciclos infecciosos epidemiologicamente importantes são reconhecidos, a raiva urbana em caninos e a raiva silvestre em animais selvagens. Mais de 95% dos casos de raiva humana em países em desenvolvimento são originados de casos de mordedura por cães raivosos. Guaxinins, gambás, raposas e morcegos são reservatórios importantes do vírus da raiva na América do Norte. Na Europa continental, o principal reservatório é a raposa vermelha. O morcego hematófago é um importante reservatório do vírus na América Central e do Sul e nas ilhas caribenhas. Embora o vírus possa ser transmitido por arranhadura e lambedura, a transmissão geralmente ocorre via mordedura. A saliva de animais infectados pode conter o vírus da raiva antes do início dos sinais clínicos.

O período de incubação, o qual é altamente variável e pode se estender por até seis meses ou mais, é influenciado por vários fatores, incluindo a espécie do hospedeiro, cepa do vírus, quantidade do inóculo e local da introdução do vírus. O curso clínico em carnívoros domésticos, que geralmente prolonga-se por dias ou por algumas semanas, pode abranger

TABELA 67.1 Lissavírus que causam a raiva e doenças semelhantes à raiva

Vírus	Grupo filogenético	Genótipo	Sorotipo	Distribuição geográfica	Comentários
Vírus da raiva	1	1	1	À exceção da Austrália e da Antártida, o vírus da raiva (genótipo 1) ocorre em todos os continentes. Muitos países insulares estão livres da doença	Causa encefalite fatal em muitas espécies de mamíferos. Transmitidos por espécies de vida selvagem, incluindo raposas, guaxinins e morcegos; carnívoros domésticos também estão envolvidos na transmissão. A raiva é uma doença zoonótica importante com mais de 50.000 mortes de humanos em todo o mundo a cada ano
Vírus do morcego de Lagos	2	2	2	África	Isolado inicialmente de morcegos frugívoros, também isolado de animais domésticos com encefalite
Vírus de Mokola	2	3	3	África	Isolado inicialmente a partir de musaranhos; também isolado de animais domésticos. Relatou-se infecção em humanos
Vírus de Duvenhage	1	4	4	África	Originalmente isolado de um humano mordido por um morcego insetívoro; casos adicionais relatados em humanos. Não relatado em animais domésticos
Lissavírus do morcego europeu 1	1	5	-	Europa	Identificado com frequência crescente em morcegos insetívoros. Infecção humana relatada
Lissavírus do morcego europeu 2	1	6	-	Europa	Presente em morcegos insetívoros. Inicialmente isolado de humanos com sintomas de raiva e posteriormente de outros casos em humanos; não relatado em animais domésticos
Lissavírus do morcego australiano	1	7	-	Austrália	Identificado em morcegos frugívoros e insetívoros; infecção em humanos relatada

as fases prodrômica, furiosa (excitação) e silenciosa (paralítica). Testes de diagnóstico *ante-mortem* para raiva não são geralmente utilizados. O cérebro de animais que desenvolvem sinais clínicos deve ser examinado para a presença do vírus utilizando o teste de imunofluorescência direta. Outros métodos incluem a demonstração histopatológica de inclusões intracitoplasmáticas (Corpúsculo de Negri), isolamento viral ou RT-PCR. Confirmação laboratorial rápida é essencial para implementação de tratamento apropriado de pacientes humanos.

Muitos países que são livres da raiva adotam rigorosas medidas de quarentena para prevenir a introdução da doença. Em países em que a raiva é endêmica, métodos de controle visam principalmente às espécies-reservatório. A raiva urbana pode ser efetivamente controlada pela vacinação e restrição ao deslocamento de cães e gatos e pela eliminação de animais errantes. O controle da raiva silvestre requer medidas especiais. Vacinação de raposas vermelhas com vacinas vivas orais liberadas em iscas tem eliminado a raiva silvestre de diversas regiões da Europa ocidental. Embora vacinas com vírus atenuado tenham sido inicialmente utilizadas, havia incerteza sobre sua segurança. Foi desenvolvida uma vacina com glicoproteína de vírus da raiva-vaccinia (GRV), a qual provou ser eficaz na vacinação de raposas, coiotes e guaxinins.

TABELA 67.2 Vírus de significância em medicina veterinária pertencentes aos gêneros *Vesiculovirus* e *Ephemerovirus*

Gênero/vírus	Hospedeiros	Comentários
Vesiculovirus		
Vírus da estomatite vesicular de Indiana	Bovinos, equinos, suínos, humanos	Causa doença febril com lesões vesiculares; clinicamente assemelha-se à febre aftosa. Ocorre na América do Sul e do Norte
Vírus da estomatite vesicular de Nova Jersey	Bovinos, equinos, suínos, humanos	Causa doença febril com lesões vesiculares; a infecção é mais severa que aquela causada pelo vírus de Indiana. Ocorre na América do Sul e do Norte
Vírus da estomatite vesicular de Alagoas (vírus do Brasil)	Equinos, mulas, bovinos, humanos	Originalmente isolado de mulas no Brasil
Vírus de Cocal (vírus da Argentina)	Equinos	Inicialmente isolado de ácaros em Trinidad, ocorre na América do Sul
Ephemerovirus		
Vírus da febre efêmera bovina	Bovinos	Arbovírus que causa doença febril de curta duração; ocorre na África, Ásia e Austrália

68 *Bunyaviridae*

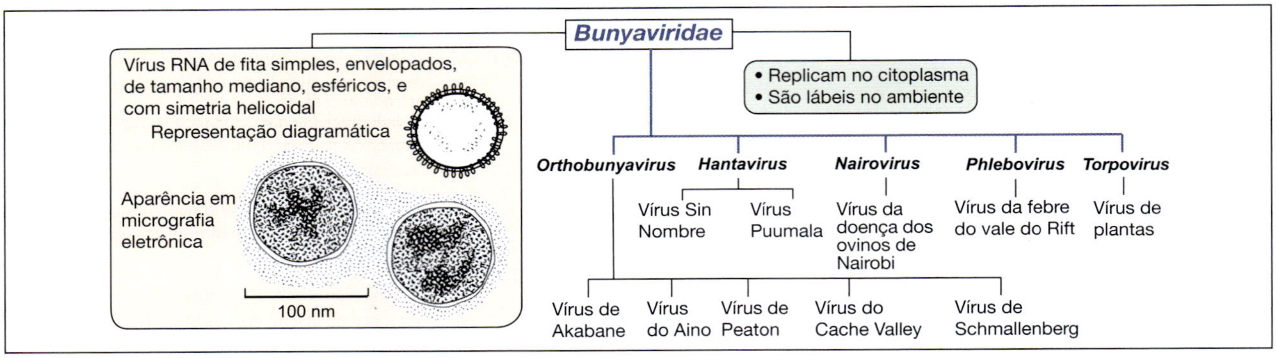

Bunyaviridae
Vírus RNA de fita simples, envelopados, de tamanho mediano, esféricos, e com simetria helicoidal
Representação diagramática
Aparência em micrografia eletrônica
100 nm
• Replicam no citoplasma
• São lábeis no ambiente
Orthobunyavirus
Hantavirus
Nairovirus
Phlebovirus
Torpovirus
Vírus Sin Nombre
Vírus Puumala
Vírus da doença dos ovinos de Nairobi
Vírus da febre do vale do Rift
Vírus de plantas
Vírus de Akabane
Vírus do Aino
Vírus de Peaton
Vírus do Cache Valley
Vírus de Schmallenberg

A família *Bunyaviridae* contém mais de 300 vírus. O nome dessa família é derivado de Bunyamwera, a cidade na Uganda onde a espécie característica, vírus de Bunyamwera foi isolada pela primeira vez. Os vírions (80 a 120 nm de diâmetro) são esféricos e envelopados. Peplômeros de glicoproteína projetam-se da superfície do envelope que circunda três segmentos helicoidais e circulares do nucleocapsídeo. O genoma consiste em três segmentos de RNA de fita simples, designados de pequeno, médio e grande. O rearranjo genético ocorre entre vírus estreitamente relacionados. Com base na relação antigênica, os vírus pertencentes a cada gênero são classificados em sorogrupos. Os vírus nos gêneros *Orthobunyavirus*, *Phlebovirus*, *Nairovirus* e *Hantavirus* infectam vertebrados; aqueles no gênero *Tospovirus* infectam plantas. A replicação é realizada no citoplasma das células hospedeiras. No estágio final de montagem, os vírions adquirem envelopes por brotamento através do aparelho de Golgi. Eles são então transportados no citoplasma em vesículas secretoras e liberados por exocitose na superfície celular. Os vírus são sensíveis ao aquecimento, níveis de pH ácido, solventes lipídicos, detergentes e desinfetantes.

Hantavírus

Infecções clínicas

Com exceção dos vírus pertencentes ao gênero hantavírus, os buniavírus são transmitidos por artrópodes. Esses arbovírus são mantidos na natureza em ciclos de vida complexos, envolvendo replicação tanto em vetores artrópodes como em hospedeiros vertebrados. A infecção em células de mamíferos frequentemente resulta em citólise, enquanto a infecção de células de invertebrados é não citolítica e persistente. Os mosquitos são os vetores mais importantes. Carrapatos, mosquito-palha e outros dípteros podem agir como vetores para alguns buniavírus. Os vetores artrópodes adquirem o vírus de hospedeiros vertebrados durante o período de viremia. Cada espécie de buniavírus replica-se em um número limitado de hospedeiros vertebrados e invertebrados. Em contraste, os hantavírus mantêm-se na natureza por infecções persistentes em roedores que eliminam o vírus pela urina, pelas fezes e pela saliva. A transmissão entre hospedeiros roedores pode ocorrer por aerossóis e por mordidas. Cada hantavírus está associado a uma espécie particular de roedores.

Diversas infecções importantes de ruminantes são causadas por *Orthobuniavirus* (Tabela 68.1). Vários buniavírus infectam humanos e frequentemente causam doenças zoonóticas graves, como a encefalite da Califórnia, a febre hemorrágica com síndrome renal, a síndrome pulmonar do hantavírus e a febre hemorrágica da Crimeia e do Congo. Essas infecções humanas geralmente são consideradas incidentais e não costumam resultar em transmissão da doença.

TABELA 68.1 Buniavírus de importância em medicina veterinária

Gênero	Vírus	Hospedeiros	Comentários
Phlebovirus	Vírus da febre do vale do Rift	Ovinos, bovinos, caprinos	Provoca altas taxas de mortalidade em animais recém-nascidos e abortos em animais prenhes. Endêmico no sul e no leste da África. Transmitido por mosquitos. Importante doença zoonótica
Nairovirus	Vírus da doença dos ovinos de Nairobi	Ovinos, caprinos	Causa doença grave e frequentemente fatal em animais suscetíveis Presente na região central e no leste da África. Transmitida por carrapatos
Orthobunyavirus	Vírus de Akabane, vírus do Aino, vírus de Peaton, vírus de Schmallenberg	Bovinos, ovinos	Vírus pertencente ao sorogrupo de Simbu, transmitido por mosquitos e outros dípteros. Associado a defeitos congênitos (artrogripose, hidranencefalia) e a abortos. O vírus de Schmallenberg foi relatado pela primeira vez na Europa, em 2011
	Vírus do Cache Valley	Ovinos	Pertence ao sorogrupo de Bunyamwera; transmitido por mosquitos. Associado a defeitos congênitos em rebanhos ovinos na América do Norte

69 *Birnaviridae*

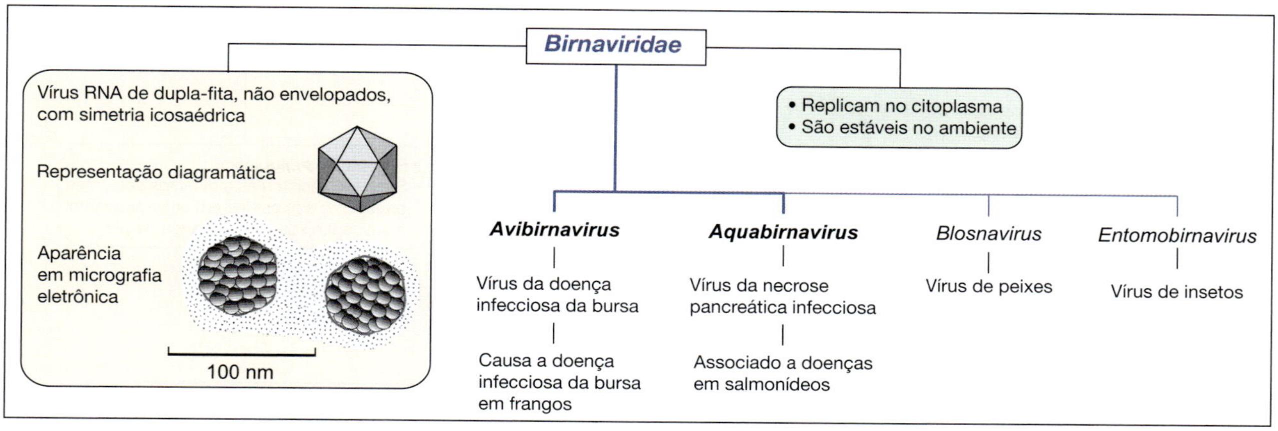

Birnaviridae
Vírus RNA de dupla-fita, não envelopados, com simetria icosaédrica
Representação diagramática
Aparência em micrografia eletrônica
100 nm
• Replicam no citoplasma
• São estáveis no ambiente
Avibirnavirus
Vírus da doença infecciosa da bursa
Causa a doença infecciosa da bursa em frangos
Aquabirnavirus
Vírus da necrose pancreática infecciosa
Associado a doenças em salmonídeos
Blosnavirus
Vírus de peixes
Entomobirnavirus
Vírus de insetos

Os birnavírus são assim chamados porque seu genoma contém dois segmentos de RNA de dupla-fita linear. Os vírions não envelopados e icosaédricos têm aproximadamente 60 nm de diâmetro. A replicação ocorre no citoplasma das células hospedeiras e envolve uma RNA-polimerase RNA-dependente associada ao vírion. A família *Birnaviridae* contém quatro gêneros, os quais infectam frangos, peixes e insetos. Os vírions são estáveis em ampla faixa de pH e em temperaturas de 60ºC por uma hora.

Infecções clínicas

As duas doenças economicamente importantes associadas aos birnavírus são a doença infecciosa da bursa em frangos e a necrose pancreática infecciosa de salmonídeos. Essas doenças ocorrem no mundo todo e causam consideráveis perdas em lotes de aves e em fazendas de criação de salmão.

Doença infecciosa da bursa

É uma doença altamente contagiosa de frangos jovens, a qual é causada pelo vírus da doença infecciosa da bursa. O agente causal foi primeiramente isolado em Gumboro, Delaware, sendo a doença originalmente denominada de "doença de Gumboro". Dois sorotipos do vírus são conhecidos, porém, somente os isolados do sorotipo 1 são patogênicos. Há considerável variação na virulência e antigenicidade dos isolados. A infecção, que geralmente é adquirida por via oral, ocorre quando os níveis de anticorpo maternos declinam, ao redor de duas a três semanas de idade. O vírus é eliminado nas fezes por até duas semanas após a infecção e pode permanecer infeccioso no ambiente das instalações dos frangos por muitos meses.

As principais células-alvo dos vírus virulentos são os linfócitos B e seus precursores na bursa. A severidade dos sinais clínicos é influenciada pela virulência do vírus, pela idade das aves no momento da infecção, pela raça das aves e pelos níveis de anticorpos maternos. Os frangos desenvolvem uma forma aguda da doença entre três e seis semanas de idade, após um curto período de incubação. As aves afetadas ficam apáticas e inapetentes, além de apresentar evidências de diarreia e lesões de bicagem da cloaca. A morbidade varia de 10 a 100%, com taxas de mortalidade de até 20% ou, ocasionalmente, mais elevadas. Muitos surtos são moderados, detectáveis somente pelo prejuízo no ganho de peso. Embora as infecções antes das três semanas de idade geralmente sejam subclínicas, podem resultar em significativa diminuição da resposta imune humoral (anticorpos). Pode-se observar crescimento abaixo da média, predisposição a infecções secundárias e resposta pobre à vacinação frente a outros patógenos aviários.

Antígenos virais podem ser detectados na bursa por meio de imunofluorescência, ELISA ou por testes de difusão em gel. Programas de vazio sanitário, aliados à limpeza e desinfecção minuciosa das instalações, são requeridos após um surto da doença em uma granja/lote. A maioria dos lotes comerciais adota a vacinação para controle da doença. Devido à emergência de novas variantes virais, as vacinas devem conter em sua formulação antígenos representativos de surtos recentes na doença.

70 *Picornaviridae*

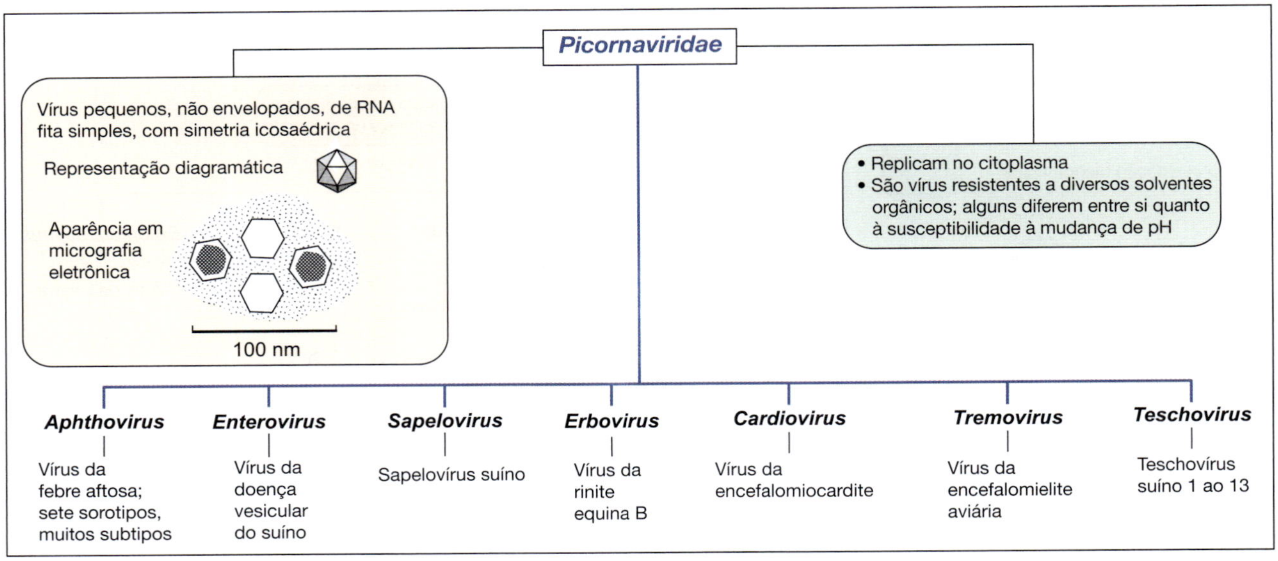
Picornaviridae
Vírus pequenos, não envelopados, de RNA fita simples, com simetria icosaédrica
Representação diagramática
Aparência em micrografia eletrônica
100 nm
• Replicam no citoplasma
• São vírus resistentes a diversos solventes orgânicos; alguns diferem entre si quanto à susceptibilidade à mudança de pH
Aphthovirus
Vírus da febre aftosa; sete sorotipos, muitos subtipos
Enterovirus
Vírus da doença vesicular do suíno
Sapelovirus
Sapelovírus suíno
Erbovirus
Vírus da rinite equina B
Cardiovirus
Vírus da encefalomiocardite
Tremovirus
Vírus da encefalomielite aviária
Teschovirus
Teschovírus suíno 1 ao 13

Os picornavírus (do espanhol *pico*, muito pequeno), são icosaédricos e não envelopados, contêm uma molécula de RNA fita simples, tendo os vírions de 30 nm de diâmetro. O capsídeo é composto de 60 subunidades idênticas, cada uma contendo quatro proteínas principais: VP1, VP2, VP3 e VP4. A proteína VP4 é localizada na superfície interna do capsídeo. A replicação viral ocorre no citoplasma, em complexos associados à membrana, e a infecção geralmente é citolítica. A família tem aumentado significativamente nos últimos anos, sendo atualmente formada por 29 gêneros. Os vírus de importância em medicina veterinária estão distribuídos nos gêneros *Enterovirus*, *Cardiovirus*, *Aphthovirus*, *Avihepatovirus*, *Erbovirus*, *Sapelovirus*, *Tremovirus* e *Teschovirus*. Diversos enterovírus de suínos e aves têm sido reclassificados: enterovírus suíno 1 ao 7 e 11 ao 13, os quais são associados com doença nervosa e problemas reprodutivos em suínos, foram transferidos para o gênero *Teschovirus*, enquanto o vírus da encefalomielite aviária foi inserido no mais novo gênero criado, o *Tremovirus*. O gênero *Rhinovirus* foi extinto e os rinovírus humanos foram inseridos no gênero *Enterovirus*.

Os vírus de importância em medicina veterinária, na família *Picornaviridae*, estão apresentados na Tabela 70.1. Entre os patógenos de importância para humanos, pertencentes a essa família, incluem-se o vírus da hepatite A (gênero *Hepatovirus*) e o enterovírus C (gênero *Enterovirus*), o qual causa a poliomielite, uma doença neurológica grave em humanos. Os picornavírus são resistentes ao éter, ao clorofórmio e aos detergentes não iônicos. Cada gênero difere quanto à labilidade térmica e à estabilidade ao pH. Os *Aphthovirus* são instáveis em pH abaixo de 6,5. Os vírus pertencentes a outros gêneros são estáveis sob pH ácido.

Infecções clínicas

Com exceção do vírus da febre aftosa e do vírus da encefalomiocardite, os picornavírus geralmente infectam apenas uma única espécie-hospedeira ou um número limitado delas. A transmissão em geral ocorre por meio da rota fecal-oral, mas também pode ocorrer por fômites ou por aerossóis. Alguns picornavírus, notavelmente o vírus da febre aftosa e o da doença vesicular dos suínos, podem produzir doença persistentes. Variação antigênica, que pode contribuir para o desenvolvimento de infecção persistente, tem sido atribuída a vários mecanismos moleculares, incluindo a recombinação de genes. Infecções mistas com diferentes sorotipos do vírus da febre aftosa podem ocorrer em animais de forma individual, particularmente em búfalos africanos. As infecções pelo teschovírus suíno são amplamente disseminadas na população de suínos, e ocorrem frequentemente na forma subclínica, porém, podem resultar em encefalomielite, diarreia, pneumonia, pericardite/miocardite e sintomas reprodutivos.

Febre aftosa

Esta doença altamente contagiosa de biungulados é caracterizada por febre e pela formação de vesículas na superfície epitelial. A febre aftosa (FA) é uma doença listada pela OIE, especialmente devido à sua rápida disseminação e às perdas econômicas drásticas que causa em animais suscetíveis. Os isolados do vírus da febre aftosa (VFA) estão agrupados em sete sorotipos, com distribuições geográficas diferentes. A infecção por um sorotipo não confere imunidade contra os demais; um grande número de subtipos é reconhecido dentro de cada sorotipo.

Bovinos, ovinos, caprinos, suínos e búfalos domesticados são suscetíveis à FA. Várias espécies silvestres, como o búfalo africano, elefantes, porcos-espinhos, cervídeos e antílopes, também são suscetíveis. Um grande número de partículas virais é eliminado nas secreções e nas excreções de animais infectados. A transmissão pode ocorrer pelo contato direto, por aerossóis, de transporte mecânico por humanos ou veículos, por fômites e por produtos de origem animal. Grupos de animais infectados, sobretudo suínos, eliminam grandes quantidades do vírus em aerossóis. Sob condições favoráveis, de baixa temperatura, alta umidade e ventos moderados, os vírus nos aerossóis podem ser transportados por até 10 km. A alteração do regime de ventos é geralmente menos acentuada na água do que na terra. Em 1981, o vírus foi transportado a uma distância de mais de 200 km, da França à costa sul da Inglaterra. O VFA

TABELA 70.1 Picornavírus de importância em medicina veterinária

Gênero	Vírus	Comentários
Enterovirus	Vírus da doença vesicular do suíno (variante suína do enterovírus B)	Produz doença vesicular moderada em suínos, é clinicamente indistinguível da febre aftosa
	Enterovírus E, F (enterovírus bovinos do grupo A e B)	Isolados tanto de bovinos saudáveis quanto animais com doença reprodutiva, respiratória e entérica
Teschovirus	Teschovírus suíno	Treze sorovares. Cepas virulentas, as quais ocorrem no leste europeu e Madagascar causam encefalomielite severa (Doença de Teschen). Cepas menos virulentas do Teschovírus suíno são mais amplamente distribuídos e causam a paresia posterior endêmica (Doença de Talfan). As infecções com outros sorovares são, muitas vezes, assintomáticas, porém, podem ser associadas com encefalomielite, SMEDI (do inglês *Stillbirth, Mummified fetuses, Embrionic Death* e *Infertility*), pneumonia e diarreia
Sapelovirus	Sapelovírus suíno (enterovírus suíno B e enterovírus suíno 8)	Geralmente é uma infecção assintomática, no entanto pode estar associada à SMEDI
Tremovirus	Vírus da encefalomielite aviária	A encefalomielite aviária é uma doença importante economicamente em frangos. Ocorre tanto transmissão horizontal quanto vertical. Sinais nervosos são observados em aves com uma a duas semanas de idade. O controle é alcançado por meio da vacinação dos lotes de reprodutores
Aphthovirus	Vírus da febre aftosa	Sete sorovares são reconhecidos: A, O, C, Ásia 1, SAT 1, SAT 2, SAT3. Economicamente importante, é uma doença vesicular altamente contagiosa, que afeta biungulados
	Vírus da rinite equina A	Causa infecção sistêmica, muitas vezes subclínica, porém pode estar relacionada a sinais respiratórios
	Vírus da rinite bovina B	Amplamente distribuída. Capaz de causar doença respiratória moderada
Cardiovirus	Vírus da encefalomiocardite	Grande diversidade de hospedeiros; roedores são considerados como hospedeiros naturais. A infecção em suínos é geralmente subclínica, porém mortes esporádicas e pequenos surtos podem ocorrer
Erbovirus	Vírus da rinite equina B	Considerado um patógeno menor do sistema respiratório de equinos
Avihepatovirus	Vírus da hepatite A dos patos	Doença severa e fatal de patos jovens

pode persistir na região faríngea de animais carreadores, os quais tenham se recuperado da doença.

O período de incubação varia de 2 a 14 dias, sendo geralmente inferior a uma semana. Os bovinos infectados apresentam febre, inapetência e queda na produção de leite. Salivação profusa, sialorreia e estalos característicos dos lábios acompanham a formação de vesículas orais, que se rompem e levam à formação de dolorosas úlceras em carne viva. As vesículas rompidas na fenda interdigital e na banda coronária causam claudicação. As vesículas também podem manifestar-se no epitélio do úbere e tetos de vacas leiteiras. Embora as úlceras tendam a regredir rapidamente, pode haver infecção bacteriana secundária, exacerbando e prolongando o processo inflamatório. Os animais infectados emagrecem, porém animais adultos raramente morrem. Animais jovens, especialmente bezerros e cordeiros, podem morrer de miocardite aguda. Em suínos, lesões nas patas são graves, e os cascos podem desprender-se. Claudicação acentuada é o sinal mais proeminente nessa espécie. A doença em ovinos, caprinos e ruminantes silvestres geralmente é branda, apresentando-se como febre acompanhada de claudicação, a qual dissemina-se com rapidez entre grupos de animais.

A febre aftosa assemelha-se clinicamente a outras doenças vesiculares de animais domésticos, por exemplo estomatite vesicular em bovinos e em suínos, doença vesicular dos suínos e exantema vesicular em suínos. Assim, a FA requer confirmação laboratorial. O diagnóstico está baseado na demonstração de antígeno do VFA em amostras de tecidos ou em fluido vesicular por meio de ELISA, FC, RT-PCR ou isolamento viral. A demonstração de anticorpos específicos por meio de vírus neutralização ou ELISA pode ser utilizada para confirmar o diagnóstico presuntivo em animais não vacinados. Em áreas endêmicas, a interpretação de resultados de titulação de anticorpos pode ser difícil.

A FA é uma doença de notificação obrigatória em países ou regiões livres, e tanto os animais afetados como os que tiveram contato devem ser abatidos. Após um surto da doença deve-se implementar restrições ao deslocamento de animais, e as propriedades infectadas devem ser rigorosamente limpas e desinfetadas. Ácidos fracos, como ácido cítrico e ácido acético, e álcalis, como carbonato de sódio, são desinfetantes eficazes. Reservas de vírus inativados são mantidas em vários países para fornecer um suprimento adequado de vacina ao primeiro indício de grande surto da doença. Embora a vacinação focal a partir de uma propriedade afetada possa ajudar a limitar a disseminação da doença, também pode permitir o desenvolvimento do estado de portador em animais subsequentemente expostos ao vírus. Em países onde a FA é endêmica, os esforços geralmente são dirigidos para fornecer proteção a bovinos leiteiros por meio da combinação de vacinação e controle do deslocamento de animais. As vacinas contra FA, as quais contêm adjuvantes, são derivadas de vírus inativados propagados em cultura de tecidos. Essas vacinas são geralmente multivalentes, contendo três ou mais linhagens do vírus. A proteção contra linhagens virais antigenicamente semelhantes é satisfatória e perdura por até seis meses.

71 *Caliciviridae*

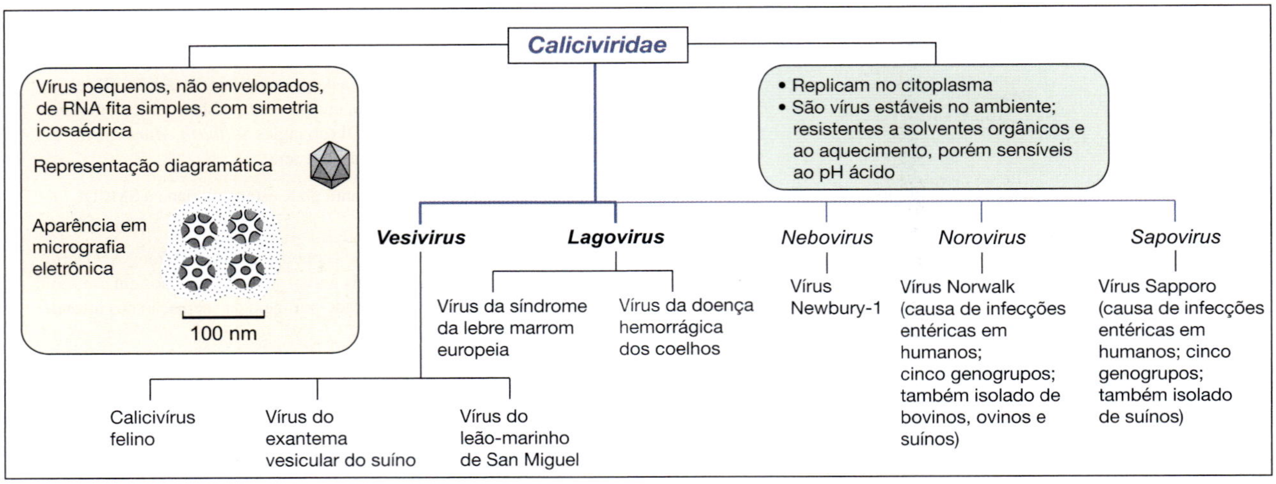

Caliciviridae
Vírus pequenos, não envelopados, de RNA fita simples, com simetria icosaédrica
Representação diagramática
Aparência em micrografia eletrônica
100 nm
• Replicam no citoplasma
• São vírus estáveis no ambiente; resistentes a solventes orgânicos e ao aquecimento, porém sensíveis ao pH ácido
Vesivirus
Lagovirus
Nebovirus
Norovirus
Sapovirus
Vírus da síndrome da lebre marrom europeia
Vírus da doença hemorrágica dos coelhos
Vírus Newbury-1
Vírus Norwalk (causa de infecções entéricas em humanos; cinco genogrupos; também isolado de bovinos, ovinos e suínos)
Vírus Sapporo (causa de infecções entéricas em humanos; cinco genogrupos; também isolado de suínos)
Calicivírus felino
Vírus do exantema vesicular do suíno
Vírus do leão-marinho de San Miguel

Os calicivírus (do latim *calix*, "cálice") possuem depressões em forma de taça na superfície dos vírions, demonstráveis por microscopia eletrônica. Os vírions, com 27 a 40 nm de diâmetro, são icosaédricos e não envelopados. O genoma consiste em apenas uma molécula linear de RNA de fita simples de sentido positivo. A replicação ocorre no citoplasma das células infectadas, e os vírions são liberados pela lise celular. Muitos calicivírus ainda não foram cultivados. Os vírions são resistentes ao éter, ao clorofórmio e aos detergentes fracos. Esses vírus são relativamente resistentes ao calor, porém, são mais sensíveis a valores de pH ácido.

A família *Caliciviridae* está dividida em cinco gêneros: *Vesivirus*, *Lagovirus*, *Nebovirus*, *Sapovirus* e *Norovirus*. Calicivívurs pertencentes aos gêneros *Norovirus* e *Sapovirus* incluem vírus que causam gastrenterite aguda em humanos.

Infecções clínicas

Os calicivírus têm sido recuperados a partir de muitas espécies, inclusive de humanos, gatos, suínos, mamíferos marinhos, peixes, coelhos, lebres, bovinos, cães, répteis, anfíbios, mariscos e insetos. Estão associados a uma ampla variedade de doenças: respiratórias, lesões vesiculares, hepatite necrosante e gastrenterite (Tabela 71.1). Infecções por calicivírus, frequentemente persistentes, podem ser inaparentes, brandas ou agudas. A transmissão ocorre de forma direta ou indireta, sem envolvimento de vetor. No entanto, a transmissão mecânica do vírus da doença hemorrágica dos coelhos, por mosquitos e pulgas, tem sido reportada.

Infecção pelo calicivírus felino

Infecções causadas pelo calicivírus felino (CVF) são responsáveis por cerca de 40% das doenças inflamatórias do trato respiratório superior de gatos do mundo todo. Todas as espécies da família *Felidae* são consideradas suscetíveis, porém a doença natural tende a ser restrita a gatos domésticos e guepardos criados em cativeiro. Há um alto grau de heterogeneidade antigênica entre os isolados do CVF. Estudos envolvendo o sequenciamento de isolados têm mostrado que esses existem como quase-espécies, as quais evoluem e exibem variações antigênicas. Acredita-se que alterações significativas no perfil antigênico de uma sequência de vírus isolados a partir de gatos portadores sejam influenciadas por seleção imunológica, a qual pode desempenhar uma função importante na persistência viral.

A replicação viral ocorre primariamente na orofaringe, com rápida disseminação por todo o trato respiratório superior e para conjuntiva. A seguir, ocorre viremia transitória. As infecções variam de subclínicas a graves, refletindo as diferenças na virulência das linhagens e imunidade do hospedeiro. As linhagens virulentas do CVF podem causar pneumonia intersticial em filhotes de felinos. O vírus tem sido recuperado a partir de articulações de gatos com claudicação. Cepas altamente virulentas do vírus associadas com doença sistêmica virulenta (DSV) têm sido reportadas periodicamente.

O período de incubação é de até 5 dias. Os sinais clínicos, que geralmente estão restritos ao trato respiratório superior e às conjuntivas, frequentemente são menos graves do que aqueles advindos de infecção pelo herpesvírus felino 1. Febre, secreção oculonasal e conjuntivite são acompanhadas pelo desenvolvimento de vesículas características na língua e na mucosa oral. Essas vesículas se rompem, formando úlceras superficiais. A morbidade pode ser elevada, enquanto a mortalidade geralmente é baixa. Rigidez e claudicação inconstante, que geralmente melhoram em poucos dias, algumas vezes são observadas durante a fase aguda da infecção pelo CVF, ou após a vacinação. A DSV causada por CVF é caracterizada por doença respiratória superior severa, edema facial, ulceração da pele, vasculite, envolvimento de múltiplos órgãos e elevada mortalidade.

Embora gatos de todas as idades sejam suscetíveis à infecção pelo CVF, a doença aguda ocorre mais comumente em filhotes de dois a três meses de idade, período no qual os anticorpos de origem materna declinam. Gatos infectados excretam grandes quantidades do vírus nas secreções oronasais; muitos permanecem excretando persistentemente o vírus pela orofaringe durante semanas após recuperarem-se da infecção aguda ou após infecção subclínica, enquanto protegidos por anticorpos maternos ou por vacinação. Uma minoria dos gatos elimina o vírus durante meses e, ocasionalmente, durante anos. Desta forma, a infecção é mantida na população de gatos pelos portadores assintomáticos. Em gatos que vivem em abrigos ou gatis observa-se uma elevada prevalência da doença.

TABELA 71.1 Calicivírus de importância em medicina veterinária

Vírus	Hospedeiros	Comentários
Vírus do exantema vesicular do suíno	Suínos	Doença vesicular contagiosa, aguda, clinicamente semelhante à febre aftosa. Ocorreu nos EUA antes de 1956. Pode ter emergido a partir da alimentação com carnes de foca e de leão-marinho contaminadas com o vírus do leão-marinho de San Miguel
Vírus do leão-marinho de San Miguel	Mamíferos marinhos, peixes (*Girella nigricans*)	Associado a vesículas cutâneas e a partos prematuros em pinípedes; quando inoculado em suínos, causa o exantema vesicular
Calicivírus felino	Gatos domésticos e silvestres	Importante causa de infecção do trato respiratório superior em gatos do mundo todo. Uma doença sistêmica virulenta tem sido descrita em alguns surtos
Vírus da doença hemorrágica dos coelhos	Coelhos europeus	Doença aguda fatal de coelhos europeus com mais de 2 meses de idade
Vírus da síndrome da lebre marrom europeia	Lebre marrom europeia	Relacionado ao vírus da doença hemorrágica dos coelhos. Causa necrose hepática e hemorragia disseminada, com alta mortalidade
Calicivírus canino	Cães	Ocasionalmente associado à ocorrência de diarreia
Vírus Newbury-1	Bovinos	Tem sido relacionado à ocorrência de diarreia em bezerros

Devido à similaridade entre os sinais clínicos causados pela infecção com o herpesvírus felino 1 e o CVF, testes laboratoriais são necessários para diferenciar essas duas enfermidades. O CVF pode ser isolado em linhagens celulares felinas a partir de *swab* da orofaringe, ou a partir de tecido pulmonar. O RNA viral pode ser detectado em amostras clínicas pelo RT-PCR. No entanto, a identificação do CVF nem sempre significa que essa seja a etiologia da doença em questão, uma vez que muitos gatos podem ser apenas portadores do vírus. A demonstração do aumento no título de anticorpos, por meio de amostras soro pareadas, é necessária para confirmação laboratorial.

A vacinação e práticas de manejo que auxiliem na redução da exposição ao vírus são os principais métodos de controle. Estão disponíveis vacinas inativadas para administração parenteral e vacinas vivas modificadas para administração parenteral ou intranasal. Embora a vacinação proteja contra a doença clínica, não é capaz de prevenir a infecção subclínica ou o desenvolvimento do estado de portador. As vacinas são formuladas com um número limitado de isolados de CVF, porém esses reagem de forma heteróloga com um amplo espectro de isolados de campo. Vacinas vivas, de administração por meio de injeção, podem causar sinais clínicos se administradas por outras vias.

Doença hemorrágica dos coelhos

Esta é uma doença aguda altamente contagiosa, e frequentemente fatal, de coelhos europeus (*Oryctolagus cuniculus*). A doença hemorrágica dos coelhos (DHC) foi primeiramente reportada na China durante 1984 e, desde então, tem sido encontrada em várias partes do mundo. Esse vírus é considerado uma forma mutante de um vírus não patogênico, denominado de calicivírus de coelhos, o qual tem sido endêmico na Europa por vários anos, tanto em criações comerciais de coelhos quanto em coelhos silvestres. O VDHC (vírus da doença hemorrágica dos coelhos) foi utilizado para controle biológico de coelhos na Austrália e na Nova Zelândia.

O vírus é eliminado em todas as excreções e secreções. Entre coelhos em contato direto, a transmissão ocorre principalmente pela rota fecal-oral. A infecção pode ocorrer também pela inalação ou por meio da conjuntiva. Tem sido demonstrada a transmissão mecânica por uma grande variedade de insetos, incluindo mosquitos e pulgas. O vírus sobrevive no ambiente e a transmissão indireta por alimentos contaminados ou por fômites pode ocorrer.

Células da linhagem dos fagócitos mononuclear são consideradas os principais alvos do vírus. Os coelhos com menos de 2 meses de idade não desenvolvem sinais clínicos. A razão para essa resistência não está clara, mas pode haver uma base fisiológica. Necrose hepática grave é a lesão mais evidente em coelhos afetados. Além disso, pode haver evidências de coagulação intravascular disseminada.

O período de incubação é de até 3 dias. A doença é caracterizada por morbidade e mortalidade altas. O curso é curto, com morte ocorrendo dentro de 36 horas após o início dos sinais clínicos. Os coelhos podem ser encontrados mortos ou morrer durante episódios de convulsões. Um número restrito de coelhos pode apresentar sinais clínicos brandos e subagudos durante os estágios mais tardios de um surto da doença.

Alta mortalidade em coelhos e lesões macroscópicas caracterizadas, como hepatite necrótica e congestão do baço e dos pulmões, são sugestivas de DHC. O cultivo do VDHC não têm alcançado sucesso. Altas concentrações do vírus estão presentes no fígado de animais afetados. A confirmação está baseada na detecção do vírus mediante microscopia eletrônica ou de antígenos virais por ELISA, imunofluorescência ou hemaglutinação de hemácias humanas. Uma RT-PCR foi desenvolvida para detecção do VDHC. Os testes sorológicos adequados para detecção de anticorpos específicos contra o VDHC incluem inibição da hemaglutinação e ELISA.

Em países onde a DHC é endêmica, o controle é alcançado por meio da vacinação. Vacinas inativadas com adjuvantes estão disponíveis. Uma vacina viva formulada com base no vírus do mixoma, porém expressando a proteína do capsídeo do VDHC (mixoma recombinante), está disponível para vacinação e proteção de coelhos contra ambos os vírus.

72 Coronaviridae

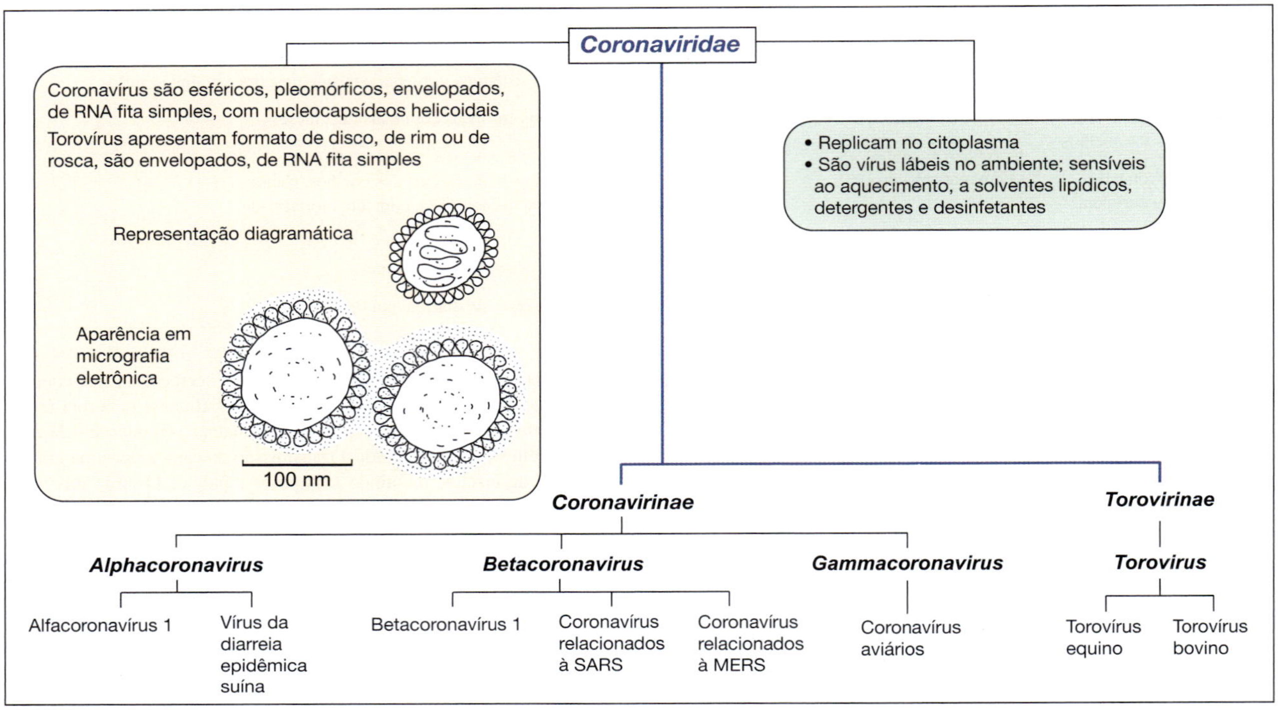

Coronaviridae
Coronavírus são esféricos, pleomórficos, envelopados, de RNA fita simples, com nucleocapsídeos helicoidais
Torovírus apresentam formato de disco, de rim ou de rosca, são envelopados, de RNA fita simples
Representação diagramática
Aparência em micrografia eletrônica
100 nm
• Replicam no citoplasma
• São vírus lábeis no ambiente; sensíveis ao aquecimento, a solventes lipídicos, detergentes e desinfetantes
Coronavirinae
Torovirinae
Alphacoronavirus
Betacoronavirus
Gammacoronavirus
Torovirus
Alfacoronavírus 1
Vírus da diarreia epidêmica suína
Betacoronavírus 1
Coronavírus relacionados à SARS
Coronavírus relacionados à MERS
Coronavírus aviários
Torovírus equino
Torovírus bovino

Os membros da família *Coronaviridae* (do latim, *corona*, coroa) são vírus grandes, pleomórficos e envelopados. Eles contêm uma única molécula linear de RNA de fita simples de sentido positivo. Peplômeros de glicoproteína claviformes projetam-se do envelope e conferem ao vírus uma aparência de coroa. Cada peplômero é composto de uma grande glicoproteína viral (espícula ou proteína S), que é responsável pela ligação do vírus às células. A proteína S é o principal componente antigênico que induz a produção de anticorpos neutralizantes durante a infecção natural. Domínios hipervariáveis na proteína S facilitam a produção de mutantes virais, capazes de evadir a resposta imunológica do hospedeiro. Há duas subfamílias na família *Coronaviridae*, a *Coronavirinae* e a *Torovirinae*. Os coronavírus, que são quase esféricos, com diâmetro de 120 a 160 nm, têm nucleocapsídeo helicoidal. Os torovírus, que possuem nucleocapsídeo tubular, podem apresentar-se sob formato de disco, de rim ou de bastão, e seu diâmetro varia de 120 a 140 nm. A subfamília *Coronavirinae* compreende quatro gêneros: *Alphacoronavirus*, *Betacoronavirus*, *Deltacoronavirus* e *Gammacoronavirus*. Diversas espécies de vírus intimamente relacionadas, as quais foram anteriormente classificadas separadamente, foram agrupadas e renomeadas conforme a seguir: alfacoronavírus 1 (compreendendo o coronavírus felino, o coronavírus canino e o vírus da gastrenterite transmissível); betacoronavírus 1 (compreendendo o coronavírus humano OC43, o coronavírus bovino, o vírus da encefalomielite hemaglutinante suína, o coronavírus equino e o coronavírus respiratório canino); e os coronavírus aviários (compreendendo o vírus da bronquite infecciosa, o coronavírus do peru, o coronavírus do faisão, o coronavírus do pato, o coronavírus do ganso e o coronavírus do pombo). A subfamília *Torovirinae* compreende dois gêneros, o *Torovirus* e o *Bafinivirus*, recentemente descrito e que contém vírus de peixes.

Os coronavírus replicam-se no citoplasma das células e recombinação genética pode ocorrer com alta frequência entre coronavírus relacionados. Os vírions são sensíveis ao calor, aos solventes lipídicos, ao formaldeído, aos agentes oxidantes e aos detergentes não iônicos; sua estabilidade sob baixos valores de pH é variável.

Infecções clínicas

Os coronavírus podem infectar várias espécies de mamíferos e de aves, e muitos deles exibem tropismo pelos epitélios intestinal e respiratório. Os coronavírus de importância em medicina veterinária e as consequências clínicas da infecção estão descritas na Tabela 72.1. As infecções são geralmente brandas ou inaparentes em animais adultos, porém podem ser graves em animais jovens. Os coronavírus são etiologicamente importantes em humanos como causa do "resfriado comum" e nos últimos anos, como causa de doenças virais emergentes, como a síndrome respiratória aguda grave (SARS, do inglês *severe acute respiratory syndrome*) e da síndrome respiratória do Oriente Médio (MERS, do inglês *Middle Eastern respiratory syndrome*).

Embora se tenha evidenciado a infecção por torovírus em suínos, ovinos, caprinos e gatos, o significado clínico dessas infecções permanece indeterminado. Dois torovírus têm sido implicados em doenças entéricas de animais domésticos, o torovírus equino (vírus Berne) e o torovírus bovino (vírus Breda).

TABELA 72.1 Coronavírus de importância em medicina veterinária

Espécies de vírus	Cepas	Consequências da infecção
Alfacoronavírus 1	Coronavírus felino (CoVF)	Replica-se em enterócitos; infecção subclínica é comum. Pode produzir gastrenterite branda em filhotes de gatos; também denominado de coronavírus entérico felino (CVEF). O vírus da peritonite infecciosa felina (VPIF) é resultante de mutação e seleção em cepas de CoVF, as quais originalmente se replicavam em enterócitos e, subsequentemente, desenvolveram tropismo por macrófagos; causa doença esporádica fatal em filhotes de gatos, a qual frequentemente apresenta-se de forma clínica, como uma peritonite efusiva
	Vírus da gastrenterite transmissível (VGET)	Infecção altamente contagiosa, com vômito e diarreia em leitões; alta mortalidade em leitões recém-nascidos. O coronavírus respiratório suíno é um mutante por deleção do VGET e induz imunidade parcial frente ao VGET
	Coronavírus canino	Infecção assintomática e diarreia em cães caracterizada por alta morbidade e baixa mortalidade
Vírus da diarreia epidêmica suína (VDES)		Causa infecção entérica semelhante àquela causada pelo VGET, porém com mortalidade neonatal mais baixa. Presente por muitos anos na Europa e Ásia, disseminando-se em 2013 para a América do Norte. Tanto o VDES quanto o delta coronavírus suíno, designado como doença por coronavírus entérico de suínos (DCES), pode causar significativa morbidade e mortalidade em suínos
Betacoronavírus 1	Vírus da encefalomielite hemaglutinante suína	Doença nervosa ou caracterizada por vômito e emagrecimento (doença do vômito e do definhamento) em suínos jovens. A infecção é muito difundida, mas a doença clínica é rara
	Coronavírus de equinos	Infecção entérica reportada tanto em potros quanto em equinos adultos
	Coronavírus bovino	Diarreia em bezerros; associado à disenteria de inverno em bovinos adultos
	Coronavírus respiratório canino	Associada com doença respiratória em cães de canis
Coronavírus aviários	Vírus da bronquite infecciosa	Infecção respiratória aguda altamente contagiosa em aves jovens; causa queda na produção de ovos em poedeiras. A disseminação da infecção ocorre rapidamente entre aves suscetíveis e a mortalidade pode atingir 100%
	Coronavírus de perus	Enterite infecciosa (doença da crista azul)

Peritonite infecciosa felina

A peritonite infeciosa felina (PIF) trata-se de uma doença esporádica de gatos domésticos e de outros *Felidae*, causada por certas cepas de coronavírus felino, que ocorre mundialmente e é invariavelmente fatal. As cepas do coronavírus felino variam quanto à sua patogenicidade. O termo "coronavírus entérico felino" (CVEF) tem sido utilizado para descrever cepas que causam enterite branda ou inaparente, enquanto o termo "vírus da peritonite infecciosa felina" (VPIF) foi empregado para cepas etiologicamente implicadas na PIF. Acredita-se que o VPIF tenha surgido como um mutante do amplamente distribuído CVEF, resultando em uma alteração do tropismo apenas por células epiteliais entéricas para células mieloides, em especial os macrófagos. O termo "coronavírus felino" (CoVF), da forma em que é atualmente utilizado, inclui cepas com virulência variada, as quais podem ser agrupadas em dois biotipos, entérico e associado à PIF.

A PIF ocorre esporadicamente em gatis ou em casas com muitos gatos. Observa-se elevada incidência em gatos de raça pura. Embora gatos de qualquer idade possam ser afetados, aqueles com menos de um ano parecem ser os mais suscetíveis. Gatos infectados eliminam o vírus nas fezes e nas secreções oronasais. A transmissão ocorre, sobretudo, por ingestão ou inalação. A infecção é adquirida pelos gatos jovens a partir das suas mães ou de outros gatos adultos. Gatos persistentemente infectados, portadores, apresentam um papel chave na epidemiologia da infecção.

A infecção pelo VPIF nem sempre resulta em doença clínica. Os fatores que podem influenciar o desenvolvimento da doença incluem a idade, o estado imunológico e as características genéticas do hospedeiro, bem como a emergência de cepas virulentas do vírus. Na maioria dos filhotes infectados, o desenvolvimento de imunidade mediada por células (IMC) eficaz restringe a replicação viral e consequentemente elimina a infecção. Alguns animais com IMC menos eficiente podem eliminar o vírus de modo intermitente mesmo permanecendo clinicamente normais. Quando a IMC está gravemente comprometida, a replicação do vírus continua, resultando na ativação de células B e produção de anticorpos não protetivos. Os complexos imunológicos, formados a partir desses anticorpos e do VPIF, ativam o complemento e induzem as lesões características de vasculite.

O período de incubação varia de semanas a meses. O início dos sinais clínicos pode ser tanto súbito quanto tardio e insidioso.

Atualmente, o exame histológico dos tecidos afetados é o único procedimento disponível para diagnóstico definitivo da PIF. Hiperproteinemia no soro está frequentemente presente em gatos afetados devido à hipergamaglobulinemia. Testes de diagnóstico sorológico, incluindo a IFI e ELISA, não diferenciam entre gatos infectados com o CoVF ou o VPIF. Uma vacina intranasal formulada a partir de cepa mutante do VPIF, sensível à temperatura, está disponível.

73 *Arteriviridae*

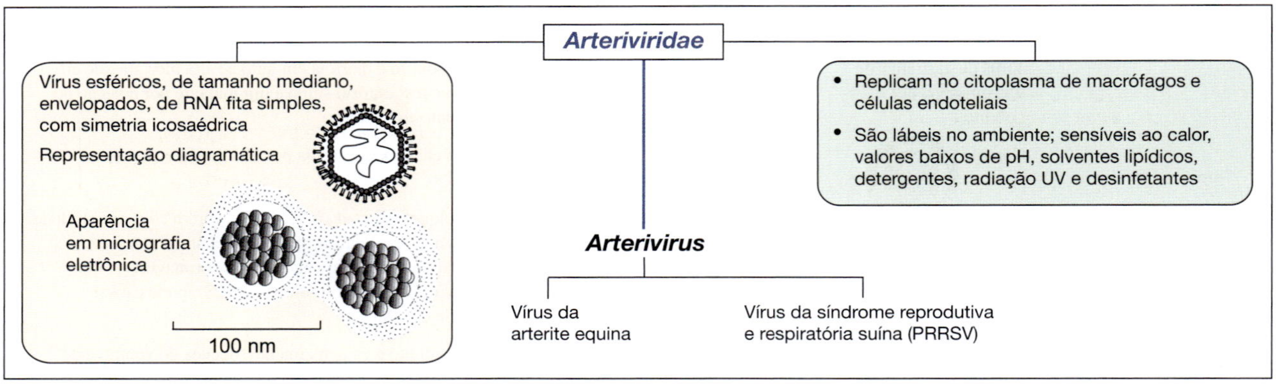

Arteriviridae
Vírus esféricos, de tamanho mediano, envelopados, de RNA fita simples, com simetria icosaédrica
Representação diagramática
Aparência em micrografia eletrônica
100 nm
Replicam no citoplasma de macrófagos e células endoteliais
São lábeis no ambiente; sensíveis ao calor, valores baixos de pH, solventes lipídicos, detergentes, radiação UV e desinfetantes
Arterivirus
Vírus da arterite equina
Vírus da síndrome reprodutiva e respiratória suína (PRRSV)

Os arterivírus, anteriormente classificados como membros da família *Togaviridae*, foram recentemente designados para família *Arteriviridae*, a qual possui um único gênero, o *Arterivirus*.O nome do gênero deriva da doença, a arterite equina, que é causada pela espécie característica desse gênero. Os arterivírus são esféricos, com 50 a 74 nm de diâmetro e possuem envelope lipídico que apresenta pequenas projeções na superfície. O nucleocapsídeo icosaédrico contém uma molécula linear de RNA de fita simples de sentido positivo. A replicação ocorre no citoplasma das células infectadas. Os arterivírus, os quais são relativamente lábeis, são sensíveis ao calor, a pH baixo, aos solventes lipídicos, ao tratamento com detergentes, à radiação UV e aos diversos desinfetantes.

Infecções clínicas

Os membros do gênero são hospedeiro-específicos. Infecções têm sido descritas em equinos, suínos, camundongos e macacos. As células-alvo primárias são os macrófagos. Esses vírus, os quais persistem em animais infectados, podem disseminar-se horizontalmente por meio de aerossóis, por picadas ou, ainda, por transmissão venérea.

Arterite viral equina

Embora a infecção pelo vírus da arterite equina (VAE) ocorra no mundo todo, surtos da doença clínica são comparativamente raros. Conjuntivite, infecção do trato respiratório superior, edema ventral e aborto são características clínicas proeminentes. O contato próximo entre animais facilita a disseminação da infecção. O vírus em geral é eliminado de éguas e de cavalos castrados durante um ou dois meses, além de eventualmente persistir em cerca dos 35% de garanhões infectados. Os garanhões portadores são assintomáticos e eliminam o vírus continuamente no sêmen. Éguas infectadas por via venérea podem disseminar o vírus horizontalmente, para animais suscetíveis em contato. O aborto ou infecção dos potros podem ocorrer quando éguas prenhes estão infectadas.

O diagnóstico definitivo requer confirmação laboratorial. O isolamento do vírus deve ser realizado em linhagens celulares apropriadas, como células renais de equinos ou de coelhos. O RNA viral pode ser detectado no sêmen e em outras amostras por RT-PCR. Amostras de sangue na fase aguda e na fase de convalescença devem ser submetidas à sorologia. O sêmen de garanhões soropositivos deve ser testado para isolamento viral, e as atividades relacionadas à reprodução com garanhões portadores devem ser restritas a éguas também soropositivas ou vacinadas. Com o objetivo de reduzir o risco de que potros inexperientes se tornem portadores, é recomendada a vacinação entre os seis e 12 meses de idade.

Síndrome reprodutiva e respiratória suína (PRRS)

Essa doença economicamente importante é caracterizada por falhas reprodutivas em porcas e pneumonia em suínos jovens. A síndrome foi primeiramente descrita nos EUA em 1987. Apesar do esforço em controlar a disseminação, a doença agora é endêmica em vários países. A infecção natural ocorre em suínos e javalis (suínos asselvajados). Diferenças antigênicas e genômicas significativas entre os isolados europeus e americanos do vírus são evidentes, sendo esses denominados de genótipo tipo 1 e 2, respectivamente. Uma variante do tipo 2 tem sido a causa de doença severa na China e no sudeste da Ásia. O contato nariz a nariz é considerado a rota de infecção mais provável.A introdução do vírus em um rebanho é geralmente seguida de falhas reprodutivas. Em alguns casos, cianose das orelhas e da vulva, junto com placas eritematosas na pele ("doença da orelha azul"), têm sido descritas. Dificuldade respiratória e aumento da mortalidade antes do desmame são características importantes da doença em suínos recém-nascidos. Surtos severos de outras infecções, como pneumonia enzoótica ou meningite por *Streptococcus suis* são frequentemente reportadas em rebanhos infectados. A infecção subclínica ocorre em alguns rebanhos.

A sorologia é o método de diagnóstico mais utilizado, contudo esses testes não diferenciam animais portadores de vacinados. A presença do vírus da síndrome respiratória e reprodutiva suína (PRRSV) pode ser demonstrada por isolamento do vírus, coloração por imuno-histoquímica ou RT-PCR. A vacinação, combinada com práticas de higiene efetivas e manejo sanitário são importantes medidas para prevenção da transmissão da doença.

74 Togaviridae

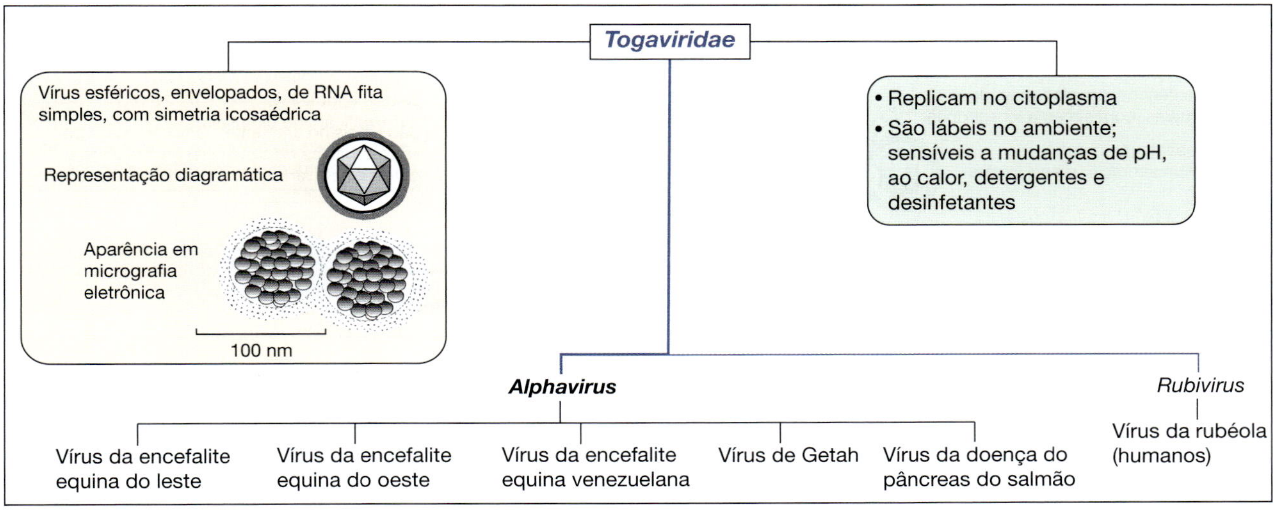

Togaviridae
Vírus esféricos, envelopados, de RNA fita simples, com simetria icosaédrica
Representação diagramática
Aparência em micrografia eletrônica
100 nm
• Replicam no citoplasma
• São lábeis no ambiente; sensíveis a mudanças de pH, ao calor, detergentes e desinfetantes
Alphavirus
Rubivirus
Vírus da encefalite equina do leste
Vírus da encefalite equina do oeste
Vírus da encefalite equina venezuelana
Vírus de Getah
Vírus da doença do pâncreas do salmão
Vírus da rubéola (humanos)

Os vírus na família *Togaviridae* (do latim *toga*, "toga") são vírus RNA envelopados, com aproximadamente 70 nm de diâmetro e simetria icosaédrica. O envelope, que contém espículas de glicoproteína, está estreitamente ligado a um capsídeo icosaédrico. Há dois gêneros na família, o *Alphavirus* e *Rubivirus*. O único membro do gênero *Rubivirus* é o vírus da rubéola, doença que ocorre em crianças e em adultos jovens e pode causar desenvolvimento anormal do feto quando gestantes não imunes são infectadas.

O gênero *Alphavirus* inclui mais de 30 espécies, várias das quais são importantes patógenos de animais. A replicação dos alfavírus, que contém RNA de fita simples de sentido positivo, ocorre no citoplasma. Em vertebrados, a infecção por alfavírus resulta em citólise, enquanto em invertebrados é não citolítica e persistente.

Os alfavírus, juntamente com certos membros das famílias *Flaviviridae*, *Reoviridae*, *Rhabdoviridae* e *Bunyaviridae*, são chamados de arbovírus, indicando que são transmitidos por artrópodes e mantidos na natureza por meioda transmissão biológica por artrópodes hematófagos entre hospedeiros vertebrados. Esse termo não tem significado taxonômico. Os alfavírus geralmente possuem um vetor invertebrado principal e um vertebrado amplificador ou reservatório. É o tipo do ciclo enzoótico das infecções que tende a determinar a distribuição geográfica desses vírus.

Infecções clínicas

Os humanos e os animais domésticos são considerados hospedeiros acidentais, dos alfavírus, porque não desenvolvem um título de vírus circulante suficientemente alto para agirem como hospedeiros reservatórios. Várias doenças importantes de equinos são causadas pela infecção com membros do gênero *Alphavirus* (Tabela 74.1).

TABELA 74.1 Alfavírus de importância em medicina veterinária

Vírus	Vetor	Comentários
Vírus da encefalite equina do leste	Mosquito (*Culiseta melanura*, espécie de *Aedes*)	Infecção endêmica em aves passeriformes que habitam pântanos de água doce do leste da América do Norte, ilhas do Caribe e partes da América do Sul. Causa doença em equinos, em humanos e em faisões
Vírus da encefalite equina venezuelana	Mosquito (espécies de *Culex*)	Infecção endêmica em pequenos mamíferos nas Américas Central e do Sul. Em regiões endêmicas, causa surtos de doença em equinos, em burros e em humanos, ocasionalmente disseminando-se ao sul dos EUA
Vírus da encefalite equina do oeste	Mosquito (*Culex tarsali* e outras espécies de *Culex*, espécies de *Aedes*)	Infecção em aves passeriformes disseminada nas Américas. Causa doença branda em equinos e em humanos
Vírus de Getah	Mosquito	Causa doença esporádica em equinos no sudeste da Ásia e na Austrália, caracterizada por febre, urticária e edema dos membros. Infecção subclínica ocorre em suínos

75 *Flaviviridae*

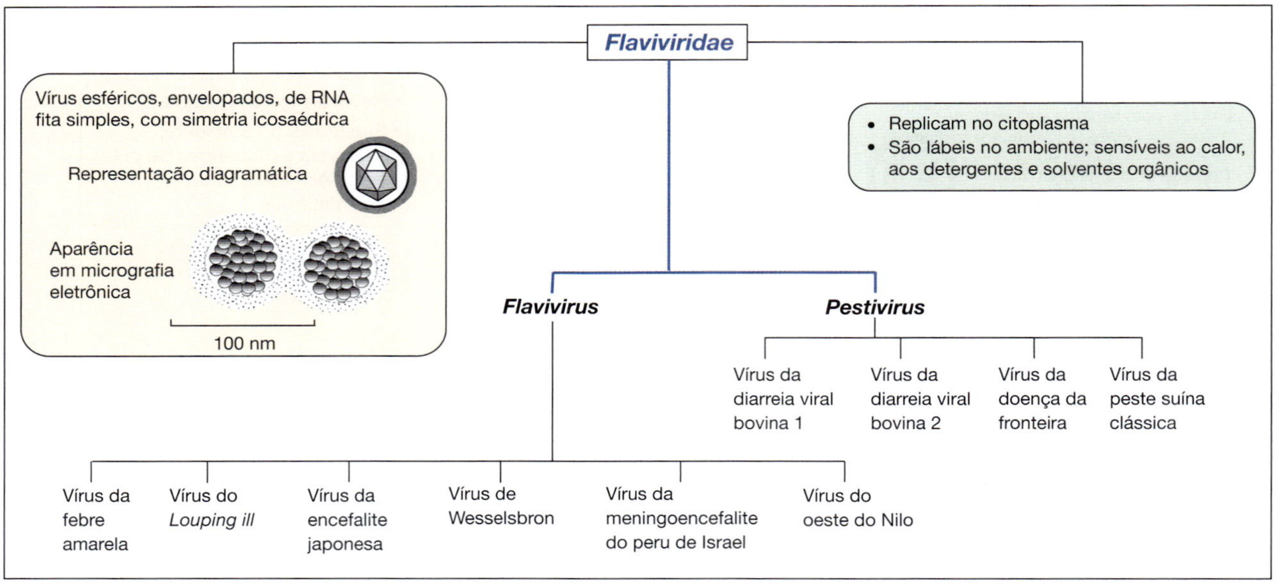

Flaviviridae
Vírus esféricos, envelopados, de RNA fita simples, com simetria icosaédrica
Representação diagramática
Aparência em micrografia eletrônica
100 nm
• Replicam no citoplasma
• São lábeis no ambiente; sensíveis ao calor, aos detergentes e solventes orgânicos
Flavivirus
Pestivirus
Vírus da diarreia viral bovina 1
Vírus da diarreia viral bovina 2
Vírus da doença da fronteira
Vírus da peste suína clássica
Vírus da febre amarela
Vírus do *Louping ill*
Vírus da encefalite japonesa
Vírus de Wesselsbron
Vírus da meningoencefalite do peru de Israel
Vírus do oeste do Nilo

O nome da família *Flaviviridae* (do latim *flavus*, "amarelo") é derivado da febre amarela, uma doença de humanos causada por um flavivírus e que tem a icterícia como principal característica clínica. Os membros da família têm entre 40 e 60 nm de diâmetro, com capsídeos icosaédricos e envelopes firmemente aderidos, contendo duas ou três proteínas codificadas pelo vírus, conforme o gênero. O genoma é composto de RNA de fita simples de sentido positivo. A replicação do vírus ocorre no citoplasma, com maturação em vesículas citoplasmáticas e liberação por exocitose. Os vírions maduros, os quais são geralmente lábeis, são sensíveis a calor, detergentes e solventes orgânicos. A família contém quatro gêneros; dois deles, *Flavivirus* e *Pestivirus*, contêm vírus de importância em medicina veterinária. O gênero *Flavivirus* contém mais de 50 membros classificados em vários grupos por meio de testes sorológicos. A maioria dos membros do gênero é constituída de arbovírus que requerem mosquitos ou carrapatos como vetores. O gênero *Pestivirus* contém vírus de importância veterinária: vírus da diarreia viral bovina 1 e 2, vírus da doença da fronteira e vírus da peste suína clássica. O único membro do gênero *Hepacivirus*, o vírus da Hepatite C, causa hepatite em humanos. O gênero *Pegivirus* contém vírus isolados de primatas (pegivírus A, o qual também é conhecido como vírus da hepatite G) e morcegos frugívoros (pegivírus B).

Infecções clínicas

Nos gêneros *Flavivirus* e *Pestivirus* há vários vírus de importância em medicina veterinária (Tabela 75.1) Quatro membros do gênero *Flavivirus*, o vírus da encefalomielite ovina (*Louping ill*), o da encefalite japonesa, o vírus da meningoencefalite do peru de Israel e o vírus de Wesselsbron, causam doenças em animais domésticos. Além disso, a infecção pelo vírus do oeste do Nilo, um importante patógeno de humanos, causa doença fatal em equinos e aves. Outros membros do gênero, que são importantes patógenos de humanos, incluem o vírus da febre amarela, o da dengue, o da encefalite japonesa, o da encefalite do carrapato e o da encefalite de St. Louis.

Os quatro membros reconhecidos do gênero *Pestivirus*, que infectam espécies domésticas, são estreitamente relacionados antigenicamente. Infecções por pestivírus podem ser inaparentes, agudas ou persistentes, e são economicamente importantes no mundo todo. Quatro vírus adicionais têm sido propostos como membros do gênero *Pestivirus*, no entanto ainda não foram oficialmente reconhecidos; são eles: pestivírus atípicos (isolados de bovinos, ovinos e suínos, também denominados de vírus do tipo "HoBi"), vírus Bungowannah, pestivírus do antilocapra e pestivírus das girafas.

Diarreia viral bovina e doença das mucosas

A infecção pelo vírus da diarreia viral bovina (BVDV) é comum na população de bovinos do mundo todo. O vírus pode causar tanto doença aguda, diarreia viral bovina (BVD) e uma forma prolongada da enfermidade, a doença das mucosas, que resulta da infecção persistente. Por meio da técnica de cultivo de células, biotipos citopático e não citopáticos são reconhecidos. O biotipo mais frequentemente isolado a partir de populações de bovinos é o não citopático. Isolados citopáticos podem emergir a partir de BVDV não citopático por meio de eventos de recombinação, como a incorporação do RNA do hospedeiro e a duplicação de sequências de RNA viral no gene *NS2-3*, resultando na clivagem da NS2-3 e no aumento da produção de NS3. Dois genótipos, atualmente considerados espécies separadas, BVDV 1 (isolados clássicos do BVDV) e BVDV 2 (isolados atípicos do BVDV), são reconhecidos com base nas diferenças na região 5' não traduzida do genoma viral. Ambos os genótipos contêm isolados citopáticos e não citopáticos e produzem síndromes clínicas semelhantes em bovinos. Todavia, somente os isolados tipo 2 têm sido associados à trombocitopenia e a uma síndrome hemorrágica, descrita primeiramente na América do Norte.

TABELA 75.1 Vírus de importância em medicina veterinária pertencentes aos gêneros *Flavivirus* e *Pestivirus*

Gênero	Vírus	Hospedeiros	Comentários
Flavivirus	Vírus do mal do pulo (*louping ill*)	Ovinos, bovinos, equinos, tetraz, humanos	Presente em regiões definidas da Europa. É transmitido pelo carrapato *Ixodes ricinus* e produz encefalite em ovinos e em outras espécies
	Vírus da encefalite japonesa	Aves aquáticas, suínos, equinos, humanos	Amplamente distribuído na Ásia. Transmitido por mosquitos. Aves aquáticas são os hospedeiros reservatórios. A infecção em suínos resulta em aborto e mortalidade neonatal
	Vírus de Wesselsbron	Ovinos	Ocorre em partes da África subsaariana. Transmitido por mosquitos. Produz infecção generalizada, hepatite e aborto
	Vírus da meningoencefalite do peru de Israel	Perus	Relatado em Israel e na África do Sul. Transmitido por mosquitos. Causa paresia e paralisia progressivas
	Vírus do oeste do Nilo	Aves, humanos, equinos	Aves são os hospedeiros naturais. Transmitido por mosquitos. Doença nervosa grave relatada esporadicamente em humanos e em equinos. Tem se disseminado pela América do Norte desde o primeiro relato em 1999
Pestivirus	Vírus da diarreia viral bovina 1 e 2	Bovinos (ovinos, suínos)	Ocorrência mundial. Causa infecção inaparente, diarreia viral bovina e doença das mucosas. Infecção congênita pode resultar em aborto, defeitos congênitos e infecção persistente devido à imunotolerância
	Vírus da doença da fronteira	Ovinos	Ocorre mundialmente. A infecção de ovelhas prenhes pode resultar em aborto e anormalidades congênita e infecção persistente
	Vírus da peste suína clássica	Suínos	Doença de importância econômica, muito contagiosa e com alta mortalidade. Infecção generalizada, com sinais nervosos e aborto; tremores congênitos em leitões

Animais persistentemente infectados (PI), que eliminam o vírus em secreções e em excreções, são fontes importantes da infecção. Infecção persistente desenvolve-se quando uma linhagem não citopática infecta fetos antes de 120 dias de gestação. Cerca de 1% dos animais em uma população infectada está persistentemente infectado e virêmico. A presença de bovinos com infecção persistente em um rebanho resulta em exposição constante de outros bovinos ao vírus, produzindo um nível alto de imunidade de rebanho. As consequências da disseminação transplacentária dependem da idade do feto no momento da infecção. Durante os primeiros 30 dias de gestação, a infecção pode resultar em morte embrionária, com o retorno da fêmea ao estro. Os efeitos da infecção fetal entre 30 e 90 dias de gestação incluem aborto, mumificação e anormalidades congênitas do SNC, geralmente hipoplasia cerebelar. Os fetos, que se tornam infectados após os 120 dias de gestação, podem estabelecer uma resposta imunológica ativa, sendo em geral normais ao nascimento. Se o vírus infecta o feto antes deste desenvolver imunocompetência, ocorre imunotolerância ao agente, resultando em infecção persistente por toda a vida do animal. Os vírus envolvidos em infecções persistentes são não citopáticos. Mais tarde, geralmente entre 6 meses e 2 anos de idade, um biotipo citopático emerge como consequência de mutação do vírus não citopático ou de recombinação com o ácido nucleico da célula hospedeira ou com o de outro biotipo não citopático. Os isolados citopáticos têm um tropismo particular por tecidos linfoides associados ao intestino. Essas alterações moleculares do BVDV podem resultar no desenvolvimento da doença das mucosas.

A maioria das infecções pelo BVDV é subclínica. Surtos de BVD geralmente estão associados a altas taxas de morbidade e de baixa mortalidade. Os sinais clínicos, quando presentes, incluem inapetência, depressão, febre e diarreia. Embora uma proporção significativa de animais PI seja normal do ponto de vista clínico, alguns nascem abaixo do tamanho normal e apresentam atraso no crescimento e baixa viabilidade. A doença das mucosas em geral tem ocorrência esporádica. Os sinais clínicos incluem apatia, febre, diarreia aquosa profusa, corrimento nasal, salivação e claudicação. Lesões ulcerativas estão presentes na boca e nas fendas interdigitais. A taxa de casos fatais é de 100%.

Uma tentativa de diagnóstico pode ser possível com base nos sinais clínicos e nos achados patológicos. A confirmação laboratorial requer a demonstração de anticorpo, de antígeno viral ou do RNA viral. A soroconversão e a presença de animais virêmicos são necessárias para confirmar o estabelecimento da infecção em um rebanho. A maioria das perdas decorrentes de infecções pelo BVDV em rebanhos resulta dos efeitos da infecção pré-natal e da doença das mucosas. Estratégias de controle são dirigidas à prevenção de infecções que podem levar ao nascimento de animais PIs. Vacinas inativadas, vivas atenuadas e de vírus mutante sensível ao calor foram desenvolvidas. A eliminação do BVDV de um rebanho requer a identificação e a remoção dos animais PIs. A testagem a fim de detectar antígeno ou RNA viral em amostras de sangue ou de fragmentos da orelha (obtidos por mossagem) é utilizada para identificar animais PIs. Em programas nacionais de erradicação, rebanhos contendo animais PIs podem ser detectados pela testagem de leite de tanque ou pelas amostras de leite individuas que são posteriormente misturas (*pool*) para detecção de anticorpos contra o BVDV.

Doença da fronteira

Esta doença congênita de cordeiros, também conhecida como *border disease*, ocorre no mundo todo. A doença da fronteira, que foi primeiramente relatada na fronteira da Inglaterra com o País de Gales, é causada mediante infecção do feto por um pestivírus não citopático. Os pestivírus isolados a partir de ovinos podem infectar outros ruminantes domésticos e suínos. Além disso, pestivírus isolados de várias espécies domésticas podem infectar ovelhas prenhes, causando a doença da fronteira na progênie.

Animais persistentemente infectados eliminam o vírus de modo contínuo em suas excreções e secreções. Esses animais tendem a apresentar uma baixa taxa de sobrevivência sob condições de campo, embora alguns possam sobreviver por vários anos sem desenvolver sinais clínicos. Ovelhas persistentemente infectadas podem parir cordeiros persistentemente infectados. Infecções agudas em ovinos suscetíveis são transitórias e ocasionam imunidade contra desafio com linhagens homólogas do VDF.

O vírus é provavelmente adquirido pela rota oronasal. Em ovelhas prenhes suscetíveis, a infecção resulta em placentite e em invasão do feto. A resposta imune das ovelhas não protege o feto em desenvolvimento. A idade do feto no momento da infecção determina o resultado da infecção. O feto desenvolve imunocompetência entre 60 e 80 dias de gestação. A morte fetal pode ocorrer em caso de infecção antes do desenvolvimento da imunocompetência, resultando em reabsorção, aborto ou mumificação. Os fetos que sobrevivem tornam-se imunotolerantes e permanecem persistentemente infectados. Esses animais podem ser clinicamente normais ao nascimento, ou exibir tremores e maior proporção de lã, como consequência da interferência do vírus na organogênese. Os defeitos congênitos nos cordeiros afetados incluem crescimento esquelético reduzido, hipomielinogênese e dilatação dos folículos pilosos primários com número reduzido de folículos pilosos secundários. A infecção após 80 dias de gestação induz uma resposta imune, proporcionando a eliminação do vírus e o nascimento de um cordeiro saudável. A infecção fetal, aproximadamente na metade da gestação, quando o sistema imunológico está ainda em desenvolvimento, pode resultar em lesões no SNC, inclusive cavitação cerebral e displasia cerebelar.

Em rebanhos infectados pelo VDF, pode haver aumento no número de cordeiros fracos ao nascer e de abortos. Os sinais característicos da infecção em cordeiros recém-nascidos incluem conformação corporal alterada, mudanças na qualidade da lã e tremores. Os cordeiros afetados são frequentemente pequenos, e sua taxa de sobrevivência é baixíssima. Em cordeiros bem-nutridos, os sinais neurológicos diminuem aos poucos, e esses animais podem até mesmo tornar-se clinicamente normais.

Os sinais clínicos característicos podem ser suficientes para o diagnóstico. Desmielinização pode ser demonstrada histologicamente no SNC. Imunocitoquímica pode ser utilizada para demonstração do vírus no tecido cerebral. Testes sorológicos, empregando-se métodos como soro neutralização e ELISA, podem ser utilizados para determinar a extensão da infecção em um rebanho.

O controle deve estar baseado na identificação e na remoção dos animais persistentemente infectados e em precauções contra a introdução de animais infectados no rebanho. Nos rebanhos em que esse programa não é praticável, os animais utilizados para reprodução devem ser deliberadamente misturados com animais persistentemente infectados, ao menos dois meses antes do cruzamento.

Peste suína clássica

Esta doença de suínos altamente contagiosa e potencialmente fatal, listada pela OIE, embora ainda presente em muitos dos países, foi erradicada da América do Norte, da Austrália e da maioria dos países europeus. Animais infectados são comumente encontrados em populações de javalis (suínos asselvajados) na Europa, os quais atuam como reservatórios da doença. O contato direto entre animais infectados e animais suscetíveis é a principal forma de transmissão da PSC. Em áreas endêmicas, a doença é disseminada principalmente pela movimentação de suínos infectados. A eliminação do vírus pode iniciar antes dos sinais clínicos se tornarem evidentes. As linhagens virulentas são eliminadas em todas as excreções e secreções, enquanto as linhagens de moderada virulência podem resultar em infecção crônica, com eliminação contínua ou intermitente pelos suínos infectados. Além disso, infecções congênitas por linhagens de baixa virulência podem resultar no nascimento de leitões persistentemente infectados. A disseminação entre propriedades pode ocorrer indiretamente, ainda mais em regiões com alta densidade de criações de suínos. O vírus, o qual é relativamente frágil e não persiste no ambiente, não é comumente disseminado pelo ar por longas distâncias. No entanto, pode ser transmitido mecanicamente por funcionários, veículos e pela picada de artrópodes. Apesar de sua labilidade, o vírus da peste suína clássica (VPSC) pode sobreviver por longos períodos em materiais biológicos ricos em proteínas, como carne ou fluidos corporais, particularmente em produtos resfriados ou congelados. Embora a legislação adequada na maioria dos países da Europa estabeleça a proibição da alimentação com lavagem, surtos recentes de peste suína clássica podem ainda ser atribuídos a restos de alimento oferecidos aos suínos.

Os suínos em geral são infectados pela via oronasal. As tonsilas são os locais primários da multiplicação viral. O vírus dissemina-se aos linfonodos regionais e a viremia desenvolve-se após uma multiplicação viral adicional. O vírus, o qual possui afinidade pelo endotélio vascular e por células reticuloendoteliais, pode ser isolado a partir de todos os principais órgãos e tecidos. Na peste suína aguda, a lesão vascular, em associação com trombocitopenia grave, resulta em hemorragias petequiais disseminadas. Uma encefalite não supurativa, com infiltrado perivascular proeminente, está presente na maioria dos suínos infectados pelo VPSC. Linhagens de vírus de virulência reduzida podem causar uma forma branda da doença. Em porcas prenhes, a infecção pode resultar no nascimento de natimortos, animais fracos, com tremores congênitos e, ocasionalmente, animais clinicamente sadios.

Após um período de incubação de até 10 dias, os animais afetados desenvolvem febre alta e tornam-se inapetentes e apáticos. Os suínos doentes tendem a ficar agrupados. Vômito e constipação são seguidos por diarreia. Alguns animais podem morrer logo após desenvolverem convulsões. Andar cambaleante em geral precede a paresia dos membros posteriores. Na maioria dos casos de PSC, os animais sucumbem dentro de 20 dias após a infecção. Os sinais da doença são mais moderados em infecções causadas por linhagens de baixa virulência.

Embora os sinais e a história clínica possam fornecer evidências para tentativa de diagnóstico, a confirmação laboratorial é essencial, sobretudo em se tratando de infecções causadas por linhagens de virulência reduzida. Na doença aguda, hemorragias estão presentes em muitos órgãos internos e em superfícies serosas. Petéquias, muitas vezes, estão presentes na superfície dos rins e nos linfonodos. Outros achados macroscópicos característicos de importância diagnóstica são infarto esplênico e úlceras em "botão" na mucosa do íleo terminal próxima à válvula ileocecal. Confirmação rápida é possível por meio de imunofluorescência direta em cortes congelados de tecido tonsilar, renal, esplênico, de íleo distal e de linfonodos. Testes ELISA de captura de antígeno estão disponíveis comercialmente e são adequados para detecção de antígeno viral no sangue ou suspenções de órgãos. Os ensaios de RT-PCR para detecção de RNA de VPSC são sensíveis e rápidos, substituindo muitos outros métodos utilizados para detecção de vírus. Os testes sorológicos são úteis em granjas infectadas por cepas de baixa virulência ou pesquisas de vigilância.

A doença é de notificação obrigatória em vários países que adotaram a política de abate e proibiram a vacinação. Suínos e produtos de origem suína não devem ser importados de países em que a infecção pelo VPSC estiver presente. Restos alimentares devem ser fervidos antes de serem fornecidos aos suínos. Em países onde a doença é endêmica ou está sujeita a um programa incipiente de erradicação, a vacinação pode ser utilizada. Geralmente são aplicadas vacinas vivas atenuadas por passagens seriadas em coelhos ou em cultivo de tecidos. Essas vacinas são seguras e eficazes. O uso da vacina recombinante com marcador de glicoproteínas E2, juntamente com um teste ELISA específico, capaz de detectar anticorpos para outra glicoproteína principal do envelope, a E^{rns}, oferece uma maneira de distinguir os suínos vacinados dos naturalmente infectados.

Mal-do-pulo

O nome mal-do-pulo (do inglês *louping ill*) deriva do vernáculo escocês para "salto" ou "pulo", uma alusão ao modo de andar anormal de alguns animais afetados. Embora o *louping ill* (encefalomielite ovina) seja uma doença viral primariamente de ovinos, ela pode atingir outros animais e humanos. A doença, a qual está bastante restrita ao Reino Unido e à Irlanda, também já foi descrita na Noruega, na Espanha, na Bulgária e na Turquia. O vírus da encefalomielite ovina é transmitido pelo carrapato *Ixodes ricinus* e a incidência sazonal e a distribuição regional da doença refletem períodos de atividade do carrapato em um *habitat* adequado, como, por exemplo, em gramíneas de planaltos. A variedade de hospedeiros do *I. ricinus* é ampla, e a infecção pelo vírus do mal do pulo pode ocorrer em muitas espécies de vertebrados, incluindo os ovinos, bovinos, equinos, cervídeos, tetraz e humanos. Em propriedades em que a encefalomielite é endêmica, as perdas atingem principalmente ovinos com menos de 2 anos de idade. Após a infecção, muitos ovinos adquirem imunidade por toda a vida; cordeiros jovens são protegidos por anticorpos maternos.

A replicação viral ocorre inicialmente em linfonodos que drenam os locais da inoculação. A seguir, há viremia, com disseminação do vírus a outros órgãos linfáticos, ao cérebro e à medula espinal. A velocidade e o início da resposta imune são importantes para prevenir a disseminação do vírus e o grau de dano ao SNC. A imunossupressão causada pela infecção por *Anaplasma phagocytophilum*, o agente da febre do carrapato, é considerada responsável pelo aumento da mortalidade em ovinos com mal do pulo.

Uma história clínica de sinais neurológicos ou de mortes inexplicadas em ovinos de áreas endêmicas durante períodos de atividade dos carrapatos pode indicar a presença da doença. Confirmação laboratorial geralmente é requerida. Uma encefalomielite não supurativa é normalmente detectável histologicamente. A detecção da doença do mal do pulo por meio do RT-PCR tem sido descrita. Anticorpos contra o vírus podem ser detectados pela fixação do complemento e testes de difusão em gel. Vacinas inativadas são protetivas. Animais adquiridos ou aqueles com a finalidade de reprodução dentro do rebanho devem ser vacinados com seis a 12 meses de idade. A imunidade colostral geralmente protege cordeiros pelos primeiros seis meses de vida. Medidas visando à diminuição de carrapatos na pastagem e a aplicação de banhos carrapaticidas das ovelhas reduzem o risco de infecção com o vírus da doença do mal do pulo.

Vírus do oeste do Nilo

O vírus do oeste do Nilo (WNV), um membro do sorocomplexo do vírus da encefalite japonesa, é um flavivírus transmitido por mosquitos, o qual infecta diversas espécies animais, incluindo equinos, aves e humanos. A partir da sua detecção inicial em Nova Iorque, em 1999, o vírus tem se disseminado por todo o continente americano. Entre os mosquitos vetores, incluem-se espécies de *Culex*, *Aedes* e *Anopheles*. O vírus é transmitido em ciclos enzoóticos envolvendo mosquitos e aves. Infecções incidentais ocorrem em humanos e animais domésticos. A transmissão ocorre pela picada de insetos vetores, sendo a transmissão horizontal ainda não descrita em animais domésticos. Pássaros migratórios podem carrear o vírus para novas regiões geográficas. Embora algumas aves possam permanecer assintomáticas, muitas espécies, incluindo os corvos, outros membros da família *Corvidae* e gansos desenvolvem altos níveis de viremia com alta taxa de mortalidade. Uma parcela de humanos e equinos desenvolve sinais clínicos. Os sinais neurológicos em equinos incluem fraqueza dos membros e paralisia flácida. O vírus pode ser recuperado a partir de uma grande variedade de tecidos de espécies de aves, porém amostras de cérebro e medula espinal são as mais indicadas para diagnóstico da doença em equinos. O isolamento viral pode ser realizado em cultivo celular. A infecção pode ser confirmada pela detecção de antígeno viral por meio de imunoensaios e imuno-histoquímica, ou ainda, pela detecção viral por RT-PCR. Testes sorológicos indicados incluem ELISA e teste de neutralização pela redução de placas. O controle baseia-se na vacinação, sendo que as vacinas disponíveis comercialmente para equinos atualmente incluem uma vacina com o vírus inteiro inativado e uma vacina recombinante, com um poxvírus de canários como vetor.

76 Príons

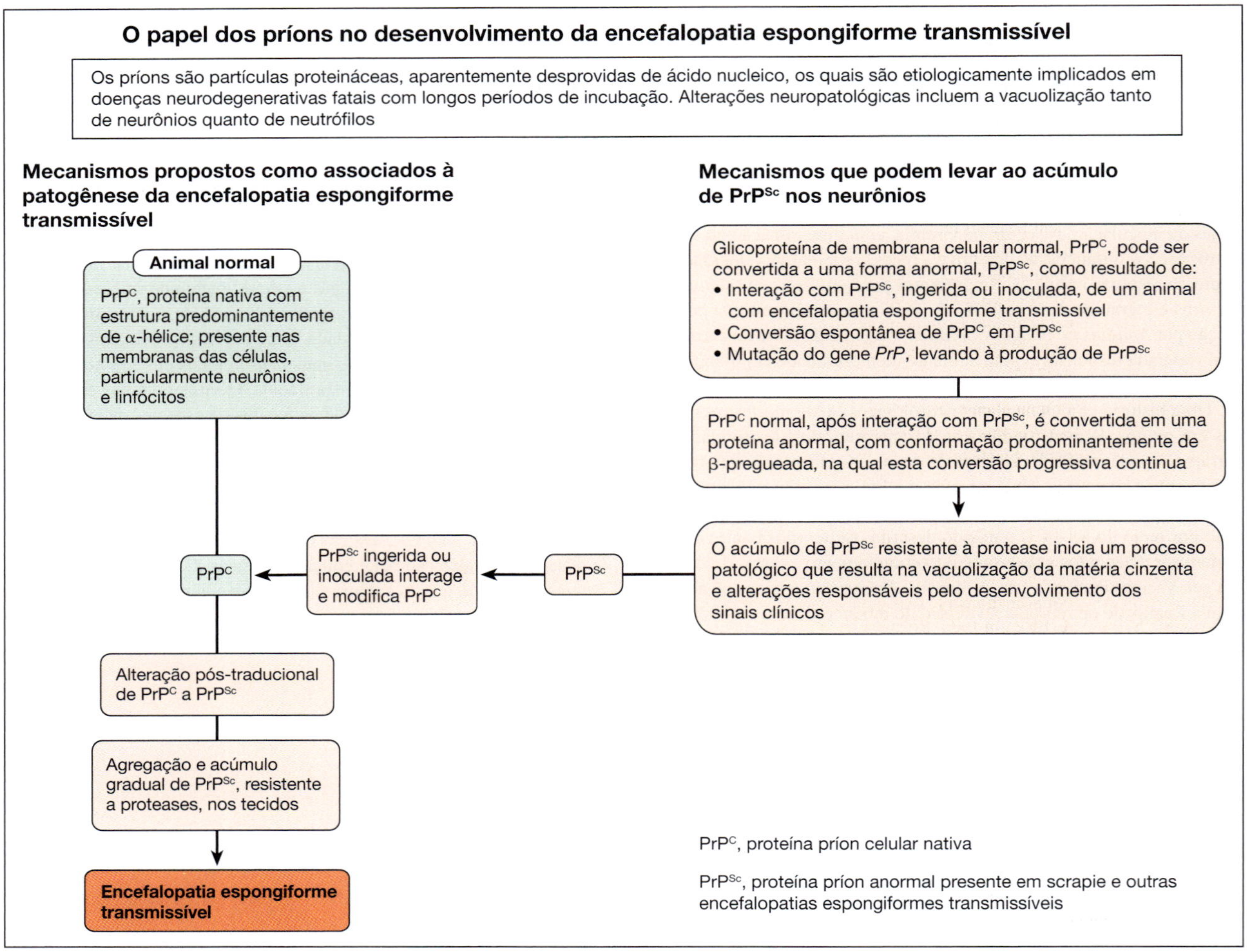
O papel dos príons no desenvolvimento da encefalopatia espongiforme transmissível
Os príons são partículas proteináceas, aparentemente desprovidas de ácido nucleico, os quais são etiologicamente implicados em doenças neurodegenerativas fatais com longos períodos de incubação. Alterações neuropatológicas incluem a vacuolização tanto de neurônios quanto de neutrófilos
Mecanismos propostos como associados à patogênese da encefalopatia espongiforme transmissível
Animal normal
PrP^C, proteína nativa com estrutura predominantemente de α-hélice; presente nas membranas das células, particularmente neurônios e linfócitos
PrP^C
PrP^Sc ingerida ou inoculada interage e modifica PrP^C
PrP^Sc
Alteração pós-traducional de PrP^C a PrP^Sc
Agregação e acúmulo gradual de PrP^Sc, resistente a proteases, nos tecidos
Encefalopatia espongiforme transmissível
Mecanismos que podem levar ao acúmulo de PrP^Sc nos neurônios
Glicoproteína de membrana celular normal, PrP^C, pode ser convertida a uma forma anormal, PrP^Sc, como resultado de:
• Interação com PrP^Sc, ingerida ou inoculada, de um animal com encefalopatia espongiforme transmissível
• Conversão espontânea de PrP^C em PrP^Sc
• Mutação do gene PrP, levando à produção de PrP^Sc
PrP^C normal, após interação com PrP^Sc, é convertida em uma proteína anormal, com conformação prodominantemente de β-pregueada, na qual esta conversão progressiva continua
O acúmulo de PrP^Sc resistente à protease inicia um processo patológico que resulta na vacuolização da matéria cinzenta e alterações responsáveis pelo desenvolvimento dos sinais clínicos
PrP^C, proteína príon celular nativa
PrP^Sc, proteína príon anormal presente em scrapie e outras encefalopatias espongiformes transmissíveis

Os príons são partículas proteináceas que têm sido descritas em fungos e em diversas espécies de mamíferos. Eles são responsáveis por um grupo específico de doenças neurodegenerativas em mamíferos, conhecidas como encefalopatias espongiformes transmissíveis (EETs). Os príons são agentes infecciosos não convencionais, uma vez que são desprovidos de ácidos nucleicos, diferentemente de outros agentes microbianos e vírus. Além disso, eles não são imunogênicos e extremamente resistentes à inativação pelo calor, exposição a agentes químicos e irradiação. Príons de vertebrados são derivados após um processo pór-traducional a partir de uma glicoproteína nativa, PrP^C, com uma estrutura de forma predominantee de α-hélice (isoforma celular da proteína dos príons), associada à membrana plasmática de diversos tipos de células. Após a exposição à isoforma patogênica e anormal da proteína do príon, PrP^{Sc}, (denominada devido ao *scrapie*, a prototípica doença do príon), PrP^C é alterada de forma pós-traducional para uma estrutura conformacional similar àquela da PrP^{Sc}, a qual é dobrada sobretudo em forma β-pregueada, que apresenta maior resistência à proteases e uma forte propensão a agregar-se. Na medida em que mais PrP^C é convertida em PrP^{Sc}, esta molécula resistente à protease acumula-se de forma gradual, em especial nas células de vida longa do SNC. A formação de PrP^{Sc} a partir de PrP^C em EETs pode iniciar após a exposição a uma fonte externa de PrP^{Sc}, geralmente pela ingestão, como ocorrido em casos de kuru (doença neurológica) após rituais de canibalismo em pessoas da tribo Fore na Papua-Nova Guiné. Raramente, a conversão espontânea aleatória de PrP^C a PrP^{Sc} pode iniciar o processo em um indivíduo, como ocorre na doença de Creutzfeldt-Jakob (DCJ) esporádica, em humanos. Um terceiro mecanismo, o qual predispõe a mudanças conformacionais na PrP^C, relacionadas à mutação no gene *PrP*, ocorre na síndrome de Gerstmann-Sträussler-Scheinker e na DCJ familiar em humanos.

O gene *PrP* de um animal infectado determina a sequência primária de aminoácidos da proteína príon nesse animal. A resistência de algumas espécies à infecção por príons, derivados de qualquer outra espécie, é denominada ''barreira de espécie''. Essa barreira é atribuída a diferenças entre as sequências de aminoácidos das proteínas príon nas duas espécies envolvidas. Na transferência inicial de PrP^{Sc} entre espécies, o período de incubação tende a ser relativamente longo. A transferência

TABELA 76.1 Encefalopatias espongiformes transmissíveis de animais

Doença	Comentários
Scrapie	Identificada em ovinos de partes da Europa há 300 anos; atualmente ocorre no mundo todo, com exceção da Austrália e da Nova Zelândia. Afeta também caprinos
Encefalopatia espongiforme bovina	Foi primeiramente relatada em 1986, na Inglaterra; consolidou-se como a maior epidemia reportada durante 10 anos. A prevalência declinou com a implementação de medidas de controle eficazes. Ocorre com baixa frequência em outros países europeus. Casos já forma descritos nos EUA, Japão e Canadá
Doença crônica emaciante	Identificada primeiramente em cervídeos híbridos de cativeiro no Colorado, em 1967. Ocorre em populações de alces e em cervídeos selvagens da América do Norte. A transmissão horizontal ocorre pela eliminação do príon na saliva. Os sinais clínicos incluem emaciação severa generalizada, tremores e ataxia
Encefalopatia transmissível das martas	Primeiramente reconhecida em martas de cativeiro em Wisconsin, 1947; atribuída à ingestão de carne ovina infectada com *scrapie*
Encefalopatia espongiforme felina	Registrada pela primeira vez durante a epidemia de EEB no início da década de 1990. A maioria dos casos foi relatada no Reino Unido e atribuída ao consumo de carne infectada por EEB
Encefalopatia exótica dos ungulados	Foi primeiramente registrada durante a epidemia de EEB em 1986. Relatada em *greater kudu*, *nyala*, órix e outros ruminantes de cativeiros em coleções zoológicas. Atribuída à alimentação dos animais com carne e osso contaminados por príon

subsequente entre membros de espécies receptoras possui período de incubação mais curto. A presença de uma "barreira de espécie" pode explicar a resistência de humanos a infecções por PrP^{Sc} derivada de carne de ovinos com *scrapie*.

As doenças atribuídas aos príons ocorrem de forma esporádica e são significantemente infuenciadas pelo genoma do animal afetado. Essas doenças neurodegenerativas de progressão lenta, caracterizadas por períodos de incubação longos e por alterações espongiformes no cérebro, têm sido descritas em várias espécies animais e em humanos. Encefalopatias espongiformes transmissíveis têm sido identificadas em ruminantes e em carnívoros (Tabela 76.1). Em *scrapie*, há evidência convincente da importância da constituição genética de certas raças ovinas na determinação da suscetibilidade à doença. Diferentes fenótipos da doença são descritos em associação com cepas de príon definidas. Os príons podem existir de diversas formas moleculares, as quais se acredita que surjam a partir de diferenças de conformação e padrões de glicosilação.

Scrapie

Esta doença neurológica, insidiosa e fatal de ovinos e caprinos adultos, ocorre no mundo todo, com exceção da Austrália e da Nova Zelândia. O modo de transmissão da *scrapie* não está totalmente esclarecido. A doença apresenta um longo período de incubação. Ovinos em idade de procriar tendem mais a desenvolver sinais neurológicos, com um pico de incidência entre 3 e 4 anos. A princípio, os animais afetados podem apresentar-se agitados ou nervosos, sobretudo após ruído ou movimento súbitos. O prurido pode resultar em perda da lã e a progressão da doença leva à emaciação. A morte geralmente ocorre em até seis meses após o início dos sinais clínicos. O diagnóstico baseia-se em sinais clínicos característicos e exame histopatológico do SNC. As alterações microscópicas características incluem vacuolização e degeneração neuronal, alteração vacuolar nos neurópilos e astrocitose, sobretudo na medula. Não há resposta inflamatória evidente. Os métodos confirmatórios incluem imuno-histoquímica para PrP^{Sc}, *imunoblotting* para detectar PrP^{Sc} resistente à proteinase K e microscopia eletrônica para detectar fibrilas associadas à *scrapie* em extratos de cérebro tratados com detergente.

Na União Europeia, a *scrapie* é considerada uma doença de notificação obrigatória. Com diferentes graus de sucesso, políticas de abate têm sido impostas em vários países. Na Austrália e na Nova Zelândia, uma política de erradicação, implantada logo após a introdução da doença, foi bem-sucedida. Nos Estados Unidos, a erradicação foi abandonada devido ao custo e às dificuldades de implementação. O cruzamento de ovinos resistentes à *scrapie* pode ser um método factível para reduzir a frequência da doença.

Encefalopatia espongiforme bovina

Esta condição é uma doença neurodegenerativa progressiva de bovinos adultos, primeiramente reconhecida na Inglaterra, em 1986. Mais de 180.000 casos da doença foram posteriormente confirmados, infectando cerca de um milhão de animais. A partir da importação de animais da Grã-Bretanha, a doença foi relatada em vários países. Além disso, bovinos nativos de vários países europeus, incluindo Suíça, Irlanda, França e Portugal, desenvolveram a doença.

A linhagem do príon que causa a encefalopatia espongiforme bovina (BSE) não é considerada espécie-específica. Em 1996, uma nova forma de doença causada por príon em humanos, denominada doença de Creutzfeldt-Jakob variante (DCJv), foi reconhecida na Grã-Bretanha. Estudos de tipificação molecular da linhagem e transmissão experimental em camundongos transgênicos e em convencionais indicaram que a DCJv e a BSE são causadas por linhagens de príon indistinguíveis. A epidemia de BSE na Grã-Bretanha foi atribuída à alimentação com farinha de carne e osso contaminada, preparada a partir de sobras de abatedouros, e fornecida aos bovinos como suplemento dietético proteico. Postula-se que o agente da *scrapie* cruzou as barreiras de espécie em bovinos no início da década de 1980, após mudanças no processamento de farinhas de carne e osso que permitia a sobrevivência de grandes quantidades da PrP (PrP^{Sc}) da *scrapie* nesse produto. Como resultado do banimento da alimentação com farinha de carne e osso derivada de ruminantes em 1988, houve um declínio acentuado na prevalência de BSE na Grã-Bretanha após 1993. A transmissão horizontal da BSE parece não ocorrer. O período médio de incubação é de cerca de 5 anos. Os sinais neurológicos, que são altamente variáveis, incluem alterações comportamentais e déficits na postura e movimento. Ataxia, hipermetria e uma tendência a quedas tomam-se cada vez mais evidente nos estágios mais tardios da doença. O curso clínico pode estender-se durante vários dias ou meses.

A encefalopatia espongiforme bovina pode ser confirmada mediante exame histopatológico de tecido cerebral e métodos imunológicos confirmatórios específicos. A BSE é uma doença de notificação obrigatória nos países da União Europeia. O controle baseia-se no abate de animais infectados e na exclusão de proteína derivada de ruminantes da ração desses animais.

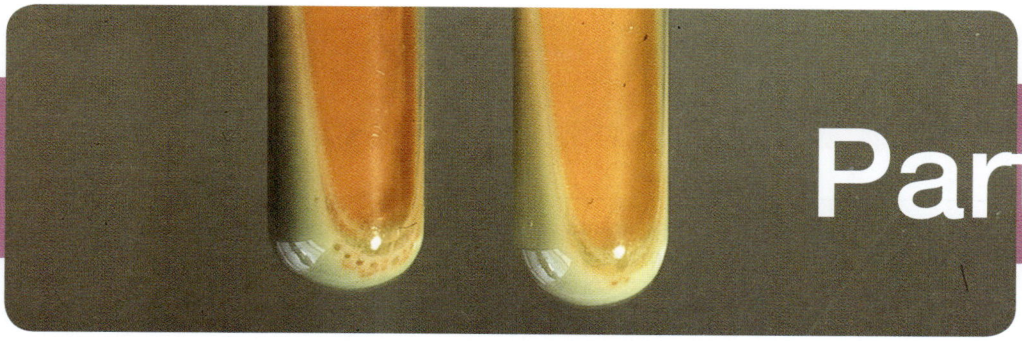

Parte V

Prevenção e controle de doenças infecciosas

77 Biosseguridade

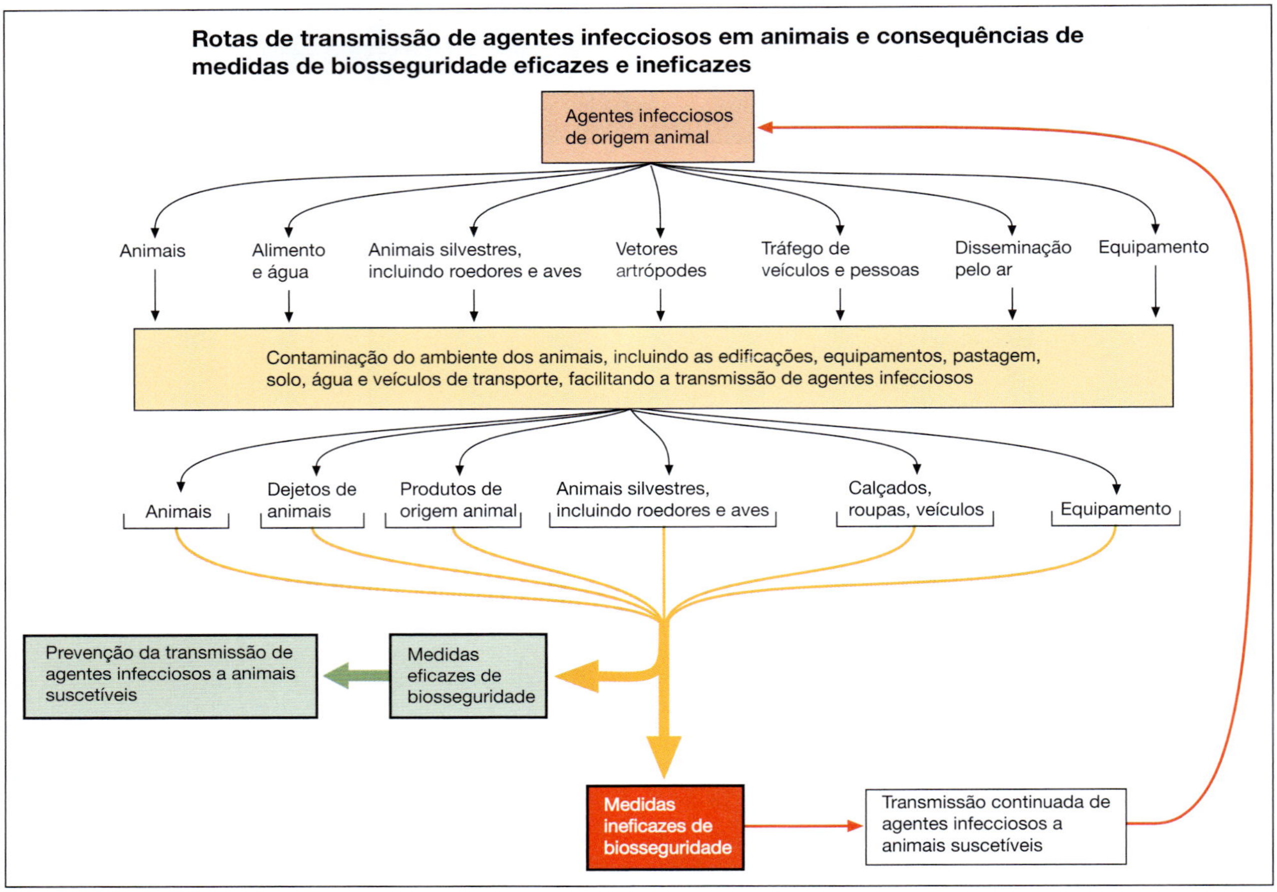

Rotas de transmissão de agentes infecciosos em animais e consequências de medidas de biosseguridade eficazes e ineficazes
Agentes infecciosos de origem animal
Animais
Alimento e água
Animais silvestres, incluindo roedores e aves
Vetores artrópodes
Tráfego de veículos e pessoas
Disseminação pelo ar
Equipamento
Contaminação do ambiente dos animais, incluindo as edificações, equipamentos, pastagem, solo, água e veículos de transporte, facilitando a transmissão de agentes infecciosos
Animais
Dejetos de animais
Produtos de origem animal
Animais silvestres, incluindo roedores e aves
Calçados, roupas, veículos
Equipamento
Prevenção da transmissão de agentes infecciosos a animais suscetíveis
Medidas eficazes de biosseguridade
Medidas ineficazes de biosseguridade
Transmissão continuada de agentes infecciosos a animais suscetíveis

O termo "biosseguridade" inclui uma grande diversidade de medidas que visam prevenir ou limitar a exposição de animais domésticos a patógenos microbianos a partir de fontes externas, ou a agentes infecciosos eliminados por animais infectados dentro de um rebanho. Essas medidas são importantes para prevenção e controle de doenças infecciosas (Quadro 77.1). Práticas efetivas de manejo, as quais previnem que patógenos sejam transmitidos a partir de animais infectados para animais suscetíveis, e que previnem a introdução de animais infectados ou patógenos em um rebanho ou região de um país onde a doença não ocorre, minimizam o risco de a doença ocorrer em animais de produção. Entre os benefícios de um programa efetivo de biosseguridade, destaca-se a elevação do *status* sanitário e o bem-estar do rebanho, a ausência de patógenos específicos, o aumento na produção animal e a redução nos custos de produção. Um programa efetivo de biosseguridade possui muitos componentes, todos voltados para que os riscos de animais saudáveis adquirirem infecções sejam minimizados. Entre os componentes de um programa, ressaltam-se a localização e o ambiente em que as instalações estão construídas, as políticas de compra e reposição de animais, o suprimento de ração, a gestão dos funcionários, dos veículos de transporte, dos prestadores de serviço e de pessoas visitando o local de produção, com ou sem agendamento prévio.

Assegurar que populações de animais domésticos, dentro de um país, permaneçam livres das principais doenças infecciosas é um desafio constante para os profissionais da área da medicina veterinária e para as equipes que trabalham em laboratórios de diagnósticos. A exclusão de animais suspeitos, a quarentena durante a introdução de animais, o isolamento de animais infectados, ou daqueles que tiveram contato com animais suspeitos, seguidas de diagnóstico e, se necessário, abate sanitário são medidas amplamente aplicadas a fim de controlar doenças exóticas em populações animais. A livre circulação de animais entre países e dentro de um país resulta, invariavelmente, na livre circulação de patógenos. Uma vez que a circulação de veículos e de pessoas é algo inevitável em haras, é importante conhecer o *status* sanitário de éguas e garanhões destinados à reprodução. Existe um risco inerente a partir da introdução de éguas para reprodução em uma fazenda. Esses animais devem possuir todas as vacinas antes de serem aceitos na propriedade, além de serem certificadas como livres de *Taylorella equigenitalis*. *Streptococcus* da subespécie *equi* é uma fonte constante de preocupação, especialmente

TABELA 77.1 Biosseguridade para animais de produção

Componente	Considerações	Comentários
Animais	Animais para reposição devem ser adquiridos de fontes confiáveis	Animais adquiridos devem ser isolados observados atentamente por ao menos duas semanas
Ração	Muita atenção deve ser dada à origem e à qualidade da ração	As rações podem tornar-se contaminadas por aves silvestres e roedores durante o armazenamento
Fonte de água	A origem e a qualidade da água devem ser avaliadas	Bebedouros no interior de edificações, como aqueles dispostos a pasto, podem tornar-se contaminados por fezes e urina
Tráfego de veículos e pessoas	Os veículos de entrega devem estar de acordo com os padrões de higiene da fazenda; a equipe, os prestadores de serviço e os visitantes devem vestir roupas de proteção e calçados à prova d'água e usar os pedilúvios	Cuidados especiais devem ser tomados com veículos utilizados para transporte de animais, de dejetos e veículos utilizados para transporte de material proveniente de "cama"
Equipamentos da fazenda	Deve-se evitar compartilhar veículos e equipamentos da fazenda	Equipamentos utilizados para limpeza de edificações em fazendas ou para espalhar dejetos de animais não devem ser compartilhados
Dejetos de animais	Dejetos líquidos devem ser estocados em tanques; dejetos sólidos devem ser submetidos à compostagem na fazenda e podem ser utilizados como fertilizantes no solo	Um intervalo de 2 meses deve decorrer entre a aplicação de dejetos tratados na pastagem e o pastejo dos animais
Animais silvestres, incluindo roedores e aves	Quando animais silvestres e animais criados a pasto são mantidos em contato, animais silvestres podem transmitir microrganismos patogênicos a animais domésticos; roedores podem atuar como reservatórios de patógenos e aves silvestres podem transmitir patógenos bacterianos e virais para lotes comerciais de frangos	Aves silvestres não devem ter acesso aos galpões de criação de frangos ou fábricas de ração; edificações devem ser projetadas de modo a evitar a entrada de roedores
Limpeza e desinfecção	Limpeza completa seguida de desinfecção é essencial para a eliminação de patógenos microbianos de edificações em fazendas, veículos de transporte e equipamentos	Embora a limpeza efetiva possa reduzir o número de patógenos microbianos em uma edificação, a desinfecção química é necessária para inativar microrganismos residuais

quando equinos são agrupados com fins reprodutivos, de comercialização e em competições. Um exame clínico completo juntamente com uma detalhada história clínica de cada animal auxilia na detecção de exclusão de animais suspeitos no momento de chegada.

Animais de reposição devem ser adquiridos a partir de fontes idôneas, nas quais a história clínica do rebanho ou lote de origem é conhecida. Animais importados devem ser submetidos à quarentena no ponto de chegada em um país e submetidos a uma avaliação clínica completa, juntamente com procedimentos de testagem laboratorial adequados. Uma limitação à quarentena e ao isolamento dos animais após a compra pode ser o longo período de incubação de alguns agentes, como, por exemplo, no caso da paratuberculose bovina, *scrapie* em ovinos e da raiva em cães e gatos. Uma vez que infecções virais e bacterianas latentes podem não ser detectadas durante o exame clínico de animais, testes sorológicos e coleta de amostras para cultivo bacteriano ou isolamento viral podem ser medidas necessárias para detectar animais portadores.

A relação harmoniosa entre animais e seu ambiente de criação pode ser fortalecida por meio de boas práticas de manejo, nutrição e lotação adequadas e um programa efetivo de controle de doenças. Fatores que podem interferir negativamente no bem-estar animal incluem superlotação, temperatura ambiental inadequada, desequilíbrio nutricional e ausência de um programa de controle de doenças bem delineado e implementado. Edificações, pátios, estábulos e áreas de pastejo podem ser planejados de modo a conferirem maior saúde animal. Por outro lado, um planejamento inadequado das edificações e instalações, com ventilação inapropriada e espaço insuficiente pode predispor a condições ambientais estressantes para animais criados de forma intensiva. O controle estrito da temperatura é uma medida muito importante para leitões e pintos. O planejamento das edificações deve ser realizado de forma a facilitar a desinfecção da área ao final do ciclo de produção ou após um surto de doença infecciosa. O acabamento regular/liso de pisos e paredes facilita a limpeza e diminui os riscos de lesões nos animais, desde que não predisponham a acidentes, como o escorregamento. Em fazendas de alta produção deve-se prever a construção de um local para a desinfecção de veículos utilizados nos transporte dos animais. Baias com muita poeira ou pastagens com áreas descobertas podem predispor ao acúmulo de *Rhodococcus equi*, o qual causa broncopneumonia supurativa em potros de até 4 meses de idade. Pastagens ásperas fornecem proteção para muitas espécies de carrapatos, como o *Ixodes ricinus*. A aquisição de doenças transmitidas por carrapatos, como o mal-do-pulo e a febre do carrapato são geralmente associadas com animais submetidos à pastagem áspera.

A fonte e a qualidade dos alimentos fornecidos para animais de produção requerem atenção cuidadosa para assegurar a inocuidade em relação à presença de patógenos microbianos ou fatores tóxicos. Os insumos à base de grãos podem tornar-se contaminados, com vírus ou bactérias, durante a estocagem, antes que chegue às fábricas de ração. Pássaros silvestres e roedores têm sido implicados na contaminação de alimentos, bem como os gatos, os quais eliminam oocistos de *Toxoplama gondii* pelas suas fezes e podem, assim, contaminar os grãos em fábricas de ração ou na propriedade rural. Proteínas derivadas de animais devem ser excluídas das dietas de ruminantes, devido ao risco de transmissão de BSE em bovinos cuja alimentação contenha farinha de carne e osso. Cultivares produzidos na própria fazenda são muitas vezes a fonte de agentes infecciosos ou de toxinas biológicas. *Listeria monocytogenes* pode multiplicar-se nas camadas superficiais de silagens de má qualidade e causar listeriose em ruminantes. O botulismo em animais de produção tem sido associado com silagem embalada e a aplicação de cama de frango no solo de fazendas.

A fonte e a qualidade da água fornecida aos animais podem ser influenciadas pela localização da fazenda, fatores climáticos e outras influências ambientais. A contaminação de uma fonte de água limpa pode ocorrer por meio de patógenos eliminados em fezes e urina em bebedouros. Para animais criados a pasto, tanques ou riachos podem tornar-se contaminados pelo escoamento de dejetos ou pelo rompimento de tanques de armazenamento de dejetos. Animais silvestres, tanto nativos quanto de origem migratória, podem contaminar fontes de água com patógenos entéricos ou com leptospiras. Se os galpões de criação comercial de frangos estão localizados próximos a lagos ou lagoas de armazenamento de água, aves marinhas e aquáticas podem transmitir influenza aviária ou doença de Newcastle para as aves domésticas.

O controle de veículos que chegam às fazendas requer vigilância intensa. Atenção particular deve ser dada aos veículos utilizados para coleta de animais e transporte de dejetos. A equipe de trabalhadores de uma fazenda, os prestadores de serviço, os veterinários e as outras pessoas relacionadas ao empreendimento devem aderir estritamente às vestimentas de proteção, bem como calçados apropriados durante todo o tempo em que estiverem nas instalações. Pedilúvios instalados de forma estratégica para pedestres devem ser utilizados por todas as pessoas que adentrarem na fazenda. A fim de assegurar o cumprimento dessas normas, todos os pedestres devem calçar sapatos limpos e à prova d'água. Um cercado seguro, que delimite o perímetro da propriedade, é um componente essencial de qualquer sistema de biosseguridade. Os pedilúvios devem possuir um tamanho adequado, para comportar mesmo os maiores tamanhos de calçado usados por funcionários e visitantes. Os desinfetantes adequados para pedilúvios incluem os iodóforos, compostos fenólicos e formalina. Se um agente infeccioso específico é identificado como a causa de um surto de doença, deve-se priorizar a aplicação de um desinfetante conhecido por ser eficaz contra o patógeno em questão nas instalações e nos pedilúvios.

Rodolúvios são muitas vezes posicionados na entrada da propriedade como uma forma de controle de doenças. Os rodolúvios devem ser projetados de forma a garantir um contato suficiente entre o desinfetante e os patógenos, de forma a inativá-los nos pneus dos veículos. O tamanho do rodolúvio deve ser adequado para que as rodas dos maiores veículos permaneçam em contato com o desinfetante pelo tempo necessário para inativação de patógenos que estejam na superfície dos pneus. Os pneus dos maiores veículos que porventura adentrem a propriedade devem ser completamente imersos em uma volta do eixo da roda. A instalação de um pedilúvio apropriadamente projetado é onerosa e pode transmitir uma impressão não realista de biosseguridade. Em muitas ocasiões, o conteúdo dos veículos, incluindo os animais transportados, suas excreções e secreções, alimento e cama representam uma ameaça maior em relação à transferência de agentes infecciosos do que os pneus propriamente ditos.

Em instalações cujo piso é vazado, os dejetos são transferidos para locais de armazenamento. Esses tanques devem ser construídos de forma a respeitar as especificações, como aquelas relacionadas à capacidade de armazenamento, a fim de evitar que o conteúdo não transborde. A aplicação de dejetos líquidos é geralmente restrita a épocas do ano definidas, quando as condições do solo são adequadas para o trânsito de distribuidores de dejetos e quando o risco de fuga do dejeto para os corpos d'água é relativamente baixo. Um intervalo de 2 meses deve decorrer entre a aplicação de dejetos tratados na pastagem e o início do pastejo dos animais. A palha utilizada para acomodar animais ou a cama oriunda da criação de frangos deve ser submetida à compostagem por ao menos 2 meses antes de ser distribuída nas terras ou utilizada na lavoura.

Medidas de controle de roedores e insetos devem fazer parte do programa de biosseguridade. Ratos e camundongos são muitas vezes atraídos para as instalações devido à existência de abrigo e à disponibilidade de alimento. Os roedores podem atuar como reservatórios de espécies de *Salmonella*, as quais são eliminadas pelas suas fezes. Ratos muitas vezes eliminam leptospiras pela urina e podem transmitir esses microrganismos virulentos para animais domésticos e humanos. A fim de reduzir a atração de roedores, os silos devem ser à prova desses animais, bem como alimentos extravasados devem ser removidos prontamente. A aplicação estratégica de rodenticidas nas proximidades das instalações é uma prática efetiva no controle de roedores.

Ao final de um ciclo de produção ou após um surto de uma doença, à limpeza e a desinfecção são essenciais para um programa de biosseguridade. Quando realizada de forma adequada e ordenada, a limpeza sozinha é capaz de reduzir de forma substancial a quantidade microrganismos nas superfícies das instalações, diminuindo assim o risco de transmissão de infecções para animais que vierem a ocupá-las. Uma das principais falhas em programas de desinfecção é a presença de matéria orgânica nas superfícies, equipamentos ou veículos de transporte, devido à limpeza inadequada. Comedouros e bebedouros devem receber atenção especial quanto à limpeza e desinfecção. A seleção de um desinfetante efetivo e viável economicamente deve considerar a natureza dos patógenos suspeitos de estarem presentes nas instalações, a quantidade de matéria orgânica remanescente e o espectro antimicrobiano do composto selecionado.

Esquemas para o diagnóstico, controle e prevenção de doenças endêmicas importantes em animais são formulados pelos governos federais e implementados por veterinários na esfera estadual e da propriedade rural. No caso de ocorrer um surto de uma doença infecciosa de notificação obrigatória, uma política de testagem rigorosa, seguida de abate de animais infectados (quando indicado), segregação, monitoramento e reteste de animais em contato, são medidas comumente aplicadas. Manter o rebanho "fechado", bem como um determinado lote de animais, é a forma mais efetiva de excluir agentes infecciosos de uma população animal.

A implementação de um programa de biosseguridade depende de muitos fatores, incluindo o tamanho, a localização e o tipo da fazenda, juntamente com a capacidade de investimento do proprietário. Para implementação de estratégias apropriadas para um programa de biosseguridade em uma propriedade rural em particular é preciso compreender as

Quadro 77.1 Estratégias para prevenção, tratamento ou controle de doenças infecciosas em populações animais

- Exclusão de animais de um país ou continente
- Quarentena de animais importados no momento da chegada
- Identificação acurada de animais de produção, especialmente ruminantes, por meio de brincos e implante de *microchip*; marcas com cores diferentes podem ser utilizadas para a identificação de equinos, enquanto cães e gatos podem requerer descrições detalhadas juntamente com imagens fotográficas
- Isolamento de animais infectados ou em contato na fazenda de origem, ou, ainda, nas instalações onde estão sendo inspecionados
- Exclusão da dieta de ruminantes de componentes alimentares derivados de animais
- Confirmação clínica e laboratorial de doenças infecciosas exóticas, seguida de abate dos animais e destino adequado das carcaças
- Vacinação de animais domésticos suscetíveis antes que sejam expostos a possíveis fontes de doenças endêmicas ou exóticas
- Vacinação ou depopulação de reservatórios silvestres, conforme a importância da doença e a possibilidade de implementação de medidas de controle
- Quimioterapia para animais com doença endêmica
- Quimioprofilaxia para prevenção de doenças infecciosas previsíveis em populações animais quando a vacinação é impraticável ou ineficaz

características do empreendimento, haver uma postura positiva por parte do produtor, bem como uma estimativa realista dos custos e os prováveis benefícios financeiros que derivam de uma adesão estrita às medidas propostas. Em algumas circunstâncias, no entanto, medidas de biosseguridade possuem limitações intrínsecas. A proximidade de contato entre animais sob pastejo e animais silvestres pode resultar na transferência de agentes infecciosos de animais silvestres aos animais domésticos. Animais carnívoros selvagens, acometidos pela raiva, podem transmitir o vírus da raiva não somente para animais domésticos, como também para os humanos. Diante disso, as medidas de biosseguridade podem iniciar a partir de cada proprietário rural, porém requerem condições em nível nacional para sua implementação efetiva.

78 Vacinação

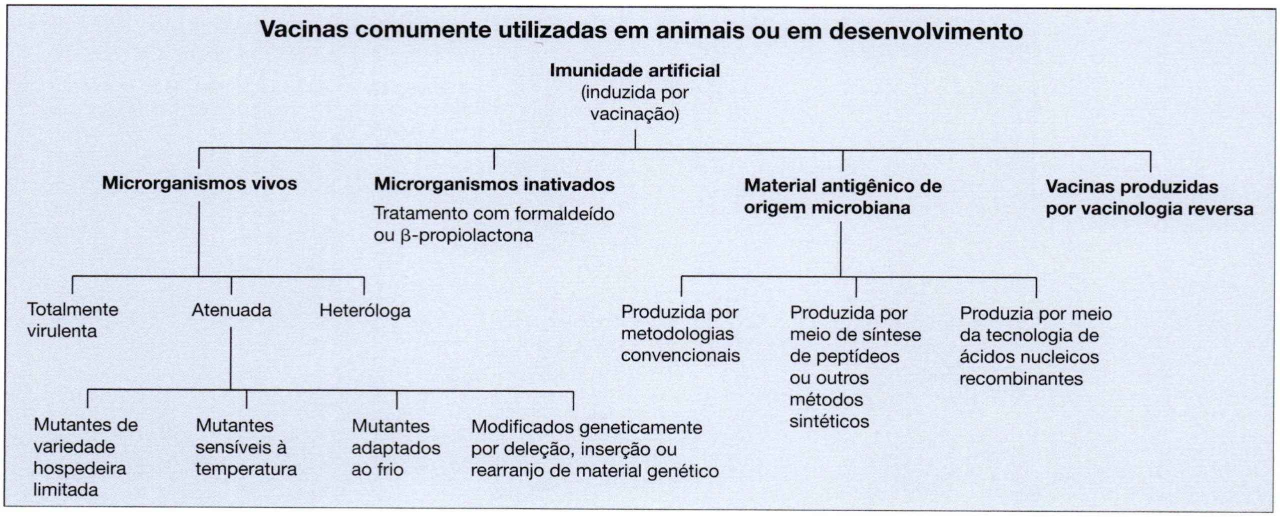

Vacinas comumente utilizadas em animais ou em desenvolvimento
Imunidade artificial (induzida por vacinação)
Microrganismos vivos
Microrganismos inativados
Tratamento com formaldeído ou β-propiolactona
Material antigênico de origem microbiana
Vacinas produzidas por vacinologia reversa
Totalmente virulenta
Atenuada
Heteróloga
Produzida por metodologias convencionais
Produzida por meio de síntese de peptídeos ou outros métodos sintéticos
Produzia por meio da tecnologia de ácidos nucleicos recombinantes
Mutantes de variedade hospedeira limitada
Mutantes sensíveis à temperatura
Mutantes adaptados ao frio
Modificados geneticamente por deleção, inserção ou rearranjo de material genético

A vacinação em animais é a indução de uma resposta imune protetiva contra microrganismos patogênicos, por meio da exposição desses animais a formas não patogênicas ou a componentes de microrganismos. Uma vacina bem-sucedida induz uma resposta adquirida efetiva de longa duração direcionada a antígenos-alvos apropriados do patógeno, sem causar doença ao receptor. Entre os tipos de vacinas atualmente em uso, ou em desenvolvimento, estão aquelas compostas de microrganismos inativados, microrganismos vivos atenuados, produtos microbianos, peptídeos sintéticos e DNA de origem microbiana. Quando disponível, efetiva e segura, a vacinação é uma das medidas de melhor custo-benefício para o controle de doenças infecciosas, não somente em animais de companhia, mas também em animais de produção. A duração da proteção após a vacinação é influenciada por muitos fatores relacionados ao hospedeiro, incluindo a idade, a competência imunológica e a presença de anticorpos maternos circulantes. Da mesma forma que outras medidas de controle de doenças, a vacinação também possui algumas limitações. Vacinas efetivas contra a anemia infecciosa equina e a peste suína africana não estão disponíveis no momento. Uma imunidade protetiva contra infecções por *Staphylococcus aureus* não é algo ainda possível de ser induzido pela vacinação, bem como a prevenção de infecções fúngicas, por meio da vacinação, tem apresentado sucesso limitado.

Em grandes populações de animais de idade e *status* imunológico comparáveis, a resposta à vacinação não é uniforme. A resposta imune é influenciada por muitos fatores genéticos e ambientais, e o resultado da vacinação tende a seguir uma distribuição normal. Uma pequena porcentagem dos animais vacinados apresentam uma fraca resposta, ficando suscetíveis à infecção se colocados em situação de risco. A maioria da população animal responde adequadamente, e um percentual pequeno responde fortemente à vacinação. A adição de adjuvantes apropriados em vacinas pode aumentar e prolongar a duração da resposta imune, reduzir a concentração de antígenos requeridos para uma imunização efetiva e promover o desenvolvimento de resposta imune celular.

Adjuvantes

As substâncias com a capacidade de aumentar ou modular a imunogenicidade intrínseca de um antígeno são referidas como adjuvantes. Se forem adicionados aos antígenos antes da administração, os adjuvantes aumentam a resposta imune frente àqueles de baixa imunogenicidade. Eles também aumentam a resposta imune a pequenas quantidades de material antigênico. Os modos de ação propostos dos adjuvantes incluem retenção e liberação lenta de material antigênico no local de injeção (efeito depósito), imunogenicidade aumentada de peptídeos sintéticos pequenos ou antigenicamente fracos e aumento da velocidade e persistência de resposta a antígenos efetivos. Os adjuvantes podem estimular a atividade das células dendríticas e dos macrófagos e promover a resposta de linfócitos T e B. Uma ampla gama de substâncias, incluindo sais minerais, derivados bacterianos, partículas biodegradáveis, emulsões e citocinas são atualmente utilizadas como adjuvantes.

Embora os sais de alumínio tenham sido utilizados como adjuvantes por quase 80 anos, seu modo de ação não está claramente definido. A sua atividade adjuvante é atribuída à ativação de macrófagos e à absorção elevada de antígeno pelas células apresentadoras de antígeno. O efeito adjuvante de derivados bacterianos, tais como muramil dipeptídeo, é atribuído à sua capacidade de estimular macrófagos e células dendríticas, produção de interferon γ e atividade celular de linfócitos T auxiliares (T_H). O material antigênico pode ser encapsulado em partículas biodegradáveis ou transportado nas suas superfícies por adsorção ou ligações covalentes. Os lipossomas são partículas biodegradáveis que são absorvidas por células apresentadoras de antígenos e seu conteúdo é processado pelas vias dependentes de MHC de classe II. Citocinas e substâncias relacionadas podem ser combinadas com material antigênico e utilizadas para direcionar a reação imune para uma resposta humoral ou mediada por células. Os complexos imunoestimulantes (ISCOMs, do inglês *immunostimulating complexes*) são adjuvantes à base de saponina,

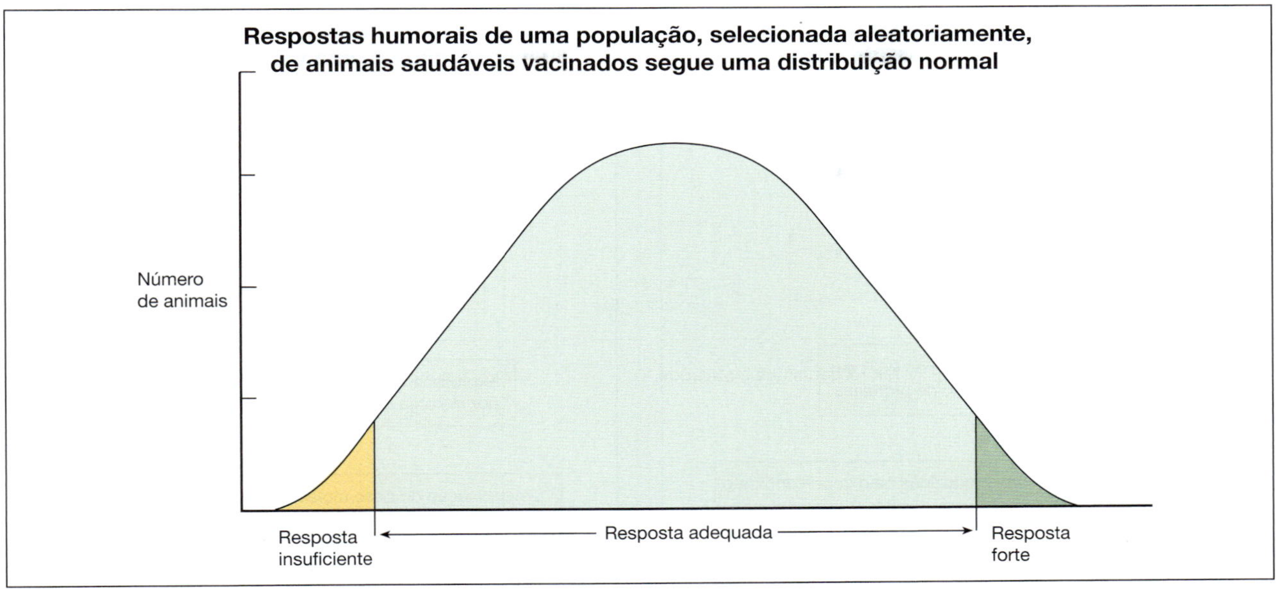
Respostas humorais de uma população, selecionada aleatoriamente, de animais saudáveis vacinados segue uma distribuição normal
Número de animais
Resposta insuficiente
Resposta adequada
Resposta forte

os quais aumentam as respostas das células T_H1 e T_H2. Sua atividade é atribuída a interações com macrófagos e células dendríticas e ativação de células T $CD4^+$.

Vacinas inativadas

Os agentes infecciosos podem ser inativados sem alterar substancialmente a imunogenicidade de seus antígenos que induzem imunidade protetiva. Embora a maioria dos produtos químicos inativantes alterem a imunogenicidade de agentes infecciosos, alguns, como o formaldeído, causam pequena alterações antigênicas. A principal limitação das vacinas inativadas é que alguns antígenos protetivos não são, de fato, produzidos *in vitro*. Como eles são processados na forma de antígenos exógenos ao organismo, muitas vacinas inativadas podem induzir altos níveis de anticorpos circulantes, porém são menos eficazes para estimular imunidade de mucosa e mediada por células. Como as vacinas inativadas não contêm agentes que podem se replicar, é necessária uma maior massa antigênica e uma administração de vacina mais frequente (injeções de reforço) para obter resultados comparáveis aos obtidos com vacinas vivas atenuadas. As vantagens das vacinas inativadas incluem estabilidade à temperatura ambiente, segurança para os receptores devido à sua incapacidade de reverter para um estado virulento e uma longa vida útil.

Vacinas vivas atenuadas

A virulência de organismos vivos pode ser reduzida por meio da atenuação, um processo que envolve a adaptação de microrganismos a um ambiente que induza à perda da afinidade pelos hospedeiros usuais e que torne esses microrganismos incapazes de causar doença em animais suscetíveis. Os vírus podem ser atenuados pelo cultivo em monocamadas de células oriundas de espécies para as quais eles não são naturalmene adaptados. A atenuação em passagem por ovos embrionados tem sido realizada com sucesso para uma grande variedade de vírus que infectam animais e humanos. Vacinas vivas atenuadas apresentam inúmeras vantagens em relação às vacinas inativadas. Essas vacinas podem ser administradas por diversas vias e possuem todos os antígenos necessários para a indução de imunidade protetiva, uma vez que os microrganismos são capazes de multiplicar-se. As vacinas vivas geralmente induzem um nível satisfatório de imunidade humoral e celular nos locais onde se faz necessária a proteção, como nas superfícies mucosas. Entre as desvantagens das vacinas vivas atenuadas inclui-se a possibilidade de reversão da virulência, contaminação com agente infecciosos capazes de causar doença no receptor e neutralização viral em animais jovens por meio de anticorpos maternos adquiridos pelo colostro. Uma vacina viral viva atenuada possui uma vida de prateleira limitada e deve ser refrigerada durante o transporte e armazenamento, a fim de assegurar a sua viabilidade.

Vacinas produzidas por tecnologia de ácido nucleico recombinante

As vacinas recombinantes são classificadas em três categorias: vacinas compostas de antígenos produzidos pela tecnologica de ácidos nucleicos recombinantes ou por engenharia genética, vacinas consistindo em microrganismos atenuados geneticamente e vacinas compostas de vírus vivos modificados, ou bactérias dentro das quais DNA codificando antígenos protetivos é introduzido por meio de clonagem. Vacinas produzidas pela tecnologia de ácidos nucleicos recombinantes são compostas de proteínas de subunidade produzidas por bactérias ou outros microrganismos recombinantes. O DNA codificante do antígeno necessário é clonado em bactérias ou leveduras de expressão, nas quais o antígeno recombinante será expresso.

Microrganismos virulentos podem tornar-se menos virulento pela deleção de genes ou de mutagênese direcionada. Vírus e bactérias virulentas podem ser modificados por deleção de genes específicos e animais vacinados com essas vacinas podem ser diferenciados de animais naturalmente infectados. Questões relacionadas à "entrega" de antígenos a partir de vacinas veterinárias podem ser as causas de falhas na indução de imunidade protetiva. Vacinas compostas de microrganismos vivos modificados, denominados de vetores, nos quais um gene codificador de um determinante antigênico é introduzido podem ser utilizadas como um sistema de "entrega" do material antigênico. Atualmente um pequeno número de vacinas de vetores virais já foi aprovado para uso em animais. Um vetor da vacina vaccínia, carreando a glicoproteína G do vírus da raiva, tem sido utilizado com sucesso como uma vacina administrada em iscas pela via oral para carnívoros selvagens e morcegos. Outros exemplos incluem uma vacina cujo vetor é um poxvírus de canário, desenvolvida contra o vírus da cinomose canina, e uma vacina cujo vetor é um vírus da varíola das aves, desenhada para proteger contra a influenza aviária em frangos.

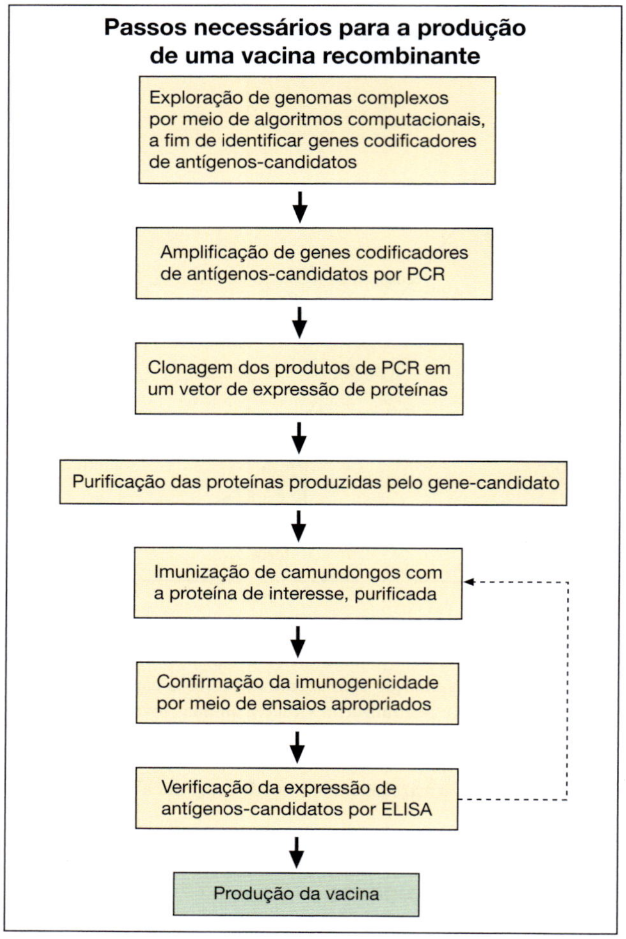
Passos necessários para a produção de uma vacina recombinante
Exploração de genomas complexos por meio de algoritmos computacionais, a fim de identificar genes codificadores de antígenos-candidatos
Amplificação de genes codificadores de antígenos-candidatos por PCR
Clonagem dos produtos de PCR em um vetor de expressão de proteínas
Purificação das proteínas produzidas pelo gene-candidato
Imunização de camundongos com a proteína de interesse, purificada
Confirmação da imunogenicidade por meio de ensaios apropriados
Verificação da expressão de antígenos-candidatos por ELISA
Produção da vacina

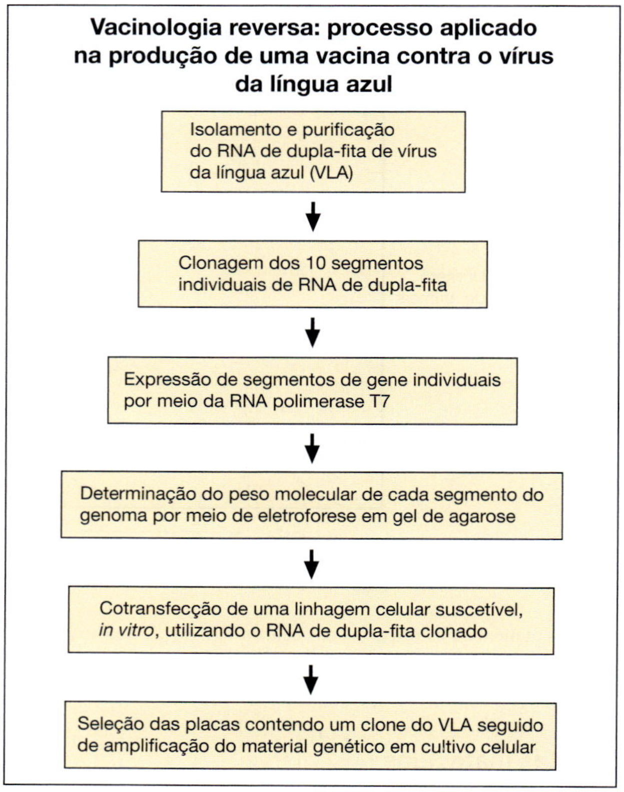
Vacinologia reversa: processo aplicado na produção de uma vacina contra o vírus da língua azul
Isolamento e purificação do RNA de dupla-fita de vírus da língua azul (VLA)
Clonagem dos 10 segmentos individuais de RNA de dupla-fita
Expressão de segmentos de gene individuais por meio da RNA polimerase T7
Determinação do peso molecular de cada segmento do genoma por meio de eletroforese em gel de agarose
Cotransfecção de uma linhagem celular suscetível, in vitro, utilizando o RNA de dupla-fita clonado
Seleção das placas contendo um clone do VLA seguido de amplificação do material genético em cultivo celular

Vacinas de peptídeo sintético

Quando a estrutura dos epítopos que podem induzir uma resposta imunológica protetiva é conhecida, é possível sintetizar quimicamente peptídeos correspondentes a esses determinantes antigênicos. Somente uma pequena proporção das moléculas antigênicas interage com receptores específicos em células B ou T. Para as células B, um anticorpo interage com até cinco aminoácidos no seu sítio de ligação ao antígeno. Epítopos para receptores de células T podem ser compostos por 12 a 15 aminoácidos.

A abordagem geral com vacinas de peptídeos sintéticos é identificar apropriadamente os epítopos em componentes proteicos de agentes infecciosos e sintetizar uma série de peptídeos correspondentes às sequências de aminoácidos desses epítopos. Infelizmente, um progresso limitado tem sido alcançado por meio de peptídeos sintéticos em relação à indução de uma resposta imunológica protetiva contra agentes infecciosos.

Vacinas de DNA

Um dos mais importantes avanços na produção de vacinas nos anos recentes envolve o uso de DNA, codificando antígenos microbianos clonados em um plasmídeo bacteriano, para fins de imunização. O procedimento envolve a inoculação de um plasmídeo, contendo uma sequência de DNA que codifica um antígeno protetivo, cuja expressão será controlada por um forte promotor mamífero. É necessário que esse plamídeo seja inoculado na pele ou no músculo de animais para, assim, resultar na produção de proteína indutora de imunidade contra o agente infeccioso de interesse. Esse procedimento resulta na expressão de genes codificadores, com o desenvolvimento de uma resposta imunológica significativa frente aos produtos do gene no receptor. Diferentemente de vetores virais, os plasmídeos recombinantes não podem replicar em células de mamíferos, no entanto as células hospedeiras transfectadas expressam o antígeno vacinal. Embora as taxas de transfecção sejam aparentemente baixas, a produção de antígeno tem sido verificada em animais vacinados pela via intramuscular por até 6 meses após a inoculação da vacina. Uma vez que a vacina de DNA induz o processamento intracelular de antígeno, isso mimetiza a infecção natural, sendo um método efetivo para a indução de resposta por meio de células T. Por outro lado, as respostas humorais são inferiores àquelas induzidas pela inoculação de um antígeno purificado. Embora a resposta imunológica possa ser mais tardia após a vacinação com DNA, uma resposta mais persistente pode ser observada. Diferentemente das vacinas virais vivas, anticorpos maternos parecem não afetar a resposta imunológica de animais jovens frente a esse tipo de vacina.

Questões relativas à segurança de vacinas de DNA permanecem incertas. A possibilidade de que um DNA exógeno possa integrar-se no genoma do hospedeiro e induzir alterações neoplásicas e outras alterações celulares tem sido sugerida. Além disso, acredita-se que DNA introduzido no organismo por esse método de vacinação possa induzir anticorpos anti-DNA, frente ao DNA do próprio receptor.

Vacinologia reversa

A disponibilidade de sequências genômicas para muitos agentes infecciosos oferece a possibilidade de identificar genes-alvo que possam codificar proteínas relevantes, promovendo, assim, uma oportunidade para seleção racional de candidatos a vacinas. Essa nova abordagem, denominada de vacinologia reversa, pode ser combinada com procedimentos

Fatores associados às falhas vacinais

Falha vacinal

Fatores relacionados aos animais

- Infecção (incubação da doença)
- Imunossupressão causada por fármacos ou por agentes infecciosos
- Influências genéticas ou não responsividade imunológica
- Proteção passiva por anticorpos colostrais (neutralização de vacinas vivas)
- Status de imunodeficiência devido a problemas de desenvolvimento
- Exposição a uma dose elevada de desafio de um agente infeccioso logo após a vacinação

Fatores relacionados à vacina

Características da vacina

- Fora do prazo de validade
- Armazenada em uma temperatura incorreta, perda da potência
- Exposta a luz solar, com consequente inativação parcial
- Vacina inefetiva; incapaz de induzir imunidade protetiva

Reconstituição e administração da vacina

- Vacina liofilizada reconstituída com um diluente inapropriado
- Via de administração incorreta
- Vacina aerolizada e não distribuída de forma apropriada entre os animais

imunológicos a fim de otimizar a predição de epítopos, resultando no desenvolvimento de vacinas de DNA. Uma limitação da vacinologia reversa é que a cepa do microrganismo selecionado pode não ser representativa da diversidade genética da espécie. A comparação de genomas de diferentes cepas de bactérias indicam que diferenças significativas existem entre cepas de uma mesma espécie bacteriana. Com isso, pode ser necessário avaliar sequências genômicas de múltiplas cepas de um patógeno microbiano, a fim de identificar alvos apropriados para a produção de vacinas.

Reações adversas após a vacinação

Reações indesejadas frente à vacinação podem ocorrer como consequência da contaminação da vacina durante a fabricação, reconstituição ou administração. Essas reações adversas podem incluir manifestações alérgicas aos componentes vacinais, especialmente com relação a proteínas oriundas de cultivos celulares ou de ovos embrionados. As reações no local de inoculação podem ocorrer em casos de introdução de bactérias piogênicas nos tecidos. Os granulomas no local de inoculação podem resultar do tipo de adjuvante utilizado na vacina. Pode haver um certo risco de imunossupressão após a administração de algumas vacinas vivas em determinadas raças de animais (Quadro 78.1).

Quadro 78.1 Reações adversas possíveis após a aplicação de uma vacina

- Infecção local ou sistêmica causada por contaminação de vacina viva com agentes exógenos
- Doença decorrente de sobrevivência de agente infecciosos, como no caso de vacinas supostamente compostas de microrganismos inativados
- Doença decorrente de agentes infecciosos resistentes, como os príons sobreviventes em vacinas inativadas
- Produção de doenças devido à aplicação de vacinas vivas em animais imunossuprimidos
- Risco de má formação congênita em casos de aplicação de certas vacinas vivas em animais prenhes
- Imunossupressão induzida pela vacinação
- Desenvolvimento de reações de hipersensibilidade a componentes vacinais (resposta imediata ou tardia)
- Adjuvantes contendo óleo mineral podem induzir a formação de reações granulomatosas no local da inoculação
- Indução de alterações neoplásicas devido à presença de agentes infecciosos oncogênicos a partir da ação de um determinado adjuvantes

Falhas vacinais

O resultado da vacinação é determiando por diversos fatores, alguns relacionados à composição das vacinas e outros às características do animais que estão recebendo a dose. Entre os fatores relacionados à vacina que contribuem para falhas pode-se destacar características inerentes ao tipo da vacina e problemas associados à reconstituição e à sua administração. Entre os fatores relacionados ao animal pode-se incluir a possibilidade de os animais estarem incubando a doença no momento da vacinação, a neutralização de vacinais virais vivas por meio de anticorpos colostrais e a imunossupressão causada por fármacos ou agentes infecciosos.

79 Desinfecção

Inativação térmica e química de agentes infecciosos

Inativação térmica por meio de calor úmido Temperatura / Tempo	Microrganismos	Suscetibilidade relativa aos desinfetantes químicos	Desinfetantes efetivos
70°C / 10 segundos	Micoplasmas	Altamente suscetíveis	Ácidos (minerais), alcoóis, aldeídos, álcalis, biguanidas, óxido de etileno, halogênios, ozônio, compostos peroxigenados, fenóis, compostos quaternários de amônio
72°C / 20 segundos 85°C / 10 segundos	Bactérias gram-positivas Vírus envelopados Bactérias gram-negativas		Alcoóis, aldeídos, álcalis, biguanidas, óxido de etileno, halogênios, ozônio, compostos peroxigenados. alguns fenóis, alguns compostos quaternários de amônio
85°C / Até 5 minutos	Esporos fúngicos	Suscetíveis	Alguns alcoóis, aldeídos, biguanidas, óxido de etileno, halogênios, compostos peroxigenados, alguns fenóis
100°C / 1 a 25 minutos dependendo da estabilidade do vírus	Vírus não envelopados	Resistentes	Aldeídos, óxido de etileno, halogênios, ozônio, compostos peroxigenados
72°C / 20 segundos	Micobactérias		Alcoóis, aldeídos, alguns álcalis, halogênios, alguns compostos peroxigenados, alguns fenóis
121°C / 15 minutos	Endósporos bacterianos	Altamente resistentes	Alguns ácidos, aldeídos. halogênios (altas concentrações), compostos peroxigenados, β-propiolactona, óxido de etileno
75°C / Até 20 minutos dependendo das espécies	Oocistos de protozoários		Hidróxido de amônia, halogênios (altas concentrações), ozônio, fenóis halogenados
132°C / 4,5 horas	Príons	Extremamente resistentes	Resistência excepcional aos desinfetantes químicos. Altas concentrações de hipoclorito de sódio ou soluções fortes de hidróxido de sódio aquecidas são relatadas como eficazes

Agentes infecciosos eliminados nas excreções ou secreções dos animais ou presentes em produtos de origem animal podem permanecer viáveis por longos períodos no ambiente. Instalações, equipamentos, veículos de transporte, solo, pastagem, água e fômites podem ser contaminados por protozoários, patógenos bacterianos ou virais, contidos nas fezes ou na urina de animais infectados. Patógenos fúngicos, como os dermatófitos, podem contaminar mesas, superfícies e equipamento de higiene. Secreções respiratórias de animais doentes podem conter patógenos virais ou bacterianos e, após um aborto por *Brucella abortus*, por exemplo, um elevado número de brucelas pode estar presente nos fluidos fetais. A desinfecção é uma parte fundamental em programas de controle de doenças, tanto endêmicas quanto exóticas. É também utilizado para reduzir os ris-

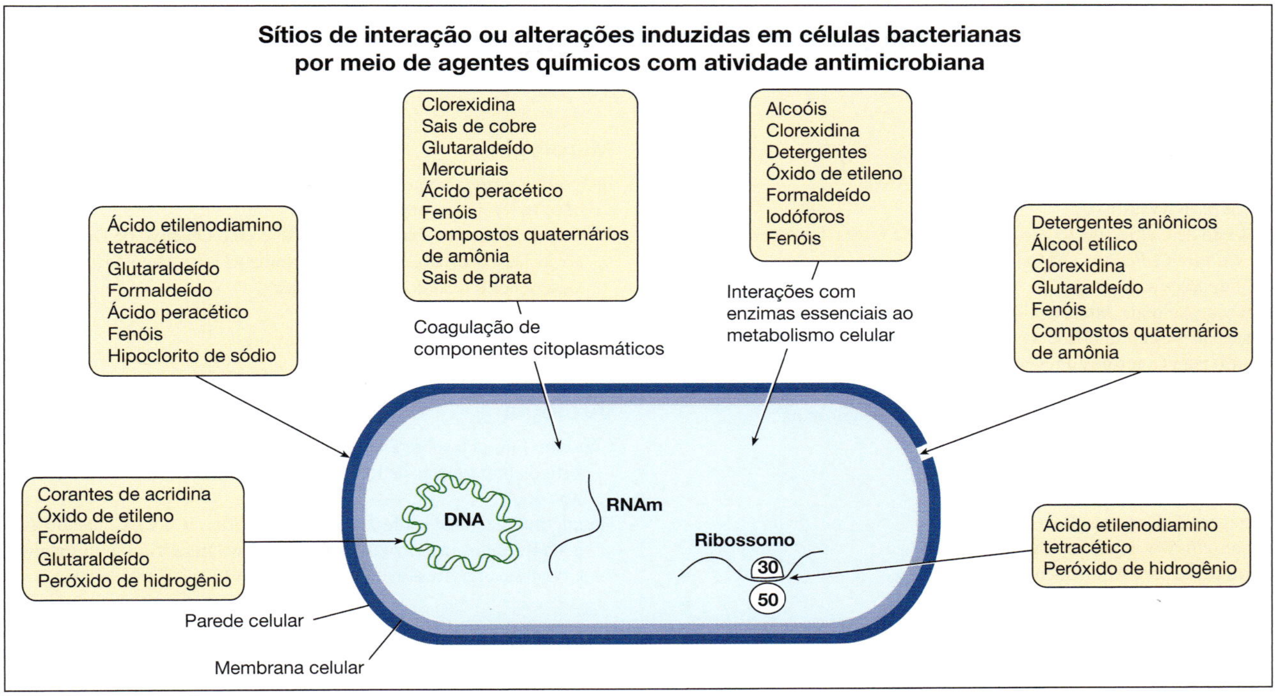
Sítios de interação ou alterações induzidas em células bacterianas por meio de agentes químicos com atividade antimicrobiana
Clorexidina
Sais de cobre
Glutaraldeído
Mercuriais
Ácido peracético
Fenóis
Compostos quaternários de amônia
Sais de prata
Coagulação de componentes citoplasmáticos
Alcoóis
Clorexidina
Detergentes
Óxido de etileno
Formaldeído
Iodóforos
Fenóis
Interações com enzimas essenciais ao metabolismo celular
Ácido etilenodiamino tetracético
Glutaraldeído
Formaldeído
Ácido peracético
Fenóis
Hipoclorito de sódio
Detergentes aniônicos
Álcool etílico
Clorexidina
Glutaraldeído
Fenóis
Compostos quaternários de amônia
Corantes de acridina
Óxido de etileno
Formaldeído
Glutaraldeído
Peróxido de hidrogênio
DNA
RNAm
Ribossomo
30
50
Ácido etilenodiamino tetracético
Peróxido de hidrogênio
Parede celular
Membrana celular

cos de transmissão de doenças de animais para humanos, não somente durante o estágio de produção, mas também durante o processamento dos produtos cárneos ou lácteos em abatedouros-frigoríficos e laticínios.

A desinfecção implica no uso de métodos físicos e químicos para a destruição de microrganismos, especialmente patógenos em potencial, em superfícies de objetos inanimados ou no ambiente. Existe uma grande variabilidade em relação à suscetibilidade de agentes infecciosos frente à inativação térmica. Embora tanto o calor úmido quanto o seco possam ser utilizados para a inativação de microrganismos, o calor úmido é mais efetivo e requer menor tempo para atingir seu propósito, quando comparado ao calor seco. Sob temperaturas acima de 80°C, a maioria das bactérias vegetativas é inativada em poucos segundos. Os endósporosos bacterianos são extremamente termorresistentes, sendo necessários no mínimo 15 minutos de calor úmido a 121°C para a sua inativação. Muitos vírus envelopados são lábeis em temperaturas acima de 70°C, enquanto vírus não envelopados, como o vírus da febre aftosa, são termoestáveis, e temperaturas próximas a 100°C, por mais de 20 minutos, são necessárias para inativá-los. Os príons, os quais causam a encefalopatia espongiorme bovina, por exemplo, são extremamente resistentes à inativação térmica. Calor seco a 160°C não é suficiente para inativar esses agentes, sendo que traços de infectividade foram detectados após o tratamento em um forno mufla a 600°C por 15 minutos. A autoclavagem a 132°C por ao menos 4,5 horas é necessária para a inativação de príons.

Os agentes infecciosos variam em relação à sua suscetibilidade a desinfetantes químicos. A maioria das bactérias vegetativas e dos vírus envelopados é rapidamente inativada por desinfetantes. No entanto, a formação de biofilme em superfícies de equipamentos, especialmente em locais de difícil acesso, confere proteção aos microrganismos contra a inativação química. Esporos fúngicos e vírus não envelopados são moderadamente suscetíveis à inativação química. Micobactérias e endósporos bacterianos são resistentes a muitos desinfetantes comumente utilizados. Príons são extremamente resistentes à inativação química. Altas concentrações de hipoclorito de sódio ou autoclavagem a 121°C durante 30 minutos em hidróxido de sódio 2 mol/L são capazes de inativar príons previamente analisados.

Compostos químicos com atividade antibacteriana podem reagir com a parede celular, a membrana celular, o ácido nucleico ou outros constituintes citoplasmáticos. Os alvos dos agentes químicos com atividade esporicida incluem o revestimento externo e interno, o córtex do esporo e as pequenas proteínas de ligação ao DNA, solúveis em ácido, no núcleo do endósporo. Desinfetantes viricidas podem reagir com ácidos nucleicos, proteínas estruturais e funcionais, glicoproteínas e, nos casos de vírus envelopados, com o envelope lipídico.

Além da resistência intrínseca de endósporos bacterianos, micobactérias e algumas bactérias gram-negativas frente a compostos químicos específicos, a habilidade de um grande número de bactérias patogênicas de adquirirem resistência a desinfetantes químicos tem sido observada nos últimos anos. Em grande parte, observam-se evidências de que a resistência aos desinfetantes a aos antimicrobianos estão relacionadas geneticamente.

Para o sucesso de um programa de desinfecção, um limpeza completa deve preceder a aplicação de desinfetantes. O desinfetante selecionado deve ser ativo contra agentes infecciosos presentes e deve ser diluído a uma concentração correta. A maioria dos desinfetantes necessita de diversas horas para inativar agentes infecciosos em superfícies. A presença de matéria orgânica, como exudatos, fezes, fluidos corporais, camas ou resíduos alimentares interfere na atividade antimicrobiana dos desinfetantes e retarda a sua ação. Falhas em inativar agentes infecciosos presentes em edificações, equipamentos ou veículos de transporte podem dever-se à seleção de um desinfetante inapropriado, ao descuido no uso de um desinfetantes potencialmente efetivo ou a fatores ambientais. Uma vez que não há atividade antimicrobiana residual após a desinfecção, agentes infecciosos podem ser reintroduzidos por meio de animais domésticos infectados, fômites, alimentos, calçados ou vestimentas pessoais, ou, ainda, por meio de roedores.

Apêndice: *websites* relevantes

Tópicos gerais

Sociedade Americana de Microbiologia (SAM): http://www.asm.org

Coleção de Cultivo de Tecido Americana, do inglês *American Tissue Culture Collection* (ATCC): http://www.atcc.org

Doenças Animais: http://oie.int

Testes de Susceptibilidade aos Antimicrobianos: http://www.clsi.org

Centro para Controle e Prevenção de Doenças: http://www.cdc.gov

Sociedade de Microbiologia Aplicada: http://www.sfam.org.uk

Sociedade de Microbiologia Geral: http://www.sgm.ac.uk

Análises genômicas

Listagem de Genomas Bacterianos: http://www.ncbi.nlm.nih.gov/genome

Ferramenta para Alinhamento BLAST: http://www.ncbi.nlm.nih.gov/BLAST

Simulação *in Silico* de Experimentos de Biologia Molecular: http://insilico.ehu.es

Instituto J. Craig Venter (previamente conhecido como TIGR): http://www.jcvi.org/

Enciclopédia Kyoto de Genes e Genomas: http://www.genome.jp/kegg

Tipificação de Sequências Multilócus (MLST): http://www.mlst.net

Projeto de Banco de Dados Ribossomal: http://rdp.cme.msu.edu

Bacteriologia

Sociedade Americana de Microbiologia, Listagem Aprovada de Nomes Bacterianos: http://www.ncbi.nlm.nih.gov/books/NBK815

Coleção de Taxonomia Bacteriana e Informação Genômica do Centro de Integração de Recursos PathoSystems: http://patricbrc.vbi.vt.edu/portal/patric/Home

Listagem de Nomes Procariotos com Nomenclatura Determinada: http://www.bacterio.net/

Informações Atualizadas sobre Nomenclatura de Procariotos: http://www.dsmz.de/microorganisms/pnu/bacterial_nomenclature_mm.php

Critérios Taxonômicos Conforme o Manual Bergey, Volume 3, 4 e 5: http://www.bergeys.org/outlines.html

Plataforma Europeia para Uso Responsável de Medicamentos em Animais: http://www.epruma.eu/

Comitê Europeu para Testes de Susceptibilidade Antimicrobiana: http://www.eucast.org/

Micologia

Índice *Fungorum*, Nomes de Fungos: http://www.indexfungorum.org/

MycoBank, Banco de Dados de Fungos, com o Objetivo de Documentar novas Descobertas em Relação à Nomenclatura Micológica e suas Descrições e Ilustrações Associadas: http://www.mycobank.org/

ViralZone: http://www.viralzone.expasy.org/

Virologia

Conselho Europeu sobre Doenças em Gatos (ABCD), Contendo Artigos Importantes de Revisão sobre o Assunto: http://www.abcd-vets.org/

Comitê Internacional sobre Taxonomia de Vírus (ICTV), Contendo as mais Recentes Informações sobre Nomenclatura Viral: http://www.ictvonline.org/virusTaxonomy.asp?bhcp=1

Doenças infecciosas

Departamento de Meio Ambiente, Alimentação e Assuntos Rurais (DEFRA): http://www.gov.uk/government/organisations/department-for-environment-food-rural-affairs

Autoridade de Segurança Alimentar Europeia, Painel de Risco Biológico. Encontram-se Diversos Documentos Úteis sobre Determinadas Zoonoses: http://www.efsa.europa.eu/en/panels/biohaz.htm

Registros de Doenças Infecciosas de Animais no Centro de Segurança Alimentar e Saúde Pública, da Universidade do Estado de Iowa (EUA): http://www.cfsph.iastate.edu/DiseaseInfo/index.php

Organização das Nações Unidas para Alimentação e Agricultura dos Estados Unidos (UN-FAO): http://www.fao.org/

Fichas de Dados sobre Segurança Material, Laboratório Central Canadense de Controle para Doenças: http://www.phac-aspc.gc.ca/id-mi/index-eng.php

Correio Eletrônico ProMED, um Sistema Eletrônico Global para o qual Reportam-se Surtos de Doenças Infecciosas Emergentes, Mantido pela Sociedade Internacional para Doenças Infecciosas (ISID) http://www.promedmail.org

Organização Mundial para Saúde Animal (OIE)

Informações Úteis sobre a Ocorrência de Doenças Infecciosas: http://www.oie.int/wahis_2/public/wahid.php/Wahidhome/Home

Manual Online sobre Testes Diagnósticos e Vacinas para Animais: http://www.oie.int/en/international-standard-setting/terrestrial-manual/access-online/

Organização Mundial da Saúde: http://www.who.int/en

Índice

F

Z